全国中医药行业高等教育"十三五"规划教材

全国高等中医药院校规划教材（第十版）

人体形态学

（供中药学、药学、管理学、护理学等专业用）

主　编

武煜明（云南中医学院）

副主编

刘黎青（山东中医药大学）　　　　　刘海兴（辽宁中医药大学）

刘　斌（黑龙江中医药大学佳木斯学院）　李伊为（广州中医药大学）

韩永明（湖北中医药大学）　　　　　葛钢锋（浙江中医药大学）

编　委（以姓氏笔画为序）

王龙海（安徽中医药大学）　　　　　王吉锡（黑龙江中医药大学）

王怀福（河北中医学院）　　　　　　牛晓军（山西中医学院）

邓仪昊（昆明理工大学医学院）　　　李铁成（长春中医药大学）

何　倩（湖南中医药大学）　　　　　何国珍（广西中医药大学）

张　娜（河南中医药大学）　　　　　陆　莹（贵阳中医学院）

邰浩清（南京中医药大学）　　　　　赵　伟（天津中医药大学）

赵宗江（北京中医药大学）　　　　　高书亮（江西中医药大学）

高晓兰（甘肃中医药大学）

编写秘书

褚　鑫（云南中医学院）

中国中医药出版社

·北　京·

图书在版编目（CIP）数据

人体形态学 / 武煜明主编 . —北京：中国中医药出版社，2016.8（2018.8 重印）

全国中医药行业高等教育"十三五"规划教材

ISBN 978 – 7 – 5132 – 3296 – 8

Ⅰ . ①人⋯　Ⅱ . ①武⋯　Ⅲ . ①　人体形态学—中医药院校—教材　Ⅳ . ① R32

中国版本图书馆 CIP 数据核字（2016）第 084809 号

请到"医开讲 & 医教在线"（网址：www.e-lesson.cn）注册登录后，刮开封底"序列号"激活本教材数字化内容。

中国中医药出版社出版

北京市朝阳区北三环东路 28 号易亨大厦 16 层

邮政编码　100013

传真　010 64405750

河北省武强县画业有限责任公司印刷

各地新华书店经销

开本 850 × 1168　1/16　印张 26　字数 636 千字

2016 年 8 月第 1 版　2018 年 8 月第 5 次印刷

书号　ISBN 978 – 7 – 5132 – 3296 – 8

定价　78.00 元

网址　www.cptcm.com

如有印装质量问题请与本社出版部调换（010-64405510）

社长热线　010 64405720

购书热线　010 64065415　010 64065413

微信服务号　zgzyycbs

书店网址　csln.net/qksd/

官方微博　http: //e.weibo.com/cptcm

淘宝天猫网址　http: //zgzyycbs.tmall.com

全国中医药行业高等教育"十三五"规划教材

全国高等中医药院校规划教材（第十版）

专家指导委员会

严世芸（上海中医药大学教授）

李灿东（福建中医药大学校长）

李青山（山西中医药大学校长）

李金田（甘肃中医药大学校长）

杨　柱（贵阳中医学院院长）

杨关林（辽宁中医药大学校长）

余曙光（成都中医药大学校长）

宋柏林（长春中医药大学校长）

张欣霞（国家中医药管理局人事教育司师承继教处处长）

陈可冀（中国中医科学院研究员　中国科学院院士　国医大师）

陈明人（江西中医药大学校长）

武继彪（山东中医药大学校长）

范吉平（中国中医药出版社社长）

周仲瑛（南京中医药大学教授　国医大师）

周景玉（国家中医药管理局人事教育司综合协调处处长）

胡　刚（南京中医药大学校长）

谭元生（湖南中医药大学校长）

徐安龙（北京中医药大学校长）

徐建光（上海中医药大学校长）

唐　农（广西中医药大学校长）

彭代银（安徽中医药大学校长）

路志正（中国中医科学院研究员　国医大师）

熊　磊（云南中医学院院长）

秘 书 长

王　键（安徽中医药大学教授）

卢国慧（国家中医药管理局人事教育司司长）

范吉平（中国中医药出版社社长）

办公室主任

周景玉（国家中医药管理局人事教育司综合协调处处长）

林超岱（中国中医药出版社副社长）

李秀明（中国中医药出版社副社长）

李占永（中国中医药出版社副总编辑）

全国中医药行业高等教育"十三五"规划教材

前　言

　　为落实《国家中长期教育改革和发展规划纲要（2010-2020年）》《关于医教协同深化临床医学人才培养改革的意见》，适应新形势下我国中医药行业高等教育教学改革和中医药人才培养的需要，国家中医药管理局教材建设工作委员会办公室（以下简称"教材办"）、中国中医药出版社在国家中医药管理局领导下，在全国中医药行业高等教育规划教材专家指导委员会指导下，总结全国中医药行业历版教材特别是新世纪以来全国高等中医药院校规划教材建设的经验，制定了"'十三五'中医药教材改革工作方案"和"'十三五'中医药行业本科规划教材建设工作总体方案"，全面组织和规划了全国中医药行业高等教育"十三五"规划教材。鉴于由全国中医药行业主管部门主持编写的全国高等中医药院校规划教材目前已出版九版，为体现其系统性和传承性，本套教材在中国中医药教育史上称为第十版。

　　本套教材规划过程中，教材办认真听取了教育部中医学、中药学等专业教学指导委员会相关专家的意见，结合中医药教育教学一线教师的反馈意见，加强顶层设计和组织管理，在新世纪以来三版优秀教材的基础上，进一步明确了"正本清源，突出中医药特色，弘扬中医药优势，优化知识结构，做好基础课程和专业核心课程衔接"的建设目标，旨在适应新时期中医药教育事业发展和教学手段变革的需要，彰显现代中医药教育理念，在继承中创新，在发展中提高，打造符合中医药教育教学规律的经典教材。

　　本套教材建设过程中，教材办还聘请中医学、中药学、针灸推拿学三个专业德高望重的专家组成编审专家组，请他们参与主编确定，列席编写会议和定稿会议，对编写过程中遇到的问题提出指导性意见，参加教材间内容统筹、审读稿件等。

　　本套教材具有以下特点：

1. 加强顶层设计，强化中医经典地位

　　针对中医药人才成长的规律，正本清源，突出中医思维方式，体现中医药学科的人文特色和"读经典，做临床"的实践特点，突出中医理论在中医药教育教学和实践工作中的核心地位，与执业中医（药）师资格考试、中医住院医师规范化培训等工作对接，更具有针对性和实践性。

2. 精选编写队伍，汇集权威专家智慧

　　主编遴选严格按照程序进行，经过院校推荐、国家中医药管理局教材建设专家指导委员会专家评审、编审专家组认可后确定，确保公开、公平、公正。编委优先吸纳教学名师、学科带头人和一线优秀教师，集中了全国范围内各高等中医药院校的权威专家，确保了编写队伍的水平，体现了中医药行业规划教材的整体优势。

3. 突出精品意识，完善学科知识体系

　　结合教学实践环节的反馈意见，精心组织编写队伍进行编写大纲和样稿的讨论，要求每门教材立足专业需求，在保持内容稳定性、先进性、适用性的基础上，根据其在整个中医知识体系中的地位、学生知识结构和课程开设时间，突出本学科的教学重点，努力处理好继承与创新、理论与实践、基础与临床的关系。

4. 尝试形式创新，注重实践技能培养

为提升对学生实践技能的培养，配合高等中医药院校数字化教学的发展，更好地服务于中医药教学改革，本套教材在传承历版教材基本知识、基本理论、基本技能主体框架的基础上，将数字化作为重点建设目标，在中医药行业教育云平台的总体构架下，借助网络信息技术，为广大师生提供了丰富的教学资源和广阔的互动空间。

本套教材的建设，得到国家中医药管理局领导的指导与大力支持，凝聚了全国中医药行业高等教育工作者的集体智慧，体现了全国中医药行业齐心协力、求真务实的工作作风，代表了全国中医药行业为"十三五"期间中医药事业发展和人才培养所做的共同努力，谨向有关单位和个人致以衷心的感谢！希望本套教材的出版，能够对全国中医药行业高等教育教学的发展和中医药人才的培养产生积极的推动作用。

需要说明的是，尽管所有组织者与编写者竭尽心智，精益求精，本套教材仍有一定的提升空间，敬请各高等中医药院校广大师生提出宝贵意见和建议，以便今后修订和提高。

国家中医药管理局教材建设工作委员会办公室
中国中医药出版社
2016 年 6 月

编写说明

　　本教材是根据国务院《中医药健康服务发展规划（2015—2020 年）》《教育部等六部门关于医教协同深化临床医学人才培养改革的意见》（教研〔2014〕2 号）的精神，在国家中医药管理局教材建设工作委员会宏观指导下，以全面提高中医药人才的培养质量、积极与医疗卫生实践接轨、为临床服务为目标，依据中医药行业人才培养规律和实际需求，由国家中医药管理局教材建设工作委员会办公室组织建设的供中药学、药学、管理学、护理学等专业使用的全国中医药行业高等教育"十三五"规划教材之一。

　　本教材首次将传统的人体解剖学和组织学与胚胎学融为一体，供非医类专业学生使用。因为解剖学和组织学与胚胎学同属于广义解剖学的范畴，在结构和内容上有不可分割的密切联系，整体编写有利于学生建立完整的形态学概念，使学生能够从宏观到微观对人体各器官的形态结构形成整体认识。本教材减少了两门学科的重复内容，并适当介绍系统、器官、组织的基本功能，为丰富知识领域、拓宽知识视野提供条件。

　　本教材在编写过程中，以满足中医药高等教育事业的发展和人才培养为目标；本着以学生为中心，以能力培养为导向，创新教学方法的原则，将知识、能力、素质有机融合于教材之中；在编写思路上保持本学科的系统性与完整性，充分体现教材的科学性，遵照解剖学科的发展现状，强调基础理论、基本知识、基本技能及素质教育的综合培养，使学生在知识、能力和素质协调发展方面打下良好的基础。

　　本教材由 22 所医药院校老师共同编写，在基本保持传统解剖学教材整体结构的基础上，遵循精简内容、突出重点、联系应用、图文并茂、便于自学等原则，在内容结构、知识点、语言文字等方面力求规范化、标准化，从整体上提高质量，力求成为"精品教材"。具体分工如下：绪论由武煜明编写，第一篇由刘黎青、赵宗江、何国珍、张娜编写，第二篇由刘斌、高书亮、牛晓军编写，第三篇由刘海兴、赵伟、陆莹、李铁成、何倩编写，第四篇由韩永明、王龙海、王吉锡编写，第五篇由邰浩清编写，第六篇由李伊为、王怀福、邓仪昊、高晓兰编写，第七篇由葛钢锋编写，由主编和副主编统一审稿。

　　本教材的数字化工作是在国家中医药管理局中医药教育教学改革研究项目的支持下，由中国中医药出版社资助展开的。该项目（编号：GJYJS16080）由武煜明负责，全体编委共同参与。

　　本教材在编写和审定过程中，得到兄弟院校同行及中国中医药出版社的帮助和支持，使编写工作得以顺利完成，在此表示诚挚的感谢！感谢严振国教授、刘黎青教授和赵宗江教授为本教材提供部分插图。

本教材经编委会多次开会讨论，修订完善，几易其稿，若仍有不足之处，请大家在使用过程中提出宝贵意见，以便再版时修订提高。

《人体形态学》编委会

2016 年 6 月

目录

绪　论

一、人体形态学的概念及其在医学教育中的地位

人体形态学 human morphology 包括人体解剖学与组织胚胎学两部分，是研究正常人体形态结构、发生发育及其与功能关系的学科，属于生物学科中的形态学范畴，是医学教育中重要的基础课程之一。医学名词中有 1/3 以上来源于人体解剖学与组织胚胎学。其主要任务是探讨人体各器官、组织的形态特征、位置毗邻、发生发育规律及功能意义。对人体各器官、组织的形态结构若无正确的认识，就无法区分正常与异常，也不可能充分理解人体各器官和系统的生理功能、病理和病理生理的发展过程，临床诊断、治疗则无法进行，因此人体形态学是医学院校中的基础课程，主要包括解剖学、组织学与胚胎学等几部分。

（一）解剖学

广义的**解剖学**包括**细胞学** cytology、**组织学** histology、**解剖学** anatomy 和**胚胎学** embryology。其中解剖学包括系统解剖学、局部解剖学和断层解剖学等。按照人体各功能系统描述人体器官形态结构的学科，称**系统解剖学** systematic anatomy；在系统解剖学的基础上，为适应临床应用的需要，以某一局部为中心，描述各器官的分布、位置关系的学科，称**局部解剖学** regional anatomy；为适应 X 线计算机断层成像、B 型超声或磁共振成像等的应用，研究人体不同层面上各器官形态结构、毗邻关系的学科，称**断层解剖学** sectional anatomy；结合临床需要，以临床各科应用为目的进行人体解剖学研究的学科，称**临床解剖学** clinical anatomy；应用 X 线研究人体形态结构的学科，称 **X 线解剖学** X-ray anatomy；研究人体在生理状态下各器官形态结构的变化规律，或在特定条件下观察外因对人体器官形态结构变化影响的解剖学，称**机能解剖学** functional anatomy。

（二）组织学

组织学是解剖学的一个分支，是生命科学的组成部分。组织学包括细胞学、基本组织和器官组织学，是借助光学显微镜或电子显微镜研究人体的微细结构、超微结构或分子水平的结构及相关功能关系的一门学科，故也称**显微解剖学** microanatomy。组织学的发展以解剖学的发展为前提，以细胞学的发展为基础，又与胚胎学的发展密不可分。组织学与生物化学、免疫学、病理学、生殖医学等相关学科交叉渗透，因此，现代医学中的一些重大研究课题，如细胞凋亡，细胞突变，细胞识别与细胞通信，细胞增殖、分化与衰老的调控，细胞与免疫，神经调节与体液调节等，都与组织学密切相关。作为一名医学生，只有系统掌握人体微细结构的基本知识，才能更好地学习、分析与理解机体生理过程和病理现象，才能进一步学好其他医学基础课程和临床各学科课程。

（三）胚胎学

人体胚胎学主要研究人体胚胎发育的形态、结构形成及变化特点或规律，包括生殖细胞发生、受精、胚胎发育、胚胎与母体的关系及先天畸形等。只有学习了胚胎学之后，才算了解个体的人是如何发生的，体内各系统、器官和细胞是如何发生演化的；才能更准确地理解解剖学、组织学、病理学、遗传学及免疫学等学科的某些内容或概念。

二、人体解剖学、组织学与胚胎学的发展简史

在古希腊时期，著名的哲学家 Hippocrates 和 Aristotle 都进行过动物解剖，并有论著。第一部比较完整的解剖学著作是 Galen（130—201）的《医经》，其对血液运行、神经分布及诸多器官进行了较详细、具体的记叙，但由于当时处于宗教统治时期，禁止解剖人体，该书主要资料均来自动物解剖观察所得，故存在较多的错误。

文艺复兴时期的解剖学巨匠 Vesalius（1514—1564）从学生时代就冒着被宗教迫害的危险，执着地从事人体解剖实验，完成了巨著《人体构造》，较系统地记叙了人体各器官、系统的形态和结构，纠正了 Galen 等的许多错误论点，成为现代人体解剖的奠基人。英国学者 Harvey（1578—1657）提出了心血管系统是封闭的管道的概念，创立了血液循环学说。继显微镜发明之后，18 世纪末，研究个体发生的胚胎学开始起步。19 世纪，意大利学者 Golgi（1843—1926）首创镀银浸染神经元技术，西班牙人 Cajal（1852—1934）创立了镀银浸染神经元纤维法，成为神经解剖学的两位创始人。

我国历史悠久，战国时代的《黄帝内经》中就有关于人体形态结构的记载："若夫八尺之士，皮肉在此，外可度量切循而得之，其死可解剖而视之"，"其脏之坚脆，腑之大小，谷之多少，脉之长短……皆有大数"。而且认识到"诸血皆居于心"，"心主全身血脉"，"经脉流不止，环周不休"。秦汉至两宋时，曾有解剖的记载和五脏六腑、《存真图》的绘制。宋慈著《洗冤集录》（1247 年），对全身骨骼和胚胎的记录更为详细，并附有检骨图。清代王清任著《医林改错》，他亲自解剖观察 30 余具尸体，纠正了对人体的错误描述，如"灵机记性不在心在于脑"，"听之声归于脑"，"两目即脑质所生"，"两系如线长于脑"，"所见之物归于脑"。

近 20 年来，生物力学、免疫学、组织化学和分子生物学等向解剖学渗透，一些新兴技术如示踪技术、免疫组织化学技术、细胞培养技术和原位分子杂交技术等在形态学研究中被广泛采用。

组织学发展迄今为止已有 300 余年历史。法国人 Bichat（1771—1802）用放大镜观察肉眼解剖的组织，德国人 Meyer 于 1819 年将组织分为 8 种，并创用 Histology 一词。德国学者 Schleiden（1804—1881）和 Schwann（1810—1882）分别于 1838 年、1839 年指出细胞是一切植物和动物的结构、功能和发生的重要单位，创立了细胞学说。19 世纪中期以后，光学显微镜、切片技术及染色方法的不断改进与充实推动着组织学的不断发展。20 世纪 40 年代，电子显微镜问世，至今仍广泛用于观察细胞和组织的微细结构及其在不同状态下的变化，使人类对生命现象结构基础的认识进入到更微细的境界。

三、人体解剖学、组织学与胚胎学的常用术语

为了正确描述人体的形态结构，必须有一些公认的统一标准的描述术语，以避免不必要的

误解。

（一）解剖学姿势

解剖学姿势为身体直立，面向前，两眼向前平视，两足并拢，足尖向前，上肢下垂于躯干两侧，掌心向前。

（二）方位术语

按照解剖学姿势，规定了相对的方位名词，按照这些方位名词，可以正确地描述器官或结构的相互位置关系。

上 superior 与**下** inferior，是描述部位高低的名词。按照解剖学姿势，头在上、足在下，故近头（颅）侧的为上，远离头（颅）侧的为下。在描述中枢神经时，常用颅侧和尾侧代替上和下。

前 anterior（**腹侧** ventral）与**后** posterior（**背侧** dorsal），凡距身体腹面近者为前或腹侧，距背面近者为后或背侧。

内侧 medial 与**外侧** lateral，是描述各部位器官或结构与正中面相对距离关系的名词。

内 internal 与**外** external，是表示器官或结构与空腔相互关系的名词，也表示管或腔壁结构距腔的远近关系，凡近者为内，远者为外。

浅 superficial 与**深** profundal，是表示与皮肤表面的相对距离的名词，离皮肤近者为浅，远者为深。

在四肢，上又称为**近侧** proximal，指距肢体根部近；下称为**远侧** distal，指距肢体根部远。前臂的**尺侧** ulnar、**桡侧** radial 和下肢的**胫侧** tibial、**腓侧** fibular，则相当于内侧和外侧，其名词是根据前臂的尺骨、桡骨和小腿的胫骨、腓骨而来的。另外**左** left 与**右** right，**垂直** vertical、**水平** horizontal 与**中央** central 等则与一般概念相同（图绪 -1）。

（三）轴和面

1. 轴 axis　为了分析关节的运动，可按解剖学姿势作出相互垂直的三个轴。

（1）**垂直轴** vertical axis　自上而下与地面垂直，与人体长轴平行。

（2）**矢状轴** sagittal axis　由前向后与地面平行，与人体长轴垂直。

（3）**冠状轴** coronal axis　或称**额状轴** frontal axis，由左向右与地面平行，与上述两条轴垂直。

2. 面 plane　按上述三条轴，人体可有互相垂直的三个面。

（1）**矢状面** sagittal plane　按矢状轴方向，将人体分成左、右两部的纵切面，**正中矢状面**将人体分为左、右相等的两部分。

（2）**冠状面** coronal plane　或称**额状面** frontal plane，按冠状轴方向，将人体分为前、后两部的切面，这个面与矢状面互相垂直。

（3）**水平面** horizontal plane　或称**横切面**，与上述两个平面相互垂直，将人体分为上、下部分（图绪 -2）。

在描述关节运动时必须明确其轴。在描述个别器官的切面时则可以其自身长轴为准，与长轴平行的切面称纵切面，与长轴垂直的切面称横切面。

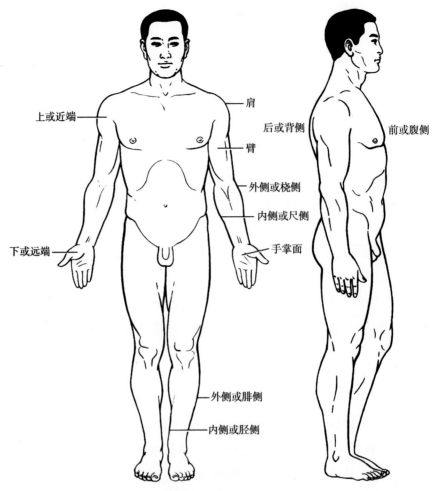

上或近端

下或远端

外侧或腓侧

内侧或胫侧

肩

臂

外侧或桡侧

内侧或尺侧

手掌面

后或背侧

前或腹侧

图绪 -1   常用方位术语

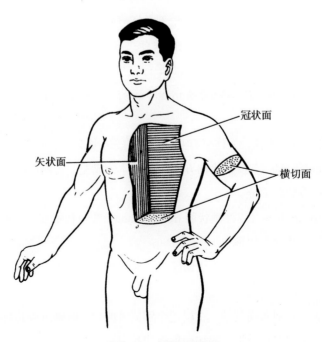

矢状面

冠状面

横切面

图绪 -2   人体切面术语

（四）HE 染色

染色是用染料使组织切片着色，便于镜下观察。含氨基、二甲氨基等碱性助色团的染料，称**碱性染料**。细胞和组织的酸性物质或结构与碱性染料亲和力强，细胞内颗粒和胞质内的酸性物质被染为蓝紫色，称**嗜碱性 basophilia**。常用的碱性染料是苏木精。含羧基、羟基等酸性助色团的染料，称**酸性染料**。细胞和组织内的碱性物质或结构与酸性染料亲和力强，细胞质、基质及间质内的胶原纤维等被染为红色，称**嗜酸性 acidophilia**。常用的酸性染料是伊红。组织学中最常用的是**苏木精 hematoxylin 和伊红 eosin** 染色法，简称 HE 染色。对碱性或酸性染料亲和力均不强者，称**中性 neutrophil**。

此外，有些组织结构经硝酸银处理（又称银染）后呈现黑色，此现象称**嗜银性 argyrophilia**。有些组织成分用**甲苯胺蓝 toluidine blue** 等碱性染料染色后不显蓝色而呈紫红色，这种现象称**异染性**。不同的染色方法可以显示不同的细胞或结构。

（五）长度单位

组织学中常用的计量单位是国际单位制计量镜下或照片中结构长度的单位：毫米（mm）、微米（μm）和纳米（nm）。

$$1mm = 10^3 \mu m = 10^6 nm$$

四、人体形态学的学习方法

（一）局部与整体统一的观点

人体是一个统一整体，由许多系统和器官组成，也可分为若干局部。任何一个器官或局部都是整体不可分割的一部分，器官或局部与整体之间、局部与局部之间、器官与器官之间，在结构和功能上都是既相互联系又相互影响的统一整体。学习中必须始终注意局部与整体的关系，注意各器官系统或局部在整体中的地位，注意它们的相互关系及影响，即从整体角度来理解各器官、系统或局部。

学习中还要建立动态变化和立体的概念，观察的标本或组织切片是某一瞬间静止的图像，而机体内组织和细胞则是一直处于动态变化中。学习时，必须要将静止的图像与动态变化相结合，才能真正理解与掌握其结构、功能。组织和细胞都是立体的，但因切片中切面的部位、方向不同，呈现的图像也可不同。

（二）形态与功能的相互关系

每一个器官都表现一定的功能，器官的形态结构是功能的基础，形态结构的变化必然导致功能的改变，功能的变化又会反过来影响形态的改变。理解这些相互影响关系，对更好地认识与掌握人体器官结构特征是十分重要的。

（三）进化发展的观点

人类是由动物进化而来的，是种系发生的结果，而人的个体发生反映了种系发生。从种系发生或个体发生的过程来探讨，常可发现其返祖现象或胚胎发育异常，有时在形态上出现变异或畸形。人在出生后也在不断地生长发育，不同的年龄、社会生活、劳动条件等，均可影响人体的形态发展。

（四）理论联系实际的观点

学习的目的在于应用，学习人体形态学就是为了更好地认识人体，为进一步学习医学理论与医疗实践奠定基础。因此，学习人体形态结构的基本特点，必须注意与生命活动密切相关的形态特点，必须掌握与诊治疾病有关的器官的形态结构特征，为学习其他医学基础课和临床课打好必要的基础。要学好本门课程，必须采取适合本门学科实际特点的学习方法。本门课程既有形态学，又有发育学，形态描述多、名词多，既要重于记忆，又要从理论上理解，还要从进化的观点选择学习方法。因此，必须重视实验，把书本知识与标本和模型等的观察结合起来，注重活体的触摸和观察，相互提问；学会运用图谱等形象教材，以正确全面地认识人体的结构。

第一篇　细胞和基本组织

第一章　细胞的形态结构

细胞 cell 是人体形态结构、生理功能和生长发育的基本单位，具有以新陈代谢为基础的生长、繁殖、分化、感应、衰老及死亡等生命特征。因此，研究细胞的结构和功能，能深入地了解人体的形态结构和生理功能。

人体细胞的形态差异大，大小不一，类型繁多，主要与其功能及所处的环境相适应。如血液中可以游走的白细胞呈球形，输送氧气的红细胞为双面凹陷的圆盘状，紧密排列的上皮细胞多呈扁平、立方或柱状，具有收缩功能的平滑肌细胞为长梭形；具有接受刺激和传导冲动的神经细胞则具有长短不同的突起等。细胞的形态和大小虽然有较大差异，但在光镜下，其结构都由细胞膜、细胞质和细胞核三部分构成。

一、细胞膜

细胞膜 cell membrane 是指包围在细胞外周的一层薄膜，又称质膜。由于分辨率的限制，光学显微镜下难以分辨。电子显微镜下，细胞膜可分为 3 层，平均厚度 7 ~ 10nm，在低倍电子显微镜下呈一条致密的细线，在高倍电子显微镜下则呈现出"两暗一明"三夹板式的单位膜结构。

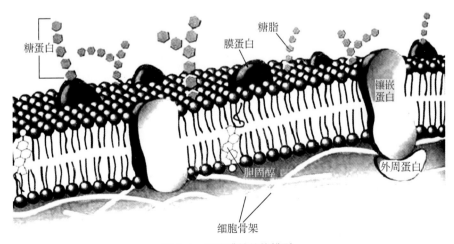

图 1-1　细胞膜的结构模型

细胞膜主要由类脂、蛋白质和糖类组成，目前公认的细胞膜的分子结构是"液态镶嵌模型"学说，即在液态的类脂双分子层中，镶嵌着可以移动的球形蛋白质（图 1-1）。膜中蛋白质一部分附着在类脂双分子层的内、外表面，称附着蛋白质；大部分嵌入或贯穿在类脂双分子层中，称为嵌入蛋白质。少量的多糖与膜外层的类脂分子结合则形成糖脂，若与膜上外露的蛋白质结合则形成糖蛋白。

细胞膜可以保持细胞的完整性，维持细胞形态，抵御外界有害物质，防止细胞内物质外流。此外，细胞膜还能有选择地摄取或排出某些物质，从而保持细胞代谢的正常进行。同时，细胞膜在细胞通信、细胞黏附和识别等方面也发挥重要作用。

二、细胞质

细胞质 cytoplasm 又称胞质、胞浆，存在于细胞膜与细胞核之间，为透明的胶状物，主要由基质、细胞器和内含物等组成。

1. 基质 是细胞质的基本成分，呈无定形的胶状物，由可溶性蛋白质、糖类、脂类、无机盐和大量水分组成，是细胞进行多种物质代谢的场所，也为细胞器提供必需的环境。

2. 细胞器 是细胞质中具有一定形态与功能的结构。包括线粒体、核糖体、内质网、高尔基复合体、溶酶体、微体、中心体和细胞骨架等。

（1）**线粒体 mitochondria** 光镜下呈线状和粒状，在电子显微镜下为大小不等的被双层单位膜包裹的圆形或椭圆形小体。其外层膜光滑，内层膜折入线粒体内形成许多板层状或管状小嵴，称线粒体嵴，嵴上含有三磷腺苷酶的基质颗粒（图1-2）。在线粒体腔内充满基质，其中含有 DNA、RNA 及物质代谢的多种酶系。它是细胞进行生物氧化和能量转换的主要场所。细胞生命活动所需能量的80%是由线粒体通过氧化各种物质而产生的，故常将线粒体喻为细胞的"动力工厂"或"换能中心"。

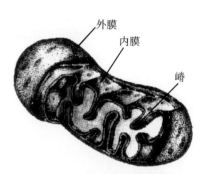

图1-2 线粒体的模式图

（2）**核糖体 ribosome** 又称核蛋白体，是细胞中普遍存在的非膜性细胞器，在光镜下呈嗜碱性颗粒状，在电镜下为电子密度高的球形体，由大小不等的两个亚基以特定的形式聚合而成。核糖体是细胞内蛋白质合成的场所，主要以两种形式存在：一种游离在细胞质基质中，称游离核糖体，主要合成结构蛋白和细胞结构更新所需要的酶，如膜蛋白、抗原蛋白、受体蛋白等；另一种则是附着在内质网和核膜上，称附着核糖体，主要合成分泌蛋白，如抗体、激素等。

（3）**内质网 endoplasmic reticulum** 电镜下为由一层单位膜围成的管状、扁囊状或小泡状结构相互连接构成的一个连续网状膜系统。根据其表面是否附着有核糖体，分为**粗面内质网** rough endoplasmic reticulum（RER）和**滑面内质网** smooth endoplasmic reticulum（SER）。粗面内质网为平行排列的膜性管囊，表面粗糙，附着有核糖体，是合成分泌蛋白质的主要场所。滑面内质网表面没有核糖体附着，电镜下为分支的小管或小泡，参与多种代谢活动，如脂类代谢、合成甾体类激素、药物代谢及解毒等（图1-3）。

（4）**高尔基复合体 golgi complex** 光镜下位于细胞核的周围或一侧，呈块状或网状。在电镜下，可见其是一种较为复杂的膜性细胞器，由扁平囊群、小囊泡和大囊泡三部分共同构成。高尔基复合体是细胞生命活动过程中不可缺少的修饰中心（图1-4）。它的主要功能是对内质网合成的蛋白质和脂类进行加工、浓缩，使之成为分泌颗粒或溶酶体。

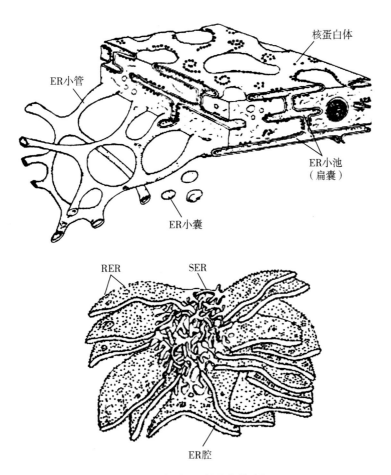

图 1-3　内质网立体结构模式图

（5）溶酶体 lysosome　电镜下是由一层单位膜包裹的大小不等的圆形或卵圆形的囊状结构，内含多种水解酶，是细胞内大分子降解的主要场所，能使细胞结构不断更新。新生成的溶酶体称为初级溶酶体；执行消化功能的溶酶体称为次级溶酶体，其内含异物或细胞器碎片；不能被消化的部分形成残余体。溶酶体存在于多种细胞中，如中性粒细胞、巨噬细胞等。

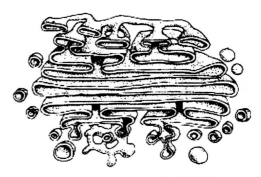

图 1-4　高尔基复合体立体结构模式图

（6）微体 microbody　又称过氧化物酶体，是一层单位膜包围而成的圆形小体，电镜下呈圆形或椭圆形，电子密度中等，富含过氧化物酶、过氧化氢酶和多种氧化酶。其中过氧化氢酶能催化过氧化氢生成水并逸出氧，清除细胞内过多的过氧化氢，起保护细胞的作用。

（7）中心体 centrosome　位于细胞核的附近，由一团浓稠的胞质包绕着 1～2 个中心粒组成。电镜下，中心体显示为两个短筒状小体，互相垂直。中心体与细胞的分裂活动有关，通常作为有丝分裂的中心，还与纤毛的形成有关。

3. 内含物　指积聚在细胞质中有一定形态表现的各种代谢产物的总称，包括糖原、脂滴、色素和分泌颗粒。内含物的多少可随细胞功能状态的不同而发生改变，例如进食后肝细胞的糖原增多，而饥饿时糖原减少。

NOTE

三、细胞核

人体除成熟红细胞外，所有细胞均有细胞核，通常一个细胞只有一个核，少数细胞具有多个细胞核，如骨骼肌细胞可达数百个核。核的形态一般与细胞种类、形态、功能相适应，如圆形的淋巴细胞、立方形的滤泡上皮细胞、星形的神经细胞，核多为圆形；柱状的吸收细胞，核多为椭圆形或长杆状。细胞核储存遗传信息，进行 DNA 复制和 RNA 转录，是细胞生命活动的调控中心。细胞核的基本结构包括核膜、染色质、核仁和核液（核基质）四部分。

1. 核膜 nuclear membrane　是包围在核表面的双层单位膜，其结构包括内外两层膜、核周间隙、核孔结构。其中外层核膜表面附着有核糖体，与粗面内质网相连，内层核膜表面光滑。两层核膜之间的间隙称核周隙，与粗面内质网腔相通。在核膜表面，由内外层核膜彼此融合，形成许多小孔，称核孔，是细胞核与细胞质之间的重要通道（图 1-5）。核膜将核物质围于一个相对稳定的环境，成为相对独立的系统，具有屏障、物质交换、支架和阀门等功能。

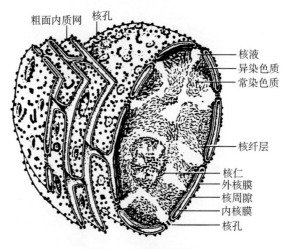

图 1-5　核膜与内质网

2. 染色质 chromatin　是分裂间期细胞遗传物质的存在形式，主要化学成分为 DNA 和蛋白质，是遗传信息的载体，能被碱性染料着色。在分裂间期，染色质伸展、弥散，呈丝网状分布；当细胞进入有丝分裂期时，则高度折叠、盘曲而凝缩成条状或棒状的特殊形态，称为**染色体 chromosome**。染色质与染色体是同一物质周期性相互转化的不同形态表现。

（1）异染色质 heterochromatin　在细胞分裂间期，细胞核 DNA 分子螺旋的紧密部分在光镜下着色深，呈颗粒状或团块状，称异染色质。异染色质多呈凝集状态，转录不活跃或者无功能活性。

（2）常染色质 euchromatin　在细胞分裂间期，DNA 分子螺旋松散伸展伸长，在光镜下较稀疏、染色淡、不易观察的物质称常染色质。常染色质多处于分散状态，有功能活性（能活跃地进行 DNA 复制和转录）。

人体成熟的生殖细胞包括精子和卵子，各有 23 条染色体，称单倍体。正常体细胞的染色体有 46 条（23 对），称二倍体，其中第 1～22 对是男女共有的，称为**常染色体**，另一对染色体（X，Y）与性别决定有关，称为**性染色体**，男性为 XY，女性为 XX。男性体细胞染色体核型为 46，XY；女性为 46，XX。染色体中的 DNA 是遗传物质的基础，因此染色体是遗传物质的载体。

3. 核仁 nucleolus　光镜下为一强折光性的球状体，其数目、大小及在核内的位置随细胞类型及功能状态的变化而变化，一般为 1～2 个，也可为多个。电子显微镜下，核仁为裸露无膜、由纤维丝构成的海绵状结构。核仁的化学成分主要是蛋白质和 RNA，功能是加工和装配核糖体亚基，参与核糖体的合成。

4. 核基质 nuclear matrix　光镜下，核基质为无定形胶状物，是细胞核内代谢的微环境。其组成包含水、酶、蛋白质和脂类等。

第二章　上皮组织

上皮组织 epithelial tissue 简称上皮 epithelium，由大量形态规则、排列密集的细胞和少量细胞间质（细胞外基质）共同组成。上皮组织在机体内分布广泛，可覆盖于体表，衬贴在体腔或腔、囊器官的内表面，以及部分器官的外表面。上皮组织有极性 polarity，上皮细胞朝向体表、体腔和器官腔囊的一面称游离面，与游离面相对应的另一面称基底面，游离面与基底面在形态结构及功能上存在明显差异。通常游离面可分化出一些特殊结构并与其功能相适应，而基底面常借助基膜结构与其深面的结缔组织相连。

上皮组织通常无血管，营养物质来源于结缔组织血管中，经基膜的渗透为上皮组织提供营养。上皮组织神经末梢丰富，故感觉敏锐，能感受多种刺激。

上皮组织具有保护、吸收、分泌和感觉等功能。依据上皮组织来源、分布、形态和功能的差异，可将其分为被覆上皮、腺上皮、感觉上皮等不同类型。

第一节　被覆上皮

一、被覆上皮

被覆上皮 covering epithelium 具有典型的上皮组织形态结构和功能特征，覆盖于除关节软骨以外的所有体腔或腔囊器官内表面及体表。被覆上皮依据其上皮细胞排列层次分为单层上皮 simple epithelium 和复层上皮 stratified epithelium。又依据单层上皮和复层上皮的表层细胞垂直切面上的形态差异进行分类如下：

```
          ┌ 单层扁平上皮 ┌ 内皮：心、血管和淋巴管腔面
          │            ┤ 间皮：胸膜、心包膜和腹膜表面
          │            └ 其他：肺泡和肾小囊壁层
单层上皮 ┤ 单层立方上皮：肾小管和甲状腺滤泡等
          │ 单层柱状上皮：胃、肠和子宫等腔面
          └ 假复层纤毛柱状上皮：呼吸管道和附睾管等腔面

          ┌ 复层扁平（鳞状）上皮 ┌ 未角化：口腔、食管和阴道腔面
          │                    └ 角化：皮肤的表皮
复层上皮 ┤ 复层立方上皮：汗腺导管、肛管和女性尿道近开口处
          │ 复层柱状上皮：睑结膜表面和男性尿道等腔面
          └ 变移上皮：肾盏、肾盂、输尿管和膀胱等腔面
```

（一）单层扁平上皮

单层扁平上皮 simple squamous epithelium 由一层扁平细胞组成。细胞表面观可见细胞呈不规则形或多边形，表面光滑，面积较大，周边呈锯齿状，相邻细胞彼此嵌合；细胞核单个，呈圆形或椭圆形，位于细胞中央（图2-1、图2-2）。细胞侧面观可见细胞呈细长扁平形，胞质少而薄，约为 0.2μm，仅含核部分略厚（图2-1、图2-3）。

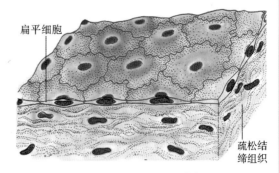

图 2-1　单层扁平上皮模式图

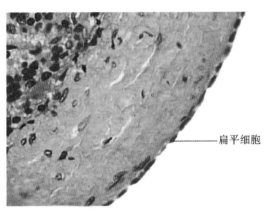

图 2-2　单层扁平上皮表面观（镀银染色，高倍）

图 2-3　单层扁平上皮光镜像（侧面观，低倍）

分布在心脏、血管和淋巴管腔面的单层扁平上皮称**内皮** endothelium。分布在胸膜、腹膜和心包膜脏层的单层扁平上皮称**间皮** mesothelium。内皮和间皮因其游离面光滑而有利于血液、淋巴在管腔内的流动，减少器官活动而带来的摩擦。

（二）单层立方上皮

单层立方上皮 simple cuboidal epithelium 由一层近似立方形的细胞组成。表面观细胞呈多边形；侧面观细胞呈立方形，核圆，位于细胞中央（图2-4、图2-5）。

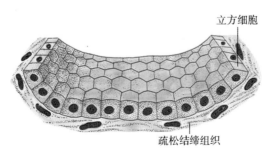

图 2-4　单层立方上皮模式图

单层立方上皮可分布于肾小管、甲状腺及部分外分泌腺导管等处，具有分泌和吸收功能。

（三）单层柱状上皮

单层柱状上皮 simple columnar epithelium 由一层棱柱状细胞组成。表面观可见细胞呈六角形或多角形；侧面观可见细胞呈柱状，细胞核单个，椭圆形，并与细胞长轴平行分布，多靠近细胞基底部（图2-6、图2-7）。电镜下，单层柱状上皮的游离面有特化的微绒毛。

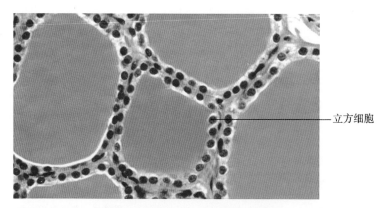

图 2-5　单层立方上皮光镜像（高倍）

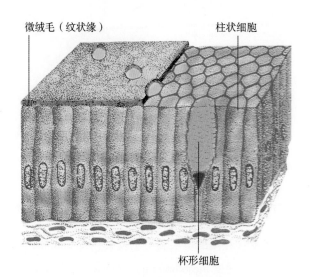

图 2-6　单层柱状上皮模式图

单层柱状上皮可分布于胃、肠、胆囊、输卵管和子宫等器官的腔面，主要具有吸收、分泌功能。分布在肠道的单层柱状上皮间常有单个的**杯形细胞 goblet cell**，又称杯状细胞，形似高脚酒杯，细胞核呈三角形，深染，位于细胞基底部。胞质内常充满大小不等的黏原颗粒 mucinogen granule，系多糖类物质，分泌到肠腔起润滑和保护上皮的作用。

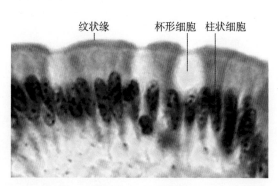

图 2-7　单层柱状上皮光镜像（高倍）

（四）假复层纤毛柱状上皮

假复层纤毛柱状上皮 pseudostratified ciliated columnar epithelium 由一层形态不同、高矮不等、大小各异的柱状细胞、杯形细胞、梭形细胞、锥体细胞等组成，故细胞核的位置不在同一平面上，很像复层上皮（图 2-8），但因各类细胞的基底面均附着在基膜上，故实属单层上皮范畴。其中柱状细胞最多，属典型的高柱状细胞，占整个上皮层厚度，因其游离面有特殊分化的纤毛结构，故又称**纤毛细胞 ciliated cell**（图 2-9）。杯形细胞常出现在柱状细胞之间。梭形细胞两端尖、中间宽，细胞游离面常不能到达上皮层表面。锥体细胞矮小，呈三角形，细胞基底部宽大，夹在其他细胞之间而不能到达上皮层表面。锥体细胞是一种具有分化潜能的"储备细胞"，在一定条件下可分化为柱状细胞、杯形细胞和梭状细胞等。

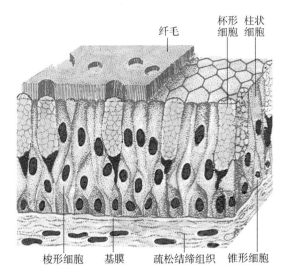

图 2-8 假复层纤毛柱状上皮模式图

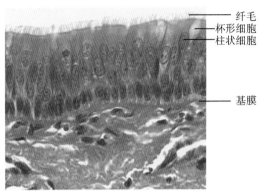

图 2-9 假复层纤毛柱状上皮光镜像（高倍）

假复层纤毛柱状上皮分布于喉、气管、支气管、咽鼓管、鼓室、输精管和泪囊等处，主要功能为保护作用。

（五）复层扁平上皮

复层扁平上皮 stratified squamous epithelium 又称复层鳞状上皮，由多层形态各异的细胞组成，细胞由浅至深大致可分为表层、中间层和基底层三类。表层由 1～2 层扁平细胞组成，细胞常见核固缩现象，已趋向死亡，随时可发生生理性脱落。因其分布部位的不同，表层细胞可分为角化和未角化两种，表层细胞的细胞核消失、胞质中充满角蛋白而形成角质层者，即称为角化上皮，反之称未角化上皮。中间层由数层梭形细胞和多边形细胞组成，细胞体积较大，核圆形，位于中央。基底层是一层与其深面基膜相连的立方形或矮柱状细胞，光镜下可见胞质深染，细胞核常呈现分裂象，又称**基底细胞** basal cell。基底细胞具有较强的分裂增殖能力，新生的细胞可不断向上增殖迁移，补充表层已衰老、脱落的细胞（图 2-10、图 2-11）。

复层扁平上皮具有较强的抗机械性摩擦的保护作用及损伤后修复能力。角化的复层扁平上皮仅分布于体表，未角化的复层扁平上皮主要分布于常受机械性摩擦的部位，如口腔、食管、咽、鼻前庭、阴道等腔面。

（六）复层立方上皮

复层立方上皮 stratified cuboidal epithelium 由表层的立方形细胞和其下方的数层梭形或多边形细胞共同组成。此类上皮少见，仅分布于汗腺导管、肛管、女性尿道近开口处等，具有分泌功能。

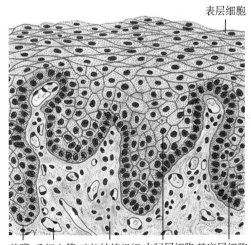

图 2-10 复层扁平上皮模式图

NOTE

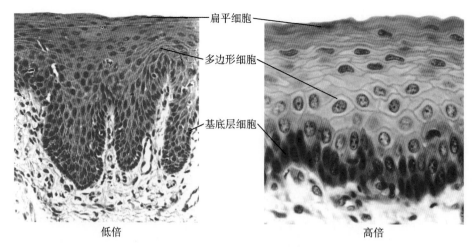

扁平细胞

多边形细胞

基底层细胞

低倍　　　　　　　　　　　　　高倍

图 2-11　复层扁平上皮光镜像

（七）复层柱状上皮

复层柱状上皮 stratified columnar epithelium 由表层的柱状细胞和其下方数层梭形细胞共同组成。此类上皮可分布于眼结膜穹隆部、尿道海绵体部、肛门等处。

（八）变移上皮

变移上皮 transitional epithelium 细胞层数可随上皮所在器官功能状态的不同而改变。例如分布在膀胱腔面的变移上皮，当膀胱充盈扩张时，其细胞层数为 2 ～ 3 层；而当膀胱收缩空虚时，其细胞层数为 5 ～ 6 层（图 2-12、图 2-13）。

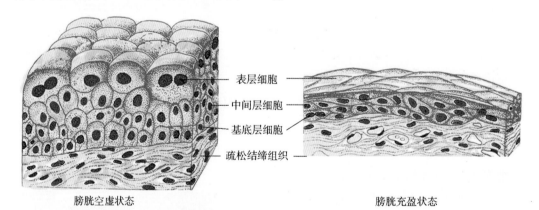

表层细胞

中间层细胞

基底层细胞

疏松结缔组织

膀胱空虚状态　　　　　　　　　　　　膀胱充盈状态

图 2-12　变移上皮模式图（膀胱）

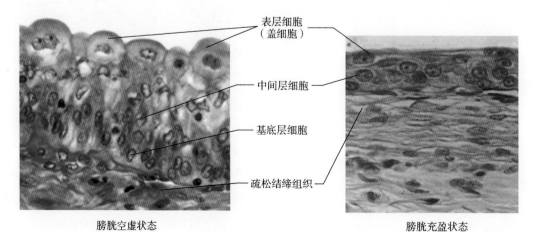

表层细胞
（盖细胞）

中间层细胞

基底层细胞

疏松结缔组织

膀胱空虚状态　　　　　　　　　　　　膀胱充盈状态

图 2-13　变移上皮光镜像

　　变移上皮对水、无机离子等物质的通透性极低，故具有较强的保护功能。变移上皮分布于肾盏、肾盂、输尿管和膀胱等器官的腔面。

二、上皮组织特化结构

　　上皮组织的特化结构是指上皮组织为适应其内、外环境和功能的需要而形成的特殊结构。这些特化结构常形成于细胞的各个面上，由细胞膜、细胞质和细胞间质共同组成。

（一）上皮细胞游离面特化结构

　　1. 微绒毛 microvillus　是细胞游离面的细胞膜与胞质共同向细胞外形成的指状样的突起。电镜下，微绒毛长约 1.4μm、直径约 0.1μm。微绒毛内含许多与微绒毛长轴平行排列的**微丝 microfilament**。微丝一端附着在微绒毛顶端的胞膜内面，另一端附着于微绒毛起始部下方胞质中的**终末网 terminal web**（图 2-14）。微丝即肌动蛋白丝，可与终末网内的肌球蛋白相互作用，使微绒毛发生伸缩运动。微绒毛的主要功能是增加细胞的表面积，参与细胞的物质吸收。

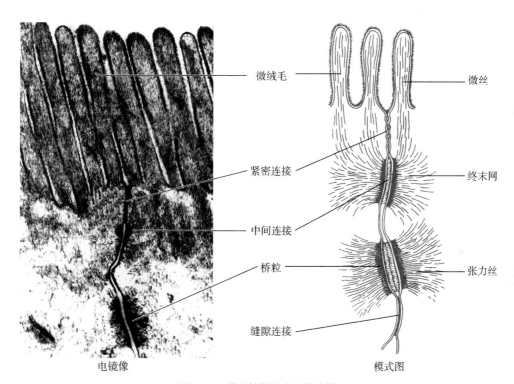

　　微绒毛　　　　　　　　　　　　　　　微丝

　　紧密连接

　　中间连接　　　　　　　　　　　　　　终末网

　　桥粒　　　　　　　　　　　　　　　　张力丝

　　缝隙连接

电镜像　　　　　　　　　　　　模式图

图 2-14　单层柱状上皮细胞连接

　　2. 纤毛　是上皮细胞游离面伸出的粗而长的突起，长 5～10μm，直径 0.3～0.5μm，比微绒毛粗而长，故可在光镜下观察。电镜下，纤毛轴心内含与纤毛长轴平行排列的**微管 microtubule**，可贯穿纤毛全长。纤毛常以两条独立的单管为中心，其周围环绕九条二联微管，称此类微管排列方式为"9+2"结构（图 2-15）。纤毛具有节律性定向摆动的能力，完成异物清除和物质运输。

（二）上皮细胞侧面特化结构

　　上皮细胞侧面的特殊结构常称为**细胞连接 cell junction**，种类较多，白细胞游离面至基底面可有以下类型。

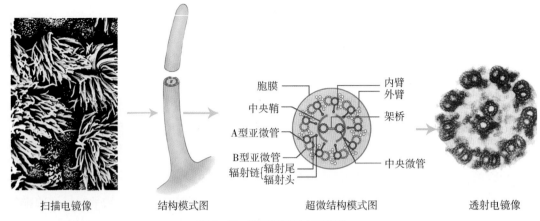

扫描电镜像　　　结构模式图　　　　　超微结构模式图　　　　透射电镜像

图 2-15　纤毛连续放大示意图

1. 紧密连接 tight junction　又称**闭锁小带 zonula occludens**。电镜下侧面观，两个相邻细胞的细胞膜外层呈间断融合现象，融合处的细胞间隙消失，融合处质膜厚度约为 14nm，而非融合处两细胞间有 10～15nm 的间隙，间隙内电子密度低；表面观，紧密连接呈点状、斑状或带状，但在靠近细胞游离面可呈箍状环绕细胞一周。冷冻蚀刻等技术证明，相邻细胞的细胞膜融合处可见由各自胞膜形成网格状的嵴，并相互对应形成**封闭索 sealing strand**（图 2-14、图 2-16）。

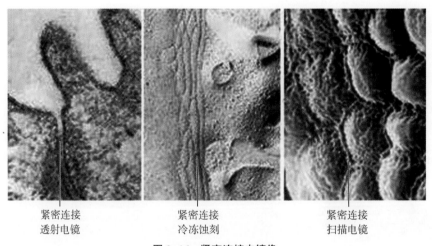

紧密连接　　　　　　紧密连接　　　　　　紧密连接
透射电镜　　　　　　冷冻蚀刻　　　　　　扫描电镜

图 2-16　紧密连接电镜像

紧密连接可防止细胞外大分子物质经细胞间隙进入深部组织，也能阻止深部组织某些物质成分的外溢，是构筑机体内、外屏障的主要结构，也是相邻细胞间机械性连接的重要方式。

2. 中间连接 intermediate junction　又称**黏着小带 zonula adherens**，常位于紧密连接的下方。电镜下可见相邻细胞间有 15～20nm 的间隙，间隙内含电子密度较低的丝状结构。中间连接的胞质面附有较高电子密度的糖蛋白和微丝，微丝聚集成束，与中间连接长轴呈垂直排列，并形成胞质内的终末网结构（图 2-14）。中间连接具有细胞间黏着、信息传递、维持细胞形状等功能。

3. 桥粒 desmosome　又称**黏着斑 macula adherens**，位于中间连接的下方，常呈直径 0.2～0.5μm 大小的斑块状。桥粒处相邻细胞膜各自胞质面可见电子密度较高的盘状结构，称**附着板 attachment plaque**，长 0.2～0.3μm，厚约 30nm。胞质中有许多直径约 10nm 的张力丝附于板上，是一种很牢固的连接方式（图 2-14）。

桥粒的上述结构能较好地发挥细胞间的机械性连接和信息传递功能。机体的某些上皮细胞与基膜之间亦可出现**半桥粒** hemi desmosome 结构。半桥粒是指上皮细胞基底面形成半个桥粒结构并附着于基膜的现象（图 2-17）。

4. 缝隙连接 gap junction　又称**通信连接** communication junction，常位于桥粒下方，呈斑块状（图 2-14）。电镜下，相邻细胞之间仅有 2 ～ 3nm 的间隙，两侧细胞膜上可见突起于各自胞膜外表的颗粒称**连接小体** connexon。每个连接小体由 6 个质膜镶嵌蛋白组成，称亚单位或结合素（图 2-18）。连接小体中央有直径约 2nm 的亲水通道，称亲水管或称中央小管。包括水分子在内的小分子物质或信息分子即可经亲水管由一个细胞直接进入另一细胞。缝隙连接的重要功能是实现了细胞间的直接通信。

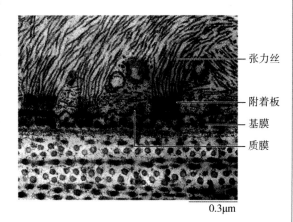

图 2-17　半桥粒电镜像

张力丝
附着板
基膜
质膜

0.3μm

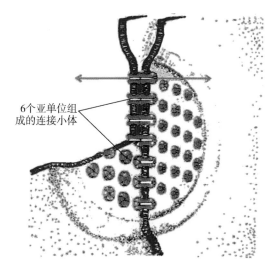

6个亚单位组成的连接小体

图 2-18　缝隙连接模式图

（三）上皮细胞基底面特化结构

1. 基膜 basement membrane（BM）　又称基底膜，是上皮细胞基底面与下方结缔组织间的一层薄膜样结构。基膜厚度 100 ～ 200nm，普通染色常不易分辨。通常电镜下可将基膜分为三部分：透明板、基板和网板。透明板和基板由上皮细胞分泌，网板由成纤维细胞产生。

基膜具有半通透性，能选择性使物质通过，在上皮细胞与结缔组织间的物质交换中发挥重要的选择性通透作用。同时，基膜对上皮细胞起到支持、保护、固着等作用，并影响细胞的增殖与分化。

2. 质膜内褶 plasma membrane infolding　是指上皮细胞基底面的胞膜向胞质内陷入，形成许多长短不等并与细胞基底面呈垂直分布的胞膜褶，构成光镜下所见的基底纵纹结构。电镜下，相邻质膜内褶间常有许多线粒体和小泡分布。质膜内褶可有效扩大上皮细胞基底面的表面积，常分布于物质交换频繁的细胞，如肾脏远端小管曲部上皮细胞（图 2-19）。

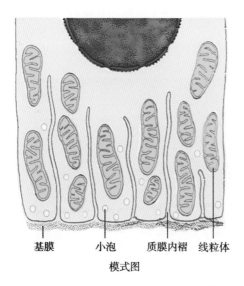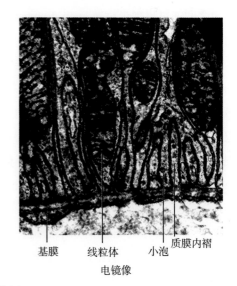

基膜　小泡　质膜内褶　线粒体　　　　　　基膜　线粒体　小泡　质膜内褶
模式图　　　　　　　　　　　　　　　　　电镜像

图 2-19　质膜内褶

第二节　腺上皮与腺

以分泌功能为主的细胞称**腺细胞** glandular cell，以分泌功能为主的上皮称**腺上皮** glandular epithelium，而以腺上皮为主要成分构成的器官称**腺** gland 或腺体。

一、腺细胞

腺细胞产生分泌物排出的过程称分泌。通常可依据所产生分泌物的化学成分及分泌过程的不同，将腺细胞分为以下几种：

1. 蛋白质分泌细胞 protein-secretory cell　大多呈锥体形或柱状，核圆，位于中央或靠近基底部。胞质基底部显强嗜碱性，胞质顶部聚集许多圆形嗜酸性分泌颗粒，称酶原颗粒。具有这样结构特点的蛋白质分泌细胞称浆液细胞 serous cell。电镜下，浆液细胞基底部有密集平行排列的粗面内质网，并有许多线粒体位于内质网扁平囊之间，核上方有发达的高尔基复合体。蛋白质分泌细胞所合成分泌的分泌物较稀薄，含酶丰富。

2. 糖蛋白分泌细胞 glycoprotein-secretory cell　可分泌糖蛋白，又称黏蛋白。细胞多呈锥体形或柱状，胞质中含大量黏原颗粒，在 HE 染色切片中，因颗粒被溶解而呈泡沫状或空泡状，核周胞质弱嗜碱性。胞核常被黏原颗粒挤到细胞基底部，呈扁圆形。具有上述结构特点的细胞称**黏液细胞 mucous cell**。电镜下，黏液细胞基底部有较多粗面内质网和游离核糖体，高尔基复合体发达，位于核上方。顶部胞质中含很多分泌颗粒。糖蛋白分泌细胞的分泌物较黏稠，一般不含酶类。

3. 类固醇分泌细胞 steroid-secretory cell　分泌物为类固醇激素。细胞呈圆形或多边形，核圆，位于细胞中央，胞质内含大量脂滴，在 HE 染色切片中，因脂滴被溶解而胞质呈泡沫状。

电镜下，胞质内滑面内质网丰富，核旁高尔基复合体发达，并可见许多管状嵴线粒体和含脂类小泡，通常无分泌颗粒。

4. 肽分泌细胞 peptide-secretory cell 多为圆形、多边形或锥形，胞质着色浅，基底部含大小不等的分泌颗粒，故又称**基底颗粒细胞** basal granular cell。HE 染色标本中，颗粒不易辨认，但可被银盐或铬盐着色。肽分泌细胞能产生胺，并能合成肽，属 APUD 细胞（胺与胺前体摄取和脱羧细胞）。电镜下，基底部颗粒依细胞类型的不同而有差异，胞质含少量粗面内质网及高尔基复合体，滑面内质网及游离核糖体较丰富。分泌物以胞吐或分子渗出方式释放到细胞外。

二、腺

腺主要由腺细胞构成，也称腺体。按其形态结构、分泌物分泌方式等的不同，可分为外分泌腺和内分泌腺两大类。本章仅叙述外分泌腺相关内容，内分泌腺详见第二十四章。

1. 外分泌腺结构 机体内只有少数外分泌腺由单个腺细胞构成**单细胞腺**，绝大多数外分泌腺由多个腺细胞构成**多细胞腺**。多细胞腺一般由分泌部和导管两部分组成。

（1）分泌部 secretory portion 又称腺末房或腺泡，是外分泌腺分泌物产生的场所。腺泡通常由单层腺细胞围成，大小形态各异，其周围有基膜包裹，中央的腔称腺泡腔。有些腺泡与基膜间还有肌样上皮分布，此类上皮具有收缩功能，有利于腺泡分泌物进入导管。

（2）导管 duct 是由单层或复层上皮细胞围成的中空性管状结构。导管的一端与腺泡相连，另一端开口于体表或器官的腔面。导管除有输送分泌物作用外，通常还兼有吸收、分泌或排泄水、电解质、代谢废物等功能。

2. 外分泌腺分类 可按不同依据，分类如下：

（1）依据腺泡分泌物性质分类 可分为**浆液腺** serous gland、**黏液腺** mucous gland 和**混合腺** mixed gland 三类。①浆液腺：由浆液细胞构成腺泡，如腮腺、胰腺等。②黏液腺：是指由黏液细胞构成的腺泡，如子宫腺、十二指肠腺等。③混合腺：是由浆液细胞和黏液细胞共同构成的腺泡，其分泌物兼有浆液腺和黏液腺特点。混合腺常以黏液细胞为主，少量浆液细胞可分布于腺泡末端，呈半月状包绕黏液细胞，此结构称为**浆半月** serous demilune，如舌下腺、下颌下腺等处（图 2-20）。

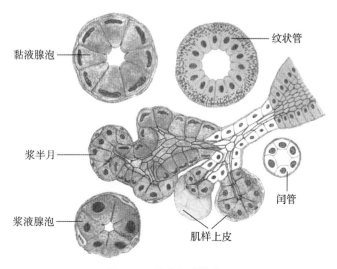

图 2-20 外分泌腺模式图

（2）依据分泌部及导管形态分类　依据分泌部形态可分为管状腺、泡状腺和管泡状腺等类型，依据导管形态可分为单管腺、复管状腺等类型。

（3）依据分泌物分泌方式分类　①全质分泌腺：分泌时整个细胞崩溃解体，并与分泌物一起排出，如皮脂腺。②顶质分泌腺：分泌时细胞顶部连同分泌物一起排出，引起细胞局部破损，如乳腺。③局质分泌腺：又称漏出分泌腺，是指腺细胞的分泌物以胞吐方式排出分泌物，腺细胞仍保持结构的完整性，如胰腺、肠腺（图2-21）。

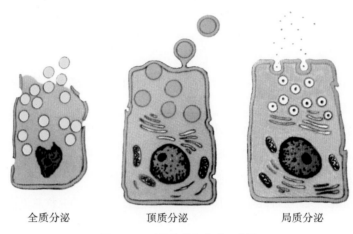

全质分泌　　　　　顶质分泌　　　　　局质分泌

图 2-21　腺细胞分泌方式示意图

第三章　结缔组织

结缔组织 connective tissue 由细胞和大量的细胞间质组成，与上皮组织相比，它有以下特点：①细胞数量少，细胞间质多，由纤维和基质构成，纤维包括胶原纤维、弹性纤维和网状纤维三种，基质有无定形的胶体状、液态和固态；②结缔组织细胞分布无极性，散在分布于细胞间质中；③含有丰富的血管和神经末梢；④均由胚胎时期的间充质演变而来。

间充质 mesenchyme 是胚胎时期的散在中胚层，由**间充质细胞** mesenchymal cell 和基质组成（图 3-1）。间充质细胞是一种星形多突起的干细胞，核大，卵圆形，核仁明显，胞质弱嗜碱性。间充质细胞可分化成各种结缔组织细胞、血管内皮细胞和平滑肌细胞等。

结缔组织是体内分布最广泛的组织，也是形式最多样的组织。狭义的结缔组织是指固有结缔组织，而广义的结缔组织则包括固有结缔组织、血液、软骨组织和骨组织（表 3-1）。结缔组织主要具有支持、连接、保护、修复、营养和防御等功能。

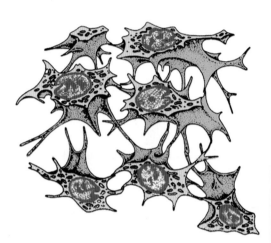

图 3-1　间充质模式图

表 3-1　结缔组织分类一览表

类型		细胞	基质状态	纤维	分布
固有结缔组织	疏松结缔组织	成纤维细胞、纤维细胞，巨噬细胞、肥大细胞、浆细胞、未分化的间充质细胞，脂肪细胞，各种白细胞	胶状	胶原纤维、弹性纤维、网状纤维	细胞、组织、器官之间和器官内
	脂肪组织	脂肪细胞	胶状	胶原纤维、弹性纤维、网状纤维	皮下组织、器官之间和器官内
	致密结缔组织	成纤维细胞	胶状	胶原纤维、弹性纤维	皮肤真皮、器官被膜、肌腱及韧带
	网状组织	网状细胞	胶状	网状纤维	淋巴组织、淋巴器官、骨髓
软骨组织		软骨细胞	固态	胶原原纤维、胶原纤维、弹性纤维	气管、肋软骨及会厌等
骨组织		骨细胞等	固态坚硬	胶原纤维	骨骼
血液		血细胞如红细胞、白细胞	液态	纤维蛋白原（相当于纤维）	心及血管

第一节　固有结缔组织

根据细胞的类型、数量及细胞间质内纤维的种类和含量的不同，**固有结缔组织**又分为**疏松结缔组织、致密结缔组织、脂肪组织**和**网状组织**四种。

一、疏松结缔组织

疏松结缔组织 loose connective tissue 由细胞、纤维和基质构成。其细胞种类多，基质含量也较多，而纤维种类虽多但排列松散，呈蜂窝状，故又称**蜂窝组织** areolar tissue，临床上所说的蜂窝组织炎，指的就是这种组织的炎症（图 3-2）。疏松结缔组织广泛分布于器官之间、组织之间及细胞之间，具有连接、保护、修复、营养和防御等功能。

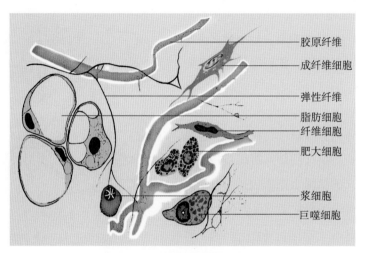

图 3-2　疏松结缔组织铺片模式图

1. 细胞　疏松结缔组织中的细胞包括成纤维细胞、巨噬细胞、浆细胞、肥大细胞、脂肪细胞、未分化的间充质细胞和从血液中游走出的各种白细胞。

（1）成纤维细胞 fibroblast　是疏松结缔组织中主要的细胞。光镜下，成纤维细胞扁平有突起，形态不规则；核椭圆形，着色浅，核仁明显；胞质呈弱嗜碱性（图 3-2～图 3-4）。电镜下，胞质内含丰富的粗面内质网、游离核糖体及发达的高尔基复合体（图 3-5）。

处于功能静止状态的成纤维细胞称为**纤维细胞** fibrocyte，光镜下细胞呈梭形，核椭圆形，着色深，核仁不明显，胞质嗜酸性。电镜下细胞器不发达。

成纤维细胞的功能是合成和分泌胶原蛋白、弹性蛋白、原纤维蛋白、糖胺多糖和糖蛋白等，形成纤维和基质。当机体需要时（如创伤修复），静止状态的纤维细胞转化为功能活跃的成纤维细胞，产生纤维和基质，促进伤口的愈合，最后形成疤痕修复。

（2）巨噬细胞 macrophage　光镜下，巨噬细胞呈圆形或椭圆形，功能活跃者因伸出突起而呈不规则形；核小呈圆形，染色深；胞质嗜酸性，内可见空泡和异物颗粒（图 3-2～图 3-4）。扫描电镜下，细胞表面有许多皱褶、突起和球形隆起（图 3-6）；透射电镜下胞质内含有大量初级溶酶体、次级溶酶体、吞噬小泡、吞噬体、残余体，以及较发达的高尔基复合体、少量线粒体和粗面内质网等。

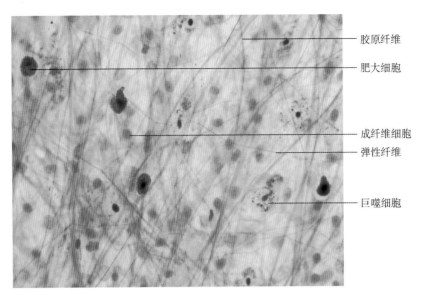

胶原纤维

肥大细胞

成纤维细胞

弹性纤维

巨噬细胞

图 3-3 疏松结缔组织铺片（混合染色，高倍）

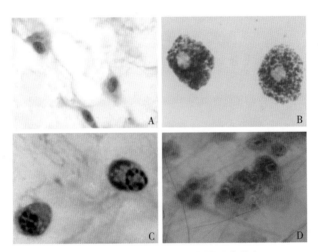

图 3-4 疏松结缔组织内的细胞（高倍）
A 成纤维细胞 B 巨噬细胞 C 浆细胞 D 肥大细胞

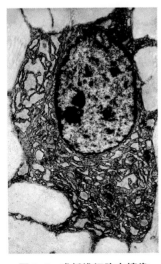

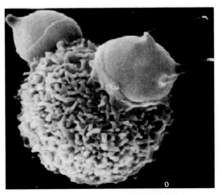

图 3-5 成纤维细胞电镜像　　　　图 3-6 巨噬细胞电镜像

巨噬细胞来源于血液中的单核细胞，主要有以下功能：①趋化性定向运动：巨噬细胞可沿某些化学物质的浓度梯度进行定向移动，这种特性称为趋化性 chemotaxis。这类化学物质称为趋化因子，如补体、细菌的产物、炎症组织的变性蛋白等。趋化性定向运动可使巨噬细胞聚集到病变部位，行使防御功能。②吞噬作用：主要吞噬某些细菌、异物和自身衰老死亡的细胞。③抗原提呈作用：巨噬细胞可捕捉、加工处理并将处理的抗原物质呈递给 T 淋巴细胞，激活 T 淋巴细胞发生细胞免疫应答。④合成分泌作用：巨噬细胞合成和分泌多种生物活性物质，如溶菌酶、补体和干扰素等多种细胞因子，参与机体的防御反应。

（3）浆细胞 plasma cell　光镜下，浆细胞呈圆形或卵圆形；核圆形，多偏于细胞一侧，异染色质附于核膜边缘，呈车轮状排列，核仁明显；胞质嗜碱性，近核处有一浅染区（图 3-2 ～图 3-4）。电镜下，胞质内有大量的粗面内质网，核旁浅染区为发达的高尔基复合体和少量中心体（图 3-7）。

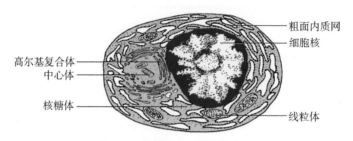

图 3-7　浆细胞电镜结构模式图

浆细胞来源于 B 淋巴细胞，可合成和分泌**免疫球蛋白** immunoglobulin（Ig），即**抗体** antibody，以及其多种细胞因子，参与体液免疫反应。

（4）肥大细胞 mast cell　光镜下，肥大细胞呈较大的圆形或椭圆形，核小而圆，染色深，居中，胞质内充满粗大的水溶性的异染性颗粒（图 3-2 ～图 3-4）。电镜下，颗粒大小不一，圆形或椭圆形，表面有膜包裹（图 3-8）。颗粒内含组胺、肝素及嗜酸性粒细胞趋化因子。胞质内还含有白三烯。

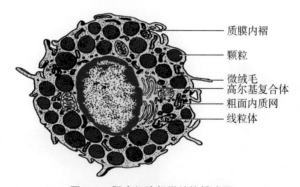

图 3-8　肥大细胞超微结构模式图

肥大细胞多沿小血管分布，在身体与外界接触的部位，如皮肤、呼吸道和消化管等的结缔组织内较多。其主要功能是参与速发型过敏反应，当某种抗原（过敏原）进入体内时，刺激已经致敏的肥大细胞以胞吐的方式释放颗粒内容物，即组胺、肝素和嗜酸性粒细胞趋化因子及胞质内合成的白三烯，引起过敏反应，如荨麻疹、哮喘、消化道过敏及过敏性休克等。

（5）脂肪细胞 fat cell　光镜下，脂肪细胞常单个或成群存在，呈圆形或因相互挤压而呈多边形，较大；核被挤压到一侧成弯月形；胞质内含一大脂滴，HE 染色中脂滴被溶解，细胞呈空泡状。脂肪细胞可合成和贮存脂肪，参与脂类代谢。

（6）未分化间充质细胞 undifferentiated cell 形态与纤维细胞相似，HE 染色不易辨别。多分布在毛细血管周围，具有干细胞性质，保留着胚胎时期间充质细胞多向分化的潜能。在炎症和创伤修复时，可分化为成纤维细胞、血管内皮细胞和平滑肌细胞，参与结缔组织和小血管的修复。

（7）白细胞 leukocyte 血液中的白细胞，主要是嗜酸性粒细胞、淋巴细胞和中性粒细胞，因受到趋化因子趋化，常以变形运动穿出毛细血管和微静脉，游走到疏松结缔组织中，行使防御功能。

2. 纤维 疏松结缔组织的纤维包括胶原纤维、弹性纤维和网状纤维三种。

（1）胶原纤维 collagenous fiber 因新鲜时呈白色，又称**白纤维**，是数量最多的纤维。光镜下，纤维粗细不等，直径 1～20μm，呈波浪形，有分支并相互交织成网，常黏合在一起形成胶原纤维束；HE 染色中呈粉红色（图 3-2、图 3-3）。电镜下，胶原纤维由更细的**胶原原纤维**构成，胶原原纤维大小不一，直径 20～200nm，呈现出周期为 64nm 的明暗交替的周期性横纹（图 3-9）。胶原原纤维主要由 **I 型胶原蛋白**组成。胶原蛋白由成纤维细胞合成分泌。胶原纤维韧性大，抗拉力强，使疏松结缔组织具有支持和连接作用。

（2）弹性纤维 elastic fiber 新鲜状态下呈黄色，又称**黄纤维**。光镜下，HE 染色呈粉红色，与胶原纤维不易区别，用醛复红或地衣红染色可呈紫色；纤维较细且均匀，直径 0.2～1.0μm，呈发丝状，末端常卷曲，有分支并交织成网（图 3-2、图 3-3）。电镜下，纤维的核心部分呈均质状，电子密度较低；外周覆盖电子密度较高的**微原纤维**。核心部分为**弹性蛋白**，微原纤维则**由原纤维蛋白构成**。弹性纤维弹性好，使疏松结缔组织具有弹性，有利于组织器官保持形态和位置的相对恒定，具有一定的可塑性。

（3）网状纤维 reticular fiber HE 染色下不容易识别，用银染法显示呈黑色，较细，有较多分支并交织成网。电镜下其结构与胶原纤维相似，也由具有 64nm 周期性横纹的胶原原纤维组成。网状纤维主要由 **III 型胶原蛋白**构成，表面覆盖着糖蛋白，因此具有嗜银性，又称**嗜银纤维**。网状纤维在疏松结缔组织中量较少，主要分布于造血器官和淋巴器官，起支持作用。

3. 基质 ground substance 是由生物大分子构成的有黏性的无定形胶状物，包括蛋白多糖、纤维黏连蛋白和组织液。

（1）蛋白多糖 proteoglycan 为基质的主要成分，是由大量的糖胺多糖和少量的蛋白质共价结合而成的聚合体。糖胺多糖的主要成分有透明质酸、硫酸软骨素、硫酸角质素和硫酸肝素等，其中透明质酸是长链大分子，其余为短链小分子。

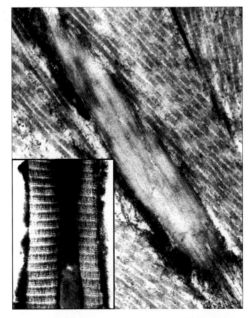

图 3-9 胶原纤维电镜像（左下角示胶原原纤维）

小分子的糖胺多糖与核心蛋白结合，并以核心蛋白为中心向外呈辐射状排列，犹如试管刷上的鬃毛，形成了蛋白多糖亚单位，蛋白多糖亚单位再通过结合蛋白结合于透明质酸上，形成蛋白多糖聚合体，大量的蛋白多糖的聚合体构成有许多分子微孔的分子筛（图 3-10）。

分子筛具有屏障作用，只能允许小于其微孔的水分子、气体分子、营养物质和代谢产物等通过，而大于其微孔的大分子物质如细菌等则不能通过，因此使基质成为限制细菌等有害物质扩散的防御屏障。溶血性链球菌和一些肿瘤细胞能产生透明质酸酶而破坏基质结构，使炎症或肿瘤得以扩散。

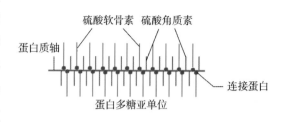

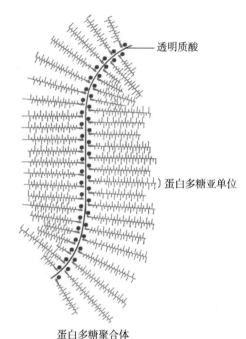

图 3-10　蛋白多糖分子结构模式图

（2）纤维黏连蛋白 fibronectin　是结缔组织中最主要的黏连性糖蛋白。其分子表面具有与多种细胞、胶原蛋白及蛋白多糖的结合位点（即化学基团），故纤维黏连蛋白是将细胞、纤维和基质三种成分有机结合在一起的媒介。

（3）组织液 tissue fluid　组织液由从毛细血管动脉端渗出到基质的水和一些小分子物质（氨基酸、单糖、电解质和气体分子等）所组成。最后组织液的大部分通过毛细血管的静脉端再吸收入血液，小部分进入毛细淋巴管形成**淋巴**。

组织液是细胞摄取营养物质和排出代谢产物的体液环境，组织中的细胞通过组织液与血液进行物质交换。组织液的形成和吸收应始终保持动态平衡，基质中组织液含量的增多或减少，临床称为水肿或脱水。

二、致密结缔组织

致密结缔组织 dense connective tissue 中的细胞和基质少，而纤维成分较多且粗大，排列紧密，主要具有支持和连接作用。根据纤维的性质和排列方式，可分为规则致密结缔组织、不规则致密结缔组织和弹性组织。

1. 规则致密结缔组织　光镜下，粗大的**胶原纤维**平行排列成束，纤维束间可见成行排列的成纤维细胞（腱细胞）。腱细胞是一种形态不规则、具有翼状突起的细胞，突起伸入纤维束之间（图 3-11），主要构成肌腱、韧带和腱膜，使骨骼肌附着于骨上。

2. 不规则致密结缔组织　光镜下，胶原纤维粗大，排列紧密但纵横交错，纤维间有少量基质和成纤维细胞（图 3-12），分布于真皮、巩膜、硬脑膜和某些器官被膜。

3. 弹性组织　是以弹性纤维为主的致密结缔组织。光镜下，粗大的弹性纤维平行排列成束，其中可见少量胶原纤维和网状纤维，构成某些韧带（如黄韧带等）和大动脉的中膜。

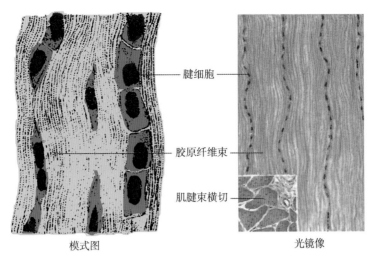

图 3-11 肌腱

模式图　　　　　　　　　光镜像

腱细胞

胶原纤维束

肌腱束横切

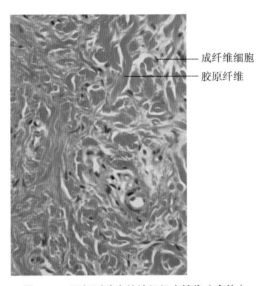

图 3-12 不规则致密结缔组织光镜像（高倍）

成纤维细胞
胶原纤维

三、脂肪组织

脂肪组织 adipose tissue 主要由大量的脂肪细胞和少量的疏松结缔组织组成，疏松结缔组织将成群的脂肪细胞分隔成小叶。根据脂肪细胞结构和功能的不同，分为两种。

1. 黄色脂肪组织　人类的脂肪组织呈黄色。光镜下 HE 染色中，其脂肪细胞为圆形、椭圆形或多边形，胞质中含有一个大的脂滴，因被乙醇和二甲苯等脂溶剂溶解而呈空泡状，为**单泡脂肪细胞**；胞核和少量胞质被挤向细胞的一侧，呈新月形（图 3-13）。黄色脂肪组织主要分布于皮下、网膜、系膜和黄骨髓等处，参与能量代谢，具有产生能量、保温、支持、保护等作用。

2. 棕色脂肪组织　组织中因含有丰富的毛细血管，新鲜时呈棕色。光镜下 HE 染色可见脂肪细胞呈圆形或多边形，胞质中含有多个小脂滴，为多泡脂肪细胞（图 3-14）；胞核圆形，位于细胞中央。棕色脂肪组织多分布于新生儿的肩胛间区、腋窝及颈后窝和冬眠动物上，主要功能是为机体提供热能。

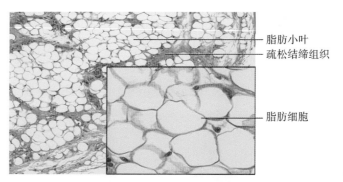

图 3-13　脂肪组织光镜像（右下角高倍）

四、网状组织

　　网状组织 reticular tissue 主要由网状细胞、网状纤维和基质构成。光镜下，网状细胞有突起，呈星状，相邻细胞的突起相互连接成网；核大而圆形或椭圆形，着色浅，可见核仁，胞质弱嗜碱性。电镜下，胞质内含较丰富的粗面内质网。网状纤维由网状细胞产生，HE 染色不能显示，银染呈黑色，有分支并交织成网（图 3-15）。网状组织主要构成造血组织和淋巴组织的支架，为血细胞的发生和淋巴细胞的发育提供了适宜的微环境，并在其中起调节作用。

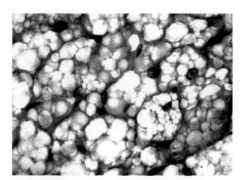

图 3-14　棕色脂肪组织光镜像（高倍）

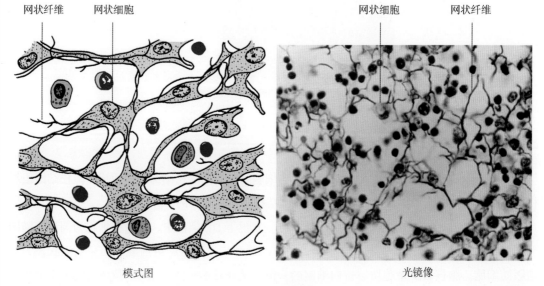

网状纤维　网状细胞	网状细胞　网状纤维
模式图	光镜像

图 3-15　网状组织

第二节　血液与血细胞发生

　　血液 blood 是一种特殊的结缔组织，由有形成分（红细胞、白细胞和血小板）及无形成分

（血浆）组成（表 3-2）。有形成分约占血液容积的 45%，血浆约占血液容积的 55%。健康成年人的血液总量约为 5L，占体重的 7% 左右。机体的血液循环主要行使以下功能：①将 O_2 和营养物质运送到体内各器官的组织和细胞，同时将 CO_2 和各处代谢产物运输到相应的排泄器官；②将内分泌细胞分泌的激素输送到相应的靶细胞，调节靶细胞的功能；③血液中的白细胞和某些免疫球蛋白起到重要的防御作用。在病理情况下，各组织器官的病变会直接或间接引起血液各成分的变化。

表 3-2 血细胞分类和正常值

血细胞	分类	正常值
红细胞		男：$(4.0 \sim 5.5) \times 10^{12}/L$
		女：$(3.5 \sim 5.0) \times 10^{12}/L$
白细胞		$(4.0 \sim 10) \times 10^9/L$
	中性粒细胞	$0.50 \sim 0.70$（50% ~ 70%）
	嗜酸粒细胞	$0.005 \sim 0.03$（0.5% ~ 3%）
	嗜碱粒细胞	$0.00 \sim 0.01$（0% ~ 1%）
	单核细胞	$0.03 \sim 0.08$（3% ~ 8%）
	淋巴细胞	$0.25 \sim 0.30$（25% ~ 30%）
血小板		$(100 \sim 300) \times 10^9/L$

一、血浆

血浆 plasma 相当于血液的细胞间质，pH 值为 7.3 ~ 7.4。主要成分是水分（约占 90%），其余为血浆蛋白（包括白蛋白、球蛋白、纤维蛋白原及酶等）、营养物质、代谢产物、激素及无机盐等。当某些因素（如出血时）使溶解状态的纤维蛋白原转变为不溶解的纤维蛋白时，血液就凝固成血凝块，血凝块静置后析出的淡黄色液体称为**血清** serum。

二、血细胞

1. 红细胞 erythrocyte，red blood cell 成熟的红细胞呈双凹圆盘状，直径约 7.5μm，由于其中央较薄，周缘较厚，故光镜下可见其中央染色较浅，周缘较深，无核。透射电镜下可见红细胞无细胞核，也无细胞器，充满血红蛋白（图 3-16）。扫描电镜下，显示红细胞为双凹圆盘状结构（图 3-17）。此形态使红细胞具有较大的表面积，而且细胞内任何一点距细胞表面都不超过 0.85μm，非常有利于细胞内外气体的迅速交换。

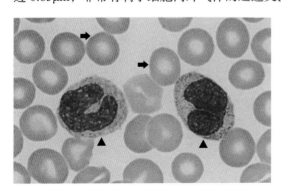

图 3-16 红细胞光镜像（Wright 染色，油镜）
↑示红细胞 ▲示单核细胞

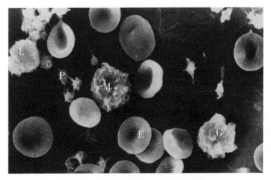

图 3-17 血细胞扫描电镜像
L 淋巴细胞 E 红细胞 G 有粒白细胞
M 单核细胞 P 血小板

　　未成熟的红细胞从骨髓释放入血，这些细胞的胞质内残留部分核糖体，用煌焦油蓝染色，呈蓝色细网状结构，故称**网织红细胞** reticulocyte（图 3-18）。网织红细胞在成人占红细胞总数的 0.5% ～ 1.5%，新生儿可达 3% ～ 6%。网织红细胞从骨髓进入外周血中后，经过 1 ～ 3 天完全成熟，成为红细胞，核糖体消失。网织红细胞的计数降低表明骨髓造血障碍，贫血患者经治疗后，网织红细胞计数增加说明治疗有效。红细胞的平均寿命约 120 天，衰老的红细胞被肝、脾、骨髓等处的巨噬细胞所吞噬。

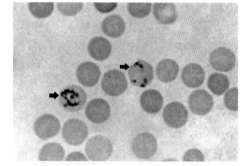

　　血红蛋白是一种含铁的蛋白质，具有结合与运输 O_2 和 CO_2 的功能。临床上，若红细胞数量及血红蛋白的含量低于正常，称为**贫血**。红细胞膜上还有一种镶嵌蛋白具有抗原性，它决定了人的 ABO **血型系统**和 Rh **血型系统**，对临床输血有重要意义，如输入血型不合可造成红细胞膜破裂，血红蛋白逸出，称为**溶血** hemolysis。

图 3-18　网织红细胞光镜像（煌焦油蓝染色，高倍）

　　2. 白细胞 leukocyte，white blood cell　为无色有核球形细胞，具有防御和免疫功能。根据白细胞胞质内有无特殊颗粒，可将其分为**有粒白细胞**和**无粒白细胞**。有粒白细胞又根据其特殊颗粒的染色性，分为**中性粒细胞**、**嗜酸性粒细胞**和**嗜碱性粒细胞**三种；无粒白细胞包括**单核细胞**和**淋巴细胞**两种，含有嗜天青颗粒（溶酶体）。

　　（1）**中性粒细胞** neutrophilic granulocyte，neutrophil　是数量最多的白细胞，占白细胞总数的 50% ～ 70%。光镜下，细胞直径 10 ～ 12μm；胞核呈杆状或分叶状，一般分 2 ～ 5 叶，叶间有细染色质丝相连，正常人以 2 ～ 3 叶居多，核分叶数目与细胞年龄成正比（图 3-19、图 3-20）。临床血涂片检查时，若杆状核或 2 叶核的中性粒细胞多，称为核左移，表明机体遭受严重的细菌感染。若 4 ～ 5 叶核的中性粒细胞增多，称为核右移，提示骨髓造血功能发生障碍。胞质内可见大量细小的分布均匀的浅红色中性颗粒和少量浅紫色的嗜天青颗粒。电镜下，中性颗粒数量多，较小，呈椭圆形或哑铃形，电子密度高，内含吞噬素和溶菌酶等；嗜天青颗粒数量少，较大，呈圆形或椭圆形，电子密度中等，内含酸性磷酸酶、过氧化物酶和其他水解酶等（图 3-21）。

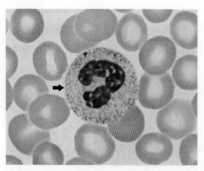

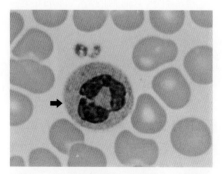

图 3-19　中性粒细胞（杆状核）光镜像（Wright 染色，油镜）

图 3-20　中性粒细胞（分叶核）光镜像（Wright 染色，油镜）

中性粒细胞具有活跃的变形运动和吞噬能力，主要吞噬细菌，细菌吞噬后被各种水解酶、溶菌酶、过氧化物酶等杀死并分解。中性粒细胞在吞噬了一定数量的细菌后，自身也解体而死亡成为脓细胞。故在急性感染或炎症时，中性粒细胞的数量会增高。

（2）嗜酸性粒细胞 eosinophilic granulocyte，eosinophil　占白细胞总数的 0.5% ～ 3%。光镜下，细胞直径 10 ～ 15μm；胞核多为 2 叶；胞质内充满粗大均匀的橘红色嗜酸性颗粒（图3-22）。电镜下，嗜酸性颗粒呈圆形或椭圆形，内含颗粒状基质和方形或长方形晶体（图3-23）。颗粒内含有组胺酶、芳基硫酸酯酶和阳离子蛋白。

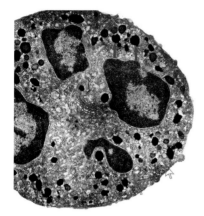

图 3-21　中性粒细胞电镜像
↑示嗜天青颗粒　↑示特殊颗粒

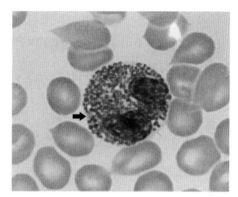

图 3-22　嗜酸性粒细胞光镜像
（Wright 染色，油镜）

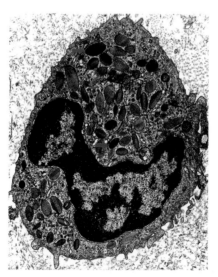

图 3-23　嗜酸性粒细胞电镜像
↑示嗜酸性颗粒

嗜酸性粒细胞可被肥大细胞分泌的嗜酸性粒细胞趋化因子趋化，通过变形运动穿出血管壁后到达发生过敏反应的部位，释放组胺酶分解组胺，释放芳基硫酸酯酶灭活白三烯，从而抑制过敏反应；其释放的阳离子蛋白，借助抗体对寄生虫具有很强的杀灭作用。故机体患过敏性疾病或寄生虫感染时，血液中嗜酸性粒细胞的数量可增多。

（3）嗜碱性粒细胞 basophilic granulocyte，basophil　数量最少，占白细胞总数的 0% ～ 1%。光镜下，细胞直径 10 ～ 12μm；核可分叶，也可呈 S 形或不规则形，着色较浅；胞质内可见大小不等、分布不均的紫蓝色嗜碱性颗粒，可将核掩盖（图3-24）。电镜下，嗜碱性颗粒为膜包颗粒，呈均匀状或螺旋状分布（图3-25）。颗粒内含组胺、肝素和嗜酸性粒细胞趋化因子，细胞胞质内还含有白三烯。

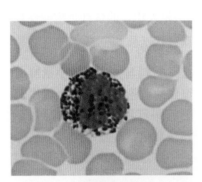

图3-24　嗜碱性粒细胞光镜像
（Wright染色，油镜）

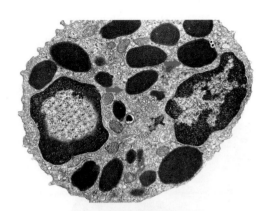

图3-25　嗜碱性粒细胞电镜像
↑示嗜碱性颗粒

嗜碱性粒细胞通过释放与肥大细胞相同的物质，引起过敏反应。其与肥大细胞共同来源于同一种造血祖细胞。

（4）单核细胞 monocyte　体积最大，占白细胞总数的3%～8%。光镜下，细胞直径14～20μm；胞核呈肾形、马蹄铁形或折叠扭曲的不规则形，着色较浅；胞质弱嗜碱性，呈灰蓝色，可见细小紫蓝色嗜天青颗粒。电镜下，胞质内溶酶体即嗜天青颗粒，含**过氧化物酶**、**酸性磷酸酶**和**溶菌酶**等，胞质内还含有吞噬体或吞噬泡等（图3-26）。

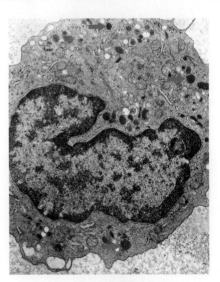

图3-26　单核细胞电镜像
↑示嗜天青颗粒

单核细胞具有趋化性，通过变形运动穿出血管后到达结缔组织和其他组织中，转变为巨噬细胞等具有吞噬功能的细胞。某些感染如结核病单核细胞会增高。

（5）淋巴细胞 lymphocyte　占白细胞总数的25%～30%。按细胞直径大小分为**大**、**中**、**小**三种淋巴细胞。光镜下，小淋巴细胞直径6～8μm，中淋巴细胞直径9～12μm，大淋巴细胞直径13～20μm。小淋巴细胞胞核圆形，占细胞的大部分，其一侧常可见凹陷，染色深，染色质呈粗块状，胞质很少，呈蔚蓝色；中淋巴细胞和大淋巴细胞胞核则为椭圆形，着色较浅，胞质较多，含有少量的嗜天青颗粒（图3-27）。电镜下可见淋巴细胞胞质内大量游离核糖体、少量溶酶体等（图3-28）。

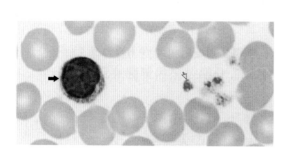

图 3-27　淋巴细胞及血小板光镜像
（Wright 染色，油镜）
↑示淋巴细胞　⇧示血小板

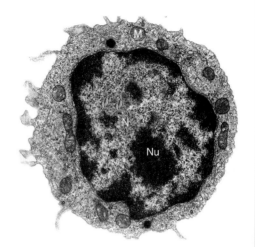

图 3-28　淋巴细胞电镜像
N 细胞核　Nu 核仁　M 线粒体

淋巴细胞还可根据发生来源、形态特点和免疫功能不同分为**胸腺依赖淋巴细胞（T 细胞）、骨髓依赖淋巴细胞（B 细胞）**和**自然杀伤细胞（NK 细胞）**三种。

淋巴细胞是主要的免疫细胞，可被趋化到达结缔组织或淋巴组织发生细胞免疫和体液免疫反应，行使防御功能。

3. 血小板 blood platelet 是从骨髓巨核细胞脱落的胞质小块，并不是一个完整的细胞。光镜下，直径 2 ~ 4μm，呈双凸圆盘状，在血涂片上因受到玻璃的刺激伸出伪足而形态不规则，常聚集成群，表面有完整的胞膜，无胞核，胞质中可见中央**颗粒区** granulomere 和周边**透明区** hyalomere（图3-27）。电镜下，血小板膜表面有糖衣，可黏附血浆蛋白；无核；透明区可见微丝和微管、开放小管系统和致密小管系统；颗粒区内可见特殊颗粒、致密颗粒、糖原颗粒和少量溶酶体，颗粒内含多种与止血和凝血有关的物质，如血小板因子Ⅳ、5- 羟色胺和肾上腺素等（图3-29、图3-30）。

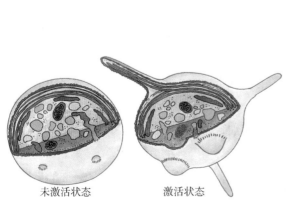

未激活状态　　激活状态
图 3-29　血小板结构模式图

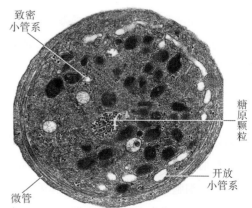

致密
小管系

糖原
颗粒

开放
小管系

微管

图 3-30　血小板电镜像

血小板参与止血与凝血。在血管内皮破裂的时候，血小板通过黏附和聚集成团形成血栓，以及通过释放颗粒内容物来参与止血和凝血。

三、骨髓和血细胞发生

各种血细胞的寿命都是有限的，虽然每天都有一定数量的血细胞衰老死亡，但外周血中各种血细胞的数量和比例均保持相对的恒定，这是因为同时有相同数量的血细胞在骨髓生成并进入外周血中。若血细胞生成与死亡的动态平衡失调，将导致疾病的发生。

1. 骨髓 bone marrow   包括**黄骨髓和红骨髓**。黄骨髓为脂肪组织，位于长骨的骨髓腔中。黄骨髓中尚保留少量幼稚血细胞，故有造血潜能，当机体需要时可转变为红骨髓。红骨髓即通常所说的骨髓，主要由造血组织和血窦组成（图 3-31），其主要分布于扁骨、不规则骨和长骨骺端的松质骨中。

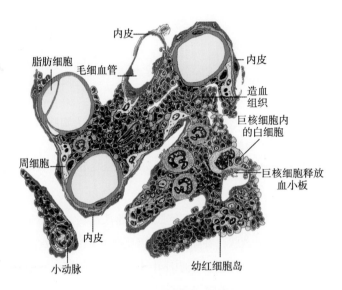

图 3-31   红骨髓结构模式图

（1）造血组织 hemopoietic tissue   由网状组织、造血细胞和基质细胞组成。网状组织做支架，网眼里充满不同发育阶段的血细胞、造血干细胞、少量巨噬细胞、脂肪细胞及骨髓基质细胞，基质细胞包括巨噬细胞、成纤维细胞、网状细胞、血窦内皮细胞。由网状组织构成的支架和骨髓基质细胞形成的**造血诱导微环境**构成造血干细胞赖以生长发育的环境。

（2）血窦 sinusoid   为管腔大、形状不规则的毛细血管，内皮细胞间隙较大，内皮基膜不完整，有利于成熟血细胞进入血液。

2. 造血干细胞和造血祖细胞   造血干细胞又称**多能干细胞**，能自我更新，保持终生的分化增殖能力，在一定环境条件下形成各系造血祖细胞。**造血祖细胞**又称为**定向干细胞**，已经失去多向分化的能力，只能向一个方向分化成某一系的血细胞。

3. 血细胞发生   人的血细胞是在胚胎第 3 周于卵黄囊壁等处的血岛生成的，第 6 周迁入肝的造血干细胞开始造血，第 12 周脾脏内的造血干细胞增殖分化产生各种血细胞，胚胎后期至出生后，骨髓成为主要的造血器官。

血细胞分化发育的形态演变有以下规律：①胞体由大变小，但巨核细胞则由小变大。②胞核由大变小，红细胞的核最后消失，粒细胞核由圆形逐渐变成杆状或分叶状；但巨核细胞的核由小变大，最后呈分叶状。③胞质由少变多，嗜碱性由强变弱，但单核细胞和淋巴细胞仍保持嗜碱性。④胞质内逐渐出现各种特殊结构和成分，如红细胞的血红蛋白、粒细胞的特殊颗粒、巨核细胞的血小板颗粒等。⑤细胞的分裂能力从有到无，但淋巴细胞仍保持着潜在的分裂能力（图 3-32）。

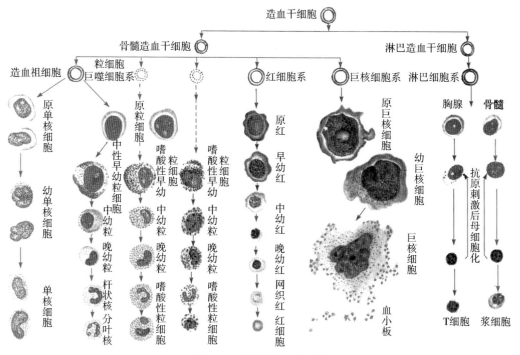

图 3-32　血细胞发生示意图

各种血细胞的分化发育过程大致分为三个阶段：**原始阶段、幼稚阶段（又分为早、中、晚三个阶段）和成熟阶段**。原始和幼稚阶段在造血组织内完成，成熟后进入外周血中（表 3-3），所以临床上常用骨髓涂片观察各系血细胞的形态结构，帮助诊断某些疾病。

表 3-3　各系血细胞发生过程一览表

名称	红骨髓				外周血
	原始阶段	幼稚阶段			成熟阶段
红细胞系	原始红细胞 →	早幼红细胞 →	中幼红细胞 →	晚幼红细胞 →	网织红细胞 → 红细胞
粒细胞系	原始粒细胞 →	早幼粒细胞 →	中幼粒细胞 →	晚幼粒细胞 →	杆状核粒细胞，分叶核粒细胞
单核细胞系	原始单核细胞 →	幼单核细胞 →	→	单核细胞 →	单核细胞

续表

名称	红骨髓				外周血
	原始阶段	幼稚阶段			成熟阶段
血小板	原巨核细胞 →	幼巨核细胞 →	巨核细胞 →	胞质脱落 →	血小板

第三节　软骨组织和软骨

　　软骨组织 cartilage tissue 由软骨细胞和细胞间质即软骨基质构成。**软骨** cartilage 由软骨组织和周围的软骨膜构成。软骨是胚胎早期的主要支架结构，起支持和保护作用。随着胚胎的不断发育，软骨逐渐被骨取代。在成体的某些部位还散在分布有一些软骨。

一、软骨组织

　　1. 软骨细胞 chondrocyte　　软骨细胞包埋在软骨基质中，其所在的腔隙称**软骨陷窝** cartilage lacunae。光镜下，软骨陷窝因软骨细胞脱水缩小而呈空泡状；幼稚的软骨细胞单个分布在软骨的周边，较小呈扁圆形，越往软骨中央，软骨细胞逐渐成熟，体积逐渐增大，变成圆形或椭圆形，而且多为 2～8 个细胞聚集在一起，因它们是由同一个幼稚细胞分裂而来的，故称为**同源细胞群**；成熟软骨细胞的核小而圆，胞质弱嗜碱性。电镜下，胞质内含有丰富的粗面内质网和高尔基复合体（图 3-33）。软骨细胞能产生软骨基质。

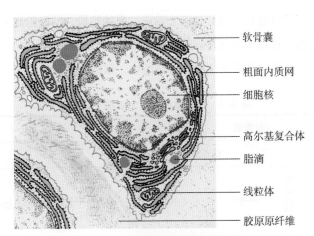

图 3-33　软骨细胞超微结构模式图

（标注：软骨囊、粗面内质网、细胞核、高尔基复合体、脂滴、线粒体、胶原原纤维）

　　2. 软骨基质 cartilage matrix　　是软骨细胞产生的细胞间质，由基质和纤维构成。基质的主要成分为蛋白多糖和水，其蛋白多糖成分与疏松结缔组织中的类似，构成分子筛结构。因糖胺多糖中的硫酸软骨素在基质中分布不均匀，紧靠软骨陷窝的周围硫酸软骨素相对较多，故此处呈强嗜碱性，在 HE 染色中形似囊状结构包围软骨细胞，故称为**软骨囊**（图 3-34）。纤维埋于基质中，其种类和含量因软骨类型而不同。

二、软骨膜

软骨膜 perichondrium 是指除了构成关节面的关节软骨外，包绕在软骨表面的含有血管、淋巴管和神经的致密结缔组织，可分为两层：外层为致密结缔组织，含胶原纤维较多；内层细胞多，内含梭形的骨祖细胞（图 3-34）。软骨膜主要起保护、营养和修复等功能。

三、软骨的种类

根据软骨基质中纤维性质的不同，可将软骨分为三种类型。

1. 透明软骨 hyaline cartilage 其纤维成分为由 II 型胶原蛋白构成的胶原原纤维，因纤维很细，且其折光性与基质相似，故 HE 染色切片上不容易辨别（图 3-34），加上其基质中含有大量水分，所以新鲜时呈半透明。分布于肋软骨、关节软骨和呼吸管道等部位。

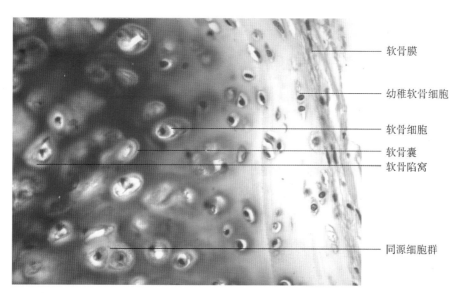

软骨膜
幼稚软骨细胞
软骨细胞
软骨囊
软骨陷窝
同源细胞群

图 3-34 透明软骨光镜像（高倍）

2. 纤维软骨 fibrous cartilage 其纤维成分为大量平行排列或交叉排列的胶原纤维束（图 3-35），故纤维软骨新鲜时呈乳白色。分布于椎间盘、关节盘及耻骨联合等部位。

3. 弹性软骨 elastic cartilage 其纤维是大量交织分布的弹性纤维，在软骨中部更为密集（图 3-36），故弹性软骨新鲜时呈黄色，具有弹性。分布于耳郭、咽喉和会厌等处。

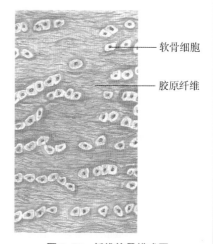

软骨细胞
胶原纤维

图 3-35 纤维软骨模式图

四、软骨的生长

软骨的生长方式包括外加生长和内积生长两种。

1. 外加生长 又称软骨膜下生长。由软骨膜内的骨祖细胞不断增殖分化成新的软骨细胞，并产生纤维和基质，在软骨组织的表面形成新的软骨，从而使软骨从周边向中央扩大增厚。

2. 内积生长   又称软骨内生长、间质生长。由软骨内部的软骨细胞增殖分化形成新的软骨细胞，软骨细胞形成基质和纤维，在软骨组织的中部形成新的软骨，使软骨从中央向周围扩大增厚。

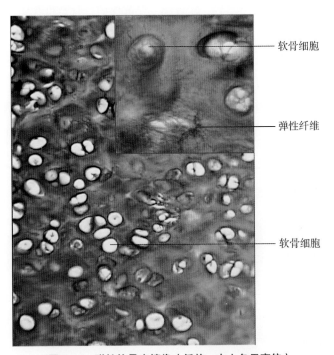

图 3-36   弹性软骨光镜像（低倍，右上角示高倍）

第四节   骨组织和骨

骨组织是一种坚硬的结缔组织，由各种细胞和钙化的细胞间质即骨基质构成。骨由骨组织、骨膜和骨髓组成，是人体的主要支架，对机体起到支持作用，对内脏器官具有保护作用。同时，骨还是人体最大的"钙库"，体内 90% 的钙以骨盐的方式贮存在骨内。松质骨内的红骨髓是血细胞发生的主要部位。

一、骨组织

骨组织 osseous tissue 由细胞和钙化的细胞间质即骨基质构成。细胞包括骨祖细胞、成骨细胞、骨细胞和破骨细胞，钙化的细胞间质包括无机成分和有机成分（图 3-37）。

1. 细胞

（1）骨祖细胞 osteoprogenitor cell   又称骨原细胞，分布于骨外膜和骨内膜，是骨组织的干细胞。光镜下，细胞呈梭形，核呈椭圆形，胞质少，着色浅，呈弱嗜碱性。骨祖细胞可分化为成骨细胞和成软骨细胞。在骨折修复的时候，骨祖细胞增殖活跃，不断分化为成骨细胞并修复骨折部位。

（2）成骨细胞 osteoblast   分布于骨组织的表面。光镜下通常呈单层排列于骨组织表面，细胞呈立方形或矮柱状，有细小突起，核呈圆形，位于远离骨组织的细胞一侧，胞质丰富呈嗜碱性。电镜下，相邻成骨细胞的侧面和底部都有突起以缝隙连接相连，胞质内含丰富的粗面内质网和高尔基复合体，还可见有膜包被的基质小泡。成骨细胞的主要功能是合成和分泌骨基质的有机成分，形成类骨质。同时释放基质小泡的钙盐结晶到类骨质中，并以此为基础形成羟基磷灰石结晶，促进类骨质变成骨质。当成骨细胞被其分泌的类骨质包埋以后，分泌能力逐渐减弱，转变为骨细胞。

（3）骨细胞 osteocyte 位于骨组织内。光镜下，骨细胞胞体呈扁圆形，有细长突起，核椭圆形，胞质弱嗜碱性。电镜下，胞体所在的腔隙为骨陷窝，突起所在的腔隙为骨小管；相邻骨小管相通，相邻突起以缝隙连接相连；胞质内细胞器较少（图3-38）。

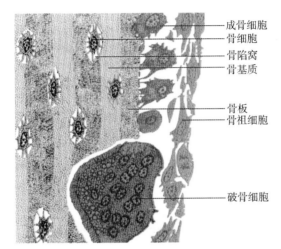

图3-37 骨组织模式图

成骨细胞
骨细胞
骨陷窝
骨基质
骨板
骨祖细胞
破骨细胞

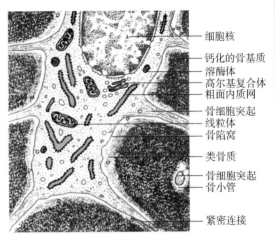

图3-38 骨细胞超微结构模式图

细胞核
钙化的骨基质
溶酶体
高尔基复合体
粗面内质网
骨细胞突起
线粒体
骨陷窝
类骨质
骨细胞突起
骨小管
紧密连接

（4）破骨细胞 osteoclast 分布于骨组织的边缘。破骨细胞来源于血液中的单核细胞。光镜下，细胞体积大小不一且不规则，细胞直径为 50～100μm；有 6～50 个细胞核；胞质嗜酸性，靠近骨组织一面的细胞膜上可见**皱褶缘 ruffled border**（图3-37、图3-39）。电镜下，胞质内以溶酶体和线粒体为主，在靠近骨组织一侧的细胞膜上可见长短不一的突起，即光镜下的皱褶缘，其下方的胞质内可见吞噬体和吞饮泡。围绕着皱褶缘的胞质比较隆起，电子密度低，称为**亮区 clear zone**（图3-40）。亮区的细胞膜紧贴着骨组织，将皱褶缘区封闭成一个较密闭的空间，破骨细胞向此空间释放水解酶和有机酸，分解骨质的有机成分和溶解骨盐，即溶骨，同时破骨细胞还能吞噬和吸收溶解的骨盐和有机成分。

2. 骨基质 bone matrix 也称**骨质**，包括有机成分和无机成分。有机成分约占骨质的35%，其中90%为由Ⅰ型胶原蛋白构成的胶原纤维，其余的为少量的基质成分。基质的主要成分是蛋白多糖，主要起到黏合纤维的作用。无机成分即骨盐约占骨质的65%，存在的方式主要是羟基磷灰石结晶，呈细针状，沿胶原原纤维长轴排列并与之紧密结合。骨组织中骨基质以骨板的方式存在，骨基

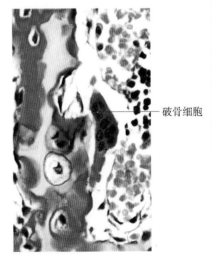

破骨细胞

图3-39 破骨细胞光镜像（高倍）

NOTE

质由多层骨板组成。多层胶原纤维被基质黏合在一起，并有骨盐沉积所构成的板层状结构，称为骨板（图 3-37）。同一层骨板中的胶原纤维相互平行，相邻骨板的纤维是相互垂直的，这种结构特点可增加骨的强度，使骨组织能承受来自各方面的压力。骨板构成密质骨和松质骨两种。密质骨的骨板呈片状或板状，排列规则而紧密，分布于长骨骨干、扁骨和短骨的表面。松质骨的骨板呈细片状或杆状，称为骨小梁，不规则交织而成为多空隙的结构，空隙中含有红骨髓，分布于长骨骨骺和骨干内表面、扁骨的板障和短骨的中央等。

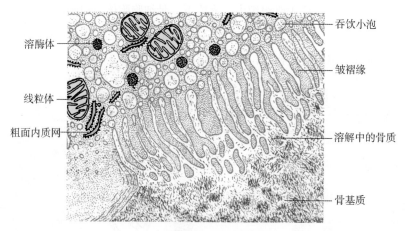

图 3-40　破骨细胞超微结构模式图

二、长骨的结构

长骨是器官，由骨干和骨骺两部分组成，表面附有骨膜和关节软骨，内部为骨髓腔，充满骨髓。

1. 骨干　主要由密质骨构成，骨髓腔面有少量松质骨。密质骨在骨干内外侧形成平行排列的环骨板，在环骨板之间为哈弗斯系统和间骨板（图 3-41）。

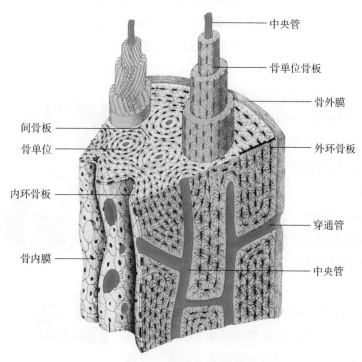

图 3-41　长骨骨干立体模式图

（1）环骨板 circumferential lamella 包括外环骨板和内环骨板。环绕在骨板外表面的平行骨板为外环骨板，由数层至数十层骨板构成。围绕骨髓腔的数层平行骨板为内环骨板。在内外环骨板之间均可见横行的与长骨骨干长轴垂直的管道，称为穿通管 perforating canal。穿通管在骨表面的开口为滋养孔（图 3-41）。

（2）哈弗斯系统 Haversian system 是骨干密质骨的主要结构，分布于内外环骨板之间，又称**骨单位 osteon**。哈弗斯系统呈长圆柱状，由同心圆排列的 4～20 层哈弗斯骨板围绕着中央管而形成（图 3-41～图 3-43）。中央管之间，以及与相邻的穿通管之间，都是相通的。

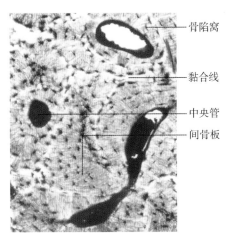

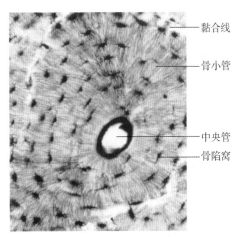

图 3-42 骨磨片光镜像（大力紫染色，低倍） **图 3-43** 骨磨片光镜像（大力紫染色，高倍）

（3）间骨板 interstitial lamella 位于骨单位之间或骨单位与环骨板之间。因其是骨生长和改建过程中的残留部分，光镜下由不规则形的数层平行骨板组成，内无血管通道（图 3-41、图 3-42）。

2. 骨骺 主要由松质骨构成，表面有少量密质骨，与骨干的密质骨相连续。骨骺的关节面为透明软骨，松质骨内的小腔隙与骨髓腔相通，内含有少量红骨髓。

3. 骨膜 除关节面外，骨的内外表面均有骨膜，称为**骨内膜 endosteum** 和**骨外膜 periosteum**（图 3-41）。骨内膜还分布于中央管、骨髓腔及骨小梁的表面。骨内膜和骨外膜均由结缔组织构成，内有丰富的血管、神经和骨祖细胞，骨外膜内的胶原纤维束还形成**穿通纤维 perforating fiber** 穿入骨质内，起固定骨膜和韧带的作用。骨膜中的骨祖细胞可分化为成骨细胞或者成软骨细胞，因此骨膜对骨组织具有保护、营养和修复等功能。临床上可利用骨膜移植治疗骨折或者软骨和骨缺损的疾病。

三、骨发生

骨起源于胚胎时期中胚层的间充质组织。骨的发生包括膜内成骨和软骨内成骨两种方式。

1. 骨组织发生的基本过程 骨发生过程中，骨组织的形成和吸收是同时存在的，处于动态平衡。成骨细胞和破骨细胞相互调控、共同协作，使骨形成各种特定的形态，保证骨的发育和个体生长的需要。

（1）骨组织的形成 由骨祖细胞增殖分化为成骨细胞并分泌类骨质，类骨质钙化以后形成骨质，包埋在骨质中的成骨细胞转变为骨细胞而形成骨组织。

（2）骨组织的吸收　在骨组织形成的同时，破骨细胞在原有的骨组织的某些部位对骨组织进行溶解破坏并对溶解的骨组织进行吸收。

2. 骨发生的方式

（1）膜内成骨 intramembranous ossification　是指先由间充质细胞分化形成结缔组织膜，然后在此结缔组织膜内直接成骨。少数骨如顶骨等扁骨和不规则骨以此种方式发生。胚胎发生早期，在将要形成骨的部位，中胚层间充质组织首先分化为原始的结缔组织膜，然后间充质细胞聚集并分化为骨祖细胞，骨祖细胞进一步分化为成骨细胞，成骨细胞分泌类骨质后被包埋在其中，变成骨细胞，同时成骨细胞分泌基质小泡中的钙化结晶体，使类骨质钙化成为骨质。随着成骨的不断进行，骨小梁形成。成骨细胞在骨小梁表面不断增加新的骨组织，使骨小梁的范围逐渐扩大，骨小梁增长变粗，逐渐形成松质骨，松质骨的外侧部分逐步改建为密质骨，成骨区周围的结缔组织相应地转变为骨膜（图3-44）。

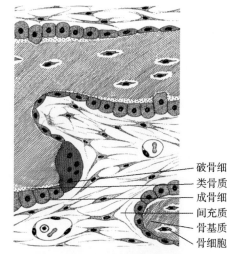

破骨细胞
类骨质
成骨细胞
间充质
骨基质
骨细胞

图 3-44　膜内成骨模式图

（2）软骨内成骨 endochondral ossification　是指在骨发生的部位先出现透明软骨雏形，然后在软骨雏形的基础上，软骨逐渐被骨替换，比膜内成骨复杂。大多数骨如四肢骨、躯干骨等以此种方式发生，以长骨为例简述如下。

①软骨雏形的形成：胚胎发生早期，在将要形成骨的部位，中胚层间充质组织首先分化为骨祖细胞，然后骨祖细胞进一步分化成为成软骨细胞，成软骨细胞再分化为软骨细胞，软骨细胞产生软骨基质把自身包埋其中，形成透明软骨即软骨雏形，软骨雏形周围的间充质分化为软骨膜。

②骨领形成：在软骨雏形的中段，软骨膜内的骨祖细胞增殖分化成为成骨细胞，并在软骨膜下形成一层围绕软骨雏形中段的领状薄层原始骨组织，称骨领。骨领表面的软骨膜改称骨膜。

③初级骨化中心与骨髓腔的形成：软骨雏形中央的软骨细胞逐渐凋亡，软骨基质钙化，同时骨膜中的血管连同结缔组织、破骨细胞、成骨细胞和骨祖细胞穿越骨领，进入钙化的软骨区。破骨细胞分解钙化的软骨组织，形成许多与软骨雏形长轴一致的隧道，成骨细胞贴附在残存的软骨基质表面成骨，形成以钙化的软骨基质为中轴、表面附以骨组织的条索状结构的过渡型骨小梁，该部位为初级骨化中心。过渡型骨小梁之间为初级骨髓腔，间充质细胞分化为网状细胞，形成网状组织，造血干细胞进入并增殖分化，形成骨髓。

④次级骨化中心与骨骺形成：在骨干两端的软骨中央逐渐出现次级骨化中心，最后分化为骨骺。成骨过程与初级骨化中心的形成相似，但骨化是从中央呈放射状向四周进行，最终由骨组织取代软骨组织，形成骨骺。骺端表面的一层软骨始终不骨化，即为关节软骨。骨骺与骨干之间保留一层软骨层，称骺板。

⑤骨的进一步生长：是通过骺板的不断生长并骨化而实现的。17～20岁时，骺板增生减

慢并最终停止，骺板软骨被骨组织代替，在骨干和骺之间留下一条线性痕迹，称骺线，骨即停止增长。骨的增粗是由骨外膜内的成骨细胞不断在骨干表面生成骨组织所致。而在骨干的内表面，破骨细胞不断吸收骨小梁，使骨髓腔不断扩大。但一般骨干外表面的新骨生长速度略大于内部的吸收速度，这样骨干的密质骨适当增厚。到 30 岁左右，发育完善的长骨骨干停止增粗，但其内部骨单位的改建仍在进行，并持续终生（图 3-45）。

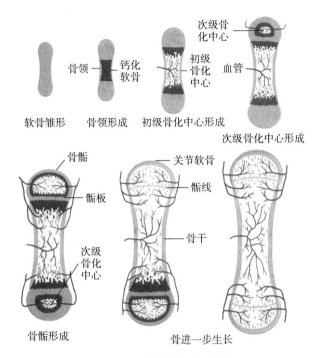

图 3-45 软骨内成骨示意图

第四章　肌组织

　　肌组织 muscle tissue 主要由具有收缩功能的肌细胞和细胞之间少量结缔组织、血管、淋巴管和神经等组成。肌细胞呈细长纤维状，又称**肌纤维** muscle fiber，肌细胞膜又称**肌膜**，其细胞质又称肌质或肌浆，细胞质内的滑面内质网又称**肌质网** sarcoplasmic reticulum。

　　根据肌纤维结构的不同，肌组织分为骨骼肌、心肌和平滑肌三类。骨骼肌和心肌纤维上都可见明暗相间的横纹，故又称横纹肌。骨骼肌的收缩受躯体运动神经支配，属随意肌；心肌和平滑肌的收缩受自主神经支配，为不随意肌（图 4-1）。

骨骼肌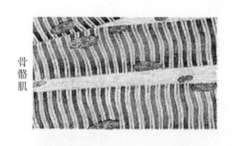

心肌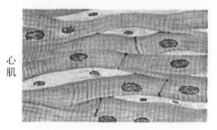

平滑肌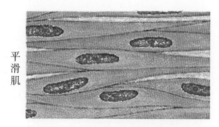

图 4-1　三种肌纤维结构模式图

第一节　骨骼肌

　　骨骼肌 skeletal muscle 分布于头、颈、躯干和四肢，借肌腱附着于骨骼。每块骨骼肌由若干条肌束组成，整块骨骼肌外包裹着致密结缔组织，称为肌外膜；每条肌束外也包裹着致密结缔组织，称为肌束膜；每条肌束内有若干肌纤维，每个肌纤维外也包裹着结缔组织，称为肌内膜。肌外膜、肌束膜和肌内膜内有血管和神经分布，具有支持、连接、营养、保护和功能调节的作用。

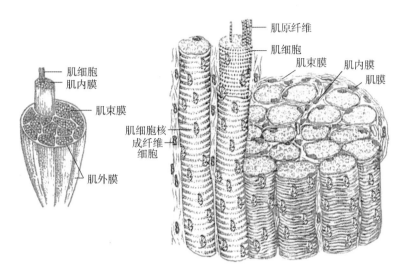

图 4-2 骨骼肌结构模式图

一、骨骼肌纤维的光镜结构

骨骼肌纤维呈长圆柱形，直径 10 ～ 100μm，长短不等，一般为 1 ～ 40mm，长者可超10cm，两端钝圆；有多个细胞核，核的数量因肌纤维的长短而异，短者核少，长者核多，可达几百个，核均位于肌质的周边，紧贴肌膜排列，呈扁椭圆形，染色较浅（图 4-1A、图 4-2、图 4-3）。

骨骼肌纤维肌质内有大量与其长轴平行排列的**肌原纤维**（myofibril）。每条肌原纤维上有明暗相间的条纹，染色浅的为明带（又称 I 带），染色深的为**暗带**（又称 A 带），I 带和 A 带交替排列，由于每条肌原纤维的明暗带都相应地排列在同一平面上，故纵切的肌纤维肌质呈现明暗相间的周期性横纹（图 4-1A、图 4-2、图 4-3）。

暗带（A 带）中央可见一条浅色带，称 H 带，H 带中间有一条深色的 M 线；明带（I 带）中央可见一条深色的 Z 线。相邻两条Z 线之间的一段肌原纤维称**肌节** sarcomere，每个肌节都由 1/2 I 带 +A 带 +1/2 I 带组成（图 4-4）。一条肌原纤维可由几百个肌节组成，肌节是骨骼肌纤维结构和功能的基本单位。

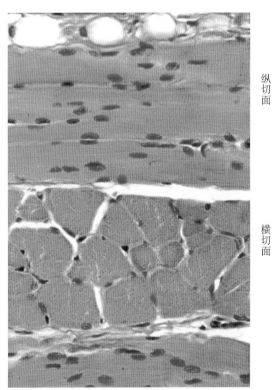

纵切面

横切面

图 4-3 骨骼肌光镜像（高倍）

NOTE

二、骨骼肌纤维的超微结构

1. 肌原纤维　由粗、细两种肌丝构成，两种肌丝沿肌纤维的长轴互相穿插平行规律排列，明带和暗带就是这两种肌丝规律性排列的结果。粗肌丝长约 1.5μm，直径约为 15nm，位于肌节的 A 带，中央借 M 线固定，两端游离。细肌丝长约 1μm，直径约 5nm，一端固定在 Z 线上，另一端插入 A 带内的粗肌丝之间，止于 H 带外侧。因此，I 带内只有细肌丝，H 带内只有粗肌丝，而 H 带两侧的 A 带内既有粗肌丝又有细肌丝，在肌原纤维横切面上，可见一条粗肌丝周围排列有 6 条细肌丝，一条细肌丝周围排列有 3 条粗肌丝（图 4-4、图 4-5）。

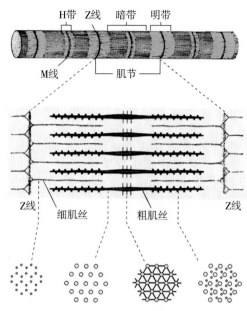

图 4-4　肌节中肌原纤维超微结构模式图

细肌丝由**肌动蛋白**、**原肌球蛋白**和**肌钙蛋白**三种蛋白组成，肌动蛋白为球形蛋白单体连接成串珠状，原肌球蛋白是两条多肽链互相缠绕形成的双股螺旋链，肌钙蛋白由三个球形蛋白构成；粗肌丝由肌球蛋白分子有序排列组成，肌球蛋白 myosin 形如豆芽，分头和杆两部分，头部如同两个豆瓣，朝向粗肌丝的两端，并突出于粗肌丝的表面，称横桥（图 4-5）。

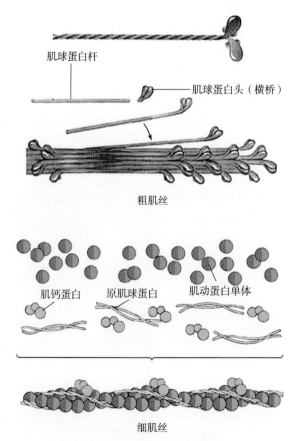

图 4-5　肌丝分子结构模式图

2. 横小管（T 小管）transverse tubule　是肌膜垂直于肌纤维长轴方向凹陷形成的小管，并环绕在每条肌原纤维的表面。人与哺乳动物的横小管位于 A 带与 I 带交界处，同一水平的横小管在细胞内分支吻合环绕在每条肌原纤维周围（图 4-6）。横小管可将肌膜的兴奋迅速传到肌纤维内，引起肌质网内 Ca^{2+} 的释放。

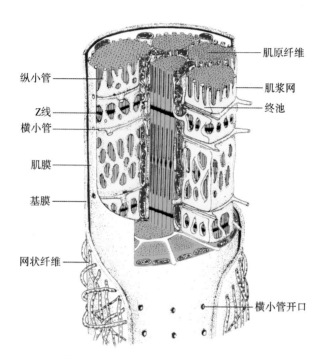

图 4-6　骨骼肌纤维超微结构立体模式图

3. 肌质网　是肌纤维内特化的滑面内质网，位于横小管之间。肌质网中间部分小管纵行包绕在每条肌原纤维周围，走行方向与肌纤维的长轴一致，称纵小管；肌浆网的两端在横小管两侧扩大呈环形的扁囊，称**终池 terminal cisterna**。横小管与其两侧的终池共同组成**三联体 triad**（图 4-6）。肌质网的膜上有丰富的钙泵（一种 ATP 酶）和钙离子通道，钙泵可将 Ca^{2+} 逆浓度差泵入肌质网中贮存，肌膜兴奋传入后，通过三联体，可经钙离子通道释放终池内的 Ca^{2+}。

三、骨骼肌纤维的收缩原理

目前认为，骨骼肌纤维的收缩机制是肌丝滑动学说。其过程概括如下：①运动神经末梢释放递质乙酰胆碱引肌膜兴奋；②肌膜的兴奋经横小管迅速传向终池和纵小管，钙离子通道开放，肌质网中的大量 Ca^{2+} 涌入到肌质内；③肌钙蛋白与 Ca^{2+} 结合后，其构型和位置改变，致使肌动蛋白单体上的活性位点暴露，随即与肌球蛋白头接触，激活 ATP 酶；④ ATP 被分解并释放能量，肌球蛋白的头及杆发生屈曲转动，将肌动蛋白拉向 M 线；⑤细肌丝向 A 带内滑入，I 带变窄，A 带长度不变，但 H 带因细肌丝的插入可消失，由于细肌丝在粗肌丝之间向 M 线滑动，导致肌节缩短，肌纤维收缩；⑥收缩完毕，肌浆内 Ca^{2+} 被重新泵回肌质网内储存，肌质内 Ca^{2+} 浓度降低，肌钙蛋白与原肌球蛋白等恢复原来构型，肌球蛋白头与肌动蛋白脱离，肌纤维恢复松弛状态（图 4-4、图 4-7、图 4-8）。

NOTE

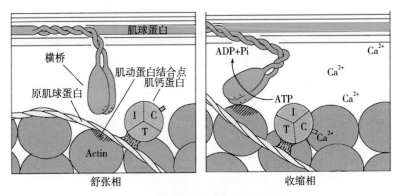

图 4-7　骨骼肌纤维分子结构示意图

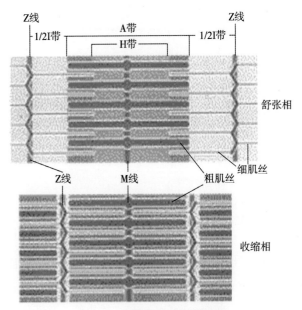

图 4-8　骨骼肌肌丝滑行示意图

第二节　心　肌

　　心肌 cardiac muscle 分布于心脏和邻近心脏的大血管根部。心肌收缩具有自动节律性。

一、心肌纤维的光镜结构

　　心肌纤维呈短圆柱状，有分支并相互连接成网；心肌纤维的核呈卵圆形，位居中央，多为单核，有的细胞可见双核；心肌纤维的连接处染色较深，呈阶梯状线条，称**闰盘** intercalated disk（图 4-9），是心肌纤维特有的结构；心肌纤维也有明暗相间的周期性横纹，但不如骨骼肌明显。

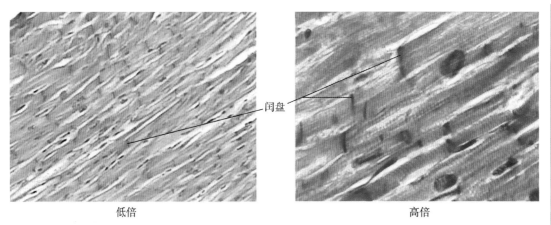

低倍　　　　　　　　　　　　　　　高倍

图 4-9　心肌光镜像

二、心肌纤维的超微结构

　　心肌纤维的超微结构与骨骼肌相似，同样有规则排列的粗、细肌丝，以及横小管和肌质网等结构（图 4-10）。心肌纤维的超微结构区别于骨骼肌纤维的特点如下：①肌原纤维不明显，粗细不等，肌丝被少量肌质和大量纵行排列的线粒体分隔；②横小管管径较粗，位于 Z 线水平；③肌质网不发达，终池小而少，横小管多与一侧的终池紧贴形成**二联体** diad；④闰盘的横位部分位于 Z 线水平，呈阶段状，在横向连接的部分有中间连接和桥粒，在纵向连接的部分有缝隙连接（图 4-11、图 4-12）；⑤心房肌纤维还有内分泌功能，可分泌心房钠尿肽，具有排钠、利尿、扩张血管及降低血压等作用；⑥富含线粒体和内含物（包括糖原、少量脂滴和脂褐素）。

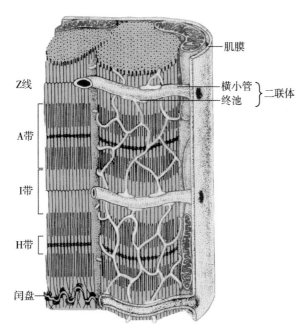

图 4-10　心肌纤维超微结构立体模式图

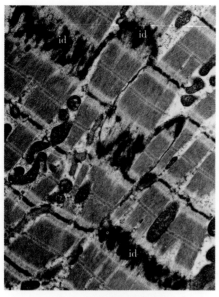

图 4–11 闰盘透射电镜像
id 示闰盘

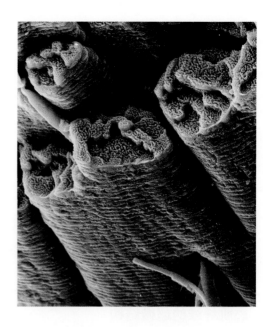

图 4–12 闰盘扫描电镜像

第三节 平滑肌

平滑肌 smooth muscle 广泛分布于内脏器官和血管壁等中空性器官的管壁内。

一、平滑肌纤维的光镜结构

平滑肌纤维呈长梭形，纤维长短不一，一般长 200μm，直径 2～20μm，但小血管壁内的可短至 20μm，而妊娠子宫的可长达 500μm；胞质内无横纹，嗜酸性；细胞核 1 个，呈长椭圆形或杆状，位于细胞中央（图 4–13）。平滑肌纤维可单独存在，但大都是成束或成层分布。

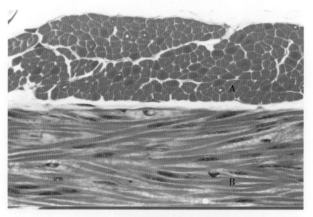

图 4–13 平滑肌光镜像（高倍）
A 横切面 B 纵切面

二、平滑肌纤维的超微结构

在平滑肌纤维细胞膜的内面，可见电子密度高的区域，称为**密斑**，相当于骨骼肌纤维的 Z

线；在细胞内也有电子密度高的梭形小体，称为**密体**。

平滑肌纤维内有粗肌丝、细肌丝和中间丝，但不形成肌原纤维。粗肌丝由肌球蛋白构成，细肌丝主要由肌动蛋白组成，一端连于密斑或密体，一端游离，围绕在粗肌丝周围。粗、细肌丝的比例为1:15，聚集形成肌丝收缩单位。中间丝两端连于密斑或密体上，形成梭形的**细胞骨架**（图4-14、图4-15）。

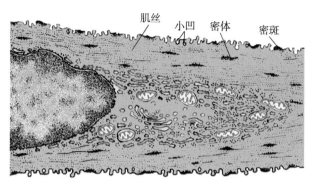

图4-14 平滑肌超微结构模式图

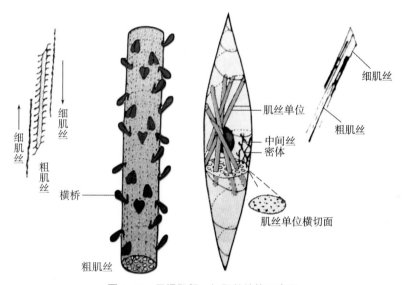

图4-15 平滑肌粗、细肌丝结构示意图

平滑肌纤维肌膜内陷形成小凹，相当于骨骼肌纤维的横小管；无肌浆网；在细胞核周围的胞质中可见较多线粒体、少量粗面内质网、高尔基复合体（图4-14）。相邻平滑肌细胞之间可见缝隙连接。

第五章　神经组织

　　神经组织 nervous tissue 由**神经细胞**和**神经胶质细胞**组成。神经细胞又称**神经元** neuron，具有接受刺激、处理信息和传导冲动的功能，部分神经元（如下丘脑某些神经元）还具有内分泌功能。神经胶质细胞的数量为神经元的 10 ～ 50 倍，对神经元起支持、保护、营养和绝缘等作用。

第一节　神经元

　　神经元形态各异、大小不一，但均由胞体和突起两部分构成，突起又分为轴突和树突，均由胞体发出（图 5-1）。

一、神经元的结构

　　1.胞体　是神经元的营养和代谢中心，主要位于中枢神经系统的灰质及周围神经系统的神经节内，有圆形、锥形、梭形和星形等，其大小相差悬殊，小的直径仅 4 ～ 5μm，大的可达到 150μm，均由细胞膜、细胞核和细胞质构成（图 5-1 ～图 5-4）。

　　（1）细胞膜　为单位膜结构，具有接受刺激、处理信息、产生和传导神经冲动的功能。

　　（2）细胞核　大而圆，位于胞体中央，异染色质少，染色浅，核仁明显。

　　（3）细胞质　除含高尔基复合体、线粒体、溶酶体等细胞器外，还含有尼氏体和神经原纤维两种特征性结构。①尼氏体 Nissl body：光镜下呈强嗜碱性的斑块状或颗粒状，不同神经元中尼氏体的数量、形态和大小不同。如脊髓前角运动神经元中的尼氏体数量较多，呈粗大的斑块状（图 5-2）；而脊神经节内神经元中的尼氏体散在分布，呈细颗粒状（图 5-3）。电镜下，尼氏体由丰富的粗面内质网和游离核糖体构成（图 5-4）。尼氏体具有蛋白质合成功能，可合成更新细

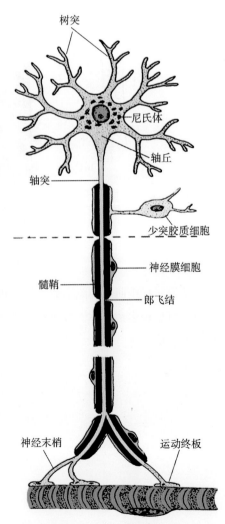

图 5-1　神经元结构模式图

胞器所需的结构蛋白、合成神经递质所需的酶类及肽类的神经调质。②神经原纤维 neurofibril：光镜下，镀银染色呈棕黑色细丝，交织成网，遍布胞体和突起（图5-5）。电镜下，神经原纤维由神经丝和微管构成，神经丝是由神经丝蛋白构成的中间丝（图5-4）。神经原纤维除构成神经元的细胞骨架外，其微管还参与物质运输。

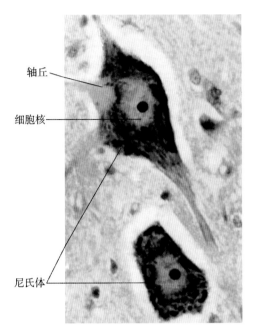

图5-2　脊髓前角运动神经元光镜像（高倍）

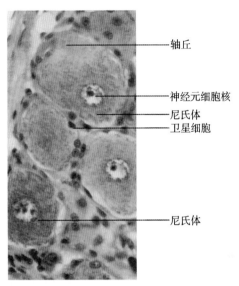

图5-3　脊神经节感觉神经元光镜像（高倍）

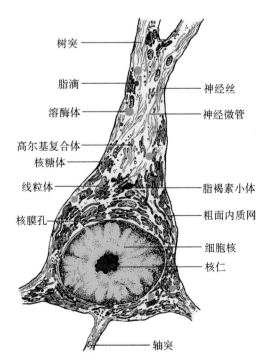

图5-4　神经元胞体电镜结构模式图

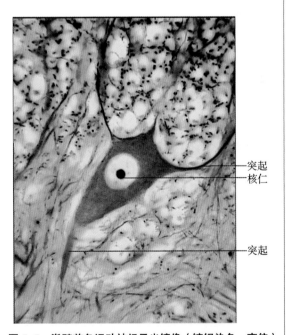

图5-5　脊髓前角运动神经元光镜像（镀银染色，高倍）

2. 树突　神经元有一个或多个**树突** dendrite，反复分支形如树枝状，故称树突（图5-1、图5-6）。在树突分支上常可见大量短小突起，称树突棘。树突的表面为细胞膜，内为细胞质，其内结构与胞体相似。树突的功能主要是接受刺激并将刺激传入胞体，树突和树突棘扩大了神经元接受刺激的表面积。

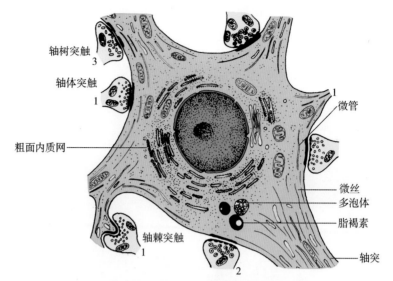

图 5-6   多极神经元超微结构模式图
1. 突触小体内有圆形清亮小泡，内含乙酰胆碱
2. 突触小体内有颗粒型小泡，内含单胺内
3. 突触小体内有扁平清亮小泡，内含甘氨酸

3. 轴突   神经元只发出一个轴突 axon，轴突长短不一而直，在末端有细小分支，胞体发出轴突的部位常呈圆锥形，称**轴丘**（图 5-1、图 5-6）。轴突表面的细胞膜称轴膜，内含的细胞质称轴质。轴质和轴丘内无尼氏体和高尔基复合体，故不能合成蛋白质。轴突起始段的轴膜较厚，此段轴膜易引起电兴奋，常是神经元产生神经冲动的起始部位。轴突的主要功能是将产生的神经冲动沿轴膜向轴突末端传递。

二、神经元的分类

1. 按神经元突起的数量分类

（1）多极神经元   有一个轴突和多个树突（图 5-1、图 5-2、图 5-5）。

（2）双极神经元   只有一个树突和一个轴突。

（3）假单极神经元   从胞体发出一个突起，很快呈 T 形分为两支。一支进入中枢神经系统，称中枢突（相当于轴突）；另一支分布到周围的其他器官，称周围突（相当于树突）（图 5-7）。

2. 按神经元的功能分类

（1）感觉神经元   又称传入神经元，多为假单极神经元，可感受体内、外的化学或物理刺激，并将信息传向中枢。

（2）运动神经元   又称传出神经元，一般为多极神经元，将神经冲动传递给肌细胞或腺细胞。

（3）中间神经元   主要为多极神经元，位于前两种神经元之间，起信息加工和传递作用。

上述三类神经元参与机体对体内、外的刺激所

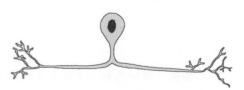

图 5-7   脊神经节假单极神经元模式图

做的反应（亦称反射），它们与感受器、效应器共同构成反射弧。

3. 按神经元释放神经递质和神经调质的化学性质分类

（1）胆碱能神经元　释放乙酰胆碱。

（2）去甲肾上腺素能神经元　释放去甲肾上腺素。

（3）胺能神经元　释放多巴胺、5- 羟色胺等。

（4）氨基酸能神经元　释放 γ – 氨基丁酸、甘氨酸和谷氨酸等。

（5）肽能神经元　释放脑啡肽、P 物质等肽类物质。

第二节　突　触

单独的神经元不能完成接受刺激、传导神经冲动的功能，必须有许多神经元密切联系，互相传递信息，共同完成一项功能活动。神经元与神经元之间或神经元与非神经元（效应细胞）之间传递信息的结构称**突触** synapse。通过突触，实现神经元与神经元之间的信息传递。按传递信息方式的不同，突触可分为化学突触和电突触两类。

一、化学突触

以神经递质作为传递信息媒介的突触为**化学突触**，是人体中最主要的突触形式，为单向传导。最常见的是一个神经元的轴突终末向另一个神经元的树突、树突棘或胞体传递神经冲动，分别形成轴 – 树、轴 – 棘或轴 – 体突触（图 5-6、图 5-8）。神经元可以通过突触将信息传递给许多神经元或效应细胞，也可通过突触接收多个神经元传来的信息。

光镜下，镀银染色标本中可见神经元胞体或树突表面有球状膨大，称突触结或突触小体。电镜下，突触由**突触前成分**、**突触间隙**和**突触后成分**构成（图 5-5、图 5-9）。突触前成分是指传递神经冲动的神经元形成的结构，包括突触前膨大和突触前膜。突触前膨大即光镜下所见球形膨大，内含许多突触小泡、线粒体、滑面内质网、微丝和微管等，突触小泡内含神经递质或神经调质；突触前膜是指突触前成分神经元的胞膜。突触前成分和后成分之间有宽 15 ~ 30nm 的突触间隙。突触后成分主要为接受刺激的神经元或非神经元的胞膜，即突触后膜，其上有相应的神经递质或神经调质的受体。

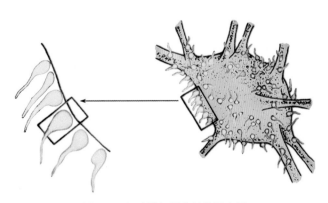

图 5-8　运动神经元突触结示意图

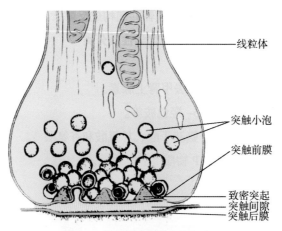

图 5-9　化学突触超微结构模式图

当神经冲动沿轴膜传导到轴突终末时，突触小泡与突触前膜融合，通过出胞作用释放小泡内容物到突触间隙。突触后膜中的受体与特异性神经递质结合后，使突触后神经元（或效应细胞）出现兴奋或抑制。能使突触后膜发生兴奋的突触称兴奋性突触，反之，称抑制性突触。突触的兴奋或抑制，取决于神经递质及其受体的种类。

二、电突触

电突触实际是缝隙连接，以电流作为信息载体，其特点传导速度快，并可双向传导，低等动物常见。

第三节　神经胶质细胞

神经胶质细胞广泛分布于神经元与神经元之间，神经元与非神经元之间。其结构也分为胞体和突起，但突起无树突和轴突之分，也无接受刺激和传导神经冲动的功能。

一、中枢神经系统的神经胶质细胞

中枢神经系统的神经胶质细胞有四种类型，在 HE 染色切片中不易区分，用镀银染色法则能显示它们的形态（图 5-10）。

1. 星形胶质细胞　是体积最大、数量最多的神经胶质细胞。胞体呈星形，核圆形或卵圆形、较大、染色较浅。星形胶质细胞分为纤维性星形胶质细胞和原浆性

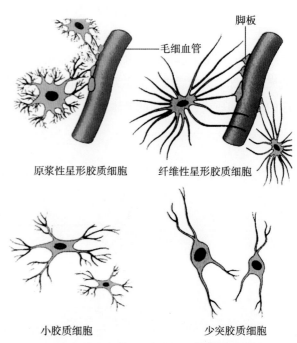

图 5-10　中枢神经系统几种胶质细胞模式图

星形胶质细胞两种：纤维性星形胶质细胞分布在脑和脊髓的白质，其突起长而直，分支较少；原浆性星形胶质细胞分布于脑和脊髓的灰质，其突起粗而短，分支较多（图 5-10～图 5-12）。胞体发出的突起伸展充填在神经元胞体及其突起之间，起支持和绝缘作用；有些突起末端扩展形成脚板形，在脑和脊髓表面形成胶质界膜，或贴附在毛细血管壁上，形成血 - 脑屏障的神经胶质膜（图 5-11），起到保护的作用。

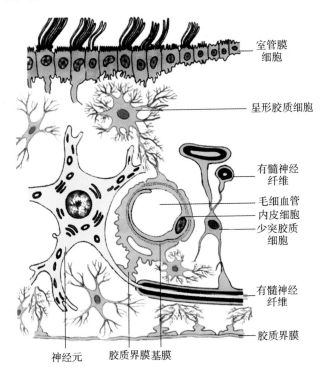

图 5-11　中枢神经系统胶质细胞与神经元及毛细血管的关系模式图

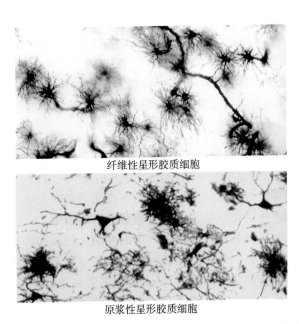

图 5-12　大脑皮质内星形胶质细胞光镜像（镀银染色，低倍）

2. 少突胶质细胞　分布于神经元胞体附近及轴突周围。胞体较星形胶质细胞小，核卵圆形、染色质致密，突起较少，末端扩展成扁平薄膜，包卷神经元的轴突形成髓鞘（图 5-10、

图 5-11、图 5-13A)。

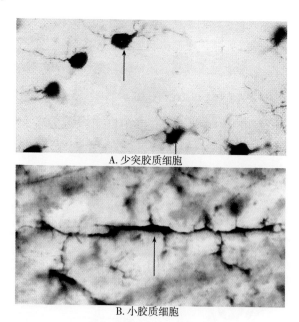

A. 少突胶质细胞

B. 小胶质细胞

图 5-13   大脑皮质内少突胶质细胞和小胶质细胞光镜像
（镀银染色，低倍）

3. 小胶质细胞   分布于大、小脑的灰质和白质内。是最小的神经胶质细胞，胞体细长或椭圆，核小呈扁平或三角形，染色深，突起细长有分支，表面有许多棘突（图 5-10、图 5-13B ）。小胶质细胞具有吞噬作用。

4. 室管膜细胞   衬在脑室和脊髓中央管的腔面，形成单层上皮样的室管膜。细胞呈立方形或柱形，游离面有微绒毛和纤毛，部分细胞的基底面有细长的突起伸向深部（图 5-7）。在脉络丛的室管膜细胞可产生脑脊液。

二、周围神经系统的神经胶质细胞

1. 施万细胞   又称神经膜细胞 neurolemmal cell，其包绕在有髓神经纤维轴突的周围，形成髓鞘和神经膜，参与周围神经系统中神经纤维的构成，还可分泌神经营养因子，促进受损伤的神经元存活及其轴突再生。

2. 卫星细胞   又称被囊细胞，是神经节内神经元周围的一层扁平或立方形细胞，其核圆或卵圆形，染色质较浓密，具有营养和保护神经节细胞的功能。

第四节   神经纤维和神经

一、神经纤维

神经纤维 nerve fiber 由神经元的轴突及包绕它的神经胶质细胞构成。根据神经胶质细胞包绕时是否形成髓鞘，分为有髓神经纤维和无髓神经纤维两类（图 5-1）。

1. 有髓神经纤维   周围神经系统的有髓神经纤维由施万细胞包绕轴突而形成。施万细胞的细胞质和细胞膜呈同心圆状卷绕轴突形成**髓鞘** myelin sheath，其形成过程如下：伴随轴突生长，施万细胞表面凹陷成纵沟，轴突陷入纵沟，沟两侧的细胞膜贴合形成轴突系膜。此后轴突系膜不断伸长并旋转卷绕轴突，结果在轴突周围形成许多同心圆环绕的板层膜，即髓鞘。每个施万细胞只能包绕一段轴突，形成一段神经纤维，称为**结间体** internode。相邻的施万细胞处不完全连接，较狭窄，轴膜裸露，称**郎飞结** Ranvier node（图 5-14）。光镜下，纵切面神经纤维是由多个结间体构成的长卷筒状结构，结间体之间有郎飞结，施万细胞的细胞核位于神经纤维最外侧（图 5-15、图 5-16）。横切面神经纤维为圆形或椭圆形，中央为轴突，包绕轴突的施万细胞分为三层，中层为髓鞘，以髓鞘为界，胞质分为内侧胞质和外侧胞质。内侧胞质很薄，难于分辨；外侧胞质较厚，细胞核圆形，位于其中（图 5-15）。髓鞘的化学成分主要是脂蛋白，称髓磷脂，其中类脂约占 80%，20% 为蛋白质，所以光镜下 HE 染色中髓鞘的类脂被溶解而呈空白状，仅见蛋白质呈细丝状。电镜下见髓鞘呈明暗相间的板层状（图 5-14、图 5-17），髓鞘外侧的施万细胞的细胞膜及其基膜称为神经膜。

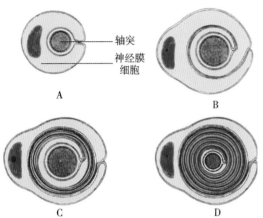

图 5-14　周围神经纤维髓鞘形成过程示意图

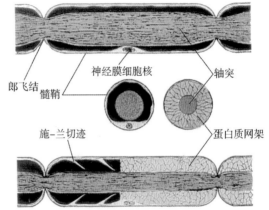

图 5-15　周围神经有髓神经纤维模式图

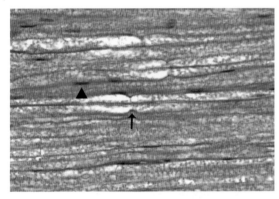

图 5-16　有髓神经纤维光镜像（坐骨神经，高倍）
↑示郎飞结　▲示神经膜细胞

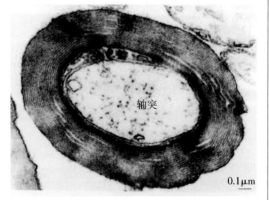

图 5-17　有髓神经纤维电镜像（视神经）

　　中枢神经系统的有髓神经纤维结构与周围神经系统的有髓神经纤维基本相同，但形成髓鞘的细胞是少突胶质细胞。少突胶质细胞的多个突起末端形成的扁平薄膜包卷多个轴突形成多段髓鞘，其胞体位于神经纤维之间（图 5-18）。

　　2. 无髓神经纤维　形成周围神经系统无髓神经纤维的施万细胞为不规则的长柱状，表面有数量不等、深浅不同的纵行凹沟，纵沟内有较细的轴突，施万细胞不形成髓鞘。因此，一条无髓神经纤维可含多条轴突（图 5-19、图 5-20）。由于相邻的施万细胞连续排列，故无郎飞结。

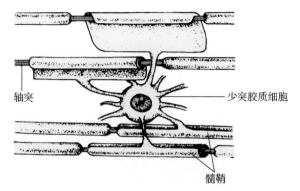

图 5-18　少突胶质细胞与髓鞘形成示意图

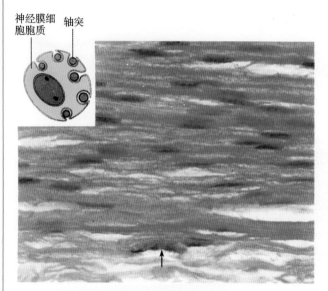

图 5-19　无髓神经纤维纵切面光镜像（高倍，左上角示横切面模式图）

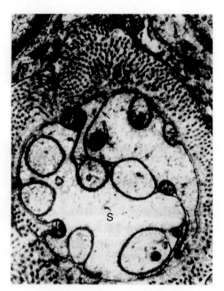

图 5-20　无髓神经纤维电镜像
S 神经膜细胞　↑示突触系膜

中枢神经系统的无髓神经纤维为裸露的轴突，外面没有特异性的神经胶质细胞包裹，轴突裸露地走行于有髓神经纤维或神经胶质细胞之间。

神经纤维的功能是传导神经冲动，冲动是在轴膜以电流形式进行传导。髓鞘因含大量类脂而具有疏水性，在组织液与轴膜间起绝缘作用，因此有髓神经纤维的神经冲动在郎飞结处裸露的轴膜上呈跳跃式传导，从一个郎飞结跳到下一个郎飞结，故传导速度快。而无髓神经纤维因无髓鞘和郎飞结，神经冲动只能沿轴膜连续传导，故传导速度慢。

二、神经

周围神经系统的神经纤维集合形成神经纤维束，若干条神经纤维束又聚集构成**神经** nerve。神经由神经纤维和结缔组织组成，其中包裹在神经表面的致密结缔组织称**神经外膜**；包裹在神经纤维束表面的致密结缔组织称为**神经束膜**，神经束膜内表面有几层扁平的上皮细胞构成的神经束上皮；神经纤维束内每条神经纤维周围的疏松结缔组织称**神经内膜**（图 5-21）。

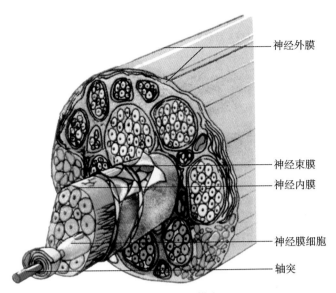

神经外膜

神经束膜
神经内膜

神经膜细胞

轴突

图 5-21　神经结构模式图

第五节　神经末梢

　　神经末梢是周围神经纤维的终末部分，终止于全身各种组织或器官内，形成各种特殊结构。按功能不同，分为感觉神经末梢和运动神经末梢两大类。

一、感觉神经末梢

　　感觉神经末梢 sensory nerve ending 是感觉（传入）神经元（假单极神经元）周围突的终末部分，与周围组织组成**感受器**，接受内、外环境刺激并转化为神经冲动，传至中枢而产生感觉。按其结构不同，分为游离神经末梢和有被囊的神经末梢，有被囊的神经末梢的外面包裹有结缔组织被囊，又分为触觉小体、环层小体和肌梭三类。

　　1. 游离神经末梢　由周围神经纤维的终末部分失去髓鞘反复分支而成，其轴突裸露分布在表皮、角膜和毛囊的上皮细胞之间，以及骨膜、脑膜和牙髓等的结缔组织内（图 5-22）。主要功能是感受冷、热、轻触和痛的刺激。

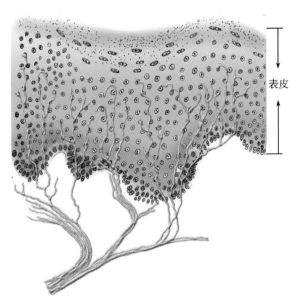

表皮

图 5-22　表皮内游离神经末梢模式图

　　2. 触觉小体　为椭圆形小体，外包结缔组织被囊，其长轴与皮肤表面垂直，内有许多横行的扁平细胞，有髓神经纤维进入小体前失去髓鞘，裸露的轴突伸入小体内缠绕在扁平细胞之间

（图 5-23）。触觉小体分布在皮肤的真皮乳头层，以手指掌侧和足趾底面最多。主要功能是感受触觉。

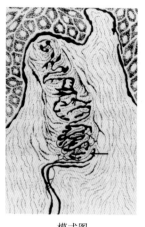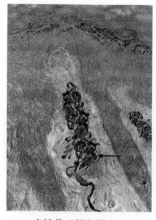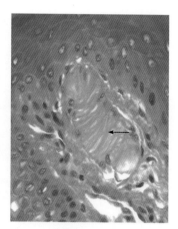

模式图　　　　　　　　　　光镜像（镀银染色）　　　　　　　　光镜像（HE染色）

图 5-23　触觉小体模式图和光镜像

↑示触觉小体

3. 环层小体　为圆形或椭圆形小体，外包结缔组织被囊，大小不一；小体中央有一圆柱体，周围有多层同心圆排列的扁平细胞，有髓神经纤维失去髓鞘后，裸露的轴突进入小体内穿行于圆柱体内（图 5-24）。环层小体分布在真皮深层、皮下组织及腹膜、肠系膜、韧带和关节囊等处的结缔组织内。主要功能是感受压觉和振动觉。

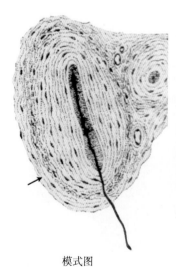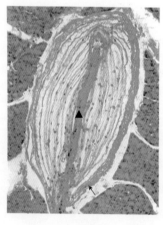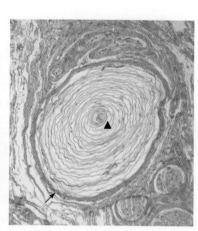

模式图　　　　　　　　　　光镜像（纵切面）　　　　　　　　光镜像（横切面）

图 5-24　环层小体模式图和光镜像

▲示柱状体　↑示被囊

4. 肌梭　为细长梭形小体，外包结缔组织被囊，内有几条较细的骨骼肌纤维，称梭内肌纤维，有髓神经纤维失去髓鞘后，裸露的轴突伸入小体内分别呈环状包绕梭内肌纤维中段，或呈花枝样附着梭内肌纤维的中段附近。此外，肌梭内还有运动神经末梢的轴突，分布在梭内肌纤维的两端（图 5-25）。肌梭属于本体感受器，分布在骨骼肌内。主要是感受骨骼肌纤维的伸缩和牵拉，从而调节骨骼肌纤维的张力。

二、运动神经末梢

运动神经末梢 motor nerve ending 是运动神经元的传出神经纤维的终末轴突在肌组织和腺体形成的结构，也称为效应器，支配肌纤维的收缩和腺细胞的分泌。可分为躯体运动神经末梢和内脏运动神经末梢两类。

1. 躯体运动神经末梢 是指分布于骨骼肌的运动神经末梢。运动神经纤维接近骨骼肌纤维时失去髓鞘，其轴突反复分支，其每一分支的终末在光镜下呈葡萄状（图 5-26）。电镜下，葡萄状终末为轴突末梢与骨骼肌纤维建立的突触结构，呈椭圆形板状隆起，又称**运动终板** motor end plate 或**神经肌连接** neuromuscular junction。骨骼肌细胞表面凹陷成浅槽，槽底肌膜即突触后膜，形成许多皱褶，增大突触后膜面积。轴突终末嵌入浅槽形成突触前膨大，内有许多含乙酰胆碱的突触小泡（图 5-27）。当神经冲动到达突触前膨大时，乙酰胆碱释放，与突触后膜即骨骼肌纤维肌膜中的相应受体结合，使肌膜产生兴奋，引发肌纤维收缩。

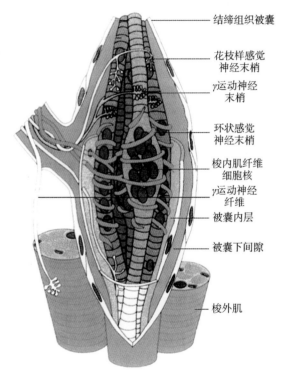

图 5-25 肌梭结构模式图

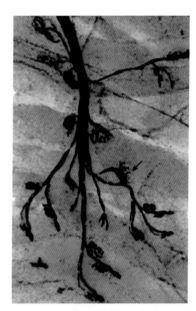

图 5-26 运动终板光镜像（整装片）

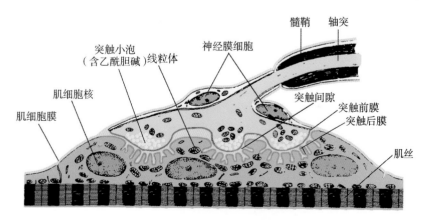

图 5-27 运动终板超微结构模式图

一个运动神经元支配的骨骼肌细胞为一至上千条，而一条骨骼肌纤维通常只接受一个轴突分支的支配。一个运动神经元及其支配的全部骨骼肌纤维合称一个**运动单位** motor unit。

2. 内脏运动神经末梢   是指分布于内脏和血管的平滑肌、心肌和腺体等处的运动神经末梢，为无髓神经纤维。光镜下，分支终末呈串珠样膨大。电镜下，膨大处为轴突末梢与肌细胞、腺细胞表面形成的突触（图 5-28），支配肌细胞的收缩与舒张及腺细胞的分泌。

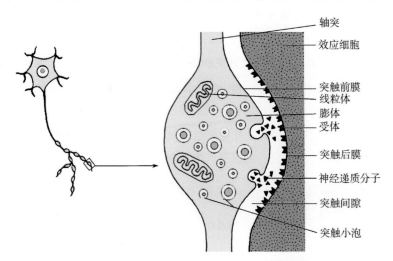

轴突
效应细胞
突触前膜
线粒体
膨体
受体
突触后膜
神经递质分子
突触间隙
突触小泡

图 5-28   内脏运动神经末梢超微结构模式图

第二篇 运动系统

运动系统由骨、骨连结和骨骼肌三部分组成，在成人约占体重的60%。骨借骨连结构成骨骼，成为人体的支架。骨骼肌附着于骨并和骨共同构成颅腔、胸腔、腹腔、盆腔等体腔的壁，以保护脑、心、肺、肝、脾等重要器官。骨骼肌收缩时，以关节为支点牵引骨改变位置产生运动。在运动中，骨起着杠杆作用，骨连结是枢纽，骨骼肌则是动力器官，故骨骼肌是运动的主动部分，而骨和关节则是运动的被动部分。

运动系统对人体起着运动、支持和保护的作用。

第六章 骨

第一节 概 述

骨 bone 主要由骨组织构成，坚硬有弹性，具有一定的形态和结构，有丰富的血管、淋巴管及神经，故每块骨均是一个器官。骨能不断地进行新陈代谢，具有生长、发育、修复、再生和改建的能力。长期坚持体育锻炼可促进骨的生长和发育，长期废用则可出现骨质疏松和废用性萎缩。

一、骨的分类

成年人有206块骨，按其在身体部位的不同，可分为颅骨、躯干骨、上肢骨和下肢骨四部分（图6-1）。其中躯干骨51块，颅骨29块（包括6块听小骨），上肢骨64块，下肢骨62块。

根据骨的形态，可分为长骨、短骨、扁骨和不规则骨四类（图6-2）。

1. 长骨 long bone 呈长管状，主要分布于四肢，在运动中起杠杆作用。长骨具有一体和两端，其体又称骨干，骨质致密，内有空腔，称骨髓腔，容纳骨髓。骨干表面某些部位有1～2个血管出入的滋养孔。长骨的上、下端膨大，称骺，具有光滑的关节面，关节面有关节软骨覆盖，与相邻骨的关节面构成关节。骺与骨干相移行的部分称干骺端，幼年时为软骨，称骺软骨。骺软骨的软骨细胞能不断地分裂繁殖、增生和骨化，使骨不断地增长变长。成年后，骺软骨完全骨化，骺与骨干融合为一体，骨不再增长，在骺与骨干融合处遗留下一条线状痕迹，称骺线。

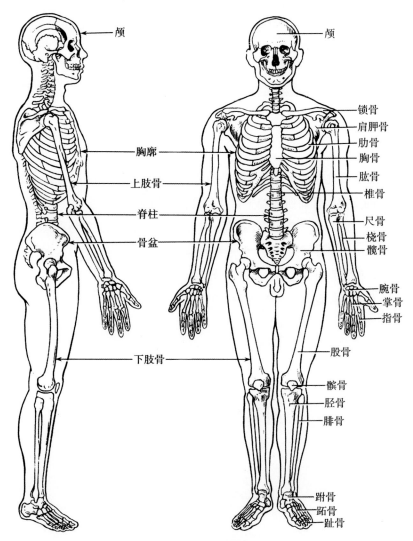

图 6-1　人体骨骼

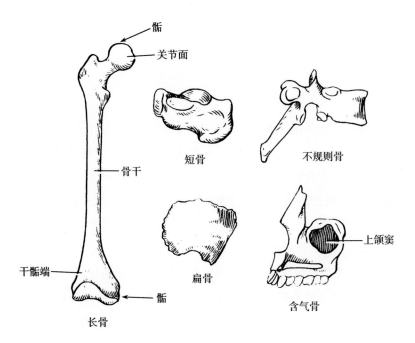

图 6-2　骨的形态

2. 短骨 short bone　其外形近似立方体，一般成群地连结在一起，多分布于承受压力较大、连结牢固且运动较复杂的部位，如腕骨和跗骨。

3. 扁骨 flat bone　呈板状，主要构成颅腔、胸腔和盆腔的壁，起保护腔内器官的作用，如颅盖骨保护脑，胸骨和肋骨保护心、肺等。

4. 不规则骨 irregular bone　形态不规则，主要分布于躯干、颅部等，如椎骨、下颌骨。有些不规则骨内具有含气的空腔，称含气骨，如位于骨性鼻腔周围的上颌骨、蝶骨等，发音时，它们能起共鸣作用，并可减轻骨的重量。

在某些肌腱内有扁圆形的小骨，称**籽骨** sesamoid bone，其在运动中起减少摩擦和改变肌牵引方向的作用。位于膝部的髌骨是人体最大的籽骨。

二、骨的表面形态

骨的表面形态受肌肉的牵拉、血管神经的走行和邻近器官的影响，按其形态的不同予以命名。

1. 骨的突起　高而明显的突起称为**突** process，其中尖锐而小的突起称**棘** spine；基底较广、较大的突起称**隆起** eminence，粗糙的隆起称**粗隆** tuberosity；圆形的隆起称**结节** tuber，窄长的条形隆起称**嵴** crest，低而粗涩的长形隆起称**线** line。这些突起常与肌腱和韧带的附着有关。

2. 骨的凹陷　大的凹陷称**窝** fossa，小的凹陷称**凹** fovea 或**小凹** foveola，浅的凹陷称**压迹** impression，窄长的凹陷称**沟** sulcus。

3. 骨的空腔　骨内的腔洞称**腔** cavity、**窦** sinus 或**房** antrum，小的称**小房** cellule，长形的称**管** canal 或**道** meatus。腔或管的开口，称**口** aperture 或**孔** foramen，不整齐的口称**裂孔** hiatus。这些都与容纳某些结构或有某些结构穿行有关。

4. 骨端的膨大　较圆者称**头** head 或**小头** capitulum，头下略细的部分称**颈** neck；椭圆的膨大称**髁** condyle，髁上突出部分称**上髁** epicondyle。头与髁表面有关节面，参与形成关节。

5. 平滑的骨面　平滑的骨面称**面** surface，骨的边缘称**缘** border，骨边缘的缺口称**切迹** notch。

三、骨的构造

骨由骨质、骨膜和骨髓构成，并有神经、血管及淋巴管分布（图 6-3）。

1. 骨质 bone substance　是骨的主要成分，主要由骨组织构成，分为骨密质和骨松质两种。骨密质质地致密，抗压性强，分布于骨的外层；骨松质呈海绵状，由相互交织呈片状的骨小梁构成，分布于骨的内部，骨小梁的排列方向与骨所承受的张力和压力的方向一致，因而骨能承受较大的重量。颅盖骨表面的密质分别形成内板和外板，内板薄而且脆，外板厚而坚韧，富有弹性，故颅盖骨发生骨折时，内板骨折多于外板骨折。内、外板之间的骨松质称**板障** diploe，有板障静脉通过。

2. 骨膜 periosteum　由致密结缔组织构成，包括骨外膜和骨内膜。骨膜含有丰富的神经和血管，对骨的营养、生长、再生、修复和感觉有重要作用。除关节面外，骨的表面都覆有骨外膜。**骨外膜**可分为内、外两层。内层疏松有成骨细胞和破骨细胞，分别具有合成新骨质和破坏旧骨质的功能。外层致密有许多胶原纤维束穿入骨质，使之附着于骨面；衬覆于骨髓腔内面和骨松质间隙内表面的膜称**骨内膜**，它是菲薄的结缔组织膜，也含有成骨细胞和破骨细胞，也具有造骨和破骨的功能。在幼年期，成骨细胞和破骨细胞功能活跃，参与骨的生长，至成年期转为静止状态。但当发生骨损伤时，如骨折，骨膜又重新恢复功能，参与骨损伤的修复。故手术时要尽量保护骨膜，以免发生骨的坏死和延迟骨的愈合。

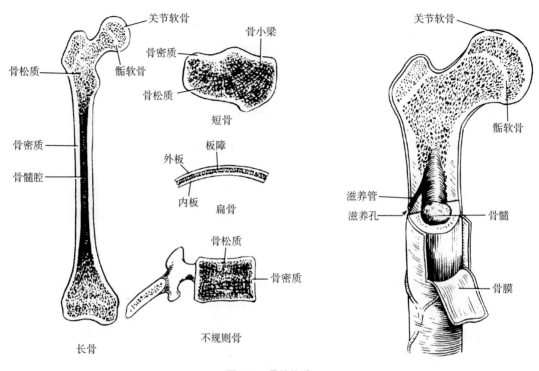

图 6-3　骨的构造

3. 骨髓 bone marrow　是充填于骨髓腔和骨松质间隙内的柔软而富有血液的组织，分**红骨髓**和**黄骨髓**。在胎儿和幼儿期，骨髓全为红骨髓，内含处于不同发育阶段的血细胞，呈红色，故红骨髓有造血功能。约在 5 岁以后，长骨骨髓腔内的红骨髓逐渐被脂肪组织代替，由红色变为黄色，称黄骨髓，失去造血功能。但红骨髓仍保留于各类型骨的骨松质内继续造血。在慢性失血或重度贫血时，黄骨髓可逐渐转化为红骨髓，恢复造血功能。

四、骨的血管、淋巴管和神经

1. 血管　长骨的动脉包括滋养动脉、干骺端动脉、骺动脉及骨膜动脉等。滋养动脉是长骨的主要动脉，一般有 1～2 条，经骨干的滋养孔进入骨髓腔，分升支、降支达骨端，滋养骨干密质的内层、骨髓和干骺端；干骺端动脉和骺动脉均发自长骨邻近动脉。不规则骨、胸骨和短骨的动脉来自骨膜动脉或滋养动脉。上述各动脉均有静脉伴行，汇入各骨附近的静脉。

2. 淋巴管　骨膜有丰富的淋巴管，但骨质的淋巴管是否存在尚未确定。

3. 神经　骨的神经伴滋养血管进入骨内，分布到哈弗斯管的血管周围间隙中，多为内脏运动纤维，分布于血管壁。骨膜、骨内膜等有躯体感觉纤维分布。骨膜的神经丰富，对张力或撕扯的刺激较为敏感，故骨脓肿、骨折时，常引起剧痛。

五、骨的化学成分和物理特性

骨由有机质和无机质两大部分构成。有机质主要是由骨胶原纤维束和黏多糖蛋白等构成，约占骨重的 1/3，主要构成骨的支架，并使骨有一定的弹性和韧性；而无机质主要是碱性磷酸钙，约占骨重的 2/3，使骨挺硬坚实。这两种成分的比例随年龄的增长而发生变化，从而决定着骨的物理性质。幼儿的骨有机质和无机质约各占一半，故弹性较大，柔软、易变形，在外力作用下不易发生骨折或折而不断，称青枝状骨折；成年人的骨有机质和无机质的比例约为 3∶7，骨质坚韧，具有很大的硬度和相当的弹性；老年人的骨无机质相对较多，但因激素水平下降，影响钙、磷的吸收和沉积，骨质易出现多孔性，骨组织的总量减少，表现为骨质疏松，故脆性较大而易发生骨折。

六、骨的发生和发育

见第三章结缔组织。

七、骨的可塑性

骨的基本形态是由先天（遗传因素）决定的，然而其形态构造可受体内、外环境的影响不断发生变化。神经、内分泌、营养、物理、化学因素、疾病等均可影响骨的生长发育。神经系统调节骨的营养过程，当机能加强时，可促使骨质生长，骨粗壮坚韧；反之，则变得疏松，如瘫痪病人，由于缺少运动，致其骨脱钙、萎缩和骨质吸收等，甚至可出现自发性骨折。内分泌系统也影响骨的发育，如在成年以前，若垂体分泌的生长激素过多，促使骨生长过快，可形成巨人症；反之，则发育停滞，成为侏儒症。维生素 A 有调节、平衡成骨细胞和破骨细胞的作用，保持骨的正常生长；维生素 D 能促进肠道对钙、磷的吸收，缺乏时可导致体内钙磷减少，影响骨的钙化，在儿童期造成佝偻病，在成年人则导致骨软化病。此外，机械因素对骨的生长发育也起一定的作用，加强锻炼可影响骨的形态结构，使骨正常发育；长期对骨的不正常压迫，可引起骨的变形，如儿童期某些不正确的姿势及肿瘤对骨的压迫等。

第二节　躯干骨

躯干骨由椎骨、胸骨和肋组成，它们分别参与脊柱、胸廓和骨盆的构成。

一、椎骨

幼儿时期，**椎骨** vertebra 总数一般为 33～34 块，从上至下包括颈椎 7 块，胸椎 12 块，腰椎 5 块，骶椎 5 块，尾椎 3～4 块。至成年，5 块骶椎愈合成 1 块骶骨，3～4 块尾椎愈合成 1 块尾骨，因此，成人椎骨总数一般为 26 块。

1. 椎骨的一般形态　椎骨由前部的椎体和后部的椎弓组成（图 6-4）。

椎体 vertebral body 呈短圆柱形，是椎骨负重的主要部分，其表面为较薄的骨密质，内部为骨松质，上下面皆粗糙，借椎间盘与相邻椎骨连结。

椎弓 vertebral arch 为位于椎体后方的弓形骨板，其与椎体连接的缩窄部分称椎弓根。椎弓根的上、下缘各有一切迹，分别称椎上切迹和椎下切迹，相邻椎骨的椎上切迹、椎下切迹共同围成椎间孔，有脊神经和血管通过。两侧的椎弓根向后内侧延伸为宽阔的骨板，称椎弓板，两侧椎弓板在正中线上彼此结合。椎体与椎弓共同围成**椎孔** vertebral foramen。各椎骨的椎孔连接起来构成椎管 vertebral canal，向下与骶管相通，椎管内容纳脊髓及被膜等。从椎弓上发出 7 个突起：**棘突** spinous process 1 个，在正中线上向后方或后下方伸出，尖端可在体表摸到。**横突** transverse process 1 对，分别向左、右两侧伸出。棘突和横突都是肌和韧带的附着处。**关节突** articular process 2 对，分别是上关节突和下关节突，它们分别是在椎弓根与椎弓板结合处向上、向下的突起，相邻椎骨间上关节突和下关节突构成关节突关节。

2. 各部椎骨的主要特征

（1）**颈椎** cervical vertebra　椎体较小，横断面呈横椭圆形。椎孔较大，呈三角形。横突有孔，即称**横突孔** transverse foramen，有椎动脉和椎静脉等结构通过。第 6 颈椎横突末端前面的结节特别大，称颈动脉结节，颈总动脉行经其前方，当头部出血时，可在体表将颈总动脉压向此结节，进行临时止血。第 2～6 颈椎的棘突较短，末端分叉（图 6-4～图 6-7）。

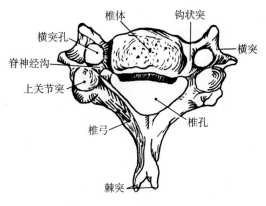

图 6-4　颈椎

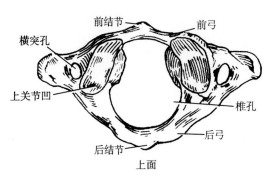

图 6-5　寰椎

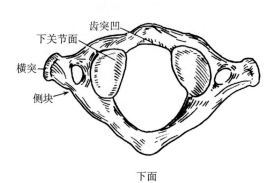

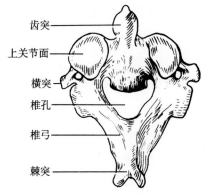

图 6-6　枢椎（上面）

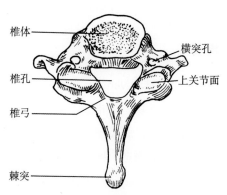

图 6-7　隆椎（上面）

第 1 颈椎又名**寰椎** atlas（图 6-5），无椎体、棘突和关节突，呈环状，由前弓、后弓及两侧块组成。其前弓较短，后面正中有一小关节面称齿突凹，与枢椎的齿突相关节；后弓较长，其上面有横行的椎动脉沟，有椎动脉通过；侧块位于寰椎的两个侧部，连接于前、后弓之间，其上面有椭圆形的上关节面，与枕髁相关节，其下面为圆形的下关节面，与枢椎上关节面相关节。

第 2 颈椎又名**枢椎** axis（图 6-6），其特点是椎体向上伸出指状突起，称齿突，齿突与寰椎齿突凹相关节。

第 7 颈椎又名**隆椎** vertebra prominens（图 6-7），棘突较长，末端不分叉，在活体头前屈时，该突起特别隆起，易于触及，为计数椎骨序数的标志。横突孔小，仅有椎静脉通过。

（2）**胸椎** thoracic vertebra　椎体从上向下逐渐增大，横断面呈心形。椎体侧面后份、接近椎体上缘和下缘处，各有一近似半圆形的关节面，称肋凹，与肋头构成关节。横突末端前面也有与肋结节相关节的横突肋凹。关节突的关节面几乎呈冠状位。棘突较长，伸向后下方，彼此呈叠瓦状排列（图 6-8）。

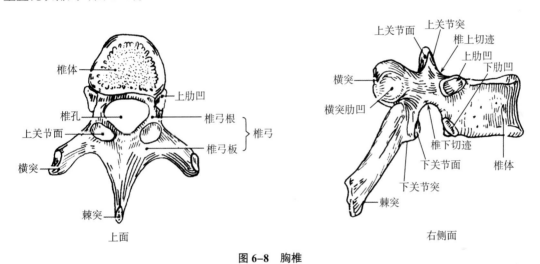

图 6-8　胸椎

（3）**腰椎** lumbar vertebra　椎体比胸椎椎体大，横断面呈肾形。椎孔大，呈三角形。上、下关节突关节面呈矢状位。棘突宽而短，呈板状，几乎水平地伸向后方，各棘突之间的间隙较宽，临床上可于此做腰椎穿刺术（图 6-9）。

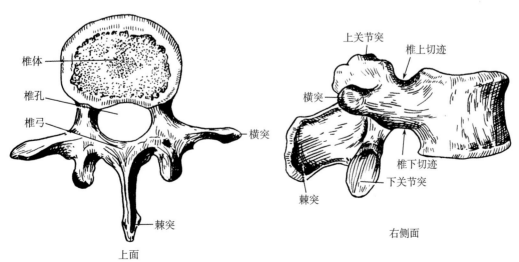

图 6-9　腰椎

（4）**骶骨** sacrum　呈三角形，由 5 块骶椎融合而成。其底向上，借纤维软骨与第 5 腰椎相连结。尖向下，与尾骨相接。盆面（前面）凹陷，其上缘中份向前隆凸，称**岬**，其中部有并列的 4 条横线，是各骶椎椎体融合的痕迹，每条横线两端各有一个**骶前孔**，故盆面共 4 对骶前孔。背面粗糙隆凸，沿正中线上的隆起为**骶正中嵴**，由骶椎棘突融合而成，骶正中嵴的外侧有 4 对**骶后孔**。骶前、后孔均与骶管相通，分别有骶神经的前支和后支通过。骶管由骶椎的椎孔连接而成，上端与椎管续连，下端为一裂口，称**骶管裂孔** sacral hiatus，骶管裂孔两侧有向下突出的**骶角**，临床上进行骶管麻醉时即以骶角作为确定骶管裂孔位置的标志。骶骨的外侧部上宽下窄，上份有耳状的关节面，称**耳状面**，它与髋骨的耳状面相关节，其后方的骨面凹凸不平，称**骶骨粗隆**（图 6-10）。

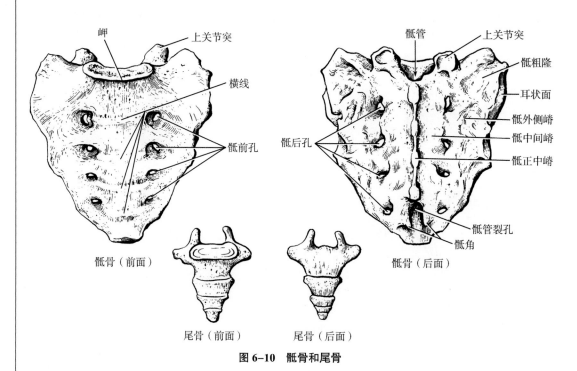

图 6-10　骶骨和尾骨

（5）**尾骨** coccyx　由 3 ～ 4 块退化的尾椎融合而成。上接骶骨，下端游离为尾骨尖，体表可扪及（图 6-10）。

二、胸骨

胸骨 sternum（图 6-11）是位于胸前壁正中的扁骨，自上而下可分为胸骨柄、胸骨体和剑突三部分。胸骨前面微凸，后面凹陷。上部和两侧缘分别与锁骨及上 7 对肋软骨相连结。胸骨柄上部宽厚，下部则较薄而窄，胸骨柄上缘的中份为颈静脉切迹，其两侧有锁切迹，与锁骨相关节。胸骨柄与胸骨体连接处形成微向前突的角，称**胸骨角** sternal angle，可在活体上摸到，胸骨角两侧平对第 2 肋，是计数肋的重要标志。胸骨角向后平对第 4 胸椎体下缘。胸骨体是长方形的骨板，两侧缘与第 2 ～ 7 肋软骨相连结。剑突扁而薄，形状变化颇

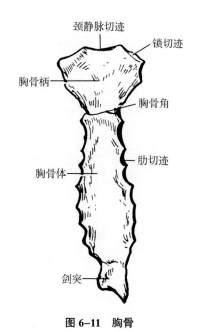

图 6-11　胸骨

大，紧接胸骨体下端，其下端游离。

三、肋

肋 rib 共 12 对，由肋骨与肋软骨组成。第 1 ～ 7 对肋的前端都与胸骨直接相连结，称真肋；第 8 ～ 12 对肋不与胸骨直接相连结，称假肋；其中第 8 ～ 10 对肋前端借助软骨依次与上位的肋软骨相连结，形成肋弓，间接同胸骨相连，而第 11、12 对肋的前端游离，不与上位肋软骨相连结，称浮肋。

1. **肋骨** costal bone　呈细长的弓形，属扁骨。可分为体和前、后两端。肋骨后端稍膨大，称肋头，有关节面与相应胸椎肋凹相关节。肋头外侧稍细的部分，称肋颈。肋颈的外侧端与肋体交界处向后方的粗糙突起，称肋结节，其表面有关节面与相应胸椎的横突肋凹相关节。肋体长而扁，分为内、外两面和上、下两缘，内面近下缘处有肋沟，是肋间神经、肋间后动脉、肋间后静脉经过处。体的后份曲度最大，其急转处称肋角。肋骨前端稍宽，与肋软骨相接。肋的后端与胸椎相关节（图 6-12）。

2. **肋软骨** costal cartilage　位于各肋骨的前端，由透明软骨构成，终生不骨化。

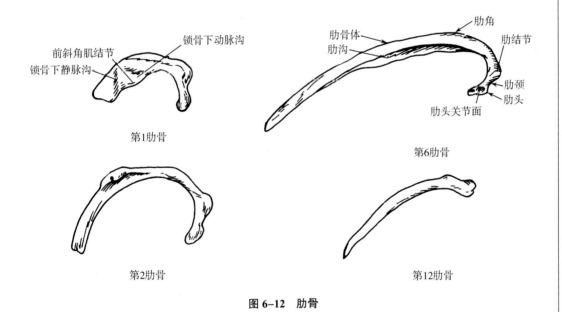

图 6-12　肋骨

第三节　上肢骨

上肢骨由上肢带骨和自由上肢骨组成。

一、上肢带骨

上肢带骨包括锁骨和肩胛骨。

1. **锁骨** clavicle　呈 "～" 形弯曲，位于胸廓前上部两侧。全长均可在体表扪到，是重要的骨性标志。锁骨内侧 2/3 凸向前，外侧 1/3 凸向后。内侧端粗大为胸骨端，与胸骨柄相关节；

外侧端扁平为肩峰端，与肩胛骨的肩峰相关节。锁骨上面光滑，下面粗糙，有肌和韧带附着。锁骨支撑肩胛骨，使肩胛骨离开胸廓，有利于上肢的运动。锁骨骨折多发生在中、外 1/3 交界处（图 6-13）。

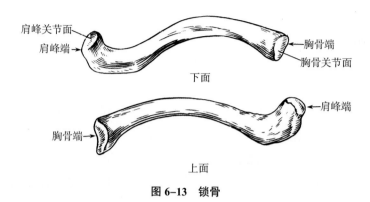

图 6-13　锁骨

2. 肩胛骨 scapula　为三角形扁骨，位于背部外上方，介于第 2～7 肋骨之间，有三缘、三角和两面（图 6-14）。

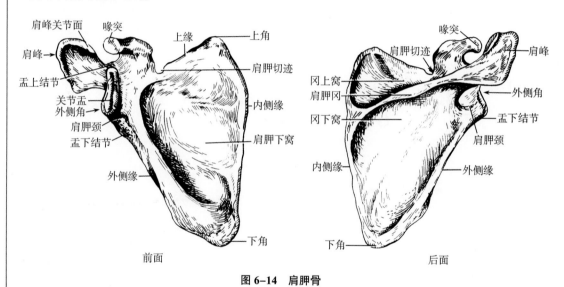

图 6-14　肩胛骨

三缘：即上缘、内侧缘和外侧缘。上缘短而薄，其外侧份的小切迹称肩胛切迹，有肩胛上神经通过。肩胛切迹的外侧有一鸟嘴状的突起，称**喙突**，于体表可在锁骨外侧 1/3 段的下方摸到它的尖端。内侧缘薄而长，靠近脊柱，又称脊柱缘。外侧缘稍肥厚，邻近腋窝，又称腋缘。

三角：即上角、下角和外侧角。上角和下角分别为内侧缘的上端和下端，分别平对第 2 肋和第 7 肋，在体表易触及，是背部计数肋骨的重要标志。外侧角为上缘和外侧缘会合处，最肥厚，其朝外侧的梨形浅窝称**关节盂**，与肱骨头相关节。

两面：肩胛骨的前面与肋骨相贴，为一大的浅窝，称**肩胛下窝**。后面微突，被一横行的**肩胛冈**分成上方的**冈上窝**和下方的**冈下窝**。肩胛冈向外侧延伸至关节盂上方的扁平隆起称**肩峰**，肩峰内侧缘有小关节面与锁骨的肩峰端相关节。

二、自由上肢骨

自由上肢骨包括肱骨、桡骨、尺骨和手骨。除手骨中的腕骨为短骨外，其余皆为长骨。

1. 肱骨 humerus　位于臂部，分为一体和两端。上端有朝向后内上方的半球形膨大，称**肱骨头**，与肩胛骨的关节盂相关节。肱骨头根部的环状浅沟称解剖颈，为肩关节囊附着处。肱骨头前下方的突起称**小结节**；小结节外侧的隆起称**大结节**，易在体表扪及。两结节向下延伸的骨嵴，分别称**小结节嵴**和**大结节嵴**。大、小结节之间的纵形浅沟称**结节间沟**，有肱二头肌长头腱通过。肱骨上端与体交界处稍细，称外科颈，是骨折的易发部位（图 6-15）。

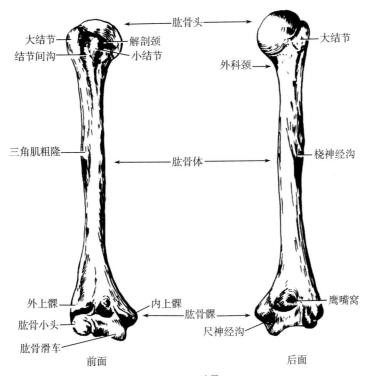

图 6-15　肱骨

肱骨体中部外侧面有一粗糙呈"V"形的**三角肌粗隆**，是三角肌的附着处。体的后面有由内上斜向外下的浅沟，称桡神经沟，有桡神经通过，肱骨中段骨折易损伤此神经。

肱骨下端前后较扁而略向前卷曲，外侧份有半球形的**肱骨小头**，与桡骨相关节；内侧份有形如滑车的**肱骨滑车**，与尺骨相关节。在滑车的前上方有一浅窝，称**冠突窝**；在滑车的后上方有一深窝，称**鹰嘴窝**，伸肘时可容纳尺骨鹰嘴。肱骨小头的外上侧和肱骨滑车的内上侧各有一个突起，分别称**外上髁**和**内上髁**，为重要的骨性标志。内上髁的后下方有一浅沟，称**尺神经沟**，有尺神经通过，内上髁骨折或肘关节脱位时，有可能伤及尺神经。

2. 桡骨 radius　位于前臂外侧部，分为一体和两端。上端较下端细小，稍膨大形成桡骨头 head of radius，头的上面有关节凹与肱骨小头相关节；头的周缘有环状关节面与尺骨的桡切迹相关节。头下方略细的部分称桡骨颈，颈的内下方有一粗糙隆起，称**桡骨粗隆**，为肱二头肌腱附着处。桡骨体呈三棱柱形，其内侧缘锐利，对向尺骨。桡骨下端的外侧份向下突出，称**桡骨茎突**，易在体表触及；下端的内侧面有关节面，称尺切迹，与尺骨头相关节；下端的下面为腕关节面，与腕骨相关节（图 6-16）。

3. 尺骨 ulna　位于前臂内侧部，分为一体和两端。上端粗大，下端细小。上端前面深凹的关节面称**滑车切迹**，与肱骨滑车相关节。在滑车切迹的上、下方各有一突起，分别称**鹰嘴**和**冠突**。鹰嘴易在肘后触及。冠突外侧面的浅凹称**桡切迹**，与桡骨头的环状关节面相关节。冠突下方的粗糙隆起称**尺骨粗隆**。尺骨体呈三棱柱形，其外侧缘锐利，对向桡骨。尺骨下端称尺骨头，与桡骨的尺切迹相关节（图 6-16）。

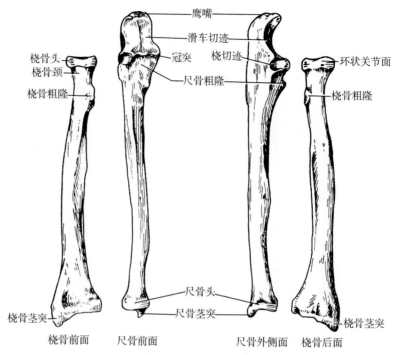

图 6-16 桡骨和尺骨

4. 手骨 hand   分为腕骨、掌骨和指骨（图 6-17）。

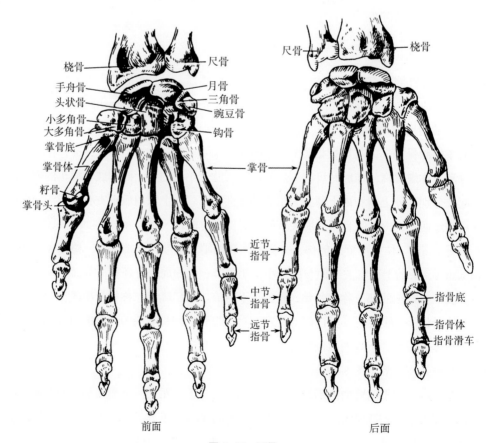

图 6-17 手骨

（1）腕骨 carpal bone　由 8 块短骨组成，排成近、远两列，每列各有 4 块。由桡侧向尺侧，近侧列依次为手舟骨、月骨、三角骨和豌豆骨，远侧列依次为大多角骨、小多角骨、头状骨和钩骨。各腕骨均以相邻的关节面相互连结，构成一掌面凹陷的腕骨沟。

（2）掌骨 metacarpal bone　共 5 块，由桡侧向尺侧，依次为第 1～5 掌骨。掌骨的近端为底，接腕骨；远端为头，接指骨；中间部为体。握拳时，掌骨头即显露于皮下。

（3）指骨 phalange of finger　共 14 节。拇指为 2 节，其余各指均为 3 节。由近侧至远侧依次为近节指骨、中节指骨和远节指骨。指骨的近端为底，中部为体，远端为滑车，但远节指骨远端无滑车，其掌面的粗糙隆起称远节指骨粗隆（甲粗隆）。

第四节　下肢骨

下肢骨分为下肢带骨和自由下肢骨，自由下肢骨借下肢带骨连于躯干骨。

一、下肢带骨

髋骨 hip bone 是形状不规则的扁骨，由上部的髂骨、后下部的坐骨和前下部的耻骨构成。幼年时，三骨借软骨相连，至 16 岁左右时，软骨骨化，逐渐融合成为一块髋骨。三骨融合处的外面有一深窝，称髋臼，与股骨头相关节。髋骨的前下份有一大孔，称闭孔（图 6-18、图 6-19）。

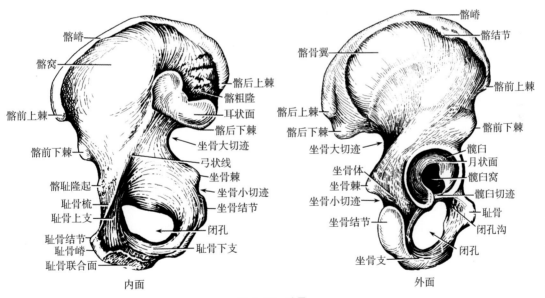

图 6-18　髋骨

1. 髂骨 ilium　构成髋骨的上部，可分为肥厚的髂骨体和扁薄的髂骨翼。髂骨体构成髋臼的上 2/5。髂骨翼位于髂骨体上方，其上缘增厚称**髂嵴**，两侧髂嵴最高点的连线约平第 4 腰椎棘突，可作为腰椎穿刺的定位标志。髂嵴的前、后端分别称**髂前上棘**和**髂后上棘**，两者的下方各有一突起，分别称**髂前下棘**和**髂后下棘**。髂前上棘后方 5～7cm 处，髂嵴向外突出形成**髂结节**。髂骨翼内面的大浅窝称**髂窝**，髂窝的下界为弧形的骨嵴，称**弓状线**；窝的后方有粗糙的耳状面与骶骨相关节。

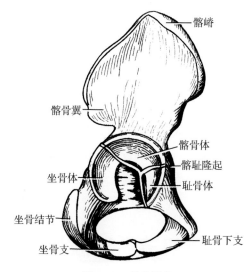

图 6-19　幼儿髋骨

2. 坐骨 ischium　构成髋骨的后下部，分为坐骨体和坐骨支。坐骨体构成髋臼的后下 2/5，其下份转折向前移行为坐骨支。体与支会合处的后部肥厚而粗糙，称**坐骨结节**，为坐骨最低处，可在体表扪到。坐骨结节的上方有一锐棘，称坐骨棘，坐骨棘的上、下方分别为**坐骨大切迹**和**坐骨小切迹**。

3. 耻骨 pubis　构成髋骨的前下部，可分为耻骨体和耻骨上、下支。耻骨体构成髋臼的前下 1/5，与髂骨体的结合处骨面粗糙隆起，称髂耻隆起。体向前内侧延伸为耻骨上支，此支向下弯曲移行为耻骨下支。耻骨上支上面的锐嵴称耻骨梳，向后移行于弓状线，向前终于耻骨结节，后者是常用的骨性标志。耻骨上、下支移行部的内侧面为长圆形粗糙面，称耻骨联合面。

二、自由下肢骨

自由下肢骨包括股骨、髌骨、胫骨、腓骨和足骨。除髌骨和足骨的跗骨外，其他都属于长骨。

1. 股骨 femur　位于大腿部（股部），是人体最长的骨，其长度约占身高的 1/4，分为一体和两端（图 6-20）。股骨上端有球形的**股骨头**，与髋臼相关节。股骨头关节面中央有一小凹陷，称股骨头凹，是股骨头韧带的附着处。股骨头下外侧的狭细部分称股骨颈。颈与体交界处有 2 个隆起，上外侧的方形隆起称**大转子**，下内侧的小隆起称**小转子**，均为肌腱附着处。大转子可在体表扪到，是重要的体表标志。大、小转子之间，前面有转子间线相连，后面有转子间嵴相连。颈与体之间形成约 130°的颈干角。股骨体微向前凸，前面光滑；后面有纵行的骨嵴，称粗线，此线向上外延续为**臀肌粗隆**。股骨下端有 2 个膨大，分别称**内侧髁**和**外侧髁**。髁的前面、下面和后面都有光滑的关节面，分别与髌骨和胫骨相关节。股骨内、外侧髁前面的关节面彼此相连，称**髌面**。股骨内、外侧髁后份之间的深窝称**髁间窝**。股骨内、外侧髁侧面最突起处分别称**内上髁**和**外上髁**，均易在体表触摸到。内上髁的上方有一三角形突起，称**骨收肌结节**，为内收肌腱附着处。

2. 髌骨 patella　是全身最大的籽骨，位于股四头肌腱内，上宽下尖，前面粗糙，后面有光滑的关节面与股骨的髌面相关节。髌骨的位置浅表，易受外力直接打击而发生骨折（图6-21）。

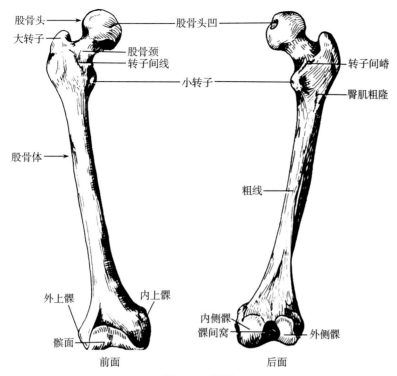

图 6-20 股骨

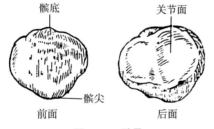

图 6-21 髌骨

3. 胫骨 tibia 位于小腿内侧部，是小腿主要负重的骨，故较粗壮，可分为一体和两端。上端膨大，其上面有关节面，与股骨两髁相关节，关节面中部有向上突出的小隆起，称髁间隆起，此隆起将胫骨上端分为内侧的**内侧髁**和外侧的**外侧髁**。在外侧髁的后下有一腓关节面，与腓骨头相关节。胫骨上端与体相移行处的前面有一粗糙隆起，称**胫骨粗隆**，是股四头肌腱的附着处。胫骨体呈三棱柱形，其前缘和内侧面紧贴皮下，在体表都可摸到；外侧缘为小腿骨间膜所附着，称**骨间缘**；后面上份有斜向下内侧的比目鱼肌线。胫骨下端的内侧部凸隆称**内踝**；外侧面有三角形的腓切迹，与腓骨相连结。下端的下面和内踝的外侧面均有关节面，与距骨滑车相关节（图6-22）。

4. 腓骨 fibula 位于小腿外侧部，细长，可分为一体和两端。上端略膨大，称**腓骨头**，其内上面为关节面，与胫骨相关节。腓骨头浅居皮下，为重要的骨性标志。头下方变细，称**腓骨颈**。体的内侧缘锐利，称骨间缘，有小腿骨间膜附着。腓骨下端膨大为**外踝**，其内侧的关节面与距骨相关节（图6-22）。

NOTE

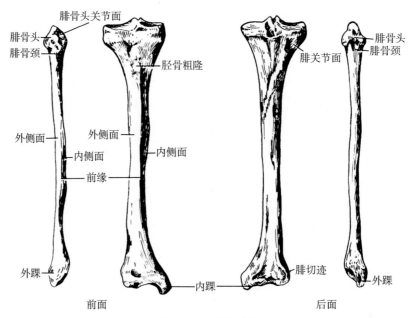

图 6-22　胫骨和腓骨

5. 足骨 bone of foot　可分为跗骨、跖骨和趾骨。跗骨属于短骨，跖骨和趾骨属于长骨（图 6-23）。

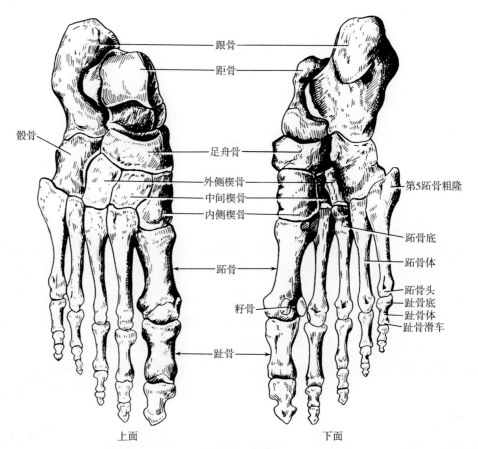

图 6-23　足骨

（1）跗骨 tarsal bone　共 7 块，为短骨。排列为前、中、后 3 列。后列有上前方的距骨和下后方的跟骨；中列为位于距骨前方的足舟骨；前列由内侧至外侧依次为内侧楔骨、中间楔骨和外侧楔骨，以及位于跟骨前方的骰骨。

距骨上面有前宽后窄的关节面，称**距骨滑车**，与胫、腓骨下端相关节。跟骨在距骨后下方，其后端隆凸称**跟骨结节**。足舟骨内下部的隆起称为舟骨粗隆。跟骨结节、舟骨粗隆均易在体表触及。

（2）跖骨 metatarsal bone　共5块，从内侧向外侧依次称第1～5跖骨，其形状和排列相当于手的掌骨，但较粗壮。跖骨近端为底，中间为体，远端为头。第1～3跖骨底与楔骨相关节，第4、5跖骨底与骰骨相关节。第5跖骨底向后突出，称**第5跖骨粗隆**，易在体表扪及。

（3）趾骨 phalange of toe　共14节，踇趾为2节，其余各趾均为3节。趾骨的排列、命名与指骨相同。

第五节　颅　骨

颅骨 cranial bone 共29块，其中6块听小骨，因与听觉有关，故列入前庭蜗器章节内介绍。除下颌骨和舌骨外，其他各骨都借缝或软骨牢固地结合在一起，彼此间不能活动。

以眶上缘和外耳门上缘的连线为界，将颅分为脑颅和面颅两部分。脑颅位于颅的后上部，近卵圆形，形成颅腔，容纳并保护脑。面颅为颅的前下部，形成颜面的基本轮廓，并参与构成口腔、鼻腔和眶。

一、脑颅骨

脑颅骨 bone of cerebral cranium 共8块，额骨、枕骨、蝶骨和筛骨各1块，顶骨和颞骨各2块，共同构成颅腔。颅腔的顶称颅盖，由前方的额骨、后方的枕骨和中间的顶骨构成；颅腔的底称颅底，由中间的蝶骨、后方的枕骨、两侧的颞骨、前方的额骨和筛骨构成。筛骨只有一小部分参与脑颅，其余构成面颅（图6-24、图6-25）。

1. 额骨 frontal bone　1块，位于颅的前上部，分为额鳞、眶部和鼻部，构成颅盖和颅底的前部。额鳞内含有空腔，称额窦。眶部为后伸的水平薄骨板，构成眶上壁。鼻部位于两侧眶部之间。

2. 筛骨 ethmoid bone　1块，为骨质菲薄的含气骨，位于颅底前部，在蝶骨的前方及左右两眶之间，呈"巾"字形，分为筛板、垂直板和筛骨迷路三部分。筛板呈水平位，构成鼻腔的顶，板上有筛孔。其前份向上突起的骨嵴称鸡冠。垂直板自筛板中线下垂，构成鼻中隔的前上部。筛骨迷路位于垂直板的两侧，由许多蜂窝状小房构成，称**筛窦（筛小房）**。迷路内侧壁有上、下两个向下卷曲的骨片，即**上鼻甲**和**中鼻甲**。迷路外侧壁骨质极薄，构成眶的内侧壁，称**眶板**。

3. 蝶骨 sphenoid bone　1块，形似蝴蝶，位于颅底中央，分体、大翼、小翼和翼突四部分。其中央部称蝶骨体，内含有空腔，称蝶窦。

4. 枕骨 occipital bone　1块，位于颅的后下部，前下部有**枕骨大孔**，孔下方的两侧有椭圆形关节面，称**枕髁**，与寰椎相关节。

5. 顶骨 parietal bone　成对，位于颅盖部中线的两侧，介于额骨与枕骨之间。

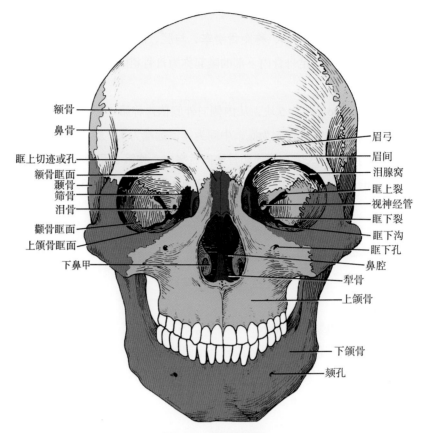

图 6-24　颅的前面观

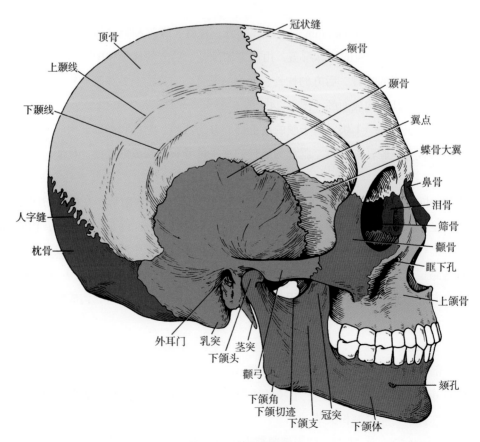

图 6-25　颅的侧面观

6. 颞骨 temporal bone　成对，位于颅的两侧，参与颅底和颅腔侧壁的构成。它参与构成颅底的部分呈三棱锥形，称颞骨岩部，内有前庭蜗器。

二、面颅骨

面颅骨 bone of facial cranium 共 15 块，犁骨、下颌骨和舌骨各 1 块，上颌骨、鼻骨、泪骨、颧骨、下鼻甲及腭骨各 2 块。上颌骨和下颌骨是面颅的主要部分，其他骨都较小。除舌骨游离外，其余均与上颌骨相邻接（图 6-24、图 6-25）。

1. 上颌骨 maxilla　成对，位于面颅中央。骨内有一大的含气腔，称上颌窦。上颌骨下缘游离，有容纳上颌牙根的牙槽。

2. 鼻骨 nasal bone　成对，在额骨的下方，为长方形的小骨片，上宽下窄，构成外鼻的骨性基础。

3. 泪骨 lacrimal bone　成对，位于眶内侧壁的前部，为一小而薄的骨片，参与构成泪囊窝。

4. 颧骨 zygomatic bone　成对，位于上颌骨的外上方，形成面颊部的骨性隆凸，参与颧弓的构成。

5. 下鼻甲 inferior nasal concha　成对，位于鼻腔外侧壁的下部，薄而卷曲，附于上颌骨和腭骨垂直板的内侧面上。

6. 腭骨 palatine bone　成对，位于上颌骨的后方，分为水平部和垂直部，水平部参与构成骨腭的后部，垂直部构成鼻中隔外侧壁的后份。

7. 犁骨 vomer　1 块，为垂直位呈斜方形的骨板，构成骨性鼻中隔的后下部。

8. 下颌骨 mandible　1 块，居上颌骨的下方，可分为一体和两支。下颌体居中央，呈马蹄铁形，其上缘有容纳下颌牙根的牙槽，体的外侧面左右各有一孔，称**颏孔**。下颌支为长方形骨板，由下颌体后端向上伸出，其上缘有 2 个突起，前突称**冠突**，后突称**髁突**，髁突上端的膨大称**下颌头**，与颞骨的下颌窝相关节。下颌头下方较细处为下颌颈。冠突与髁突之间的凹陷称**下颌切迹**，为"下关穴"的位置。下颌支内面中央有一**下颌孔**，由此孔通入下颌管，并开口于颏孔，管内有分布于下颌牙的神经和血管通过。下颌体和下颌支会合处为下颌角，角的外面粗糙，称**咬肌粗隆**，是咬肌附着处（图 6-26）。

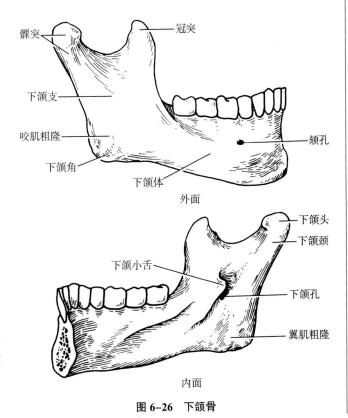

图 6-26　下颌骨

9. 舌骨 hyoid bone　1块，呈马蹄铁形，位于下颌骨的下后方，与其他颅骨之间借韧带和肌相连（图 6-27）。

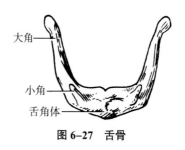

大角

小角

舌角体

图 6-27　舌骨

三、颅的整体观

1. 颅盖 calvaria　呈卵圆形，前宽后窄。各骨之间有缝相连，额骨与顶骨之间有**冠状缝** coronal suture，左、右顶骨之间有**矢状缝** sagittal suture，顶骨与枕骨之间有人字缝 lambdoid suture。在眶上缘上方有弓形隆起，称**眉弓**。

2. 颅底 base of skull　可分为内面和外面。

（1）颅底内面观　由前向后呈阶梯状排列着 3 个窝，分别称颅前窝、颅中窝和颅后窝。各窝内有许多孔、裂和管，它们大多通于颅底外面（图 6-28）。

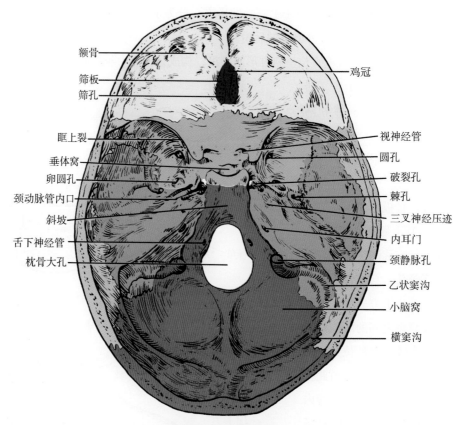

额骨

筛板

筛孔

眶上裂

垂体窝

卵圆孔

颈动脉管内口

斜坡

舌下神经管

枕骨大孔

鸡冠

视神经管

圆孔

破裂孔

棘孔

三叉神经压迹

内耳门

颈静脉孔

乙状窦沟

小脑窝

横窦沟

图 6-28　颅底内面观

颅前窝 anterior cranial fossa 位置最高，由额骨眶部、筛骨和蝶骨构成。中央低凹部分是筛骨的筛板，板上有许多**筛孔**，有嗅神经通过。筛板正中向上突起形成**鸡冠**，是大脑镰前端的附着处。颅前窝骨质较薄，其下方与鼻腔和眶相邻。

　　颅中窝 middle cranial fossa 较颅前窝低，由蝶骨和颞骨等构成。中间是蝶骨体，体上面形如马鞍，称**蝶鞍**，其中央的凹陷为**垂体窝**。窝前方两侧有**视神经管**，管的外侧有**眶上裂**，它们都通入眶。蝶鞍的两侧有**破裂孔**，该孔的后外侧壁上有**颈动脉管内口**，该孔的外侧从前内向后外依次有**圆孔**、**卵圆孔**和**棘孔**。自棘孔起有脑膜中动脉沟行向外上方，很快分为前支和后支。在颞骨岩部的尖端、破裂孔的后方有一浅窝，称三叉神经压迹。

　　颅后窝 posterior cranial fossa 最深，由枕骨和颞骨岩部后面构成。中央最低处有**枕骨大孔**，孔前方的倾斜面称**斜坡**，承托脑干。枕骨大孔的前外侧缘有**舌下神经管内口**，孔的后上方有十字形隆起，称**枕内隆凸**，隆凸的两侧为**横窦沟**，此沟转向前下移行为**乙状窦沟**，再转向下内终于**颈静脉孔**。颞骨岩部后面中央有一卵圆形开口，称**内耳门**，向前外续于**内耳道**。

　　（2）**颅底外面观**　凹凸不平，孔裂较多。由前向后主要可见以下结构：由两侧牙槽突结合形成的牙槽弓和由上颌骨与腭骨水平部构成的骨腭。骨腭以上，有被犁骨分隔的一对**鼻后孔**。鼻后孔后外侧有**卵圆孔**和**棘孔**，二者的内侧是**破裂孔**。鼻后孔的后方为**枕骨大孔**，孔两侧有椭圆形隆起的关节面，称**枕髁**，与寰椎相关节。枕髁外上方有**舌下神经管外口**，其外侧由前向后依次为**颈静脉孔**和**颈动脉管外口**，后者的后方为细长的**茎突**和圆隆的**乳突**，茎突和乳突之间有**茎乳孔**。茎乳孔前方大而深的凹陷为**下颌窝**，与下颌头相关节。下颌窝前方的横行隆起称**关节结节**。枕骨大孔的后上方有**枕外隆凸**，后者下方为"风府穴"的位置（图 6-29）。

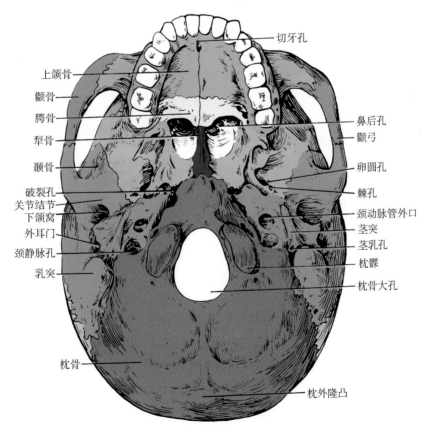

图 6-29　颅底外面观

上述颅底的孔、管都有血管或神经通过，颅底骨折时往往沿这些孔道断裂，引起严重的血管、神经损伤。

3. 颅的前面观　由大部分面颅和部分脑颅构成，并共同围成眶、骨性鼻腔。

（1）眶 orbit　容纳眼球和眼副器，呈四面锥体形，尖向后内方，经视神经管通入颅腔。底向前外，它的上、下缘分别称眶上缘和眶下缘。眶上缘的中、内 1/3 交界处有**眶上切迹**（或**眶上孔**）。眶下缘中点的下方有**眶下孔**。眶的上壁薄而光滑，是颅前窝的底；眶的下壁是上颌窦的顶，此处骨面上有沟，称**眶下沟**，向前移行为**眶下管**，通眶下孔；眶的内侧壁很薄，主要由泪骨和筛骨眶板构成，邻接筛窦，该壁近前缘处有**泪囊窝**，向下延伸为**鼻泪管**，通鼻腔；眶外侧壁后半的上、下部各有眶上裂和眶下裂。

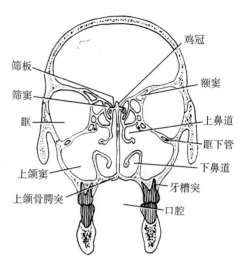

图 6-30　颅的冠状切面

（2）**骨性鼻腔** bony nasal cavity　位于面颅的中央，上方以筛板与颅腔相隔，下方以骨腭与口腔分界，两侧邻接筛窦、眶和上颌窦。骨性鼻腔被骨性鼻中隔分为左右两半，其前方的开口称梨状孔。骨性鼻中隔由筛骨垂直板和犁骨构成（图 6-30、图 6-31）。

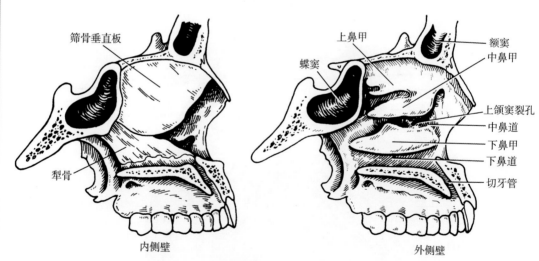

图 6-31　鼻腔

鼻腔外侧壁有 3 个卷曲的骨片，由上至下依次为上鼻甲、中鼻甲和下鼻甲（图 6-32）。下鼻甲为独立骨块，上、中鼻甲都属于筛骨的一部分。各鼻甲下方的空隙分别称为上鼻道、中鼻道和下鼻道，上鼻甲后上方与蝶骨之间的小空隙称蝶筛隐窝。

（3）**鼻旁窦** paranasal sinus　鼻腔周围的颅骨内，有些含气的空腔与鼻腔相通，称鼻旁窦。共 4 对，包括额窦、上颌窦、筛窦和蝶窦，它们皆与鼻腔相通。

额窦 frontal sinus　位于眉弓深面，左右各一，其窦口向下开口于中鼻道。

上颌窦 maxillary sinus　最大，位于鼻腔两侧的上颌骨体内，顶为眶下壁，底为上颌骨牙槽突，开口于中鼻道。由于窦口高于窦底部，故在直立位时不易引流。

筛窦 ethmoidal sinus　位于筛骨内，由筛骨迷路内许多蜂窝状小房组成，按其所在部位可分为前、中、后三群筛小房。前、中筛小房开口于中鼻道，后筛小房开口于上鼻道。

蝶窦 sphenoidal sinus　位于蝶骨体内，开口于上鼻甲后上方的蝶筛隐窝（图 6-30、图 6-31）。

4. 颅的侧面观　在乳突的前方有外耳门，向内入外耳道。外耳门前方，有一由颞骨的颧突和颧骨共同形成的弓状骨梁，称**颧弓**，可在体表摸到。颧弓以上的凹陷称颞窝，容纳颞肌。在颞窝区内，额、顶、颞、蝶四骨的会合处，骨质比较薄弱，常构成一"H"形缝，称**翼点** pterion，其内面有脑膜中动脉前支经过，若此处骨折，容易损伤该动脉（图 6-25）。

四、新生儿颅的特征

胎儿时期，由于脑及感觉器官发育较早，而咀嚼功能和呼吸器官还不发达，故脑颅比面颅大得多。新生儿面颅占全颅的 1/8，而成人占 1/4。新生儿颅与身长的比例相对较大，约为 1/4，而成年人颅占身长的 1/7。新生儿颅没有发育完全，其颅顶各骨之间留有间隙，由结缔组织膜封闭，称**颅囟**。最大的囟在矢状缝与冠状缝相交处，呈菱形，称**前囟（额囟）**，在 1 岁半左右逐渐骨化闭合。在矢状缝和人字缝相交处，有三角形的**后囟（枕囟）**，在生后 3 个月左右即闭合。前囟在临床上常作为婴儿发育和颅内压变化的检查部位之一（图 6-32）。

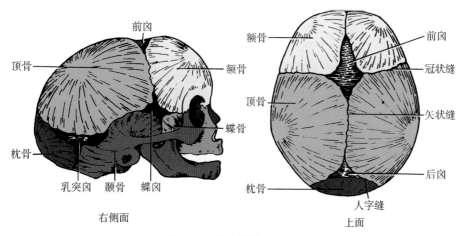

图 6-32　新生儿颅（示囟）

第七章   骨连结

第一节   概   述

骨与骨之间的连结装置称为骨连结。按照连结的不同方式，可分为直接连结和间接连结两种（图 7-1）。

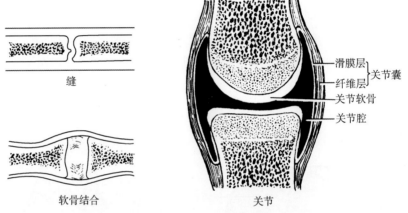

图 7-1   骨连结的分类和构造

一、直接连结

直接连结是指两骨间借纤维结缔组织、软骨或骨相连结，其间无间隙，不能活动或仅有少许活动，如颅骨的缝连结、椎骨棘突间的韧带连结、前臂骨间膜、椎体间的椎间盘和耻骨间的耻骨联合等。

二、间接连结

间接连结又称关节 joint，是指两骨之间借膜性囊互相连结，其间有腔隙及滑液，有较大的活动性。

（一）关节的主要结构

1. 关节面 articular surface   为两骨互相接触的光滑面，构成关节的骨面，通常一骨形成凸面称为关节头，另一骨形成凹面称为关节窝。关节面覆盖一层关节软骨，多数为透明软骨，关节软骨表面光滑，可减少运动时的摩擦。

2. 关节囊 articular capsule   由结缔组织构成，附着于关节面周缘及附近的骨面上，封闭关节腔，在结构上可分为内、外两层。内层光滑，称为滑膜，能分泌少量滑液，起滑润关节软骨面的作用；外层厚而坚韧，称为纤维膜。

3. 关节腔 articular cavity 为关节囊滑膜层与关节软骨之间所围成的密闭窄隙,内含有少量滑液。关节腔内呈负压,对维持关节的稳固性有一定的作用。

（二）关节的辅助结构

除上述主要结构外,某些关节为适应其特殊功能,需要一些辅助结构,包括韧带、关节盘和半月板、关节唇等。

1. 韧带 ligament 呈束状或膜状,由致密纤维结缔组织构成,位于关节周围或关节囊内,分别称为囊外韧带或囊内韧带。有稳固关节或限制其过度运动的作用。

2. 关节盘 articular disc **和半月板** articular meniscus 二者是位于两骨关节面之间的纤维软骨板,能使两骨关节面更为适合,能增加关节的运动范围,并有缓和与减少外力冲击和震荡的作用。

3. 关节唇 articular labrum 为附着于关节窝周缘的纤维软骨环,有加深关节窝,并扩大关节面的作用,使关节更加稳固。

三、关节的运动

一般关节都是围绕一定的轴做运动的。

1. 屈和伸 指关节沿冠状轴进行的运动。运动时两骨前面互相靠拢,角度缩小的称为屈;反之,角度加大的则称为伸。

2. 内收和外展 通常是关节沿矢状轴的运动。运动时骨向躯干或正中矢状面靠拢者称为内收;离开躯干或正中矢状面者称为外展。

3. 旋内和旋外 骨沿垂直轴进行运动称为旋转。骨的前面转向内侧的称为旋内;反之,旋向外侧的称为旋外。

凡二轴或三轴关节均可做环转运动,即关节头原位转动,骨的远端做圆周运动,运动时全骨绘成一圆锥形的轨迹。

第二节 躯干骨的连结

一、椎骨间的连结

相邻椎骨之间借椎间盘、韧带和关节相连结（图 7-2、图 7-3）。

1. 椎间盘 intervertebral disc 相邻两椎体间借椎间盘牢固相连。椎间盘中央部为髓核,是柔软而富有弹性的胶状物质;周围部为纤维环,由多层纤维软骨环排列成同心圆,保护髓核并限制髓核向周围膨出。椎间盘既坚韧又有弹性,可缓冲外力对脊柱的震动,又可增加脊柱的运动幅度。

2. 韧带

（1）**前纵韧带** anterior longitudinal ligament 为全身最长的韧带,很坚韧,位于椎体和椎间盘前面,有限制脊柱过度后伸和防止椎间盘向前突出的作用。

（2）**后纵韧带** posterior longitudinal ligament 位于椎体和椎间盘后面（即椎管前壁）,较

前纵韧带狭窄，有限制脊柱过度前屈和防止椎间盘向后突出的作用。

（3）**黄韧带** ligamenta flava   为位于相邻椎弓板之间的韧带，有限制脊柱过度前屈的作用。

（4）**棘上韧带** supraspinous ligament   是连结各棘突尖之间的纵行韧带，有限制脊柱前屈的作用。而在颈部，从颈椎棘突尖向后扩展成三角形板状的弹性膜层，称为项韧带。

（5）**棘间韧带** interspinal ligament   位于相邻棘突之间的韧带，前接黄韧带，后接棘上韧带或项韧带。

（6）**横突间韧带** intertransverse ligament   位于相邻横突之间的韧带。

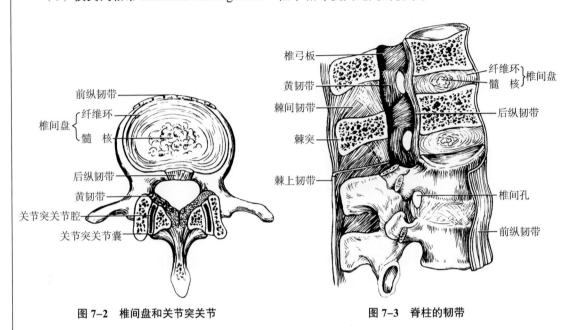

图 7-2   椎间盘和关节突关节   图 7-3   脊柱的韧带

3. 关节

（1）**关节突关节** zygapophyseal joint   由相邻椎骨的上、下关节突构成，属于平面关节，可轻微滑动（图 7-2）。

（2）**腰骶关节** lumbosacral joint   由第 5 腰椎的下关节突与骶骨的上关节突构成。

二、脊柱

1. 脊柱的组成   脊柱 vertebral column 由 24 块分离的椎骨、1 块骶骨和 1 块尾骨，借椎间盘、韧带和关节紧密连结而成（图 7-4）。

2. 脊柱的整体观

（1）**脊柱前面观**   椎体从上向下逐渐变大，到骶骨上份最宽，因为人体直立时脊柱下部负重较上部大。耳状面以下的骶骨和尾骨承重骤减，体积逐渐变小。

（2）**脊柱后面观**   棘突在背部正中形成纵嵴，位于背部正中线上。颈部棘突短，近水平位；胸部棘突向后下方倾斜，呈叠瓦状；腰部棘突水平，向后伸出。

（3）**脊柱侧面观**   成人脊柱有颈、胸、腰、骶 4 个生理性弯曲。颈曲和腰曲向前突出，而胸曲和骶曲向后突出。脊柱的弯曲使脊柱更具有弹性，对维持人体的重心稳定和减轻震荡有重要意义，且扩大了胸腔和盆腔的容积。

3. 脊柱的功能   支持躯干和保护脊髓。脊柱可做屈、伸、侧屈、旋转和环转运动。

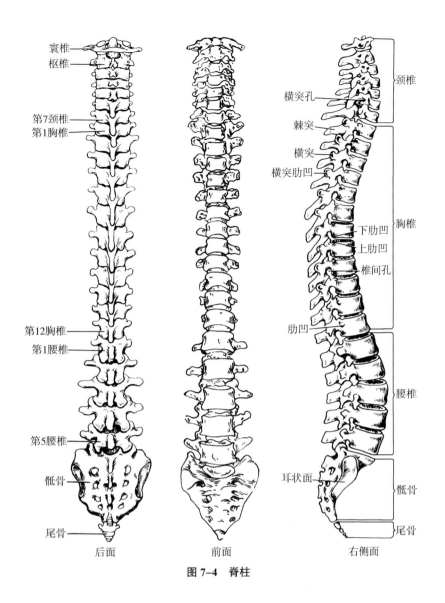

寰椎
枢椎

第7颈椎
第1胸椎

第12胸椎
第1腰椎

第5腰椎

骶骨

尾骨

后面

前面

横突孔
棘突
横突
横突肋凹

下肋凹
上肋凹
椎间孔

肋凹

耳状面

颈椎

胸椎

腰椎

骶骨

尾骨

右侧面

图 7-4　脊柱

三、胸廓

1. 胸廓的组成　胸廓 thorax 由 12 块胸椎、1 块胸骨和 12 对肋，借胸椎间盘、韧带和关节连结而成（图 7-5、图 7-6）。

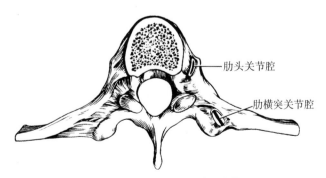

肋头关节腔

肋横突关节腔

图 7-5　肋头关节和肋横突关节

2. 胸廓的连结　肋头关节面与相应胸椎的椎体肋凹构成肋头关节，肋结节关节面与相应胸椎的横突肋凹构成肋横突关节。第 1 肋软骨与胸骨柄软骨结合，第 2 ～ 7 对肋软骨与胸骨侧

NOTE

缘相应的肋切迹形成胸肋关节，第 1 ～ 7 对肋称为真肋。第 8 ～ 10 对肋软骨不直接连于胸骨，而是依次连于上一个肋软骨，形成一对肋弓，又称假肋。第 11、12 对肋软骨前端游离于腹壁肌层中，又称浮肋。

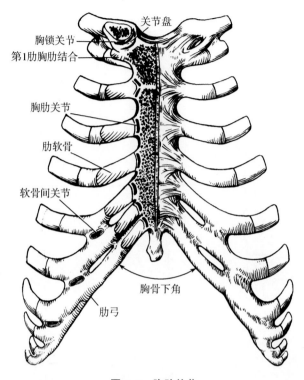

图 7-6　胸肋关节

3. 胸廓的形态　成人胸廓近似圆锥形，其横径长，前后径短，上部狭窄，下部宽阔。胸廓上口由第 1 胸椎、第 1 对肋和胸骨柄上缘围成（图 7-7），为食管、气管、大血管和神经出入胸腔的通道；胸廓下口宽阔而不整齐，由第 12 胸椎，第 11、12 对肋及肋弓、剑突共同围成，被膈封闭。胸廓的内腔称为胸腔，容纳心及其大血管、肺、气管、食管和神经等。

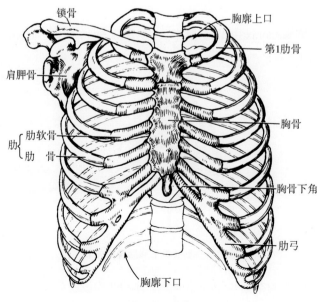

图 7-7　胸廓

4. 胸廓的功能

（1）保护和支持着胸廓内的重要脏器。

（2）通过胸廓的运动，完成胸式呼吸运动。在肌的作用下，肋的后端沿着贯穿肋结节与肋头的轴旋转，前端连带胸骨一起做上升和下降运动，使胸廓扩大和缩小，协助吸气和呼气。

第三节　上肢骨的连结

一、上肢带骨连结

上肢带骨连结包括胸锁关节和肩锁关节。胸锁关节是上肢骨与躯干骨连结的唯一关节，由锁骨的内侧端、胸骨柄相应的锁切迹和第 1 肋软骨的上面共同构成（图 7-8）。肩锁关节由肩胛骨肩峰与锁骨肩峰端构成（图 7-9）。

二、自由上肢骨连结

1. 肩关节 shoulder joint　由肱骨头与肩胛骨的关节盂构成（图 7-9）。其特点是肱骨头大，关节盂小而浅，周缘附有盂唇；关节囊薄而松弛，肱二头肌长头腱通过肩关节囊内；关节囊下壁最为薄弱，故临床以肱骨头前下方脱位为多见。

肩关节为人体运动最灵活的关节，能做屈、伸、外展、内收、旋外、旋内和环转运动。

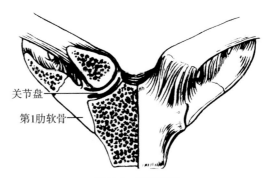

图 7-8　胸锁关节

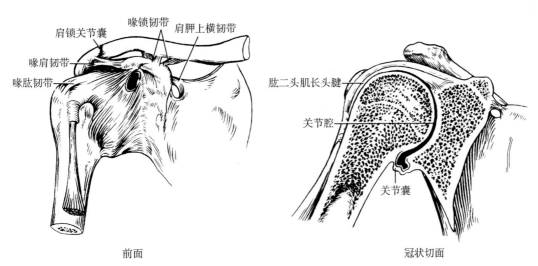

前面　　　　　　　　　　　冠状切面

图 7-9　肩锁关节和肩关节

2. 肘关节 elbow joint　由肱骨下端和桡骨、尺骨上端构成（图 7-10），包括肱尺关节（由肱骨滑车和尺骨滑车切迹构成）、肱桡关节（由肱骨小头和桡骨头上面的关节凹构成）和桡尺近侧关节（由桡骨头环状关节面和尺骨的桡切迹构成）。其特点是上述 3 个关节在一个共同的关节囊内，有一个共同的关节腔；关节囊的前、后壁薄弱而松弛；两侧有桡侧副韧带和尺侧副韧带加强。桡骨环状韧带位于桡骨环状关节面的周围，防止桡骨头脱出。

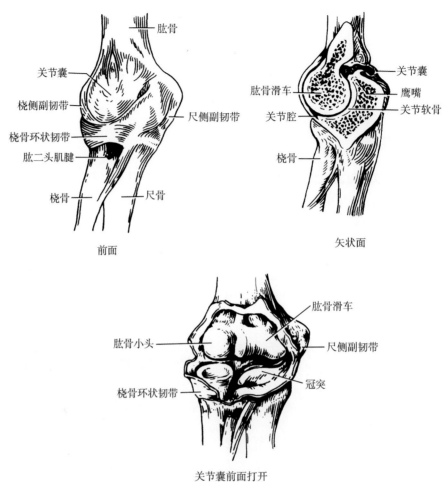

图 7-10   肘关节

肘关节主要是做屈伸运动，同时参与前臂旋前、旋后运动。

3. 前臂骨间的连结   包括上端的桡尺近侧关节、下端的桡尺远侧关节和中间的前臂骨间膜（图 7-11）。前臂骨间膜为连结尺骨与桡骨两骨干之间的坚韧的纤维膜。桡尺远侧关节由桡骨下端的尺切迹与尺骨头构成。

4. 手关节   包括桡腕关节、腕骨间关节、腕掌关节、掌骨间关节、掌指关节和指骨间关节（图 7-12）。

桡腕关节 radiocarpal joint 又称腕关节 wrist joint，由桡骨下端的腕关节面和尺骨头下方的关节盘组成的关节窝，与手舟骨、月骨、三角骨的近侧面组成的关节头共同构成。其特点是关节囊松弛，关节腔宽广；四周均有韧带加强，在囊的两侧，分别有腕桡侧副韧带和腕尺侧副韧加固，特别是腕掌侧韧带最为坚韧，因而使腕的后伸运动受限。桡腕关节可做屈、伸、收、展和环转运动。

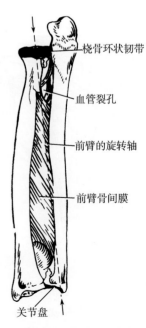

图 7-11   前臂骨的连结

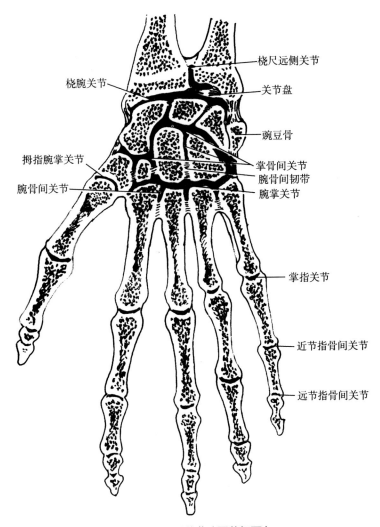

图 7-12 手关节（冠状切面）

第四节　下肢骨的连结

一、下肢带骨连结

1. 髋骨与骶骨的连结　包括骶髂关节和韧带（图 7-13）。

（1）**骶髂关节** sacroiliac joint　由骶、髂两骨的耳状面构成。关节囊紧张，并有坚强的韧带进一步加强其稳固性，以适应支持体重的功能。

（2）**骶结节韧带** sacrotuberous ligament　为骶、尾骨的侧缘至坐骨结节的韧带。

（3）**骶棘韧带** sacrospinous ligament　为骶、尾骨的侧缘至坐骨棘的韧带。

上述 2 个韧带与坐骨大、小切迹分别围成坐骨大孔和坐骨小孔，两孔内有神经、血管和肌通过。

2. 髋骨间的连结　即耻骨联合 pubic symphysis。由左、右两侧耻骨的耻骨联合面，借纤维软骨性的耻骨间盘相连而成（图 7-14）。两侧耻骨相连形成骨性弓称为耻骨弓，它们之间的夹角称为耻骨下角。

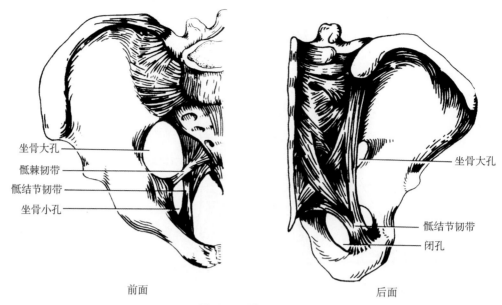

图 7-13   骨盆的韧带

3. 骨盆 pelvis

（1）**骨盆的组成**   由骶骨、尾骨及左右髋骨借关节和韧带连结而成。其主要功能是支持体重和保护盆腔脏器，在女性还是胎儿娩出的产道。

（2）**骨盆的分部**   以骶骨岬至耻骨联合上缘的两侧连线为分界线，可分为上方的大骨盆和下方的小骨盆。大骨盆较宽大，向前开放。小骨盆有上、下两口：骨盆上口由上述分界线围成，骨盆下口由尾骨、骶结节韧带、坐骨结节和耻骨弓等围成。两口之间的空腔称为骨盆腔。

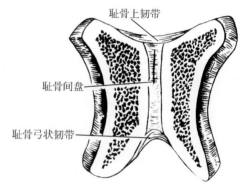

图 7-14   耻骨联合

（3）**骨盆的性差**   由于女性骨盆要适应孕育胎儿和分娩的功能，所以骨盆有明显的性别差异。男性骨盆外形窄而长，骨盆上口较小，近似桃形，骨盆腔的形态似漏斗，耻骨下角为 70°～ 75°。女性骨盆外形宽而短，骨盆上口较大，近似圆形，骨盆腔的形态呈圆桶状，耻骨下角为 90°～ 100°（图 7-15）。

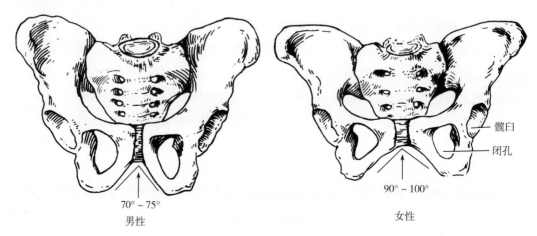

图 7-15   男女性骨盆

二、自由下肢骨连结

1. 髋关节 hip joint   由股骨头与髋骨的髋臼构成（图7-16、图7-17）。其特点是髋臼较深，周缘有髋臼唇，以增强髋臼深度；关节囊紧张而坚韧，后面包被股骨颈的内侧2/3，使股骨颈骨折有囊内、囊外骨折之分；关节囊周围有多条韧带加强，囊内有股骨头韧带；髋关节囊的后下部相对较薄弱，临床上以后下方脱位为多见。

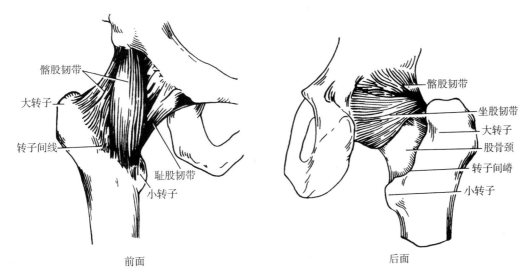

图 7-16   右髋关节

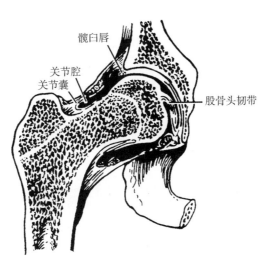

图 7-17   髋关节（冠状切面）

髋关节的运动与肩关节类似，即能做屈、伸、内收、外展、旋内、旋外和环转运动，但运动范围较肩关节小，稳定性比肩关节大，以适应支持体重和下肢行走的功能。

2. 膝关节 knee joint   膝关节是人体内最大、最复杂的关节，由股骨内、外侧髁，胫骨内、外侧髁和髌骨共同构成（图7-18～图7-21）。其特点是关节囊宽阔而松弛；囊的前方为髌韧带，囊的两侧有胫侧副韧带和腓侧副韧带；囊内有连接股骨和胫骨之间的前交叉韧带和后交叉韧带；在股骨与胫骨相对的内、外侧髁之间有纤维软骨性的内侧半月板和外侧半月板；在膝关节的周围，特别是肌腱附着处有许多滑膜囊，有的与关节腔相通，如髌上囊。膝关节主要能做屈、伸运动。

NOTE

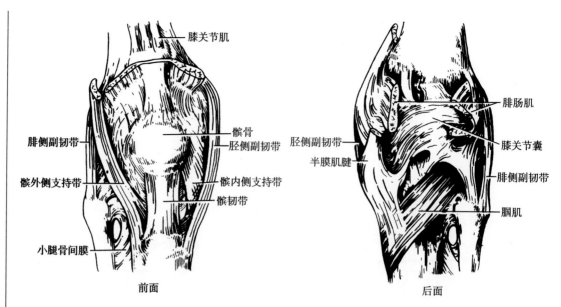

图 7-18　膝关节

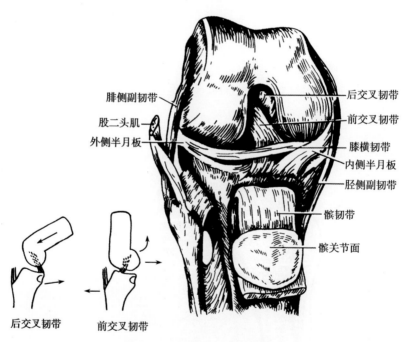

图 7-19　膝关节（示内部结构）

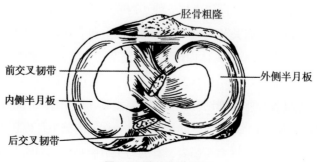

图 7-20 膝关节半月板

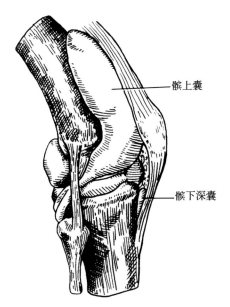

图 7-21 膝关节滑膜囊

3.小腿骨间的连结 包括上端的胫腓关节、下端的胫腓连结和中间的小腿骨间膜。小腿两骨之间几乎不能运动。

4.足关节 包括距小腿关节、跗骨间关节、跗跖关节、跖骨间关节、跖趾关节和趾骨间关节（图 7-22）。

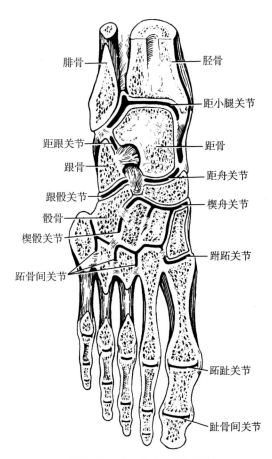

图 7-22 足关节（水平切面）

NOTE

（1）**距小腿关节** talocrural joint   又名踝关节 ankle joint，由胫、腓两骨下端的踝关节面和距骨滑车构成（图7-23、图7-24）。其特点是关节囊前、后壁薄而松弛，两侧有韧带增厚加强，内侧韧带坚韧，外侧韧带较薄弱。临床以跖屈、内翻位扭伤为多见。距小腿关节主要可做背屈和跖屈运动。

（2）**足弓**   为跗骨和跖骨借韧带和肌的牵拉，形成的一个凸向上的弓（图7-25）。足弓可分为前后方向的内侧足纵弓、外侧足纵弓和内外侧方向的足横弓。当站立时，足骨仅以跟结节、第1和第5跖骨头三点着地。足弓具有弹性，可在跳跃和行走时缓冲震荡，同时还具有保护足底血管、神经免受压迫的作用。

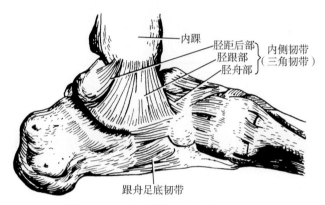

图 7-23   距小腿关节及其韧带（内侧面）

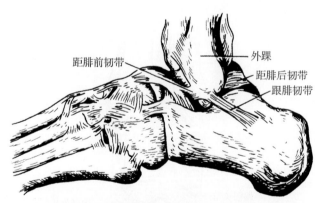

图 7-24   距小腿关节及其韧带（外侧面）

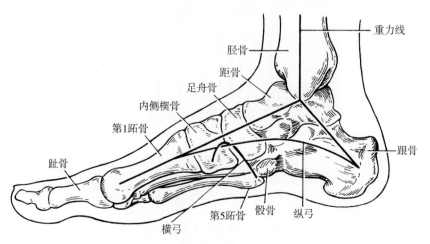

图 7-25   足弓

第五节　颅骨的连结

　　各颅骨之间大多是借缝或软骨相互连结，彼此结合得很牢固。舌骨借韧带和肌与颅底相连，唯一的关节是颞下颌关节。

　　颞下颌关节 temporomandibular joint 又名下颌关节，由颞骨的下颌窝和关节结节与下颌骨的下颌头构成，内有关节盘（图7-26）。颞下颌关节属联合关节，两侧必须同时运动，能做开口、闭口、前进、后退及侧方运动。当张口过大、过猛，下颌头和关节盘可一起向前滑出关节窝，造成下颌头脱位。

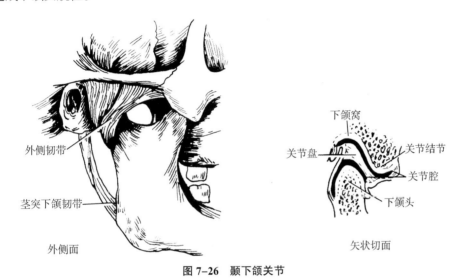

外侧面　　　　　　　　　　　　　　　矢状切面

图 7-26　颞下颌关节

第八章　骨骼肌

第一节　概　述

骨骼肌（图 8-1）是运动系统的动力部分，绝大多数附着于骨骼。骨骼肌共有 600 多块，约占体重的 40%。每块骨骼肌均是一个器官，具有一定的形态、结构和功能，有丰富的血管和**淋巴管**分布，并接受神经的支配，直接受人的意志控制。

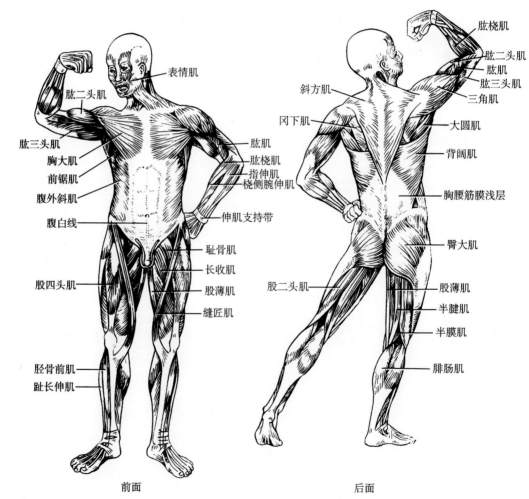

前面　　　　　　　　　　　　　　　　后面

图 8-1　全身肌的配布

一、肌的形态和构造

肌可按其形态分为长肌、短肌、扁肌和轮匝肌四种（图 8-2）。**长肌**多见于四肢；**短肌**多分布于躯干；**扁肌**又称阔肌，扁而薄，多分布于胸、腹壁；**轮匝肌**多呈环形，位于孔、裂的周围，收缩时使孔裂关闭。

骨骼肌由肌腹和肌腱两部分构成。**肌腹**多数位于肌的中间部分，主要由大量的肌纤维构成，色红而柔软，有收缩能力。**肌腱**多数位于肌腹的两端，附着于骨的表面，主要由致密结缔组织构成，色白而坚韧，无收缩能力，但能抵抗很大的牵引力。

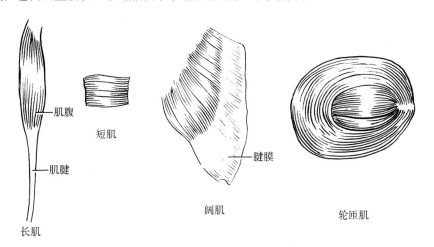

图 8-2　肌的形态

二、肌的起止和作用

肌一般以两端的肌腱附着于骨上，中间跨过一个或多个关节。一般把靠近身体正中线或四肢近端的附着点称为**起点**，另一端的附着点称为**止点**（图 8-3）。肌收缩时，牵动骨骼产生运动，一骨的位置相对固定，另一骨的位置相对移动。通常把肌在固定骨上的附着点看作**定点**，在移动骨上的附着点看作**动点**。但定点和动点是相对的，由于运动中固定骨和移动骨可相互转换，所以肌的定点、动点也是可以互换的。

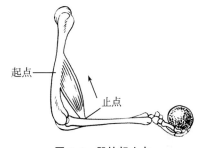

图 8-3　肌的起止点

肌有两种作用：一种是静力作用，即肌具有一定的张力，使身体各部之间保持一定的姿势，如站立、坐位和体操中的静止动作；另一种是动力作用，即肌具有一定的收缩力，使身体完成各种动作，如伸手取物、行走和跑跳等。

三、肌的辅助装置

肌的辅助装置有筋膜、滑膜囊和腱鞘等，具有保持肌的位置、减少运动时的摩擦和保护等功能。

1. 筋膜 fascia　筋膜位于肌的表面，分为浅筋膜和深筋膜两种（图 8-4）。

（1）**浅筋膜** superficial fascia　又称为**皮下筋膜**，位于皮下，由疏松结缔组织构成，内含脂肪。临床上皮下注射，即将药液注入浅筋膜内。

（2）**深筋膜** deep fascia　又称为**固有筋膜**，位于浅筋膜深面，由致密结缔组织构成。深筋膜包被每块肌，并深入到各肌层之间，形成各肌的筋膜鞘。此外，深筋膜还包绕血管、神经形成血管神经鞘，包裹腺体形成腺体的被膜。

NOTE

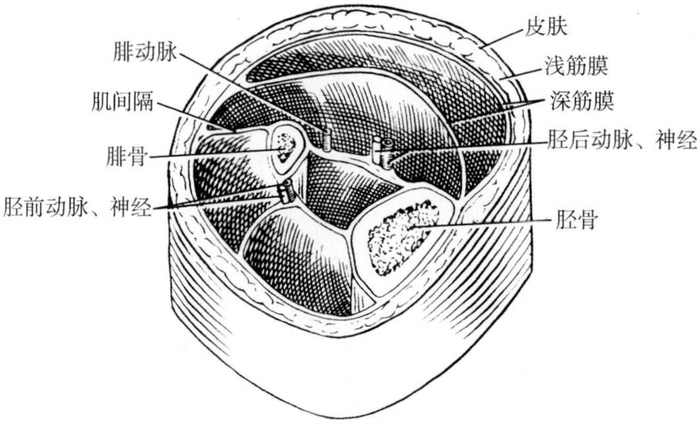

图 8-4　右侧小腿中部横切面（示筋膜）

2. 滑膜囊 synovial bursa　为一密闭的结缔组织扁囊，内有少量滑液，多位于肌腱与骨面之间，可减少两者之间的摩擦。在慢性损伤和感染时，滑膜囊发生滑膜囊炎，影响肢体的运动功能。

3. 腱鞘 tendinous sheath　为套在肌腱周围的鞘管，多位于手和足摩擦较大的部位，如腕部、踝部、手指掌侧和足趾跖侧等处。腱鞘由外层的**腱纤维鞘**（纤维层）和内层的**腱滑膜鞘**（滑膜层）构成（图 8-5）。腱鞘起约束肌腱的作用，并可减少肌腱与骨面的摩擦。临床上常见的腱鞘炎，严重时局部呈结节性肿胀，引起局部疼痛和活动受限。

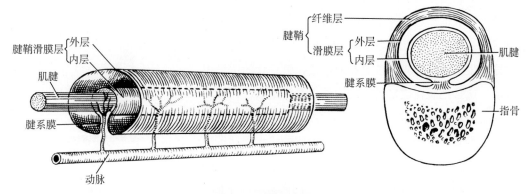

图 8-5　腱鞘示意图

第二节　躯干肌

躯干肌主要包括背肌、胸肌、膈和腹肌。

一、背肌

背肌位于躯干后面，分为浅、深两层。浅层主要有斜方肌和背阔肌，深层主要有竖脊肌（图 8-6）。

1. 斜方肌 trapezius　位于项部及背上部浅层，为三角形的扁肌，两侧相合成斜方形。起自枕外隆凸、项韧带和全部胸椎棘突，止于锁骨外侧 1/3、肩胛骨的肩峰和肩胛冈。

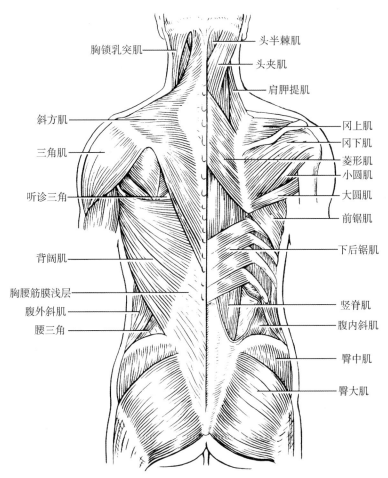

胸锁乳突肌
斜方肌
三角肌
听诊三角
背阔肌
胸腰筋膜浅层
腹外斜肌
腰三角

头半棘肌
头夹肌
肩胛提肌
冈上肌
冈下肌
菱形肌
小圆肌
大圆肌
前锯肌
下后锯肌
竖脊肌
腹内斜肌
臀中肌
臀大肌

图 8-6　背肌（右侧斜方肌、背阔肌已切除）

作用：上部肌束收缩可上提肩胛骨，下部肌束收缩可下降肩胛骨，两侧同时收缩使肩胛骨向脊柱靠拢。

2. 背阔肌 latissimus dorsi　位于背下部和胸后外侧部，为全身最大的扁肌，呈三角形。该肌起自下 6 个胸椎和全部腰椎的棘突、骶正中嵴及髂嵴后部，以扁腱止于肱骨小结节嵴。

作用：使肩关节内收、旋内和后伸；当上肢上举被固定时，可上提躯干（引体向上）。

3. 竖脊肌 erector spinae　又称**骶棘肌**，为背肌中最长、最大的肌，纵列于脊柱两侧的背纵沟内。起自骶骨背面及髂嵴的后部，向上分出许多肌束，沿途止于椎骨、肋骨，上端止于颞骨乳突。

作用：使脊柱后伸和仰头，是强有力的伸肌，对保持人体直立姿势有重要作用。

二、胸肌

胸肌主要有胸大肌和肋间肌。

1. 胸大肌 pectoralis major　位置表浅，呈扇形覆盖胸廓前壁的大部。该肌起自锁骨内侧半、胸骨和第 1～6 肋软骨等处，以扁腱止于肱骨大结节嵴（图 8-7）。

作用：可使肱骨内收、旋内和前屈；当上肢上举固定时，可上提躯干（引体向上）；并上提肋，协助吸气。

2. 肋间肌　包括肋间外肌和肋间内肌。**肋间外肌** intercostale externi 位于各肋间隙的浅层，起自肋骨的下缘，肌束斜向前下，止于下一肋骨的上缘。**肋间内肌** intercostale interni 位于肋间外肌的深面，起自肋骨的上缘，肌束方向与肋间外肌交叉，止于上一肋骨的下缘（图 8-8）。

作用：肋间外肌能提肋，助吸气；肋间内肌能降肋，助呼气。

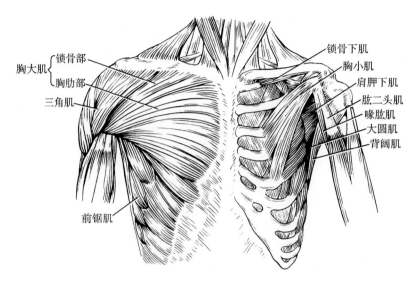

图 8-7　胸肌

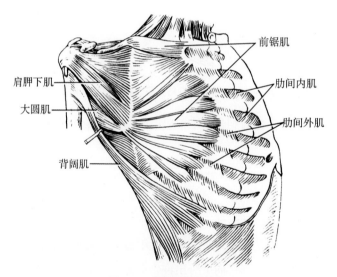

图 8-8　前锯肌和肋间肌

三、膈

膈 diaphragm 位于胸腔和腹腔之间，为向上膨隆呈穹隆状的扁肌，其周围为肌性部，起自胸廓下口内面及第 2、3 腰椎前面，各部肌束向中央集中移行于腱性的**中心腱**（图 8-9）。

膈上有 3 个裂孔：①**主动脉裂孔**在膈与脊柱之间，位于第 12 胸椎前方，有主动脉和胸导管通过；②**食管裂孔**位于主动脉裂孔的左前方，约平第 10 胸椎，有食管和左、右迷走神经通过；③**腔静脉孔**位于食管裂孔右前方的中心腱内，约平第 8 胸椎，有下腔静脉通过。

作用：膈为主要的呼吸肌。收缩时，膈的圆顶下降，胸腔容积扩大，引起吸气；舒张时，膈的圆顶上升恢复原位，胸腔容积减小，引起呼气。膈与腹肌同时收缩，则能增加腹压，可协助排便、呕吐、咳嗽和分娩等活动。

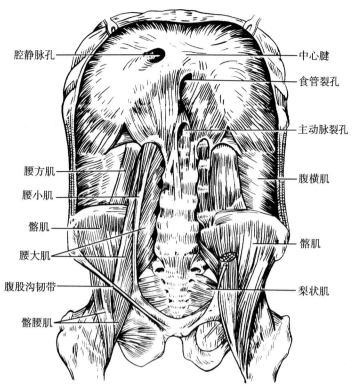

图8-9 膈和腹后壁肌

四、腹肌

腹肌可分为前外侧群和后群。前外侧群肌构成腹腔的前外侧壁，主要包括腹直肌、腹外斜肌、腹内斜肌和腹横肌（图8-10、图8-11）。后群有腰大肌和腰方肌（图8-9）。

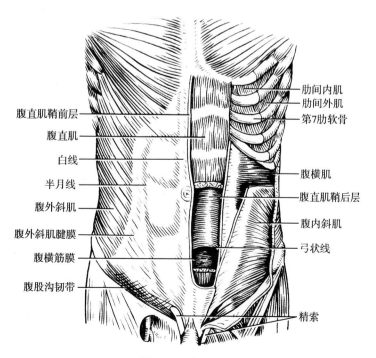

图8-10 腹前壁肌

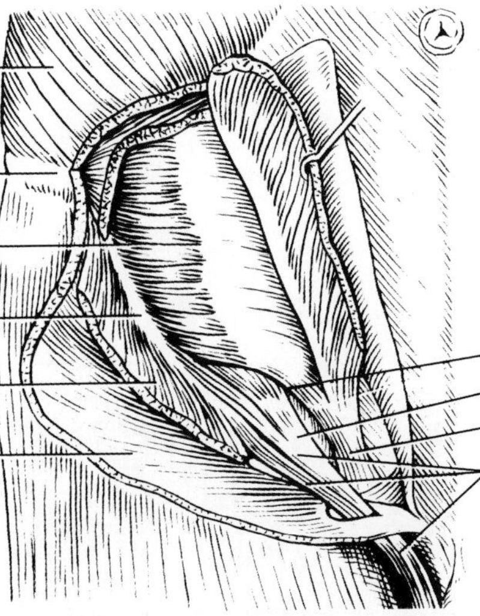

图 8-11   腹前壁的下部

1. 腹直肌 rectus abdominis   位于腹前壁正中线两旁，居腹直肌鞘中。该肌起自耻骨联合与耻骨结节之间，肌束向上止于胸骨剑突和第 5～7 肋软骨的前面。肌的全长被 3～4 条横行的腱划分成多个肌腹。

2. 腹外斜肌 obliquus externus abdominis   位于腹前外侧壁浅层，为一宽阔扁肌。该肌起自下 8 肋外面，肌束由后外上方斜向前内下方，一部分止于髂嵴，而大部分在腹直肌外侧缘处移行为腹外斜肌腱膜。该腱膜向内侧参与构成腹直肌鞘前层，腱膜的下缘卷曲增厚连于髂前上棘与耻骨结节之间形成**腹股沟韧带**。

3. 腹内斜肌 obliquus internus abdominis   位于腹外斜肌深面。该肌起自胸腰筋膜、髂嵴和腹股沟韧带外侧半，大部分肌束向内上方，下部肌束向内下方，在腹直肌外侧缘移行为腱膜。该腱膜向内侧分为前后两层并包裹腹直肌，参与腹直肌鞘前后两层的构成。

4. 腹横肌 transversus abdominis   位于腹内斜肌深面。该肌起自下 6 肋内面、胸腰筋膜、髂嵴和腹股沟韧带外侧部，肌束向前内横行，在腹直肌外侧缘移行为腱膜。该腱膜参与腹直肌鞘后层的构成。

作用：腹前外侧群肌共同保护和支持腹腔脏器，收缩时可以缩小腹腔，增加腹压，以协助呼气、排便、分娩、呕吐和咳嗽等活动。该肌群还可使脊柱做前屈、侧屈及旋转等运动。

5. 腹肌形成的结构

（1）腹直肌鞘 sheath of rectus abdominis   包裹腹直肌，分为前、后两层。前层由腹外斜肌腱膜和腹内斜肌腱膜的前层愈合而成，后层由腹内斜肌腱膜后层和腹横肌腱膜愈合而成。在脐下 4～5cm 处，鞘的后层全部转至腹直肌前方参与构成鞘的前层，使鞘的后层自此以下缺如，并形成凸向上的弓形分界线，称**弓状线**（图 8-10）。

（2）白线 linea alba   位于左右腹直肌之间，由两侧腹壁阔肌的腱膜在正中线交织而成，其上方起自剑突，下方止于耻骨联合。白线上部较宽，下部较窄，其中部有一**脐环**，在胎儿时期有脐血管通过（图 8-10）。

（3）腹股沟管 inguinal canal   为男性精索或女性子宫圆韧带所通过的一条裂隙，位于腹前外侧壁的内下部，在腹股沟韧带内侧半的上方，长约 4.5cm（图 8-10、图 8-11）。管的内口称腹股沟管深环（腹环），位于腹股沟韧带中点上方 1.5cm 处。管的外口即腹股沟管浅环（皮下环）。在病理状态下，腹腔内容物可经腹股沟管深环进入腹股沟管，再经浅环突出下降到阴囊，形成腹股沟斜疝。如不经过深环而经过腹股沟管后壁直接向前突出者，则称腹股沟直疝。

第三节 头颈肌

头颈肌按其所在部位，可分为头肌和颈肌。

一、头肌

头肌主要包括面肌和咀嚼肌。面肌均与表情有关，又称表情肌，主要包括枕额肌、眼轮匝肌、口轮匝肌和颊肌；咀嚼肌均与咀嚼动作有关，包括咬肌、颞肌、翼外肌和翼内肌（图8-12、图8-13）。

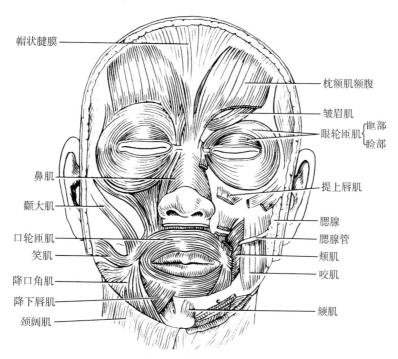

图 8-12 头肌（前面）

1. 枕额肌 occipitofrontalis 覆盖于颅盖外面，阔而薄，由两个肌腹及中间的帽状腱膜组成。**枕腹**起自枕骨，止于帽状腱膜，可向后牵拉腱膜；**额腹**起自帽状腱膜，止于额部皮肤，收缩时可扬眉、皱额。

2. 眼轮匝肌 orbicularis oculi 肌纤维环绕于眼裂周围，呈扁椭圆形。

作用：使眼裂闭合。

3. 口轮匝肌 orbicularis oris 肌纤维环绕口裂。

作用：使口裂闭合。

4. 咬肌 masseter 呈长方形，起自颧弓，向后下止于下颌角外面。

5. 颞肌 temporalis 呈扇形，起自颞窝骨面，肌束向下，通过颧弓的内侧，止于下颌骨冠突。

咬肌和颞肌的作用：主要是上提下颌骨，使上、下颌牙咬合。

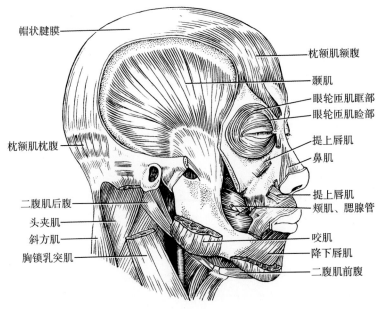

图 8-13　头肌（侧面）

二、颈肌

按其位置，颈肌可分为颈浅肌群、颈中肌群和颈深肌群。颈浅肌群主要有颈阔肌、胸锁乳突肌，颈中肌群包括舌骨上肌群（二腹肌、茎突舌骨肌、下颌舌骨肌和颏舌骨肌）和舌骨下肌群（胸骨舌骨肌、肩胛舌骨肌、胸骨甲状肌和甲状舌骨肌），颈深肌群包括前斜角肌、中斜角肌和后斜角肌（图 8-14）。

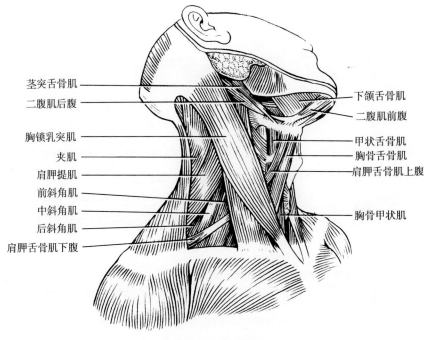

图 8-14　颈肌（侧面）

胸锁乳突肌 sternocleidomastoid 斜列于颈部两侧，为颈部一对强有力的肌肉。该肌起自胸骨柄前面和锁骨的胸骨端，肌束斜向后上方，止于颞骨的乳突。

作用：两侧收缩，使头向后仰；单侧收缩，使头屈向同侧，面转向对侧。

第四节　上肢肌

上肢肌按其所在部位，可分为肩肌、臂肌、前臂肌和手肌。

一、肩肌

肩肌位于肩关节周围，包括三角肌、冈上肌、冈下肌、小圆肌、大圆肌和肩胛下肌等（图8-15）。

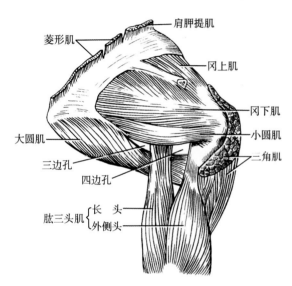

图 8-15　肩肌（后面）

三角肌 deltoid 是肩部的主要肌肉，呈三角形。该肌起自锁骨的外侧段、肩峰和肩胛冈，肌束从前、后和外侧包围肩关节，止于肱骨体外侧的三角肌粗隆。上肢肌肉注射常选该肌。

作用：使肩关节外展，前部肌束可以使肩关节屈曲和旋内，后部肌束能使肩关节后伸和旋外。

二、臂肌

臂肌位于肱骨周围，可分为前群和后群。前群包括肱二头肌、喙肱肌和肱肌，后群为肱三头肌（图8-16、图8-17）。

1.肱二头肌 biceps brachii 位于臂的前面浅层。该肌起端有长、短两头，长头以长腱起自肩胛骨盂上结节，穿经肩关节囊；短头在内侧，起自肩胛骨喙突。两头在臂中部会合成一肌腹，向下延续为肌腱，止于桡骨粗隆。

作用：主要为屈肘关节。

2.肱肌 brachialis 位于肱二头肌深面。该肌起自肱骨体下半部的前面，止于尺骨粗隆。

作用：屈肘关节。

3. 肱三头肌 triceps brachii　位于臂的后面。该肌起端有 3 个头，长头起自肩胛骨盂下结节；外侧头与内侧头起自肱骨后面，三头向下合为一个肌腹，以扁腱止于尺骨鹰嘴。

作用：主要是伸肘关节。

三、前臂肌

前臂肌位于尺骨和桡骨周围，分为前群和后群。

1. 前群　位于前臂的前面，可分浅、深两层，共 9 块肌（图 8-16、图 8-18）。浅层：自桡侧向尺侧依次为**肱桡肌**、**旋前圆肌**、**桡侧腕屈肌**、**掌长肌**、指浅屈肌和**尺侧腕屈肌**。深层：桡侧有**拇长屈肌**，尺侧有**指深屈肌**，桡、尺骨远端的前面有**旋前方肌**。前群多数起自肱骨内上髁，主要作用为屈腕、屈指和使前臂旋前。

2. 后群　位于前臂的后面，可分为浅、深两层，共 10 块肌（图 8-17、图 8-19）。浅层：由桡侧向尺侧依次为**桡侧腕长伸肌**、**桡侧腕短伸肌**、**指伸肌**、**小指伸肌**和**尺侧腕伸肌**。深层：由近侧向远侧依次为**旋后肌**、**拇长展肌**、**拇短伸肌**、**拇长伸肌**和**示指伸肌**。后群多数起自肱骨外上髁，主要作用为伸腕、伸指和使前臂旋后。

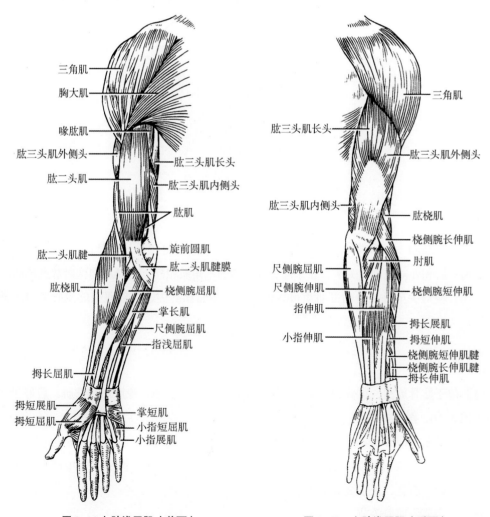

图 8-16 上肢浅层肌（前面）　　　　图 8-17　上肢浅层肌（后面）

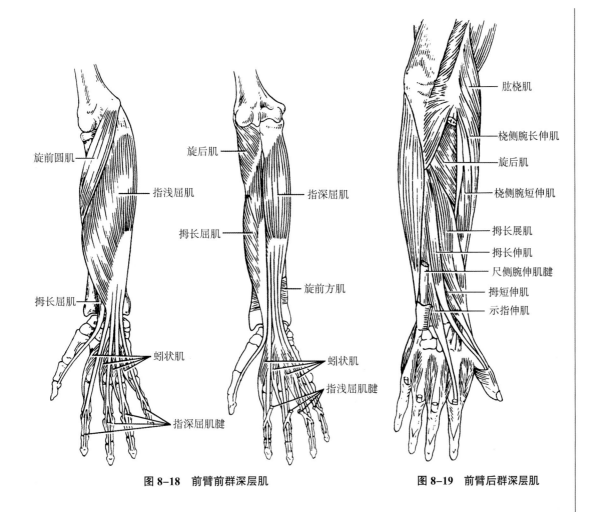

图 8-18　前臂前群深层肌　　　　图 8-19　前臂后群深层肌

（图中标注）
旋前圆肌
指浅屈肌
拇长屈肌
拇长屈肌
蚓状肌
指深屈肌腱

旋后肌
指深屈肌
旋前方肌
蚓状肌
指浅屈肌腱

肱桡肌
桡侧腕长伸肌
旋后肌
桡侧腕短伸肌
拇长展肌
拇长伸肌
尺侧腕伸肌腱
拇短伸肌
示指伸肌

四、手肌

手指活动有许多肌参与，除有从前臂来的长腱外，还有许多短小的手肌，这些肌都在手掌面，可分为外侧群、中间群和内侧群（图 8-16、图 8-18）。外侧群肌在手掌的桡侧形成鱼际，包括**拇短展肌**、**拇短屈肌**、**拇收肌**、**拇对掌肌**，可使拇指外展、屈、内收和对掌；内侧群肌在手掌的尺侧形成小鱼际，包括**小指展肌**、**小指短屈肌**、**小指对掌肌**，可使小指外展、屈和对掌；中间群包括 4 块蚓状肌和 7 块骨间肌，其中的骨间掌侧肌可使 2、4、5 指向中指并拢（内收），骨间背侧肌可使上述手指分开（外展）。

第五节　下肢肌

下肢肌按其所在部位，可分为髋肌、大腿肌、小腿肌和足肌。

一、髋肌

髋肌位于髋关节周围，可分为前群和后群。前群主要有**髂腰肌**（图 8-9、图 8-20），该肌使髋关节前屈和旋外；后群主要包括臀大肌、臀中肌、臀小肌、梨状肌、闭孔内肌、闭孔外肌和股方肌等。

1. 臀大肌 gluteus maximus　位于臀部皮下，由于直立姿势的影响，故大而肥厚，形成特有的臀部膨隆（图8-1）。该肌起自髂骨外面和骶、尾骨的后面，肌束斜向下外，止于股骨的臀肌粗隆和髂胫束。臀大肌肌束肥厚，其外上1/4部深面无重要血管和神经，故为肌肉注射的常用部位。

作用：使髋关节后伸和旋外，对维持人体直立姿势有重要作用。

2. 梨状肌 piriformis　起自骶骨前面骶前孔外侧，向外穿坐骨大孔出骨盆腔达臀部，止于股骨大转子（图8-21）。在坐骨大孔处，梨状肌上、下缘的间隙分别称**梨状肌上孔**和**梨状肌下孔**，均有血管和神经通过。

作用：使髋关节外展和外旋。

二、大腿肌

大腿肌位于股骨周围，可分为前群、后群和内侧群。前群有缝匠肌和股四头肌；内侧群也称内收肌群，包括耻骨肌、长收肌、股薄肌、短收肌和大收肌；后群有股二头肌、半腱肌和半膜肌。在大腿前上部，由腹股沟韧带、长收肌内侧缘、缝匠肌内侧缘共同围成三角形区域，称**股三角**，内有股神经、股动脉、股静脉和淋巴结等，是临床穿刺股动脉、股静脉的常用部位。

1. 股四头肌 quadriceps femoris　是全身体积最大的肌。起端有4个头，即**股直肌**、**股内侧肌**、**股外侧肌**和**股中间肌**（图8-20）。股直肌位于大腿前面，起自髂前下棘；股内、外侧肌分别位于股直肌的内、外侧，起自股骨粗线的内、外侧唇；股中间肌位于股直肌的深面，在股内、外侧肌之间，起自股骨体前面。4个头向下形成一个腱，包绕髌骨的前面和两侧缘，并向下延续为**髌韧带**，止于胫骨粗隆。

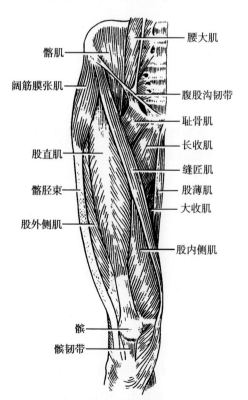

图8-20　髂肌和大腿肌前群（浅层）

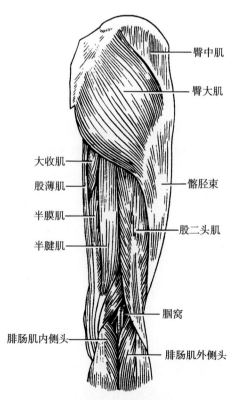

图8-21　髂肌和大腿肌后群（深层）

作用：伸膝关节，其中股直肌还可以屈髋关节。当小腿屈曲时叩击髌韧带，可引出膝反射（伸小腿动作）。

2. 股二头肌 biceps femoris 位于大腿后面外侧。该肌有长、短两头，长头起自坐骨结节，短头起自股骨粗线，两头合并，止于腓骨头（图8-1）。

作用：屈膝关节，伸髋关节。

三、小腿肌

小腿肌位于胫骨和腓骨周围，可分为前群、外侧群和后群（图8-22、图8-23）。前群位于小腿骨前方，自胫侧向腓侧依次为**胫骨前肌**、**跛长伸肌**、**趾长伸肌**。胫骨前肌的作用为使足背屈（伸足）、内翻，其余两肌的作用与名称一致，并使足背屈；外侧群位于腓骨的外侧，有**腓骨长肌**和**腓骨短肌**，使足外翻和跖屈；后群位于小腿骨后方，可分为浅层的**小腿三头肌**和深层的**趾长屈肌**、**胫骨后肌**和**跛长屈肌**。

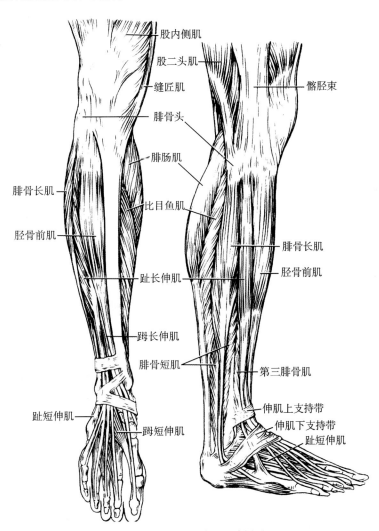

图 8-22 小腿肌前群和外侧群

小腿三头肌 triceps surae（图8-23）由腓肠肌和比目鱼肌构成。**腓肠肌**位于小腿骨后方的浅层，腓肠肌有内、外侧2个头，分别起自股骨内、外侧髁后上面的两侧。**比目鱼肌**位于腓肠肌的深面，起自胫、腓骨上端的后面。3个头会合组成小腿三头肌，向下移行为一个粗大的**跟**

腱，止于跟骨结节。

作用：屈膝关节和屈踝关节（跖屈），对维持人体直立姿势也有重要作用。

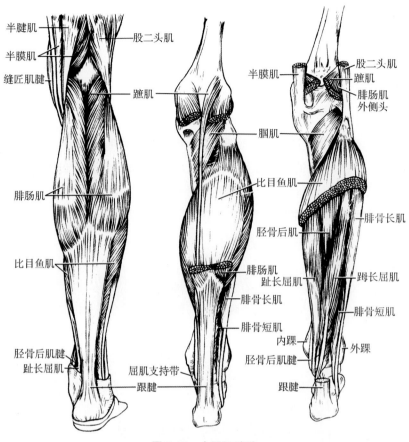

图 8-23 小腿肌后群

四、足肌

足肌可分足背肌和足底肌。足背肌较弱小，是使趾伸的肌。足底肌的配布情况与手掌的肌近似，主要作用在于维持足弓。

【附】体表标志

在体表可以观察或触摸到的骨性突起和凹陷、肌的轮廓及皮肤皱纹等，均称为体表标志。应用这些体表标志，可以确定体内血管和神经的走行，以及内部器官的位置、形状和大小，也可作为临床检查、治疗和针灸腧穴定位的标志，故有实用意义。现按身体分部总结如下：

一、躯干部的体表标志

1. 项背腰骶部的体表标志

背纵沟：为背部正中纵行的浅沟，在沟底可触及各椎骨的棘突。

竖脊肌：在背纵沟的两侧，呈纵行隆起。

肩胛骨：位于皮下，可以摸到肩胛冈、肩峰和肩胛骨上、下角。肩胛冈内侧端平第 3 胸椎棘突，上角平对第 2 肋，下角平对第 7 肋或第 7 肋间隙。

髂嵴：位于皮下，其最高点约平对第 4 腰椎棘突。

髂后上棘：为髂嵴的后端，瘦人为一骨性突起，皮下脂肪较多者则为一皮肤凹陷，此棘平对第 2 骶椎棘突。

斜方肌：自项部正中线及胸椎棘突向肩峰伸展，轮廓呈三角形，运动时可辨认其轮廓。

背阔肌：为覆盖腰部及胸部下份的阔肌，运动时可辨认其轮廓。

2. 胸腹部的体表标志

锁骨：全长均可摸到，锁骨的内侧端膨大，突出于胸骨颈静脉切迹的两侧，其内侧 2/3 凸向前，外侧 1/3 凸向后。

喙突：在锁骨中、外 1/3 交界处的下方一横指处，向后深按即能触及。

颈静脉切迹：胸骨柄上缘正中，平对第 2 胸椎体下缘。

胸骨角：胸骨柄与胸骨体相接处形成突向前方的横行隆起，两侧连第 2 肋软骨，可依此计数肋和肋间隙。胸骨角平对第 4 胸椎体下缘水平。

剑突：在胸骨体的下方两肋弓的夹角处，有一三角形凹陷，于此处可摸到剑突。

肋弓：由剑突向外下方可摸到。

胸大肌：为胸前壁上部的肌性隆起。

腹直肌：位于腹前壁正中线两侧，被 3 ～ 4 条横沟分成多个肌腹，这些横沟即腱划，肌收缩时在脐以上可见到。该肌外侧缘呈半月形的弧线，自第 9 肋软骨开始，下延至耻骨，称为半月线，此线与右侧肋弓相交处，相当于胆囊底的体表投影点，临床常以此部位作为胆囊炎的压痛点。

髂前上棘：是髂嵴的前端。

髂结节：在髂前上棘后上方 5 ～ 7cm 处，为髂嵴向外突出的隆起。

耻骨联合上缘：在两侧腹股沟内侧端之间可摸到的骨性横嵴，其下有外生殖器。

耻骨结节：为耻骨联合外上方的骨性隆起。

腹股沟：为腹部与大腿前部交界处的皮肤浅沟。

腹外斜肌：在腹前外侧，以肌齿起于下位数肋，其轮廓较为清楚。

二、头颈部的体表标志

1. 头颈部的骨性和肌性标志

枕外隆凸：为头后正中线处的骨性隆起。

乳突：为耳郭后方的骨性突起。

颧弓：为外耳门前方的横行骨性弓。

眶上缘和眶下缘：为眶口上、下的骨性边界。

眶上切迹：位于眶上缘内、中 1/3 交界处。

眉弓：为眶上缘上方的横行隆起。

下颌头：位于耳屏前方约一横指处，颧弓下方，张口、闭口运动时可移动。

下颌角：为下颌体下缘的后端。

舌骨：在颈前部正中，甲状软骨的上方。

咬肌：咬紧牙关时，在下颌角前上方的肌性隆起。

颞肌：咬紧牙关时，在颧弓上方颞窝内的肌性隆起。

胸锁乳突肌：头转向一侧时，在颈部对侧可明显看到自后上斜向前下的长条状肌性隆起。

2. 头颈部的皮肤标志

人中：为上唇外面中线上的一纵行浅沟。

鼻唇沟：为颊和上唇分界处的斜行浅沟。

三、上肢的体表标志

1. 上肢的骨性和肌性标志

肱骨大结节：在肩峰的下方，为三角肌所覆盖。

肱骨小结节：在肩胛骨喙突的稍外方。

肱骨内、外上髁：在肘关节两侧的稍上方，内上髁突出较明显。

尺骨鹰嘴：在肘后方极易摸到。

桡骨头：在肱骨外上髁下方，伸肘时在肘后方容易摸到。

桡骨茎突：位于腕桡侧，为桡骨下端外侧份的骨性隆起。

尺骨茎突：位于腕尺侧，在尺骨头后内侧，前臂旋前时，可在尺骨头下方摸到。正常情况下，尺骨茎突比桡骨茎突高。

豌豆骨：位于腕前面尺侧的皮下。

三角肌：从前、后、外侧三个方向包绕肱骨的上端，形成肩部圆隆状的外形。

肱二头肌：在臂前面，其内、外侧各有一纵行的浅沟，内侧沟较明显；肱二头肌腱可在肘窝处摸到。

腕掌侧的肌腱：握拳屈腕时，在腕掌侧可见到3条肌腱，位于中间者为掌长肌腱，位于桡侧者为桡侧腕屈肌腱，位于尺侧者为尺侧腕屈肌腱。

腕背侧的肌腱：拇指伸直、外展时，在腕背桡侧可看到3条肌腱，自桡侧向尺侧依次为拇长展肌腱、拇短伸肌腱和拇长伸肌腱。在拇长伸肌腱的尺侧为指伸肌腱。拇短伸肌腱和拇长伸肌腱之间有一三角形皮肤凹陷，称"鼻烟壶"，窝底为手舟骨和大多角骨，有桡动脉通过。

2. 上肢的皮肤标志

腋前襞和腋后襞：上肢下垂时，在腋窝前、后面见到的皮肤皱襞。

肘窝横纹：屈肘时，出现于肘窝处的横纹。

腕掌侧横纹：屈腕时，在腕掌侧出现2～3条横行的皮肤皱纹，分别称近侧横纹、中间横纹（不甚恒定）和远侧横纹。

四、下肢的体表标志

1. 下肢的骨性和肌性标志

坐骨结节：为坐骨最低点，取坐位时与凳子相接触，在皮下易摸到。

股骨大转子：为股骨颈与体交界处向上外侧的方形隆起，构成髋部最外侧的骨性边界，在股外侧于髂结节下方约10cm处可触及。

股骨内、外侧髁：为股骨远侧端向两侧的膨大。内、外侧髁侧面最突出部为股骨内、外上髁。

胫骨内、外侧髁：为胫骨近侧端向两侧的膨大。屈膝时，可在髌韧带两侧触及。

髌骨：在膝关节前面的皮下。

髌韧带：为髌骨下方、连于髌骨与胫骨粗隆之间的纵行粗索。

胫骨粗隆：为胫骨内、外侧髁之间前下方的骨性隆起，向下续于胫骨前缘。

胫骨内侧面：位于皮下，向下可延至内踝。

腓骨头：位于胫骨外侧髁的后外方，位置稍高于胫骨粗隆。

外踝：为腓骨下端一窄长的隆起，比内踝低。

内踝：为胫骨下端内侧面的隆凸。

臀大肌：形成臀部圆隆的外形。

股四头肌：形成大腿前面的肌性隆起，肌腱经膝关节前面包绕髌骨的前面和两侧缘，向下延伸为髌韧带，止于胫骨粗隆，为临床上膝反射叩击部位。

半腱肌腱和半膜肌腱：附于胫骨上端的内侧，构成腘窝的上内侧界。

股二头肌腱：为一粗索，附着于腓骨头，构成腘窝的上外侧界。

腓肠肌：腓肠肌腹形成小腿后面的肌性隆起，俗称"小腿肚"。其内、外侧两个头构成腘窝的下内侧界、下外侧界。

踝关节前面的肌腱：用力使足背屈、伸足趾时，在踝关节前面可见到 3 条肌腱，自内侧向外侧依次为胫骨前肌腱、蹬长伸肌腱和趾长伸肌腱。

跟腱：在踝关节后上方的粗索，向下连于跟骨结节。

2. 下肢的皮肤标志

臀股沟：又称臀沟，介于臀部与大腿后面之间，为一横行的沟。

腘窝横纹：在腘窝呈横行的皱纹。

第三篇　内脏学

内脏总论

主要位于体腔内（胸腔、腹腔、盆腔），且有孔道直接或间接与体外相通的器官，称为**内脏 viscera**。根据以上特征，内脏包括消化、呼吸、泌尿、生殖 4 个系统的器官。研究内脏器官形态结构和位置的科学，称为**内脏学 splanchnology**。在形态发生上与内脏密切相关的胸膜、腹膜和纵隔等，也归属于内脏学。

内脏各器官在结构上相对独立又相互联系，功能上相辅相成，在神经 – 体液的调节下，共同完成各自的生理功能，以保障人体生命活动的顺利进行。

一、内脏的一般结构

内脏器官按其基本结构可分为中空性器官和实质性器官两大类。

（一）中空性器官

中空性器官内部均有空腔，它们的壁一般分四层结构，由内向外依次为黏膜、黏膜下层、肌层和外膜；肌层一般排列为内环、外纵两层。

（二）实质性器官

该类器官多属腺体，如消化腺、肺、肾及生殖腺等。其表面为结缔组织或浆膜构成的被膜，内部为腺组织构成的实质。被膜通常深入到腺实质内，将其分隔成若干叶、小叶或段，如肝小叶、肺段等。实质性器官的表面还可以观察到一凹陷的门 hilum（或 porta），如肝门、肺门和肾门，是该器官的血管、神经、淋巴管和功能导管出入处。

二、胸腹标志线和腹部分区

为了描述胸腹腔脏器的位置和体表投影，为临床诊断和治疗疾病提供依据，通常在胸腹部规定如下标志线（图内脏总论 –1 ）。

（一）胸部标志线

1.前正中线　沿身体前面正中所作的垂直线。

2.锁骨中线　经锁骨中点所作的垂直线。

3.腋前线　沿腋前襞向下所作的垂直线。

4.腋中线　沿腋窝的中点向下所作的垂直线。

5.腋后线　沿腋后襞向下所作的垂直线。

6.肩胛线　经肩胛骨下角所作的垂直线。

7. 后正中线　经身体后面正中所作的垂直线。

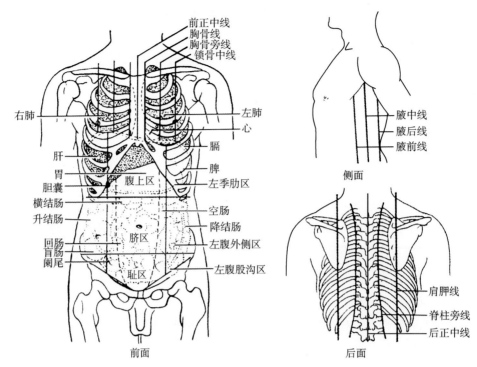

图内脏总论 −1　胸部标志线和腹部分区

（二）腹部标志线及分区

通常以两条横线和两条垂线将腹部分为 9 个区。

1. 上横线　通过两侧肋弓最低点的连线。

2. 下横线　通过两侧髂结节的连线。

3. 垂直线　经腹股沟韧带中点所作的垂直线。

上述两条水平线把腹部分为上腹部、中腹部和下腹部。两条垂线将上述 3 部的每个部分划为 3 个区，故腹部共分为 9 个区，即上腹部有中央的腹上区和左、右季肋区，中腹部有中央的脐区和左、右外侧区（腰区）；下腹部有中央的腹下区（耻区）和左、右腹股沟区（髂区）。

临床上通常通过脐作一横线和一垂直线，将腹部分为左上腹、右上腹、左下腹和右下腹 4 个区。

第九章　消化系统

消化系统 alimentary system 由消化管和消化腺两部分组成（图 9-1）。**消化管** alimentary canal 包括口腔、咽、食管、胃、小肠（十二指肠、空肠及回肠）、大肠（盲肠、阑尾、结肠、直肠及肛管）。临床上把口腔到十二指肠的一段称为**上消化道**，空肠到肛门的一段称为**下消化道**。**消化腺** alimentary gland 是分泌消化液的腺体，可分为大消化腺和小消化腺两类。小消化腺存在于消化管壁内，大消化腺为独立存在的器官，如唾液腺、肝、胰等，其分泌物通过导管排入消化管。

消化系统的主要功能是摄取食物、进行物理和化学性消化，吸收其营养，最后将食物残渣形成粪便排出体外。

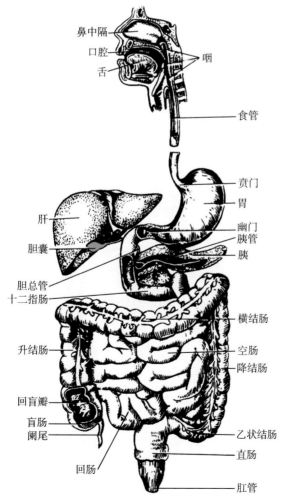

图 9-1　消化系统模式图

第一节　口　腔

一、口腔的构造和分部

（一）口腔的构造

口腔 oral cavity（图 9-2）为消化管的起始部，前壁为口唇，侧壁为颊，上壁为腭，下壁为口腔底，口腔向前以口裂通体外，向后经咽峡与咽相通，具有咀嚼食物和感受味觉功能。

1. 口唇 oral lips　由皮肤、口轮匝肌和黏膜构成，分上唇和下唇。上、下唇之间的裂隙称**口裂**，口裂的两端称**口角**。上唇表面正中线上有一纵行浅沟，称**人中 philtrum**，为人类所特有。从鼻翼两旁至口角两侧各有一浅沟，称**鼻唇沟**，此沟变浅或消失是面肌瘫痪的表现。

2. 颊 cheek　由皮肤、颊肌和颊黏膜等构成。

3. 腭 palate　分割鼻腔与口腔，分为前 2/3 的**硬腭**和后 1/3 的**软腭**两部分。硬腭由骨腭表面覆以黏膜构成；软腭由肌、肌腱覆盖黏膜构成，其后缘中央有一向下的突起称**腭垂 uvula**（或称悬雍垂）。自腭垂向两侧有两对黏膜皱襞，其前方的一对连于舌根，称**腭舌弓**；后方的一对连于咽的侧壁，称**腭咽弓**。

4. 口腔底　由封闭口腔底的黏膜、肌肉和皮肤构成。

5. 咽峡 isthmus of fauces　是口腔通向咽的门户，由腭垂和左、右腭舌弓及舌根共同围成（图 9-2）。

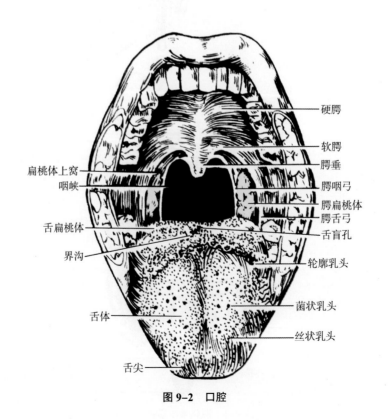

图 9-2　口腔

（二）口腔的分部

口腔由上、下牙弓分为口腔前庭和固有口腔。牙弓与唇、颊之间有一马蹄铁形腔隙，称**口腔前庭** oral vestibule；牙弓以内的腔隙为**固有口腔** oral cavity proper。当上、下牙咬合时，口腔前庭和固有口腔仍可借最后磨牙后方的间隙相通。

二、口腔内器官

（一）牙

牙 teeth 是人体最坚硬的器官，镶嵌于上、下颌骨牙槽内，分别排列成上牙弓和下牙弓，主要功能是咬切和磨碎食物，并对语言、发音有辅助作用。

1. 牙的形态　每个牙可分为牙冠、牙颈、牙根三部分（图 9-3）。**牙冠**暴露在口腔内，**牙根**镶嵌于牙槽内，二者交界处为**牙颈**。牙冠的形状和牙根的数目因牙的种类而异（图 9-4、图 9-5）。牙的内腔为**牙腔**，包括位于牙冠和牙颈内的**牙冠腔**及牙根内的**牙根管**，其内容纳牙髓，又称**髓腔**。牙根管经**牙根尖孔**开口于牙根尖（图 9-3）。

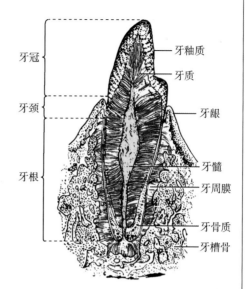

图 9-3　下颌切牙矢状图

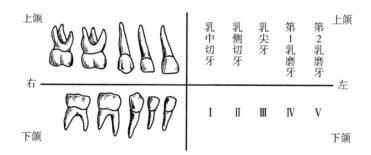

图 9-4　乳牙的名称及符号

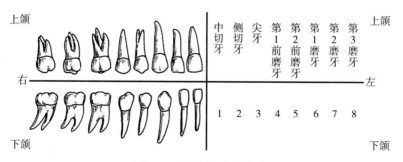

图 9-5　恒牙的名称及符号

2. 牙的构造　牙主要由牙质构成。牙质质地坚硬，构成牙的主体。在牙冠表面覆盖有一层洁白的**牙釉质**，是体内最坚硬的组织。**牙骨质**包于牙颈和牙根的外面。**牙髓**充填在牙腔内，由结缔组织、神经、血管共同构成。龋齿一旦导致牙髓炎，会刺激神经，引起剧烈疼痛。

NOTE

3. 牙周组织　包括**牙周膜**、**牙槽骨**和**牙龈**。牙周膜又称牙周韧带，将牙根连于牙槽骨的骨膜上；牙龈是包裹牙颈的口腔黏膜，与牙槽骨的骨膜紧密相连（图 9-3）。

4. 牙的分类及牙式　人的一生要出两组牙，第一组叫**乳牙**，第二组叫**恒牙**。乳牙从出生后 6～7 个月开始萌出，到 3 岁左右出齐，共 20 颗。乳牙分为**乳切牙**、**乳尖牙**和**乳磨牙**（图 9-4）。6～7 岁时，乳牙开始脱落，逐渐萌出恒牙，首先萌出的为第 1 磨牙，恒牙在 14 岁左右出齐，但第 3 磨牙一般要到成年后才萌出甚至终生不萌出，故称为**迟牙**（或称智牙）。恒牙全部出齐为 32 颗，但恒牙数 28～32 个均属正常。恒牙分为**切牙**、**尖牙**、**前磨牙**和**磨牙**（图 9-5）。

临床上为记录各个牙在口腔中的部位，通常以被检查者的方位为准，以横线表示上、下牙的分界，以纵线表示左、右侧的分界。用罗马数字表示乳牙，以阿拉伯数字表示恒牙。这种记录方式称**牙式**，如"┼₇"表示左下颌第 2 磨牙。牙的命名、排列及牙式见图 9-5。

（二）舌

舌 tongue 位于口腔底，以骨骼肌为基础，表面覆以黏膜构成。有协助咀嚼、吞咽食物、辅助发音和感受味觉等功能。

1. 舌的形态　舌的上面又称舌背，被一向前开放的"人"字形的界沟分为后 1/3 的**舌根**和前 2/3 的**舌体**。舌体的前端称舌尖。舌下面正中线处有一黏膜皱襞，称**舌系带**，连于口腔底。在舌系带根部的两侧各有一圆形黏膜隆起，称**舌下阜**，其顶端有下颌下腺管和舌下腺大管的共同开口。由舌下阜向后外侧延伸的黏膜隆起称**舌下襞**，舌下腺小管开口于舌下襞表面（图 9-6）。

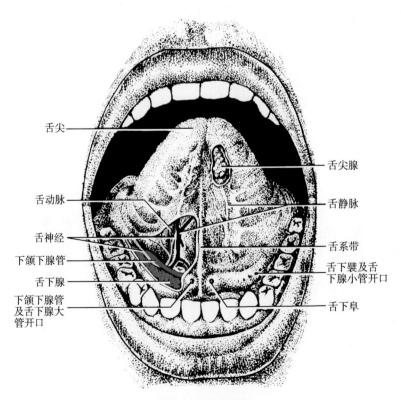

舌尖
舌尖腺
舌动脉
舌静脉
舌神经
舌系带
下颌下腺管
舌下襞及舌下腺小管开口
舌下腺
下颌下腺管及舌下腺大管开口
舌下阜

图 9-6　舌的下面

2. 舌黏膜　被覆于舌的表面，呈淡红色。舌上面的黏膜上有许多小突起，称**舌乳头**。按其形状可分为丝状乳头、菌状乳头、轮廓乳头和叶状乳头（图 9-2）。**丝状乳头**数量最多，体积最小，呈白色丝绒状，遍布于舌体，只有一般感觉功能。正常情况下，丝状乳头浅层的上皮细胞不断角化、脱落并与食物残渣、黏液、细菌和渗出的白细胞等成分混合，附着于舌的表面，形成薄白色的舌苔。**菌状乳头**数量较少，呈红色，散在于丝状乳头之间。**轮廓乳头**体积最大，有 7～11 个，排列于界沟前方。**叶状乳头**是在舌体侧缘后部的 4～8 条小皱襞，人类不发达。菌状乳头、轮廓乳头、叶状乳头、软腭及会厌等处的黏膜上皮含有味觉感受器，称味蕾，可以感受酸、苦、甜、咸等味道。

3. 舌肌 为骨骼肌，可分为舌内肌和舌外肌。舌内肌的起止点均在舌内，其肌纤维分纵行、横行和垂直三种，收缩时可以使舌缩短、变窄或变薄；舌外肌有四对，其中最主要的一对为**颏舌肌**，该肌起自下颌骨的颏棘，肌纤维向后上呈扇形，止于舌体中线两侧（图 9-7）。两侧颏舌肌同时收缩，可使舌伸出口腔（伸舌）；单侧收缩时，可将舌尖伸向对侧。如一侧颏舌肌瘫痪，当让患者伸舌时，舌尖偏向瘫痪侧。

第二节　咽

咽 pharynx 呈上宽下窄、前后略扁的漏斗形肌性管道。上起自颅底，下至第 6 颈椎体下缘（平环状软骨弓）的高度续于食管，全长约 12cm，是消化和呼吸的共同通道。其前壁不完整，上部与鼻腔相通，中部与口腔相通，下部与喉腔相通（图 9-7）。咽腔自上而下可分为鼻咽、口咽和喉咽三部分。

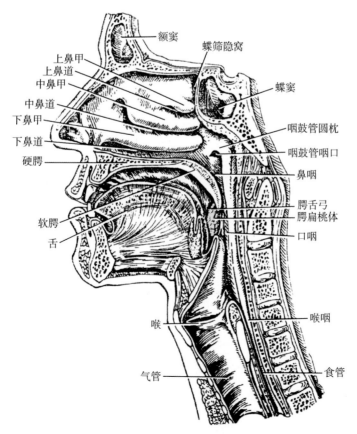

图 9-7 头部正中矢状切面

一、鼻咽

鼻咽位于鼻腔的后方，向前借鼻后孔与鼻腔相通，为颅底至软腭后缘之间的一段。在其两侧壁上，相当于下鼻甲后方 1cm 处有**咽鼓管咽口** pharyngeal opening of auditory tube，空气可由此口经咽鼓管进入中耳的鼓室，以维持鼓膜内、外的压力平衡。咽鼓管咽口的后上方有半环状的隆起，称**咽鼓管圆枕** tubal torus，它是寻找咽鼓管咽口的标志。咽鼓管圆枕与咽后壁之间有一纵行凹窝，称**咽隐窝** pharyngeal recess，该处是鼻咽癌的好发部位。

二、口咽

口咽位于口腔的后方，向前借咽峡与口腔相通，为软腭后缘与会厌上缘之间的一段。在其侧壁上，腭舌弓与腭咽弓之间有一凹窝，称**扁桃体窝**，窝内容纳**腭扁桃体** palatine tonsil（图 9-7）。扁桃体窝上部未被扁桃体充盈的部分称扁桃体上窝，是异物易停留的部位。腭扁桃体呈卵圆形，其表面黏膜上皮陷入实质内，形成许多扁桃体隐窝，扁桃体化脓时，脓液易积存于此。

咽后上方的咽扁桃体、两侧的咽鼓管扁桃体、腭扁桃体及舌扁桃体共同构成**咽淋巴环**，在消化道和呼吸道有着重要的防御功能。

三、喉咽

喉咽位于喉的后方，向前经喉口通喉腔，为会厌上缘至第 6 颈椎体下缘之间的一段，向下续于食管。在喉口两侧与咽侧壁之间各有一个深窝，称**梨状隐窝**，在吞咽时呈漏斗状张开，是异物易滞留的部位。

第三节 食 管

食管 esophagus 是一前后略扁的肌性管道，是消化管最狭窄的部分，长约 25cm。食管上端在第 6 颈椎体下缘处续于咽，下端至第 11 胸椎体左侧连于胃。食管在颈部沿脊柱的前方和气管的后方下行入胸腔，在胸部先行于气管与脊柱之间（稍偏左），继经过左主支气管之后，再沿胸主动脉右侧下行，至第 9 胸椎体平面斜跨胸主动脉的前方至其左侧，然后穿膈的食管裂孔至腹腔，续于胃的贲门（图 9-8）。

食管依其行程可分颈、胸、腹三部。颈部长约 5cm，平第 6 颈椎体下缘至胸骨的颈静脉切迹平面之间。胸部最长，长 18～20cm，由胸骨的颈静脉切迹平面至膈的食管裂孔之间。腹部最短，仅 1～2cm，由膈的食管裂孔至胃的贲门。

食管全长有 3 个生理性狭窄（图 9-8）：第一狭窄位于咽与食管相续处，平对第 6 颈椎体下缘平面，距中切牙约 15cm；第二狭窄位于食管与左主支气管交叉处，平第 4、5 胸椎体之间，距中切牙约 25cm；第三狭窄位于食管穿过膈的食管裂孔处，平第 10 胸椎体平面，距中切牙约 40cm。这些狭窄处是食管异物易滞留的部位，也是肿瘤的好发部位。

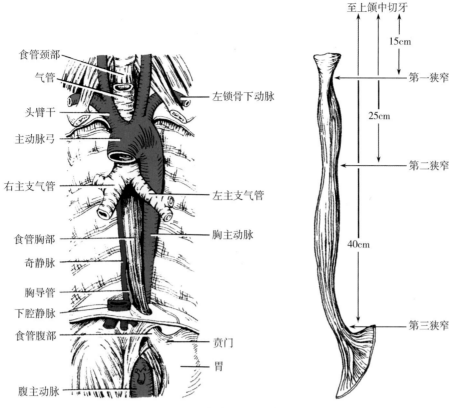

食管颈部
气管
头臂干
主动脉弓
右主支气管
食管胸部
奇静脉
胸导管
下腔静脉
食管腹部
腹主动脉

左锁骨下动脉
左主支气管
胸主动脉
贲门
胃

至上颌中切牙
15cm
第一狭窄
25cm
第二狭窄
40cm
第三狭窄

图 9-8　食管的位置及狭窄

第四节　胃

胃 stomach 是消化管最膨大的部分，上连食管，下续十二指肠。具有受纳食物、分泌胃液对蛋白质进行初步消化的功能。此外，胃还具有内分泌功能。

一、胃的形态和分部

（一）胃的形态

胃在空虚时呈管状，充盈时呈囊袋状。新生儿胃容量仅有 30mL，成人为 1500mL，最大可容纳 3000mL。胃有上、下两口，前、后两壁，大、小两弯。上口为入口，称**贲门** cardia，与食管相接；下口为出口，称**幽门** pylorus，与十二指肠相连。胃前壁朝向前上方，胃后壁朝向后下方。胃的右上缘为凹缘，称**胃小弯**，该弯的最低点弯曲成角状，称**角切迹**。胃的左下缘为凸缘，称**胃大弯**（图 9-9）。

（二）胃的分部

胃可分为四部分（图 9-9）。靠近贲门的部分称**贲门部**；贲门平面以上，向左上方膨出的部分称**胃底**；胃的中间大部分称**胃体**；在角切迹至幽门之间的部分称**幽门部**。幽门部紧接幽门而成管状的部分称**幽门管**；幽门管向左至角切迹之间稍膨大的部分称**幽门窦**。胃小弯和幽门部是溃疡的好发部位。

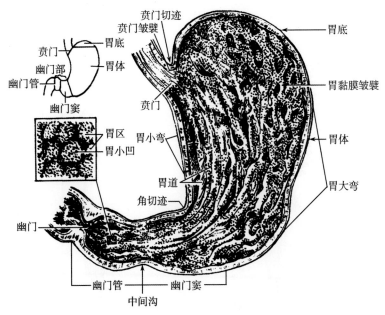

图9-9 胃的形态、分部和黏膜

二、胃的位置

胃在中等充盈时大部分位于左季肋区，小部分位于腹上区。贲门位于第11胸椎体左侧，幽门位于第1腰椎体右侧。当胃高度充盈时，胃大弯可降至脐以下。胃前壁的右侧贴于肝左叶下面；左侧则被膈和左肋弓所掩盖；中间部分在剑突下，直接与腹前壁相贴，该处是胃的触诊部位。胃后壁与左肾、左肾上腺及胰相邻。胃底与膈、脾相贴。

第五节　小　肠

小肠 small intestine 上起自胃的幽门，下接盲肠，全长 5～7m，是消化管最长的一段，也是消化吸收最重要的部位，分为十二指肠、空肠和回肠三部分（图9-1）。

一、十二指肠

十二指肠 duodenum 为小肠的起始段，长 20～25cm。上端起自幽门，下端续于空肠，呈"C"字形包绕胰头，可分为上部、降部、水平部和升部（图9-10）。

（一）上部

十二指肠上部长约5cm，在第1腰椎体右侧起自幽门，行向右后，至胆囊颈的后下方急转向下，移行为降部。上部与幽门相连的一段约2.5cm，肠壁较薄，黏膜光滑无皱襞，称**十二指肠球**，是十二指肠溃疡的好发部位。

（二）降部

十二指肠降部长 7～8cm，起自十二指肠上曲，沿第1至第3腰椎体的右侧和右肾前面内侧垂直下降，到第3腰椎体下缘处急转向左，移行于水平部。在降部肠腔后内侧壁上有一纵行的黏膜皱襞，称十二指肠纵襞，此襞下端有一乳头状隆起，称**十二指肠大乳头**，距中切牙约

75cm，胆总管与胰管共同开口于此。

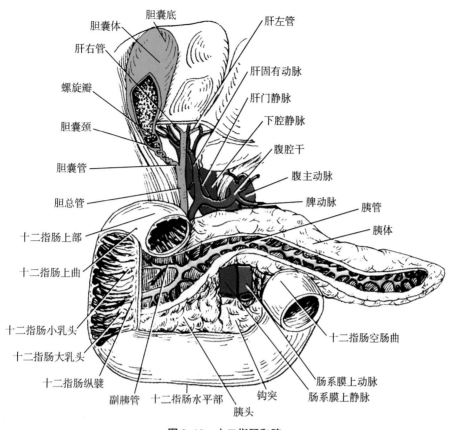

图 9-10 十二指肠和胰

（三）水平部

十二指肠水平部长约 10cm，起自十二指肠下曲，在第 3 腰椎体前方向左，横过下腔静脉至腹主动脉的前面，移行于升部。

（四）升部

十二指肠升部长 2 ～ 3cm，自水平部的末端斜向左上方，至第 2 腰椎体左侧急转向下，移行于空肠。转折处形成的弯曲称**十二指肠空肠曲**。十二指肠空肠曲被一条由结缔组织和少量平滑肌构成的**十二指肠悬韧带**固定于腹后壁，该韧带又称 Treitz **韧带**，是确认空肠起始的标志。

二、空肠和回肠

空肠 jejunum 和**回肠** ileum 之间无明显分界，空肠在十二指肠空肠曲处起自十二指肠，回肠下端接盲肠，二者被小肠系膜包裹并固定于腹后壁，故又称系膜小肠。空肠约占空、回肠全长的上 2/5，位于腹腔的左上部（左腹外侧区和脐区）；回肠约占空、回肠全长的下 3/5，位于腹腔的右下部（脐区和右腹股沟区）。

空、回肠的主要区别是：空肠管径较粗，管壁较厚，血管较丰富，颜色较红润，环状黏膜皱襞密而高，黏膜内有许多散在的孤立淋巴滤泡；而回肠则管径较细，管壁较薄，血管较少，颜色较淡，环状黏膜皱襞疏而低，黏膜内除有**孤立淋巴滤泡**以外，还有**集合淋巴滤泡**。集合淋巴滤泡有 20 ～ 30 个，呈长椭圆形，由孤立淋巴滤泡汇集而成。这些淋巴滤泡具有防御功能，肠伤寒时，细菌常侵犯回肠集合淋巴滤泡，从而导致肠出血或肠穿孔（图 9-11）。

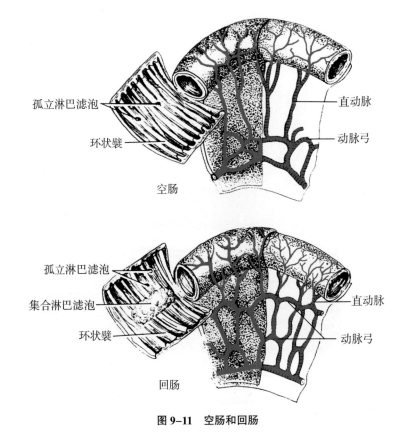

孤立淋巴滤泡
环状襞
空肠
直动脉
动脉弓

孤立淋巴滤泡
集合淋巴滤泡
环状襞
回肠
直动脉
动脉弓

图 9-11　空肠和回肠

第六节　大　肠

大肠 large intestine 全长约 1.5m，围绕在空、回肠的周围。大肠在右髂窝处以盲肠接续回肠，终于肛门，可分为盲肠、阑尾、结肠、直肠和肛管五部分。大肠的主要功能为吸收水分、维生素和无机盐，并将食物残渣形成粪便，排出体外。

大肠在外形上较小肠口径粗、肠壁薄，而盲肠和结肠还具有 3 个特征性结构（图 9-12）：一是沿肠壁的表面排列有 3 条纵行的**结肠带**，由纵行平滑肌增厚而成；二是由肠壁上的许多横沟隔开而成的环形囊状突起，称**结肠袋**；三是在结肠带附近由于浆膜下脂肪聚集，形成的许多大小不等的脂肪突起，**称肠脂垂**。这 3 个特征是识别结肠和盲肠的标志。

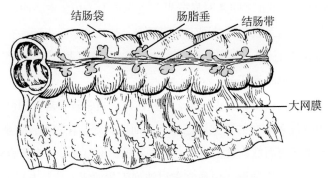

结肠袋　肠脂垂　结肠带

大网膜

图 9-12　结肠的特征性结构（横结肠）

一、盲肠

盲肠 cecum 是大肠的起始部，长 6～8cm，下端是膨大的盲端，上续升结肠，一般位于右髂窝内，其左后上方有回肠的开口，称**回盲口**。口的上、下缘各有一半月形的黏膜皱襞，称**回盲瓣**，此瓣可控制小肠内容物进入大肠的速度，又有防止大肠内容物逆流入小肠的作用。在回盲口的下方约 2cm 处，有阑尾的开口（图 9-12）。

二、阑尾

阑尾 vermiform appendix 是一条细长的盲管。上端连通盲肠后内侧壁，下端游离。一般长 7～9cm。

阑尾的位置因人而异，以盆位者多见，其次为盲肠后位和盲肠下位，回肠前位和后位较少见（图 9-13）。三条结肠带最后都汇集于阑尾根部，故沿结肠带向下追踪，是手术中寻找阑尾的可靠方法。

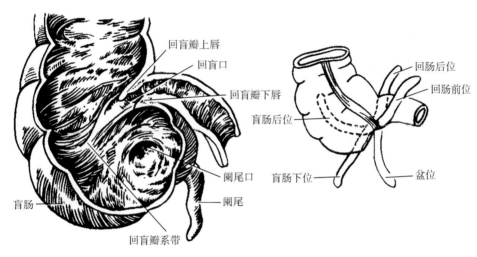

图 9-13 盲肠和阑尾

阑尾根部的体表投影通常在脐与右髂前上棘连线的中、外 1/3 交界处，此点称**麦克伯尼**（McBurney）点。急性阑尾炎时，此点可有压痛或反跳痛（图 9-14）。

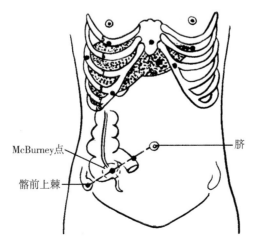

图 9-14 阑尾根部及肝的体表投影

三、结肠

结肠 colon 是位于盲肠和直肠之间的一段大肠，围绕在空、回肠周围。按其位置和形态，分为升结肠、横结肠、降结肠和乙状结肠四部分。

（一）升结肠

升结肠起自盲肠上端，沿腹后壁右侧上升，至肝右叶下面转向左移行于横结肠，转折处的弯曲称**结肠右曲**（又称**肝曲**）。升结肠无系膜，借结缔组织贴附于腹后壁，因此活动性甚小。

（二）横结肠

横结肠起自结肠右曲，向左至脾的下端折转向下，移行于降结肠，折转处的弯曲称**结肠左曲**（又称**脾曲**）。横结肠由横结肠系膜连于腹后壁，活动度较大，其中间部可下垂至脐或低于脐平面。

（三）降结肠

降结肠起自结肠左曲，沿腹后壁左侧下降，至左髂嵴处移行于乙状结肠。降结肠无系膜，借结缔组织贴附于腹后壁，活动性很小。

（四）乙状结肠

乙状结肠平左髂嵴处起自降结肠，呈乙字形弯曲，向下进入盆腔，至第 3 骶椎体平面续于直肠。乙状结肠由乙状结肠系膜连于腹、盆腔左后壁，活动度较大。空虚时其前面常被小肠袢遮盖，充盈时在左髂窝可触及。

四、直肠

直肠 rectum 位于盆腔，全长 10 ～ 14cm。平第 3 骶椎体处续于乙状结肠，下端穿过盆膈移行为肛管。直肠的后面是骶骨和尾骨；男性直肠的前面有膀胱、前列腺、精囊等，而女性则有子宫和阴道。

直肠在正中矢状面上有两个弯曲：上段在骶骨的前面形成一凸向后的弯曲，称**骶曲**；下段在尾骨尖前面形成一凸向前的弯曲，称**会阴曲**。直肠的下段肠腔膨大，称**直肠壶腹**。直肠壶腹内面的黏膜形成 2 ～ 3 个半月形皱襞，称**直肠横襞**，有支持粪便的作用。其中最大而恒定的一个直肠横襞在直肠的前右侧壁，距肛门约 7cm。直肠镜检查时，应顺着直肠的弯曲，以避免损伤直肠横襞（图 9-15、图9-16）。

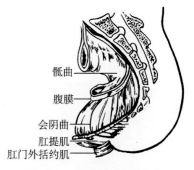

骶曲
腹膜
会阴曲
肛提肌
肛门外括约肌

图 9-15 直肠的位置和弯曲

五、肛管

肛管 anal canal 为大肠的末段，长 3 ～ 4cm。上端于盆膈处连于直肠，下端开口于肛门。肛管上段的黏膜形成 6 ～ 10 条纵行的黏膜皱襞，称**肛柱**。各肛柱下端之间有半月形黏膜皱襞相连，称**肛瓣**。两个相邻肛柱下端与肛瓣围成的袋状小陷窝，称**肛窦**。窦内易积存粪屑，引起感染。肛瓣边缘和肛柱的下端共同连成一锯齿状的环形线，称**齿状线（肛皮线）**，是皮肤和黏膜的分界线。齿状线以下有一宽约 1cm 的环状带，表面光滑而略有光泽，称**肛梳（痔环）**。在齿状线以上的黏膜下和肛管的皮下有丰富的静脉丛，病理情况下静脉丛淤血曲张则形成痔，在齿状线以上者称内痔，以下者称外痔。肛梳下缘有一环状线，称**白线**，此线恰为肛门内、外括约肌的交界处，活体指诊时可触知一环状沟，即上述两肌的分界沟。白线以下的皮肤颜色较深，下方不远即终于肛门（图9-16）。

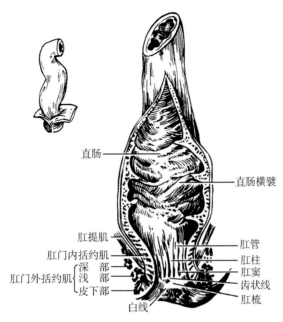

图 9-16　直肠和肛管的结构

肛管的平滑肌层是由内环、外纵两层构成。但此处的环形肌层特别增厚，形成**肛门内括约肌**，可协助排便；环绕在肛门内括约肌周围的骨骼肌则构成**肛门外括约肌**，是控制排便的重要肌肉。

第七节　消化管的组织结构

一、消化管的一般结构

消化管由内向外依次由黏膜、黏膜下层、肌层和外膜4层结构组成（图9-17）。

1. 黏膜　主要由黏膜上皮构成，黏膜内有腺体可以分泌消化液和黏液，起到消化食物和保护管壁的作用。为了加大消化和吸收的面积，黏膜向管腔内突出，形成黏膜皱襞和绒毛。

2. 黏膜下层　为一层疏松结缔组织，可使黏膜有一定移动性。内含丰富的血管、神经和淋巴管等。

3. 肌层　绝大部分消化管是由内环、外纵两层平滑肌交织而成，两层平滑肌交替收缩与舒张，产生消化管的蠕动，把食物推向消化管的远端。

4. 外膜　为薄层结缔组织，对消化管起到保护和固定作用。若外膜表面覆盖一层间皮，则共同构成浆膜，其表面光滑，可减少消化管与周围脏器的摩擦。

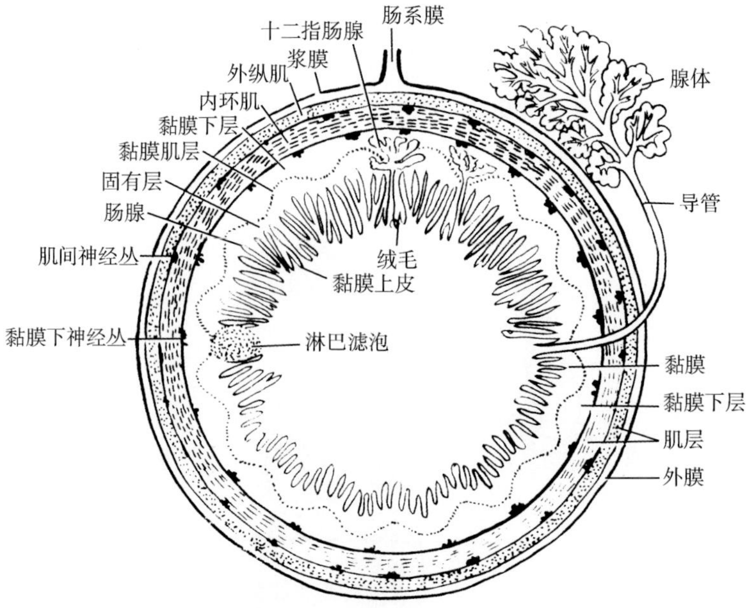

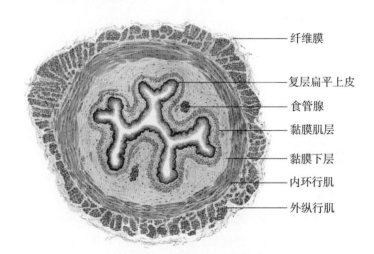

图 9-17   消化管的一般结构

二、食管

食管黏膜上皮为复层扁平上皮，对深层结构有保护作用。固有层为细密结缔组织，在食管上端与下端的固有层内可见少量黏液性腺。黏膜肌层为一薄层的纵行平滑肌。黏膜下层含有血管、神经、淋巴管及黏液性食管腺（图 9-18）。食管腺分泌黏液，经导管排入食管腔，具有湿润食团和润滑管壁的作用。肌层分内环、外纵两层，上 1/3 段为骨骼肌，下 1/3 段为平滑肌，中 1/3 段则两者兼有。外膜为纤维膜。

图 9-18   食管结构模式图

三、胃

胃壁由四层结构组成，由内向外依次为黏膜、黏膜下层、肌层和外膜。

（一）黏膜

胃黏膜呈淡红色，有丰富的胃腺。胃空虚时，黏膜形成许多不规则的皱襞；充盈时则皱襞减少。在胃小弯处有 4 ～ 5 条纵行皱襞比较恒定，皱襞间的沟称**胃道**；在幽门处的黏膜向内形成环状皱襞，称**幽门瓣**（图 9-9）。

胃黏膜表面的上皮向固有层下陷，形成**胃小凹** gastric pit，胃小凹的底部有胃腺开口（图 9-19、图 9-20）。

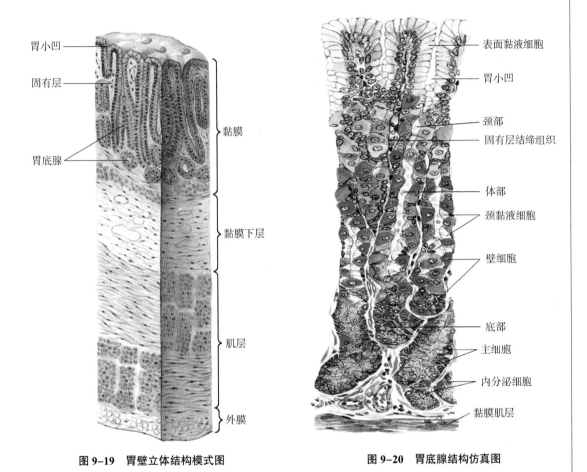

左图标注（自上而下）：胃小凹、固有层、黏膜、胃底腺、黏膜下层、肌层、外膜

右图标注（自上而下）：表面黏液细胞、胃小凹、颈部、固有层结缔组织、体部、颈黏液细胞、壁细胞、底部、主细胞、内分泌细胞、黏膜肌层

图 9-19　胃壁立体结构模式图　　　　　图 9-20　胃底腺结构仿真图

1. 上皮　为单层柱状，主要由表面黏液细胞组成。该细胞顶部胞质充满黏原颗粒，所分泌黏液覆盖于上皮表面，主要为凝胶状不溶性黏液，含大量 HCO_3^-，在黏液表面形成黏液碳酸氢盐屏障，具有防止胃酸、胃蛋白酶侵蚀和消化的作用。胃的上皮和腺体内没有杯状细胞，如果胃黏膜中出现杯状细胞，称肠上皮化生，通常被认为是癌前病变。

2. 固有层　由结缔组织构成，内含密集排列的胃腺。根据胃腺所在部位，分为贲门腺、幽门腺和胃底腺。

（1）贲门腺　位于贲门部，分泌黏液。

（2）幽门腺　位于幽门部，主要分泌黏液和胃肠激素。

（3）**胃底腺**　位于胃底和胃体部，是分泌胃液的主要腺体。腺体呈单管状或分支管状，每条腺管可分颈、体、底三部分。颈部直接开口于胃小凹的底。胃底腺主要由主细胞、壁细胞、颈黏液细胞、内分泌细胞和干细胞组成（图 9-20）。

主细胞 chief cell：又称**胃酶细胞**，数量最多，主要分布在胃底腺的体部和底部。细胞呈柱状，核圆形，位于基部，胞质嗜碱性（图 9-20）。电镜下有丰富的粗面内质网、发达的高尔基复合体和酶原颗粒。主细胞分泌胃蛋白酶原。胃蛋白酶原在盐酸的作用下转化为有活性的胃蛋白酶参与蛋白质消化。

壁细胞 parietal cell：又称**泌酸细胞**，多分布于胃底腺的颈部和体部。胞体较大，呈圆形或锥体形，核圆而深染，胞质嗜酸性（图 9-21）。电镜下，游离面的质膜内陷形成细胞内分泌小管，小管内有丰富的微绒毛，小管周围光滑的小管和小泡称微管泡，是细胞内分泌小管的膜储备形式。壁细胞分泌盐酸。盐酸是胃液的主要成分之一，具有激活胃蛋白酶原和杀菌等作用。壁细胞还分泌内因子，它在胃腔内与食物中的维生素 B_{12} 结合，使维生素 B_{12} 在肠道内不被酶分解，促进回肠对维生素 B_{12} 的吸收，供红细胞生成所需。

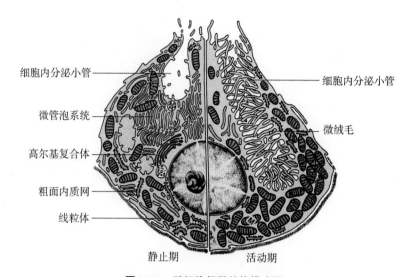

图 9-21   壁细胞超微结构模式图

颈黏液细胞：位于胃底腺的颈部，数量较少。细胞呈柱状，核扁圆，位于基部，胞质内有黏原颗粒。此种细胞产生黏液，参与胃上皮表面黏液层的形成。

内分泌细胞：特殊染色可以显现，可分泌胃肠激素。

未分化细胞：位于胃小凹深部及胃底腺颈部。干细胞可分化为胃表面黏液细胞及胃底腺各种细胞。

3. 黏膜肌层   为内环、外纵两层平滑肌。平滑肌收缩能改变黏膜的形状，有助于腺体分泌。

（二）黏膜下层

胃的黏膜下层为疏松结缔组织。含有较粗大的血管、淋巴管和神经。

（三）肌层

胃的肌层较厚，分为内斜、中环、外纵三层平滑肌。环行肌层较发达，并在贲门和幽门处增厚分别形成贲门和幽门括约肌。

（四）外膜

胃的外膜为浆膜，是被覆于胃表面的脏腹膜。

四、小肠

（一）黏膜

小肠黏膜和部分黏膜下层向肠腔伸出许多环行皱襞，黏膜上皮和固有层突入肠腔形成小肠特有的**肠绒毛** intestinal villus（图 9-22）。

1. 上皮 为单层柱状，主要由吸收细胞、杯状细胞和内分泌细胞构成。

（1）吸收细胞 absorptive cell 数量最多。细胞呈高柱状，游离面有纹状缘，核椭圆形，位于基部。电镜下，纹状缘为密集而规则排列整齐的微绒毛。环形皱襞、肠绒毛和微绒毛三者使小肠腔面的表面积扩大约 600 倍。

（2）杯状细胞 goblet cell 散在于吸收细胞之间，可分黏液，有润滑和保护作用。

（3）内分泌细胞 分泌的胃肠激素调节胃肠自身的功能活动，也可参与调节其他器官的活动。

2. 固有层 为细密的结缔组织，含丰富的淋巴细胞、浆细胞、巨噬细胞等。肠绒毛中轴的结缔组织中含丰富的有孔毛细血管、散在的平滑肌纤维和 1～2 条纵行、以盲端起始的毛细淋巴管（又称**中央乳糜管** central lacteal）。上皮细胞吸收的氨基酸、单糖进入毛细血管；脂类物质吸收后在吸收细胞内形成乳糜微粒，从细胞的侧面释出并进入中央乳糜管（图 9-23）。

肠绒毛根部下陷至固有层形成管状肠腺。肠腺主要由吸收细胞、杯状细胞、潘氏细胞、内分泌细胞和干细胞构成。潘氏细胞常三五成群位于肠腺底部，细胞锥体形，顶部胞质可见粗大的嗜酸性颗粒（图 9-23），内含防御素、溶菌酶等。干细胞可以补充绒毛表面脱落的上皮细胞和小肠腺细胞。

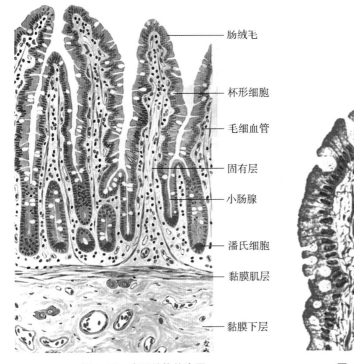

图 9-22 空肠结构仿真图

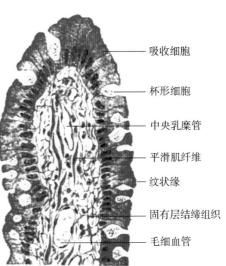

图 9-23 小肠绒毛结构仿真图

小肠固有层淋巴组织丰富，十二指肠和空肠多为孤立淋巴小结，而回肠则以集合淋巴小结多见。

3. 黏膜肌层 由内环、外纵两层平滑肌构成。

（二）黏膜下层

小肠黏膜下层为疏松结缔组织，含较粗的血管、淋巴管和神经丛等。十二指肠黏膜下层内含有大量的黏液性十二指肠腺，分泌碱性黏液，保护十二指肠免受胃酸侵蚀。

（三）肌层

小肠肌层由内环、外纵两层平滑肌组成。肌间有神经丛。

（四）外膜

小肠外膜除十二指肠后壁为纤维膜外，余均为浆膜。

五、大肠

（一）黏膜

表面光滑，无绒毛。上皮为单层柱状，由柱状细胞和杯状细胞组成。固有层有大量直管状肠腺（图9-24），而阑尾的肠腺少。腺上皮含柱状细胞、大量杯状细胞、少量内分泌细胞和干细胞。在阑尾的固有层和黏膜下层有大量的淋巴组织。黏膜肌为内环外纵的平滑肌。

（二）黏膜下层

疏松结缔组织内有较粗大的血管、淋巴管、神经及成群脂肪细胞。肛管黏膜下层的结缔组织中有丰富的静脉丛，易发生淤血，导致静脉曲张，形成内痔。

（三）肌层

内环肌节段性的增厚，形成结肠袋；外纵行肌局部增厚，形成三条结肠带，各带间的纵行肌较薄。内环行肌在肛管处增厚，形成肛门内括约肌；该处外纵肌的外周有骨骼肌形成肛门外括约肌。

（四）外膜

大肠外膜主要为浆膜，直肠下部为纤维膜。外膜结缔组织中常有脂肪细胞聚集而成肠脂垂。

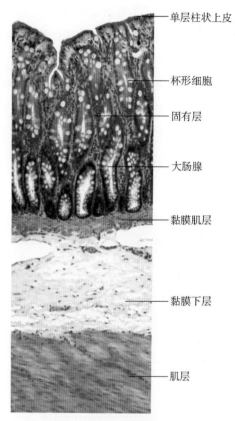

单层柱状上皮

杯形细胞

固有层

大肠腺

黏膜肌层

黏膜下层

肌层

图9-24　结肠光镜像（低倍）

第八节　唾液腺

唾液腺在口腔周围，可以分泌唾液，分大、小唾液腺两类。小唾液腺位于口腔部黏膜内，如唇腺、颊腺、腭腺和舌腺等。大唾液腺有腮腺、下颌下腺和舌下腺三对（图9-25）。它们一昼夜可分泌1000～1500mL的唾液，有湿润清洁口腔、消化淀粉等作用。

一、腮腺

腮腺为最大的一对唾液腺，呈三角楔形，位于耳郭的前下方。腮腺管由腮腺的前缘穿出，在颧弓下一横指处紧贴咬肌表面前行，至咬肌前缘处呈直角转向内，穿过颊肌，开口于平对上颌第 2 磨牙的颊黏膜上。临床小儿麻疹早期可在腮腺管开口周围出现灰白色的斑点。

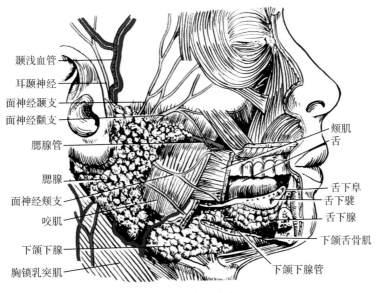

图 9-25　大唾液腺

二、下颌下腺

下颌下腺呈卵圆形，位于下颌骨体的内面，其导管自腺的内侧面发出，开口于舌下阜。

三、舌下腺

舌下腺是最小的一对唾液腺，呈扁长杏核状，位于舌下襞的深面。舌下腺的导管有大、小两种。大导管有一条，常与下颌下腺管汇合开口于舌下阜；小导管有 5 ~ 15 条，直接开口于舌下襞（图 9-6）。

第九节　肝

肝 liver 是人体中最大的腺体，也是最大的消化腺，重约 1350g，相当于体重的 1/50。胎儿和新生儿可达体重的 1/20。肝呈棕红色，质软而脆，受暴力打击易破裂出血。

一、肝的形态

肝呈不规则的楔形，可分上、下两面，前、后两缘（图 9-26、图 9-27）。肝的上面凸隆，与膈相贴，称膈面，可由镰状韧带分为肝左叶、肝右叶。肝的下面凹凸不平，与许多内脏器官接触，称脏面。此面有一略呈 "H" 形的沟，即左、右纵沟和一条横沟。左纵沟的前部内有肝圆韧带，后部内有静脉韧带。右纵沟的前部有一凹窝，称胆囊窝，容纳胆囊；后部有下腔静脉通过。横沟即肝门 porta hepatis，有肝左管、肝右管、肝固有动脉、肝门静脉及神经和淋巴管通过。肝的前缘（下缘）薄锐，可见一弧形的胆囊切迹。肝的后缘圆钝，朝向脊柱，有肝左静脉、肝中间静脉、肝右静脉出肝后注入下腔静脉。

NOTE

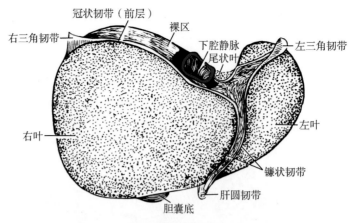

图 9-26 肝的上面

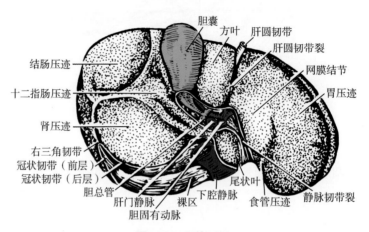

图 9-27 肝的下面

二、肝的位置及体表投影

(一)肝的位置

肝大部分位于右季肋区和腹上区,小部分可达左季肋区。肝的膈面与膈穹隆一致,其大部分为肋弓所覆盖,仅在腹上区左、右肋弓间直接接触腹前壁(图 9-14)。肝的脏面邻近腹腔器官。肝右叶下面与结肠右曲、右肾和十二指肠相接触,肝左叶下面与胃前壁相接触。

(二)肝的体表投影

1. 肝的上界 与膈穹隆一致。在右侧腋中线处起自第 7 肋,由此向左至右锁骨中线处平第 5 肋,在前正中线处平胸剑结合,至左锁骨中线平第 5 肋间隙。此上凸弧线即为肝的上界(图 9-14)。

2. 肝的下界 与肝的下缘一致。在右腋中线处平第 10 肋,再沿右肋弓下缘向左,至右侧第 8、9 肋软骨结合处离开肋弓,经剑突下 3 ~ 5cm 处斜向左上,至左肋弓第 7、8 肋软骨结合处进入左季肋区,连于肝上界。因此,成年人的肝下界在右肋弓下一般不能触及,但 7 岁以下小儿,在右肋弓下缘 2 ~ 3cm 范围内触及肝脏则为正常。

三、肝的分叶和分段

根据肝外形的沟裂,将肝分为左叶、右叶、方叶与尾状叶。这种分叶方法与肝内的管道分布规律不相符，因而不能适应肝外科的需要。

肝内有4套管道，形成两个系统。肝门静脉、肝固有动脉及肝管的各级分、属支均相互伴行，并由纤维囊（Glisson囊）所包裹，组成 Glisson 系统，似树枝状分布于肝内，常依其一级分支划分左、右半肝，依二级分支划分肝叶，依三级分支划分肝段。而相邻 Glisson 管道系统之间的部位形成一些缺乏上述管道的裂隙，肝静脉及其属支常走行于这些裂隙内。依据 Glisson系统的分支与分布，以及肝静脉的走行划分肝叶与肝段，已被肝脏外科广泛应用（图9-28）。

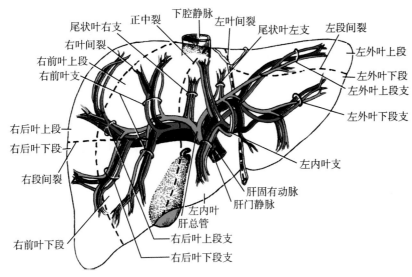

图 9-28 Glisson 系统在肝内的分布

四、肝外胆道系统

胆汁由肝细胞产生，经肝内各级胆管收集，出肝门经肝外胆道输送到十二指肠。肝外胆道包括胆囊、肝左管、肝右管、肝总管和胆总管。

（一）胆囊

胆囊 gallbladder 位于胆囊窝内，上面借结缔组织与肝相连，下面由腹膜覆盖。胆囊呈长梨形，长8～12cm，可分为底、体、颈、管四部分。**胆囊底**为突向前下方的盲端，常在胆囊切迹处露出。胆囊底的体表投影相当于右侧腹直肌外侧缘与右肋弓相交处，当胆囊有炎症时，此处可有压痛。**胆囊体**与胆囊底之间无明显界限，占胆囊中央大部分。**胆囊颈**细而短，常以直角弯向左侧，与胆囊管相接。**胆囊管**是胆囊颈的延续，并与肝总管汇合成胆总管。胆囊颈和胆囊管的黏膜向内呈螺旋状突出，形成螺旋襞，可控制胆汁的出入，胆结石常嵌顿于此（图9-29）。

胆囊的功能是贮存和浓缩胆汁。胆囊收缩可促进胆汁的排出。

（二）输胆管道

输胆管道包括肝左管、肝右管、肝总管、胆囊管及胆总管（图9-30）。

肝内小叶间胆管汇合成**肝左管、肝右管**，两管出肝门不远即汇合成**肝总管**。肝总管长约3cm，末端与位于其右侧的胆囊管合成**胆总管**。胆总管长4～8cm，在肝十二指肠韧带内，它位于肝固有动脉右侧、肝门静脉右前方，继而下行经十二指肠上部的后方，至胰头与十二指肠降部之间，进入十二指肠降部的后内侧壁，在此与胰管汇合，形成略膨大的总管称**肝胰壶腹**

（Vater 壶腹），开口于十二指肠大乳头。在肝胰壶腹处有环形平滑肌增厚形成**肝胰壶腹括约肌**（Oddi 括约肌），可控制胆汁的排出和防止十二指肠的内容物逆流入胆总管和胰管内。输胆管道是胆结石容易阻滞的部位，阻塞以后可以导致胆道梗阻，从而影响胆汁或胰液的排泄。

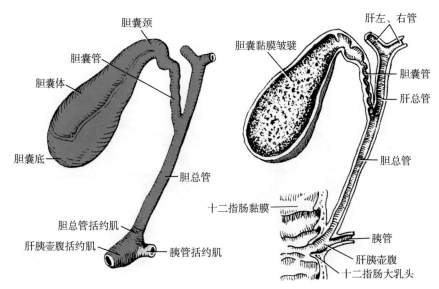

图 9-29　胆囊

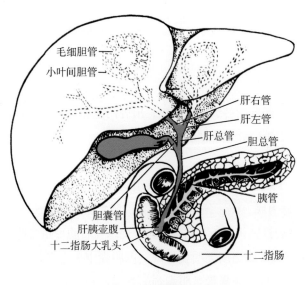

图 9-30　输胆管道模式图

五、肝的组织结构

肝表面为富含弹性纤维的致密结缔组织，大部分覆盖着间皮，构成肝被膜。在肝门处，被膜的结缔组织增厚，并随肝门静脉、肝固有动脉、肝管和神经等的分支进入肝内，将肝实质分隔成许多肝小叶。人的肝小叶间的结缔组织极少，肝小叶的境界不清。

（一）肝小叶

肝小叶是肝的基本结构单位，呈多角棱柱状（图 9-31）。肝小叶的中轴有一条沿其长轴走行的**中央静脉** central vein。肝细胞以中央静脉为中心向四周呈放射状单行排列形成**肝板** hepatic plate，相邻肝板彼此吻合成网络状。在肝切片上，肝板呈索状，因此又称**肝索**（图 9-32）。相邻肝细胞间可见**胆小管** bile canaliculus。肝板间的不规则间隙称**肝血窦** hepatic sinusoid，相邻肝板之间的肝血窦通过肝板上的孔彼此相通。肝板与肝血窦内皮之间是**窦周隙**（图 9-33）。

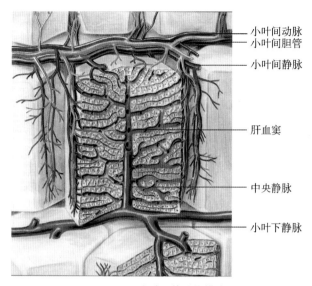

小叶间动脉
小叶间胆管
小叶间静脉

肝血窦

中央静脉

小叶下静脉

图 9-31　肝小叶立体结构模式图

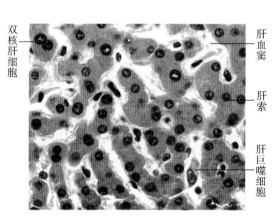

双核肝细胞

肝血窦

肝索

肝巨噬细胞

图 9-32　肝光镜像（高倍）

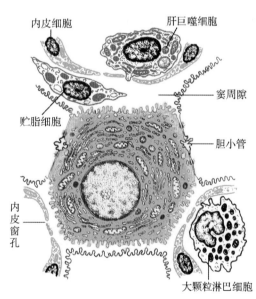

内皮细胞

肝巨噬细胞

窦周隙

贮脂细胞

胆小管

内皮窗孔

大颗粒淋巴细胞

图 9-33　肝细胞、肝血窦、窦周隙及胆小管关系模式图

1. 中央静脉 central vein　管壁由内皮和极少量的结缔组织围成，周围有肝血窦的开口。中央静脉的血液注入小叶下静脉。

2. 肝细胞 hepatocyte　直径 15 ～ 30μm，呈多边形，核大而圆，染色浅，位于中央，核仁明显，有时可见双核。胞浆嗜酸性，含有嗜碱性颗粒、各种细胞器和内含物（图 9-33）。线粒体可提供肝细胞活动的能量；在粗面内质网上可合成多种蛋白质，如血浆中的白蛋白、纤维蛋白原等；滑面内质网与糖、脂类、固醇类激素的代谢和胆汁合成及生物转化等功能有关；高尔基复合体与肝细胞的分泌活动密切相关；溶酶体参与肝细胞内的消化；微体将细胞产生的过氧

NOTE

化氢还原成水等。糖原和脂滴是肝细胞的主要内含物。肝细胞的功能活跃且复杂。

肝细胞有三个不同的功能面：血窦面、胆小管面和肝细胞连接面。在血窦面和胆小管面可见微绒毛，在肝细胞连接面有紧密连接等（图9-33）。

3. 肝血窦 hepatic sinusoid　位于肝板间的不规则腔隙，通过肝板孔相互通连并吻合成网状通道。窦壁由有孔内皮细胞构成，内皮细胞之间的间隙较大，无基膜，有利于肝细胞和血液间的物质交换。

肝血窦内散在有**肝巨噬细胞**，又称**库普弗细胞** Kupffer cell。肝巨噬细胞可清除病原体和异物，吞噬衰老变性的血细胞等。肝血窦内还可见大颗粒淋巴细胞，有抗病毒感染、抗肿瘤作用（图9-33）。

肝血窦中的血液来自肝固有动脉和肝门静脉的分支，即小叶间动脉和小叶间静脉，血液从肝小叶周边流向中央，汇入中央静脉。

在肝血窦内皮细胞与肝细胞之间有一狭窄间隙，称**窦周隙** perisinusoidal space，又称 Disse 间隙，内含血浆。肝细胞伸出许多微绒毛突入腔内。窦周隙是肝细胞与血液进行物质交换的场所。

窦周隙内还散在有网状纤维和贮脂细胞。贮脂细胞形状不规则，有贮存维生素 A、脂肪和合成网状纤维的功能，在病理情况下可大量合成纤维，与肝硬化病变有关。

4. 胆小管 bile canaliculus　由相邻肝细胞局部胞膜凹陷形成的微细管道，管壁是肝细胞膜，管壁周围由紧密连接和桥粒封闭肝细胞之间的间隙。肝细胞分泌的胆汁直接进入胆小管。

胆小管以盲端起始于中央静脉附近，互相连通成网，呈放射状通向肝小叶周围，然后汇集成小叶间胆管。若细胞连接被破坏，胆汁外溢入窦周隙进入血循环，则形成黄疸。

（二）门管区

门管区位于肝小叶周边，相邻几个肝小叶之间。此处除含有较多的结缔组织外，可见小叶间胆管、小叶间动脉和小叶间静脉。小叶间胆管的管壁为单层立方上皮，在近肝门处小叶间胆管再汇集成肝管出肝。小叶间动脉、小叶间静脉分别是肝固有动脉、肝门静脉入肝后的分支，在肝小叶边缘均与肝血窦相通（图9-33）。

在肝小叶之间的结缔组织中可见单独走行的小叶下静脉，由若干中央静脉汇集而成。小叶下静脉汇集成肝静脉。

第十节　胰

一、胰的形态和位置

（一）胰的形态

胰 pancreas 为长棱柱状，可分为头、体、尾三部分。**胰头**较宽大，被十二指肠所环抱，后方有胆总管、肝门静脉等，胰头癌常压迫胆总管，导致梗阻性黄疸。**胰体**是胰的中间大部分，横跨下腔静脉、腹主动脉、左肾及左肾上腺前面。**胰尾**是左端狭细部，抵达脾门后下方。

在胰的实质内偏后方，与胰的长轴平行，有一条起于胰尾向右横贯其全长的主排泄管，称

胰管。胰管沿途汇集各小叶导管，最后与胆总管合成肝胰壶腹，开口于**十二指肠大乳头**。在胰头上方，有时可见一小管，行于胰管的上方，称**副胰管**，开口于**十二指肠小乳头**（图9-10）。

（二）胰的位置及毗邻

胰位于胃的后方，位置较深，在第1、2腰椎体水平横贴于腹后壁，为腹膜外位器官。胰前面隔网膜囊与胃相邻，后方有下腔静脉、胆总管、肝门静脉和腹主动脉等重要结构。

二、胰的组织结构

胰腺表面覆有一薄层结缔组织被膜，结缔组织伸入腺内，将实质分隔成许多小叶。胰腺实质由外分泌部和内分泌部组成（图9-34）。外分泌部分泌多种消化酶，构成胰液的主要成分；内分泌部称胰岛，分泌激素。

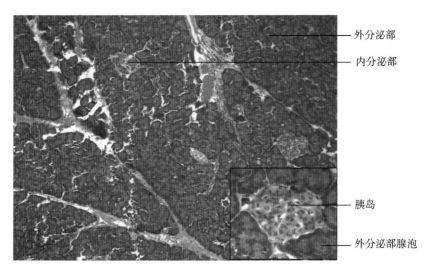

图9-34 胰腺光镜像（低倍，右下角示高倍）

（一）外分泌部

外分泌部占胰的绝大部分，由腺泡和导管两部分组成。

1. 腺泡 由浆液性腺细胞构成。无肌上皮细胞。腺泡腔内有小而色浅的泡心细胞（图9-34），它是闰管上皮的起始部。主要分泌消化酶，如胰蛋白酶原、胰脂肪酶、胰淀粉酶和糜蛋白酶原等。

2. 导管 起始于闰管，逐渐汇合为小叶内导管、小叶间导管直至主导管。随着管径的逐渐增粗，上皮由单层扁平或单层立方、单层柱状直至变为单层高柱状。

（二）内分泌部

胰岛是散在于外分泌部腺泡之间、大小不等的内分泌细胞团（图9-34）。胰岛中有丰富的毛细血管，胰岛细胞的分泌物通过毛细血管直接进入血循环。人胰岛主要有A、B、D、PP四种细胞，在HE染色切片中不易区分，可用免疫组织化学法进行鉴别。

1. A细胞 约占胰岛细胞总数的20%，细胞分泌胰高血糖素，促进肝糖原分解，升高血糖。

2. B细胞 约占胰岛细胞总数的75%，多分布于胰岛的中央，细胞分泌胰岛素，促进肝糖原合成等，使血糖降低。通常，胰岛素分泌低下时可导致糖尿病。

3. D 细胞　占胰岛细胞总数的 5%，分泌生长抑素，调节 A、B 细胞的分泌活动。

4. PP 细胞　数量很少，分泌**胰多肽**，抑制胃肠运动、胰液分泌及胆囊收缩。

胰是人体第二大腺体，重约 100g，由外分泌部和内分泌部组成。外分泌部分泌胰液，经胰管排入十二指肠，有分解蛋白质、糖类和脂肪的功能；内分泌部即胰岛，散在于胰的实质内，大多存在于胰尾，主要分泌胰岛素和胰高血糖素，直接进入血液，调节血糖的代谢。

第十章 呼吸系统

呼吸系统 respiratory system 由呼吸道和肺组成。呼吸道包括鼻、咽、喉、气管和各级支气管，是输送气体的通道。临床上通常把鼻、咽、喉合称为**上呼吸道**，把气管和各级支气管合称为**下呼吸道**。肺由肺内各级支气管、肺泡及肺间质构成，肺泡是进行气体交换的场所（图 10-1）。

呼吸系统的主要功能是通过呼吸的形式为人体提供氧，并排出新陈代谢所产生的二氧化碳。此外还有发音、嗅觉、辅助静脉血回心等功能。

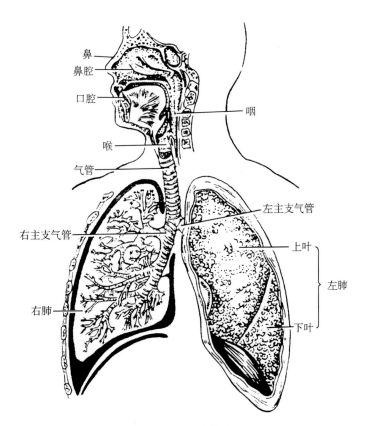

图 10-1 呼吸系统模式图

第一节 鼻

鼻是呼吸道的起始部，又是嗅觉器官，还有辅助发音的功能。它可分为外鼻、鼻腔和鼻旁窦三部分。

一、外鼻

外鼻 external nose 位于面部中央，形似三棱锥体状。外鼻上部位于两眼之间的部分称鼻根，鼻根向前下续为隆起的鼻背，鼻背下端向前突出的部分称鼻尖，鼻尖两侧的半圆形隆起部称鼻翼，人在呼吸困难或急促时可扇动鼻翼扩大鼻前孔以增加通气量。从鼻翼外侧至口角之间的皮肤浅沟称鼻唇沟，面神经损伤或"中风"导致面肌瘫痪时，可使相应侧的鼻唇沟变浅或消失。

外鼻以骨和软骨为支架，表面被覆皮肤。软骨部表面的皮肤因富含皮脂腺和汗腺，为痤疮及疖肿的好发部位。

二、鼻腔

鼻腔 nasal cavity 左、右各一，由鼻中隔分隔，向前经鼻前孔通外界，向后经鼻后孔通咽。每侧鼻腔以鼻阈为界分为鼻前庭和固有鼻腔，鼻阈为鼻翼内面的弧形隆起（图 10-2）。

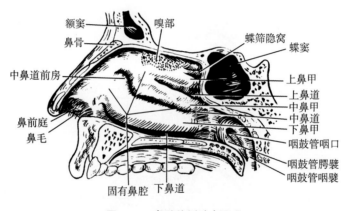

图 10-2 鼻腔外侧壁内面观

（一）鼻前庭

鼻前庭 nasal vestibule 为鼻翼内部、鼻阈以前的部分，由皮肤覆盖，长有较丰富的鼻毛，可对吸入的空气起到一定过滤作用。鼻前庭的皮肤也含有较丰富的皮脂腺和汗腺，故该处也易出现疖肿，由于缺少皮下组织，皮肤直接与软骨膜紧密相连，故发生疖肿时疼痛剧烈。

（二）固有鼻腔

固有鼻腔 proper nasal cavity 为鼻阈至鼻后孔之间的扩大部分，内覆黏膜，由上、下、内侧和外侧四壁围成。上壁为筛板，邻颅前窝；下壁为腭，即口腔的顶；内侧壁为鼻中隔，主要由筛骨垂直板、犁骨和鼻中隔软骨覆以黏膜构成。鼻中隔常偏向一侧，尤以偏向左侧者居多。鼻中隔黏膜的前下部血管丰富而位置表浅，外伤或干燥刺激均易致破裂出血，约90%的鼻腔出血发生于此，故称易出血区（Little 区）。鼻腔的外侧壁凹凸不平，自上而下有突向内下的上、中、下三个鼻甲。各鼻甲下方的空隙，分别称上鼻道、中鼻道和下鼻道，是鼻旁窦和鼻泪管的开口（图 10-2）。

依据功能的不同，固有鼻腔的黏膜可分为嗅区和呼吸区。嗅区指被覆在鼻腔顶部、上鼻甲及其相对的鼻中隔等处的黏膜，较薄，活体呈苍白或淡黄色，内含嗅细胞，具有嗅觉功能。呼

吸区指除嗅部以外的固有鼻腔黏膜，较厚，富含血管、黏液腺和纤毛，活体呈粉红色，对吸入
的空气有加温、湿润和净化作用。

三、鼻旁窦

鼻旁窦 paranasal sinus 是鼻腔周围颅骨内一些与鼻腔相通的含气空腔，内覆黏膜，并与固
有鼻腔黏膜相延续，故鼻腔的炎症可随黏膜蔓延至鼻旁窦而致鼻旁窦炎。鼻旁窦按其所在骨的
名称分为上颌窦、额窦、筛窦和蝶窦 4 对（图 10-3），均开口于鼻腔。

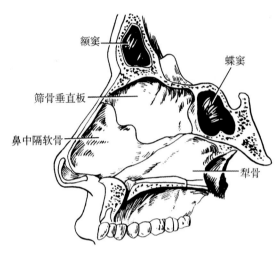

图 10-3　鼻旁窦的体表投影

第二节　咽

见消化系统。

第三节　喉

喉 larynx 位于颈前中央皮下，上连舌骨，借喉口通咽，以环状软骨气管韧带下连气管，两
侧毗邻颈部的大血管、神经和部分甲状腺侧叶，后面有喉咽相贴，可随吞咽或发音动作而上下
移动。喉为较复杂的管状器官，主要由喉软骨、喉的连结和喉肌构成，既是呼吸通道，又是发
音器官。

一、喉软骨

喉软骨是喉的支架，主要有单个的甲状软骨、会厌软骨、环状软骨和成对的杓状软骨（图
10-4、图 10-5 ）。

甲状软骨 thyroid cartilage 为最大的喉软骨，可视作由左、右两块方形软骨板在前面正中愈

着而成，愈着处称为**前角**。男性青春期，前角的上端形成明显的隆凸，突出于皮下，称**喉结**，为男性的第二性征之一。

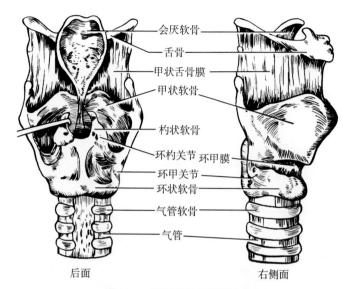

图 10-4　喉软骨和软骨间连结

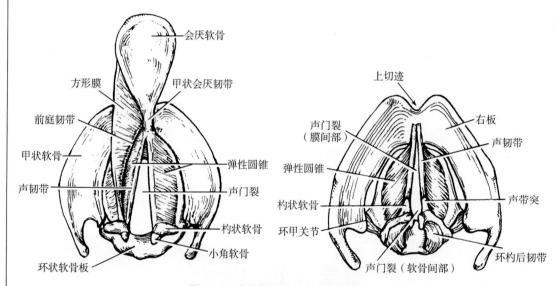

图 10-5　喉软骨上面观（示弹性圆锥）

　　环状软骨 cricoid cartilage 位于甲状软骨下方，向下与气管软骨相连，由前部的环状软骨弓和后部的环状软骨板组成，是喉软骨中唯一呈完整环形的软骨，对支撑喉腔、保持喉腔通畅起着重要作用。若环状软骨损伤，可致喉腔狭窄，呼吸不畅。

　　会厌软骨 epiglottic cartilage 位于舌骨体的后方，呈上宽下窄的叶片状，其下部借韧带连于甲状软骨前角后面，其上部钝圆游离并与表面被覆的黏膜共同组成**会厌** epiglottis，参与构成喉口。

　　杓状软骨 arytenoid cartilage 成对，位于环状软骨板上面，呈尖朝上的三棱锥体状。其底部向前的突起称**声带突**，有声韧带附着；底部向外侧的突起称**肌突**，为部分喉肌的附着处。

二、喉的连结

喉的连结包括喉软骨之间，以及喉软骨与舌骨、气管之间的连结。其中，喉软骨之间的连结主要为环甲关节、环杓关节和弹性圆锥。环甲关节的运动可使声带紧张或松弛，环杓关节的运动可使声门裂开大或缩小，而弹性圆锥的游离上缘称**声韧带**，参与构成**声带**（图10-4、图10-5）。

三、喉肌

喉肌属骨骼肌，分为喉外肌和喉内肌。前者为舌骨上下肌群，其主要作用是在吞咽和发音时上提或下降喉。后者为附着于喉软骨的小型骨骼肌，其主要作用是运动环甲关节和环杓关节，使声带紧张或松弛，使声门裂开大或缩小（图10-6）。

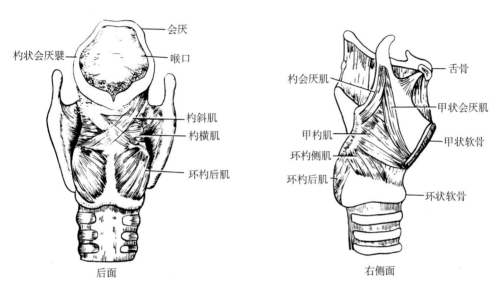

图 10-6 喉肌

四、喉腔和喉黏膜

喉的内腔称喉腔，向上经喉口通喉咽，向下直接与气管相通。喉腔内覆黏膜，其中部侧壁可见上、下两对矢状位的黏膜皱襞。上方的一对称**前庭襞**，其间的裂隙称**前庭裂**。前庭襞的作用是保护，即当意外吸入的食物或异物触及前庭襞时，会刺激前庭襞内神经末梢，诱发咳嗽反射，从而将食物或异物排出体外，不至于落入气管或支气管。下方的一对称**声襞**，活体呈苍白色，两侧声襞及杓状软骨底部之间的裂隙称**声门裂**，声门裂是喉腔最狭窄的部位。声襞及其深面所覆盖的声韧带和声带肌三者共同组成**声带**，是发音的基本结构。

喉腔以前庭裂和声门裂平面分为上、中、下三部分。前庭裂以上至喉口之间的部分称**喉前庭**，前庭裂和声门裂之间的部分称**喉中间腔**，声门裂以下至环状软骨之间的部分称**声门下腔**（图10-7）。声门下腔的黏膜下组织较疏松，炎症时容易发生水肿。小儿的喉腔狭小，喉水肿容易引起喉腔阻塞而致呼吸困难甚至窒息。

NOTE

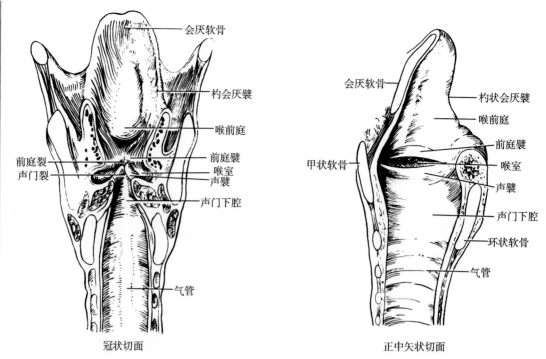

图 10-7　喉

第四节　气管和主支气管

气管和主支气管是连于喉和肺之间的管道，由"C"形的气管软骨及连接各气管软骨之间的结缔组织和平滑肌构成，内覆黏膜，它们的后壁缺少软骨，由结缔组织和平滑肌封闭。"C"形的气管软骨既可以保持气管管腔的开放状态，又可减小吞咽时气管对其后方食管的压迫。

一、气管

气管 trachea 在颈前正中皮下，后邻食管，上接喉下端的环状软骨，向下由胸廓上口入胸腔，在胸骨后方下行至胸骨角水平分为左、右主支气管。

二、主支气管

主支气管 primary bronchus 是气管分出的第一级支气管，向外下斜行，经肺门入肺。与左主支气管相比，右主支气管粗短，且走向陡直，故气管异物多坠入右主支气管（图 10-8）。

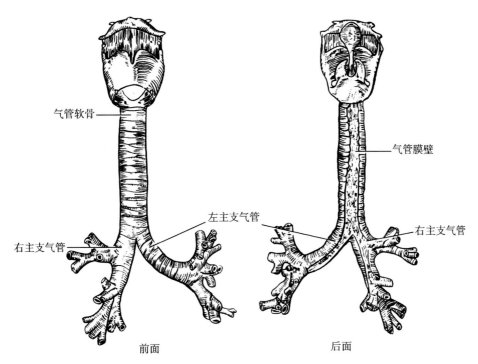

气管软骨

气管膜壁

左主支气管

右主支气管　　　　　右主支气管

前面　　　　　　　　　　　后面

图 10-8　气管与主支气管

第五节　肺

一、肺的位置和形态

肺 lung 位于胸腔内，纵隔的两侧，膈的上方，左右各一。

由于有肝向上隆起，以及心脏位置偏左，故右肺较宽短，而左肺较细长（图 10-9）。

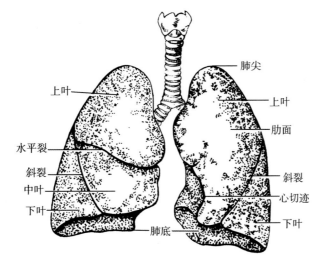

肺尖

上叶　　　　　　　　　　上叶

肋面

水平裂

斜裂　　　　　　　　　　斜裂

中叶　　　　　　　　　　心切迹

下叶　　　　　　　　　　下叶

肺底

图 10-9　气管、主支气管和肺

肺近似半圆锥体形，有一尖、一底、两面和三缘。朝上的肺尖圆钝，经胸廓上口突入颈根部，可高出锁骨内侧 1/3 段上方 2 ～ 3cm。朝下的肺底邻接膈，稍向上凹。肺与肋相邻的面称肋面；两肺中间相对的面朝向纵隔，称纵隔面，其中部有一长圆形凹陷，称**肺门** hilum of lung，为主支气管、肺血管、淋巴管和神经出入的部位。出入肺门的诸结构被结缔组织包绕，总称为**肺根**。肺的前缘和下缘锐薄，而后缘钝圆，左肺前缘下部向左的凹陷为心切迹。

左肺由斜行的裂隙分为上、下两叶，右肺除有相应的斜裂外，尚有一水平裂，故右肺被分为上、中、下三叶。

肺在幼儿时呈淡红色，成人的肺因吸入的尘埃沉积而呈暗红色或深灰色，甚至有散在的黑斑。

二、肺内支气管和支气管肺段

左、右主支气管（一级支气管）在肺门处分出肺叶支气管（二级支气管），其中左主支气管分出上、下叶支气管，分别进入左肺上、下叶，右主支气管分出上、中、下叶支气管，分别进入右肺上、中、下叶。各肺叶支气管再分出数支肺段支气管（三级支气管）。每一肺段支气管及其所属的肺组织称**支气管肺段**，简称肺段。各肺段呈圆锥形，尖向肺门，底达肺的表面。相邻的肺段之间以薄层结缔组织隔开。肺动脉的分支与支气管的分支伴行进入肺段，而肺静脉的属支则行于相邻肺段之间的结缔组织内。肺段在形态和功能上都有一定的独立性，临床上可借此行肺段切除术。

三、肺的组织结构

肺由表面的浆膜（即胸膜脏层）和深部的肺组织两部分组成。肺组织分为实质和间质两部分，实质即肺内的各级支气管和大量肺泡，间质为肺内的结缔组织、血管、淋巴管和神经等。主支气管从肺门入肺后反复分支呈树状，称为**支气管树**。肺内的叶支气管（右肺3支、左肺2支）、段支气管、小支气管、细支气管和终末细支气管称为肺的**导气部**。终末细支气管以下的分支为肺的**呼吸部**，包括呼吸性细支气管、肺泡管、肺泡囊和肺泡。每一个细支气管连同以下各级分支和肺泡组成一个肺小叶，呈锥体形，尖端朝向肺门，底朝向肺的表面（图 10-10）。

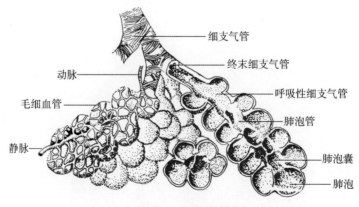

图 10-10　肺小叶模式图

（一）肺的导气部

肺的导气部是支气管进入肺内后连续性分支的气体通道。组成管壁的黏膜、黏膜下组织和外膜，随着管道的不断分支，管径渐细，管壁渐薄，管壁结构内容也逐渐地变化，因此三层结构便逐渐不明显。

细支气管和终末细支气管的环形平滑肌在内脏神经支配下收缩或舒张，来调节进入肺泡的气流量。在正常情况下，吸气时平滑肌松弛，管腔扩大；呼气末平滑肌收缩，管腔变小（图10-11）。病理情况下，由于细支气管及终末细支气管平滑肌痉挛性收缩致使管腔变窄，引起呼吸困难，出现哮鸣，即支气管哮喘。

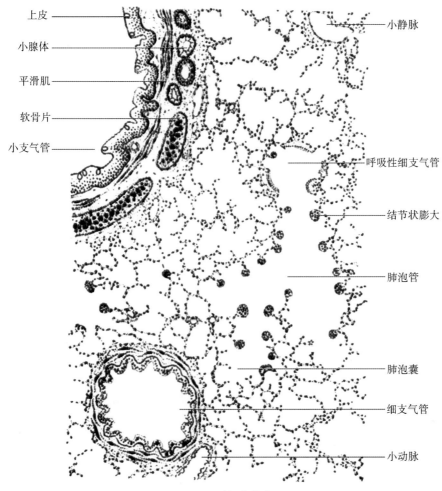

上皮 —— 小静脉
小腺体 ——
平滑肌 ——
软骨片 ——
小支气管 ——
—— 呼吸性细支气管
—— 结节状膨大
—— 肺泡管
—— 肺泡囊
—— 细支气管
—— 小动脉

图 10-11 肺切片模式图

（二）肺的呼吸部

肺的呼吸部的共同特点是管壁开始出现肺泡开口，因此肺的呼吸部是肺组织执行气体交换功能的结构。

1. 呼吸性细支气管　它是肺导气部和呼吸部之间的过渡性管道。

2. 肺泡管　每个呼吸性细支气管分支成 2 ～ 3 个肺泡管，它是由许多肺泡围成的管道（图10-12）。

3. 肺泡囊　与肺泡管相连续，由众多肺泡围成，并有共同开口。

4. 肺泡　肺泡是支气管树的终末部分，是进行气体交换的主要场所。每个肺含有肺泡 3 亿～ 4 亿个。肺泡壁很薄，内表面覆以薄的单层上皮，有**基膜**。相邻肺泡紧密相贴，其间仅隔以薄层结缔组织，即肺泡隔（图10-13）。

（1）肺泡上皮　肺泡上皮由Ⅰ型和Ⅱ型两种细胞组成。

NOTE

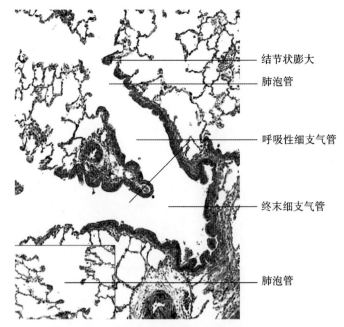

图 10-12　终末细支气管和呼吸性细支气管光镜像（低倍，左下角示肺泡管高倍）

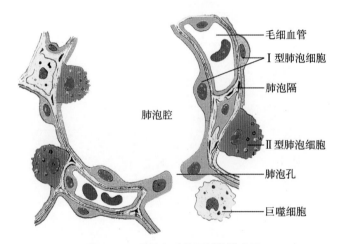

图 10-13　肺泡与肺泡隔结构模式图

Ⅰ型肺泡细胞：覆盖肺泡内表面大部分。Ⅰ型肺泡细胞扁平，表面光滑，细胞核扁圆形，含核部分略厚，其余部分很薄。胞质内细胞器很少，有很多吞饮小泡。主要作用是提供一个完整而最薄的面，有利于气体通过。

Ⅱ型肺泡细胞：细胞呈立方体或圆形，镶嵌于Ⅰ型肺泡细胞之间。光镜下观察，细胞核圆形，胞质着色较浅，呈泡沫状。电镜下观察，细胞游离面有少量的微绒毛，胞质内粗面内质网和高尔基复合体等细胞器发达，还有许多大小不一的分泌颗粒，故Ⅱ型肺泡细胞实际上是一种分泌细胞。其分泌物进入肺泡腔，在肺泡上皮的表面铺展成一层薄膜，称表面活性物质，有降低肺泡的表面张力及稳定肺泡形态的作用，可促进已伸展的肺泡复原（图 10-14）。

（2）**肺泡隔**　相邻两肺泡之间薄层的结缔组织构成肺泡隔。丰富的连续型毛细血管形成毛细血管网，包绕肺泡，利于肺泡内 O_2 与血液中的 CO_2 进行气体交换。肺泡隔内含较多弹性纤维，使肺泡具有弹性，老年人由于弹性纤维退化或炎症等病变破坏弹性纤维，使肺泡的弹性减弱，引起肺泡渐渐扩大，肺的换气功能降低，导致肺气肿。

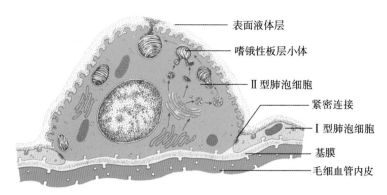

图 10-14　Ⅱ型肺泡细胞超微结构模式图

（3）肺泡孔　相邻肺泡之间有小孔相通，每个肺泡可以有一个或多个肺泡孔，直径在 10 ～ 15μm，是沟通相邻肺泡腔的通道。当某个终末细支气管或呼吸性细支气管阻塞时，可通过肺泡孔建立侧支通气，防止肺泡萎陷。但是，当肺部感染时，病菌同样可以经肺泡孔扩散，使炎症蔓延。

（4）气 - 血屏障　肺泡与血液间气体分子交换所通过的结构，称为**气 - 血屏障** blood-air barrier。气 - 血屏障依次由下列结构组成：①肺泡内表面的液体层；②Ⅰ型肺泡上皮细胞及其基膜；③薄层结缔组织；④毛细血管基膜与内皮。有的部位的肺泡上皮与毛细血管内皮之间几乎无结缔组织存在，两层基膜直接相贴而融合。气 - 血屏障相当薄，总厚度为 0.5 ～ 0.7μm，有利于气体交换；但当间质性肺炎时，肺泡隔结缔组织水肿，炎症细胞浸润，可导致肺气体交换功能障碍。

第六节　胸膜与纵隔

一、胸膜

（一）胸膜腔的概念

胸腔 thoracic cavity 由胸壁和膈围成，上界是胸廓上口，与颈部连通，下界是膈，借以和腹腔分隔。胸腔内容包含三部分：中间是纵隔，左右两侧是肺和包绕肺的胸膜腔。

胸膜 pleura 是一层薄而光滑的浆膜，可分为脏胸膜和壁胸膜（图 10-15）。脏胸膜紧贴于肺的表面，壁胸膜贴附于胸廓内面、膈上面和纵隔侧面。脏、壁胸膜在肺根处互相移行，并在肺周围围成密闭的腔隙，称**胸膜腔** pleural cavity。胸膜腔左右各一，互不相通，腔内为负压，含有少量浆液，可减少呼吸时两层胸膜间的摩擦。

（二）胸膜的分部及胸膜隐窝

脏胸膜被覆在肺的表面，与肺实质紧密结合，并伸入到肺的裂隙之中；壁胸膜则按照在胸腔内被覆位置的不同分为膈胸膜、肋胸膜、纵隔胸膜和胸膜顶四部：覆盖于膈上面的称**膈胸膜**；衬贴于胸壁内面的为**肋胸膜**；衬贴于纵隔侧面的称**纵隔胸膜**；肋胸膜和纵隔胸膜向上延伸至胸廓上口平面以上，覆盖肺尖的部分称**胸膜顶**。

壁胸膜各部之间相互移行转折处的胸膜腔，当深吸气时肺缘也不能充满其内，这部分胸膜腔统称胸膜隐窝。主要的胸膜隐窝有：①肋膈隐窝：为肋胸膜与膈胸膜转折处，是人体直立时胸膜腔的最低处，胸膜炎时，渗出液多积聚于此。②肋纵隔隐窝：是肋胸膜与纵隔胸膜前缘之间的互相移行处，由于左肺前缘有心切迹存在，故左侧肋纵隔隐窝较大（图10-15）。

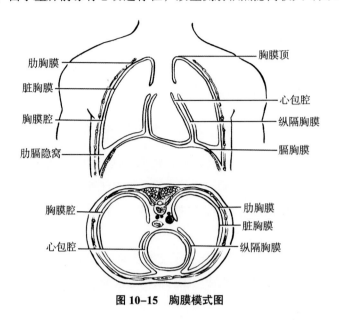

图10-15　胸膜模式图

（三）胸膜与肺的体表投影

胸膜的体表投影是指壁胸膜各部互相移行形成的转折线在体表的投影，也就是胸膜腔的界线（图10-16）。

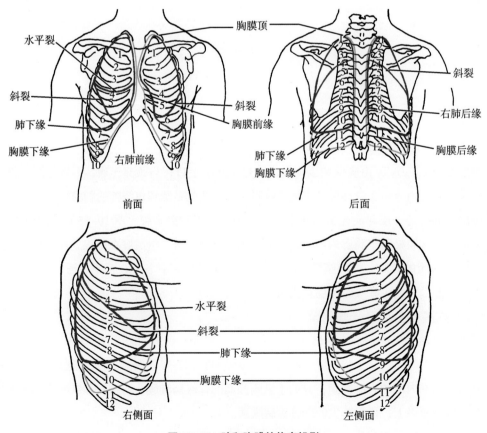

图10-16　肺和胸膜的体表投影

胸膜前界是肋胸膜与纵隔胸膜在前面的转折线，两侧均起自胸膜顶，斜向内下方，经胸锁关节后方至胸骨角处两侧彼此靠拢，并沿中线稍左垂直下行。右侧几乎垂直下降至第6胸肋关节的后方移行为下界；左侧至第4胸肋关节处，弯向下外，沿胸骨左侧缘外侧2～2.5cm处下行，至第6肋软骨后方移行为下界。由于两侧胸膜前界在第2～4肋软骨平面相互靠拢，而向上、向下又彼此分开，因此在胸骨后面形成两个无胸膜遮盖的三角形区：上方的称胸腺区，为疏松结缔组织及胸腺所占据；下方的称心包区，位于胸骨体下份的左半和左侧第4、5肋软骨后面，在此处，心包直接和胸前壁相贴。

胸膜下界是肋胸膜与膈胸膜的转折线。右侧下界起自第6胸肋关节后方，左侧下界起自第6肋软骨后方，以后两侧均斜向外下方，在锁骨中线与第8肋相交，在腋中线与第10肋相交，然后转向后内侧，在肩胛线与第11肋相交，在接近后正中线处平第12胸椎棘突高度。

肺的体表投影：肺的前界与胸膜前界基本一致，但左肺前界在第4胸肋关节处，急转向外，并沿第4肋软骨下缘延至胸骨旁线，再向下内弯曲至第6肋软骨中点移行为下界。肺的下界一般比胸膜下界高出两个肋的距离，即在锁骨中线与第6肋相交，在腋中线与第8肋相交，在接近后正中线处，平第10胸椎棘突高度。

二、纵隔

纵隔 mediastinum 是左、右纵隔胸膜之间所有器官结构的总称。它的前界为胸骨，后界为胸椎体，两侧界为纵隔胸膜，上界至胸廓上口，下界达膈，呈矢状位，上窄下宽，显著偏左。通常以胸骨角平面为界将其分为上纵隔和下纵隔。下纵隔又以心包为界，分为前纵隔、中纵隔和后纵隔（图10-17）。纵隔内有胸腺、心包、心和连接心的大血管、气管、主支气管、食管、主动脉胸部、胸导管、奇静脉及淋巴结等。

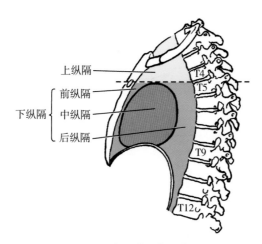

图 10-17 纵隔的分部示意图

第十一章　泌尿系统

泌尿系统 urinary system 由肾、输尿管、膀胱和尿道组成（图 11-1）。肾是产生尿液的器官，当机体的代谢产物运输到肾后，经过肾的滤过作用，生成尿液，经输尿管输运送至膀胱暂时储存，经尿道排出体外。

泌尿系统的主要功能是排出机体在新陈代谢中产生的废物（如尿素、尿酸）和多余的水分及无机盐等，保持机体内环境的平衡和稳定。一旦肾脏功能发生障碍，代谢产物就会蓄积体内，严重时出现尿毒症，危及生命。此外，肾还有内分泌功能，如产生对血压有重要影响的肾素和促进红细胞生成的促红细胞生成素等物质。

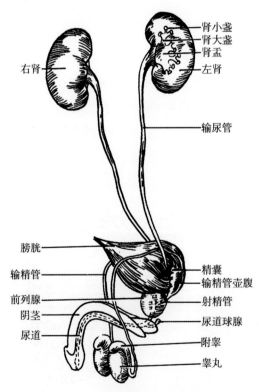

图 11-1　男性泌尿生殖系统模式图

第一节　肾

一、肾的形态

肾 kidney 为成对的实质性器官，呈红褐色，重 120～150g，表面光滑，质地柔软，形似蚕豆，分上、下两端，前、后两面和内侧、外侧两缘。上端宽而薄，下端窄而厚；前面较凸，后面较平；外侧缘隆凸，内侧缘中部凹陷，称**肾门** renal hilum，是肾静脉、肾动脉、肾盂、淋巴管和神经等出入肾的部位；出入肾门的这些结构被结缔组织包裹成束，称**肾蒂** renal pedicle。因下腔静脉靠近右肾，故右侧肾蒂较左侧肾蒂短，临床上右肾手术难度较大。由肾门伸入肾内的腔隙称**肾窦** renal sinus，窦内容纳肾盂、肾盏、肾血管及脂肪组织等（图 11-2）。

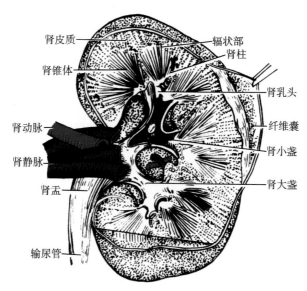

肾皮质 辐状部 肾柱 肾锥体 肾乳头 纤维囊 肾小盏 肾大盏 肾动脉 肾静脉 肾盂 输尿管

图 11-2　左肾冠状切面（前面观）

二、肾的内部结构

在肾的冠状切面上，肾实质可分为皮质和髓质两部分（图 11-2）。**肾皮质** renal cortex 位于肾实质的表层，富含血管，新鲜标本呈红褐色，肉眼观察可见密布红色小点状颗粒，主要由肾小体和肾小管构成。肾皮质深入到肾髓质的部分称为**肾柱** renal column。**肾髓质** renal medulla 位于肾实质的深部，血管较少，呈淡红色，由许多小的管道组成，故较致密而有条纹。肾髓质由 15～20 个**肾锥体** renal pyramid 构成，肾锥体位于肾柱之间，呈圆锥形，底朝向皮质，尖端钝圆，伸向肾窦，称**肾乳头** renal papilla，有时 2～3 个肾锥体合成 1 个肾乳头。肾乳头的顶端有许多小孔，称**乳头孔** papillary foramen，肾生成的尿由此流入肾小盏。在肾窦内，有 7～8 个呈漏斗形的膜性管道，称**肾小盏** minor renal calice，肾小盏包绕肾乳头，以承接由肾乳头孔排出的尿液。相邻的 2～3 个肾小盏汇合成一个**肾大盏** major renal calice，每侧肾有 2～3 个肾大盏，由肾大盏再汇合成一个扁平漏斗形的**肾盂** renal pelvis。肾盂出肾门后逐渐变细，移行为输尿管。

三、肾的位置和毗邻

（一）肾的位置

肾位于腹腔的后上部，脊柱的两侧，前面有腹膜遮盖，为腹膜外位器官（图 11-3）。左肾上端平第 11 胸椎体下缘，下端平第 2 腰椎体下缘；右肾上方因有肝，故比左肾约低半个椎体的高度（1～2cm）。左侧第 12 肋斜过左肾后面的中部，右侧第 12 肋斜过右肾后面的上部（图

11-4）。肾门约平第1腰椎体平面，距正中线约5cm。临床上常将竖脊肌外侧缘与第12肋之间的夹角部位称为**肾区** renal region（脊肋角），患某些肾脏疾病时，叩击或触压该区常可引起疼痛。

肾的位置因性别、年龄和个体差异而不同，一般女性低于男性，儿童低于成人，新生儿肾的位置更低，有时可达髂嵴平面。

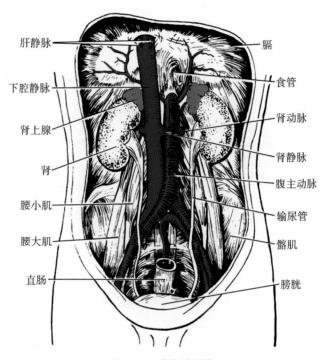

图11-3　肾和输尿管

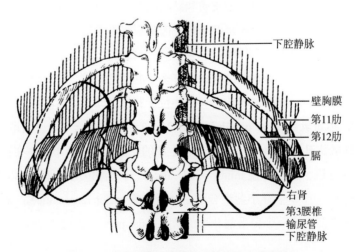

图11-4　肾与肋骨、椎骨的位置关系（后面观）

（二）肾的毗邻

两肾的上方有肾上腺附着，内下方有肾盂和输尿管。左、右肾前方的毗邻不同。左肾前方的上部邻接胃后壁，中部有胰横过，下部为空肠和结肠左曲；右肾前方的上部邻接肝右叶，下部为结肠右曲，内侧为十二指肠降部。两肾后方第12肋以上的部分借膈与胸膜腔的肋膈隐窝相毗邻，第12肋以下部分有腰大肌、腰方肌和腹横肌等。

四、肾的被膜

肾的表面包有三层被膜，由内向外依次为纤维囊、脂肪囊和肾筋膜（图 11-5）。

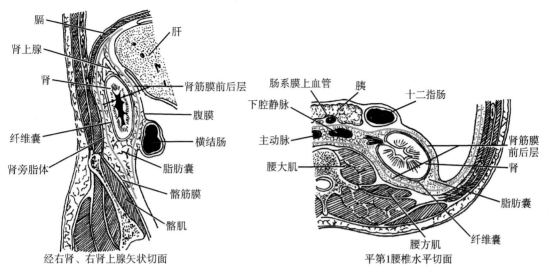

经右肾、右肾上腺矢状切面　　　　　　平第1腰椎水平切面

图 11-5　肾的被膜

（一）纤维囊

纤维囊为肾的固有膜，覆盖于肾实质的表面，薄而坚韧，由致密结缔组织及少量弹力纤维构成。在正常状态下，纤维囊与肾实质连接疏松，易和肾实质剥离。但在某些病理状态时，与肾实质粘连，则不易剥离。在肾部分切除或肾损伤时，需缝合此膜。

（二）脂肪囊

脂肪囊又称肾床，位于纤维囊的外面，为肾周围的囊状脂肪层，包裹肾和肾上腺。在肾门处与肾窦内的脂肪组织互相连续，对肾有保护和支持作用。临床上做肾囊封闭时，可以将药液经腹后壁注入此囊内。

（三）肾筋膜

肾筋膜位于脂肪囊外周，分前、后两层包被肾及肾上腺，并由它发出一些结缔组织小梁穿脂肪囊与纤维囊相连，有固定肾脏的功能。肾筋膜有前、后两层，分别为肾前面的肾前筋膜和肾后面的肾后筋膜。在肾上腺上方和肾的外侧缘，肾前筋膜和肾后筋膜互相融合，在肾的下方两层互相分离，其间有输尿管通过。肾筋膜向内侧，肾前筋膜经腹主动脉和下腔静脉的前面，与大血管周围的结缔组织及对侧肾前筋膜相连续；肾后筋膜与腰大肌筋膜相融合。如发生肾周围炎症或积脓时，脓液可沿肾筋膜向内侧和下方蔓延。

肾正常位置的固定主要靠肾的被膜，在 3 层被膜中，肾筋膜起着最重要的作用。其次，腹内压、肾蒂、肾血管、腹膜及邻近器官均对肾有固定作用。当肾的固定装置不健全时，可致肾的正常位置发生改变，如肾下垂、游走肾等。

五、肾的组织结构

肾实质由大量肾单位和集合小管组成，其间有少量结缔组织、血管和神经等构成肾间质。

（一）肾单位

肾单位 nephron 是肾的结构和功能的基本单位，每侧肾有 100 万～ 200 万个肾单位。肾单位由肾小体和肾小管构成。根据肾小体在皮质位置的不同，肾单位可分为浅表肾单位和髓旁肾单位两种。浅表肾单位的肾小体位于皮质浅层，约占肾单位总数的 85%；髓旁肾单位的肾小体位于皮质深层，约占肾单位总数的 15%。

1. 肾小体 renal corpuscle　是肾单位的起始部，近似球形，故又称肾小球，由血管球和肾小囊组成（图 11-6）。肾小体有两个极，微动脉出入的一端称血管极，另一端与近端小管相连，称尿极（图 11-7、图 11-8）。

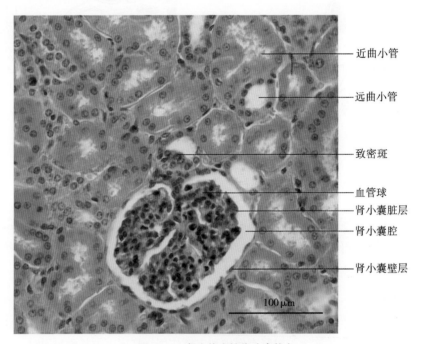

　　近曲小管
　　远曲小管

　　致密斑

　　血管球
　　肾小囊脏层
　　肾小囊腔

　　肾小囊壁层

100 μm

图 11-6　肾小体光镜像（高倍）

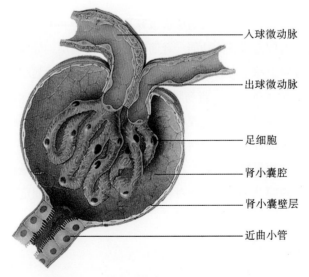

　　入球微动脉

　　出球微动脉

　　足细胞

　　肾小囊腔

　　肾小囊壁层

　　近曲小管

图 11-7　肾小体及球旁复合体立体模式图

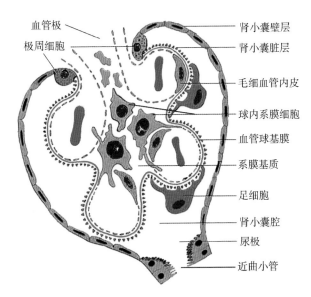

血管极
极周细胞
肾小囊壁层
肾小囊脏层
毛细血管内皮
球内系膜细胞
血管球基膜
系膜基质
足细胞
肾小囊腔
尿极
近曲小管

图 11-8 肾小体剖面模式图

（1）**血管球 glomerulus** 是肾小囊中一团盘曲的毛细血管。一条入球微动脉从血管极进入肾小囊后，分出 4～5 个分支，每支再分出许多小支，形成相互吻合的毛细血管袢，最后汇合成一条出球微动脉，从血管极离开肾小囊（图 11-7、图 11-8）。通常入球微动脉的管径比出球微动脉的管径粗，故血管球内毛细血管的血压较高。电镜下，血管球的毛细血管壁仅由一层有孔的内皮细胞及其外面的基膜组成。

血管球基膜 是位于血管球毛细血管内皮与足细胞突起及裂孔膜之间的均质状膜。在血管系膜侧，血管球基膜缺如，内皮直接与系膜相连（图 11-8）。

血管系膜 又称**球内系膜**，位于血管球毛细血管之间，主要由球内系膜细胞和系膜基质组成（图 11-8）。球内系膜细胞形状不规则，有较多突起，核小而深染。球内系膜细胞收缩时可调节毛细血管的管径，可分泌肾素和多种酶类参与血管球内血流量的调节，还参与基膜的更新，清除基膜上的沉积物，以维持基膜的通透性。系膜基质由球内系膜细胞产生，其富含的Ⅳ型胶原蛋白在基质内形成疏松的网状结构，对血管球毛细血管具有支持作用，并增加其通透性。

（2）**肾小囊 renal capsule** 为肾小管起始部膨大凹陷而成的杯状双层囊，包裹血管球。肾小囊两层间的腔隙称肾小囊腔，与近曲小管腔相通。肾小囊壁由内、外两层组成，外层（壁层）为单层扁平上皮，在肾小体尿极处与近曲小管上皮相延续；肾小囊的内层（脏层）由一层多突起的**足细胞 podocyte** 构成（图 11-7、图 11-8）。扫描电镜下可见足细胞从细胞体发出几个较大的初级突起，初级突起再发出较小的、指状的次级突起，相邻的次级突起相互嵌合成栅栏状，紧贴在血管球基膜的外表面，包绕血管球毛细血管袢。相邻突起间有宽约 25nm 的间隙，称**裂孔 slit pore**，裂孔上有厚 4～6nm 的**裂孔膜 slit diaphragm** 封闭（图 11-9、图 11-10）。

肾小体类似一个滤过器，以过滤方式形成滤液。血管球毛细血管内血压较高，血浆内的部分物质经血管球有孔的内皮细胞、基膜及足细胞裂孔膜而滤入肾小囊腔，这三层结构合称为**滤过膜**或**滤过屏障 filtration barrier**（图 11-8、图 11-9、图 11-11）。滤入肾小囊腔的滤液称原尿，原尿内除不含大分子蛋白质外，其余成分与血浆基本相似。滤过膜对水、电解质、葡萄糖、尿素等小分子物质具有高度通透性，而大分子的蛋白质则难以通过。在病理情况下，若滤过膜受损伤，导致滤过孔增大或负电荷丧失，可引起蛋白尿和血尿的出现。

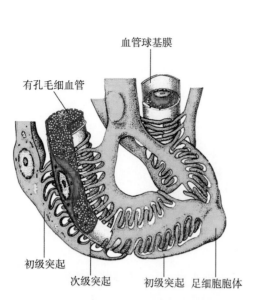

图 11-9 足细胞与毛细血管关系立体模式图

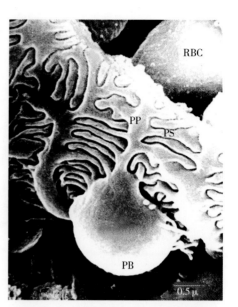

图 11-10 足细胞冷冻割断扫描电镜像
PB 足细胞胞体　PP 初级突起　PS 次级突起
RBC 红细胞　↑示基膜

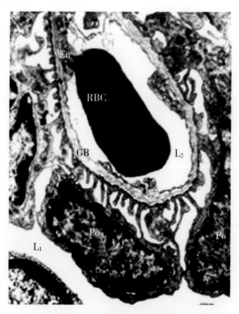

图 11-11 肾小体电镜像
En 内皮细胞　GB 基膜　L₁ 肾小囊腔
L₂ 毛细血管管腔　Po 足细胞　PBC 红细胞

2. 肾小管 renal tubule 是由单层上皮细胞及其基膜围成的长而弯曲的小管道，全长约 31mm，可分为近端小管、细段和远端小管三部分，近端小管和远端小管又可分别分为曲部和直部两部分。近端小管直部、细段和远端小管直部形成一个"U"字形的襻状结构，称髓襻。髓襻的下行支和上行支分别称降支和升支。近端小管曲部和肾小囊相延续，远端小管曲部连接集合小管（图 11-12）。肾小管有重吸收原尿中的某些成分、分泌或排泄等作用。

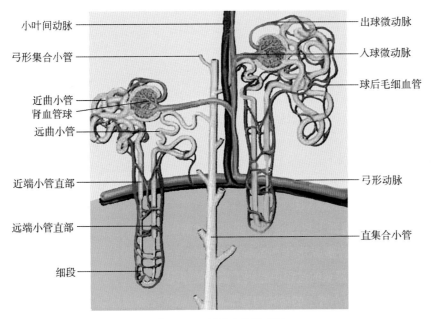

图 11-12　泌尿小管模式图

（1）近端小管 proximal tubule　是肾小管中最粗、最长的一段，管径 50～60μm，长约 14mm，约占肾小管全长的一半。

近端小管曲部（近曲小管）与肾小囊的尿极相续，弯曲盘绕于肾小体周围。其管腔小而不规则，管壁的上皮细胞为锥形或立方形，胞体较大，细胞界限不清，胞核呈圆形靠近基底部，胞质嗜酸性强，游离面有刷状缘，细胞基部有纵纹（图 11-6）。电镜下，刷状缘由密集排列的微绒毛构成，可扩大管腔表面积约 36 倍，有利于近曲小管的重吸收。细胞的基底部有发达的质膜内褶，内褶间的胞质内有许多纵形排列的杆状线粒体。细胞的侧面有许多侧突，相邻细胞的侧突相互嵌合（图 11-13、图 11-14）。近端小管直部的结构与曲部类似，但细胞稍矮，微绒毛较短而稀疏，质膜内褶和侧突不及曲部发达。

近端小管的结构特点使其重吸收功能极为强大，原尿中几乎全部氨基酸、葡萄糖、多肽、小分子蛋白质、维生素和 85% 的水分及无机盐离子等，均在此段进行重吸收。

（2）细段 thin segment　管径最细，只有 12μm。浅表肾单位的细段较短，参与组成髓襻降支；髓旁肾单位的细段较长，由降支转折上行后参与构成升支。细段的管壁较薄，由单

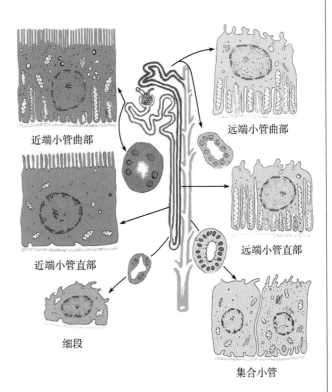

近端小管曲部

近端小管直部

细段

远端小管曲部

远端小管直部

集合小管

图 11-13　泌尿小管各段结构模式图

NOTE

层扁平上皮构成，细胞核部突向管腔内，细胞游离缘有少量短小的微绒毛。细段的结构特点使其对水和离子具有很好的通透性（图11-13）。

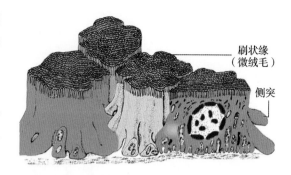

刷状缘
（微绒毛）

侧突

图11-14　近曲小管上皮细胞超微结构立体模式图

（3）远端小管 distal tubule　管径较近端小管细，为30～45μm，管腔大而规则。管壁为立方形上皮细胞，细胞界限清楚，胞质呈弱酸性，核圆，居中或靠近腔面，细胞基部有明显的纵纹，但无刷状缘（图11-6）。

电镜下，远端小管直部上皮细胞基底部有发达的质膜内褶，较深的内褶可到达细胞的顶部，内褶间的胞质内有许多纵形排列的杆状线粒体（图11-13）。基部的质膜内含有丰富的Na$^+$-K$^+$-ATP酶，在浓缩尿液的过程中起到了重要的作用。

远端小管曲部（远曲小管）的结构与直部相似，微绒毛数量增加，但质膜内褶和线粒体不及直部发达。远曲小管能重吸收H$_2$O、Na$^+$，排出K$^+$、H$^+$、NH$_3$等，对维持体液电解质的稳定和酸碱平衡起到重要作用。

（二）集合小管

集合小管 collecting tubule 全长20～38mm，可分为弓形集合小管、直集合小管和乳头管三段（图11-12、图11-15）。弓形集合小管呈弓形，较短，位于皮质内，一端与远曲小管相连，另一端延续为直集合小管。直集合管下行进入髓质，沿途不断汇合其他弓形集合小管，至肾乳头处改称乳头管，开口于乳头孔。集合小管能进一步吸收水和无机离子，使原尿进一步浓缩。

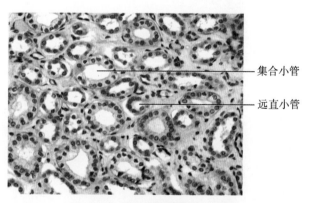

集合小管

远直小管

图11-15　集合小管光镜像（低倍）

（三）球旁复合体

球旁复合体 juxtaglomerular complex 又称**肾小球旁器** juxtaglomerular apparatus，位于肾小体血管极所形成的三角区，包括球旁细胞、致密斑和球外系膜细胞（图11-16）。球旁复合体是机体调节血压、水及电解质平衡的装置。

1. 球旁细胞 juxtaglomerular cell　位于入球微动脉进入肾小体处，由入球微动脉管壁的平滑肌细胞转化为上皮样细胞而成。细胞体积大，呈立方形或多边形，核大，胞质弱嗜碱性。电镜下可见胞质内有丰富的粗面内质网和核糖体，以及发达的高尔基复合体，有大量均质状分泌颗粒，能合成和分泌肾素。

2. 致密斑 macula densa 是由远曲小管靠近肾小体侧的上皮细胞呈高柱状紧密排列而形成的一个椭圆形隆起，有 20～30 个细胞组成。致密斑是一种化学感受器，通过感受远端小管内原尿中的 Na^+ 浓度的变化来调节肾素的分泌。

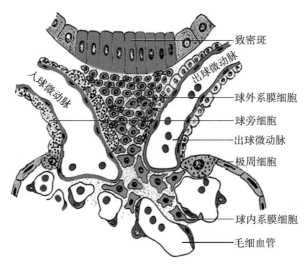

图 11-16 球旁复合体模式图

3. 球外系膜细胞 extraglomerular mesangial cell 是充填于肾小体血管极三角区内的一些细胞，与球内系膜细胞的形态相似，并与球内系膜细胞相延续。球外系膜细胞既与致密斑紧密相贴，又与球旁细胞、球内系膜细胞间有缝隙连接，其功能可能是在球旁复合体的活动中起信息传递的作用。

肾实质的结构简要归纳如下：

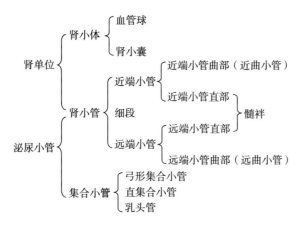

（四）肾间质

肾间质为泌尿小管间的少量结缔组织、血管和神经等。间质细胞主要有成纤维细胞、巨噬细胞和载脂间质细胞等。载脂间质细胞呈星形，有许多细长的突起，细胞内有特征性的嗜锇性脂滴及多种细胞器。载脂间质细胞可分泌前列腺素，并参与形成间质内纤维和基质。细胞突起在收缩时可促进间质内血管的血液循环，带走重吸收的水分，从而促进尿液的浓缩。

（五）肾的血液循环

肾动脉 renal artery 进入肾门后通常分为几支叶间动脉，走行于肾锥体之间。叶间动脉在肾锥体底处分支为弓形动脉，位于皮质和髓质之间（图 11-12）。弓形动脉发出若干呈放射状的小叶间动脉，再由小叶间动脉分支发出入球微动脉进入肾小体，从而构成血管球。浅表肾单位的出球微动脉离开肾小体后又分支形成球后毛细血管网，分布在肾近曲小管和远曲小管周围。毛细血管网逐级汇合成小叶间静脉、弓形静脉和叶间静脉，与同名动脉相伴行，最后汇合成肾静脉经肾门出肾。髓旁肾单位的出球微动脉形成球后毛细血管网，并发出分支形成髓质内的直小动脉，由直小动脉反折成"U"形血管襻与髓襻伴行，再延续为直小静脉汇入弓形静脉。

肾的血液循环有以下特点：①肾动脉直接由腹主动脉发出，血管粗而短，血压较高，血流量大，每分钟进入肾脏的血流量约 1200mL，相当于心输出量的 1/4 ～ 1/3 左右，人体全身的血液每 4 ～ 5 分钟就会流经肾内滤过一遍，其中有 90% 进入肾皮质内；②肾小体入球微动脉的管径比出球微动脉的管径粗，使血管球内的血压较高，有利于滤过；③由动脉毛细血管网形成的血管球有滤过作用，缠绕在泌尿小管周围的球后毛细血管网有回收重吸收物质的作用；④在髓质内由直小血管反折形成许多"U"形血管襻与髓襻伴行，有利于肾小管和集合小管的重吸收和尿液的进一步浓缩。

第二节　输尿管

输尿管 ureter 是一对细长的肌性管道，左右各一，上端起自肾盂，下端终于膀胱。成人输尿管长 25 ～ 30cm，其管径平均为 0.3 ～ 1.0cm（图 11-17）。

一、输尿管的位置和行程

输尿管位于腹膜的后方，沿腰大肌前面下降，向内下方斜行，在小骨盆入口处，右输尿管越过右髂外动脉起始部的前方，左输尿管越过左髂总动脉末端的前方。入盆腔后，输尿管的行程男女有别。男性输尿管沿骨盆侧壁弯曲向前，与输精管交叉后转向前内到达膀胱底；女性输尿管行于子宫颈的两侧，距子宫颈约 2cm 处，从子宫动脉的后下方经过到达膀胱底。在膀胱底外上角处，两侧输尿管向内下斜穿膀胱壁，开口于膀胱内面的输尿管口（图 11-17）。当膀胱空虚时，输尿管靠其平滑肌的蠕动，把尿液输送于膀胱。当膀胱充盈时，膀胱内压升高使输尿管壁内部的管腔闭合，从而阻止尿液由膀胱向输尿管逆流。

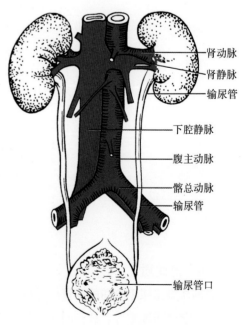

肾动脉
肾静脉
输尿管
下腔静脉
腹主动脉
髂总动脉
输尿管
输尿管口

图 11-17　肾、输尿管及膀胱

二、输尿管的分部和狭窄

根据输尿管的位置和走行，可将其分为 3 部：**腹部**为起始部至越过髂血管处的一段，**盆部**为越过髂血管处与膀胱壁之间的一段，**壁内部**为位于膀胱壁内的一段。

　　输尿管全长有 3 个生理性狭窄：第一个狭窄位于输尿管起始处，即肾盂与输尿管移行的部位；第二个狭窄位于小骨盆入口处，即越过髂血管处；第三个狭窄在输尿管的壁内部。这些狭窄处输尿管的管径仅有 0.2 ～ 0.3cm，是尿路结石容易滞留的部位。当输尿管被结石堵塞时，可引起剧烈的输尿管绞痛及尿路梗阻等病症。

第三节　膀　胱

　　膀胱 urinary bladder 是储存尿液的肌性囊状器官，其大小、形状、位置及壁的厚度均随尿液充盈程度而异，其容量也随年龄、性别及个体而有所不同。正常成人膀胱的平均容量为 300 ～ 500mL，最大容量可达 800mL，男性稍大于女性，老年人因膀胱肌张力低，容量增大。当膀胱容量达 500mL 以上时，由于膀胱壁的张力，刺激壁内的痛觉和本体感受器，冲动通过传入神经传至中枢产生尿意。在脑的支配下，通过副交感神经使膀胱平滑肌收缩、尿道括约肌松弛而排尿。

一、膀胱的形态

　　空虚的膀胱近似锥体形，可分为尖、底、体和颈四部。**膀胱尖** apex of bladder 细小，朝向前上方。**膀胱底** fundus of bladder 朝向后下方，呈三角形，其上外侧角有输尿管穿入膀胱壁内。膀胱尖和膀胱底之间的部分称**膀胱体** body of bladder。膀胱的下部变细，称**膀胱颈** neck of bladder，在男性与前列腺底相邻接，在女性与尿生殖膈相邻接。膀胱的出口称尿道内口，通向尿道。膀胱各部之间无明显界限，膀胱充盈时呈卵圆形（图 11-18）。

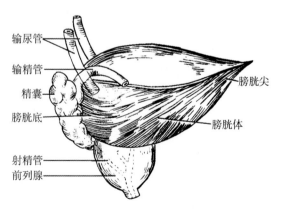

输尿管
输精管
精囊
膀胱底
射精管
前列腺
膀胱尖
膀胱体

图 11-18　男性膀胱（右侧面观）

二、膀胱的位置

　　成人膀胱位于骨盆腔的前部、耻骨联合的后方（图 11-19）。在膀胱底后方，男性有精囊、输精管壶腹和直肠，女性有子宫和阴道。在男性，膀胱底与精囊腺及输精管末段相接触，后方与直肠相邻，下方接前列腺；在女性，膀胱后方与子宫和阴道相邻，下方邻接尿生殖膈。

　　膀胱空虚时，膀胱尖不超过耻骨联合上缘；充盈时，膀胱尖可高出耻骨联合上缘，此时由腹前壁折向膀胱上面的腹膜随之上移，使膀胱前下壁直接与腹前壁相接触（图 11-20）。因此，当膀胱充盈时，沿耻骨联合上缘经腹前壁进行膀胱穿刺或膀胱手术，可以不经腹膜腔而直达膀胱，避免伤及腹膜和引起腹膜腔感染。

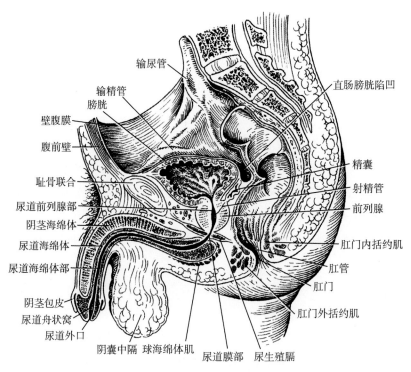

图 11-19　男性盆腔正中矢状切面

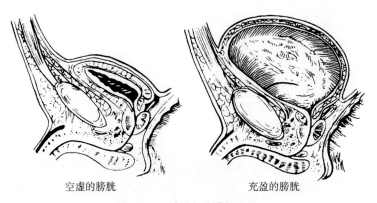

图 11-20　膀胱与腹膜的关系

三、膀胱壁的构造

膀胱壁由黏膜、黏膜下层、肌层和外膜构成。当膀胱空虚时，黏膜形成许多皱襞，当膀胱充盈时，这些黏膜皱襞消失。在膀胱底的内面，左、右输尿管口和尿道内口围成的三角形光滑区域，称**膀胱三角** trigone of bladder（图 11-21）。此区由于缺少黏膜下层，其黏膜直接与肌层紧密结合，无论膀胱充盈或空虚，黏膜均保持平滑状态。膀胱三角是结核和肿瘤的好发部位。两输尿管口之间有膀胱壁的纵肌层形成的弧形黏膜隆起，称**输尿管间襞** interureteric fold，膀胱镜下观察呈一苍白带，是临床上寻找输尿管口的标志。

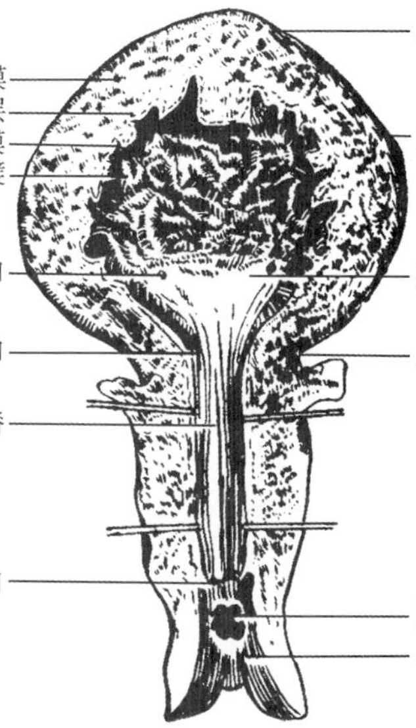

膀胱尖
膀胱体
膀胱三角
膀胱颈
阴道口
小阴唇

肌织膜
黏膜下层
黏膜
黏膜皱襞
输尿管口
尿道内口
尿道嵴
尿道外口

图 11-21 女性膀胱及尿道冠状切面（前面观）

第四节 尿 道

男、女性**尿道** urethra 的构造和功能不完全相同，男性尿道较女性细长而弯曲，除有排尿功能外，兼有排精功能，故在男性生殖器中叙述。

女性尿道长 3 ～ 5cm，直径 0.6 ～ 0.8cm，较男性尿道宽短而直，易于扩张（图 11-21），仅有排尿功能。女性尿道约平耻骨联合后下方，起自膀胱的尿道内口，经阴道前方向前下走行，穿过尿生殖膈，下端以尿道外口开口于阴道前庭。女性尿道通过尿生殖膈时，尿道和阴道周围有横纹肌环绕，称尿道阴道括约肌，可受意志支配控制排尿。尿道外口呈矢状位，位于阴道口的前方、阴蒂的后方，距阴蒂约 2.5cm 处。由于女性尿道短而直，易于扩张，容易引起逆行性的泌尿系统感染，故女性应当特别注意外阴卫生。

第十二章　生殖系统

　　男、女生殖器由内生殖器和外生殖器两部分组成。内生殖器包括生殖腺、生殖管道和附属腺体三部分，外生殖器是生殖器官的外露部分。男性的生殖腺为睾丸，是产生精子和分泌男性激素的器官；生殖管道（输精管道）包括附睾、输精管、射精管和男性尿道；附属腺体包括精囊、前列腺和尿道球腺，它们的分泌物参与组成精液，供给精子营养，并增强精子的活动力。男性外生殖器包括阴囊和阴茎两部分（图12-1）。女性生殖腺为卵巢，是产生卵子和分泌女性激素的器官；生殖管道（输卵管道）包括输卵管、子宫、阴道；附属腺体为前庭大腺。卵巢产生的卵子进入输卵管，若在输卵管内受精，受精卵便迁移至子宫，与子宫内膜结合着床发育成胎儿，待分娩时由阴道娩出。女性外生殖器包括阴阜、大阴唇、小阴唇、阴道前庭和阴蒂等，又称女阴。

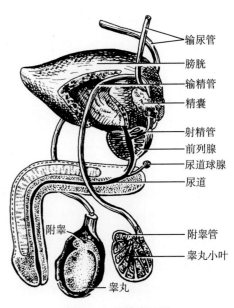

图 12-1　男性生殖器

（图中标注：输尿管、膀胱、输精管、精囊、射精管、前列腺、尿道球腺、尿道、附睾、附睾管、睾丸小叶、睾丸）

　　生殖系统的主要功能是产生生殖细胞，繁殖后代，延续种族和分泌性激素，以维持第二性征。男性第二性征表现为生须、喉结突出、骨骼粗大、声音低沉等；女性第二性征表现为乳腺发达、骨盆宽大、皮下脂肪丰富、嗓音尖细等。

第一节　男性生殖器

一、内生殖器

（一）睾丸

睾丸 testis 为男性生殖腺，是产生男性生殖细胞（精子）和分泌男性激素的器官。

1.睾丸的位置　位于阴囊内。阴囊中隔将阴囊腔分为左、右两部分，其内各容纳一侧的睾丸、附睾及精索的上部等。

2.睾丸的形态　睾丸是成对的实质性器官，呈扁卵圆形，表面光滑。睾丸可分为内、外侧两面，上、下两端和前、后两缘。外侧面较隆凸，内侧面较平坦；上端有附睾头贴附，下端游离；前缘游离，后缘与附睾、输精管睾丸部接触，又称睾丸系膜缘，有血管、神经和淋巴管等出入（图 12-2）。睾丸随性成熟而迅速生长，至老年随着性功能的衰退而萎缩。

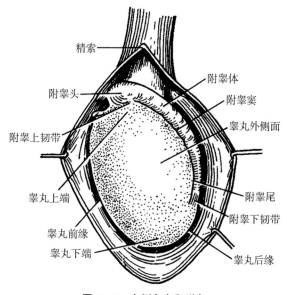

图 12-2 左侧睾丸和附睾

3. 睾丸的结构 睾丸表面被覆以浆膜，即睾丸鞘膜脏层，深部有一层厚而致密的结缔组织膜，称**睾丸白膜**。在睾丸后缘，白膜增厚并深入睾丸内形成**睾丸纵隔**。由纵隔发出许多睾丸小隔伸入睾丸实质，将其分隔成 100～200 个锥体形的**睾丸小叶**。在每个睾丸小叶内有 2～4 条盘曲的**精曲小管（又称生精小管）**，精曲小管在接近睾丸纵隔处移行为短而直的**精直小管**。精直小管进入睾丸纵隔后，相互吻合成**睾丸网**。由睾丸网发出 12～15 条**睾丸输出小管**，经睾丸后缘上部进入附睾头（图 12-3、图 12-6）。

睾丸的精曲小管上皮能产生精子。精曲小管之间的结缔组织内有间质细胞，能分泌雄性激素，以促进男性性器官的发育和维持男性的性特征（图 12-3、图 12-6）。

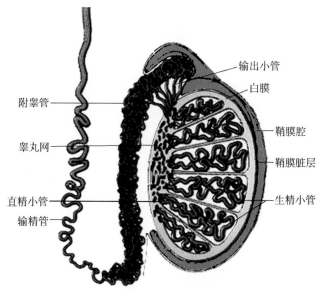

图 12-3 睾丸与附睾结构模式图

（1）生精小管 长 30～70cm，直径 150～250μm，管壁由厚 60～80μm 的**生精上皮**构成。生精上皮是一种特殊的复层上皮，由生精细胞和支持细胞组成（图 12-4）。

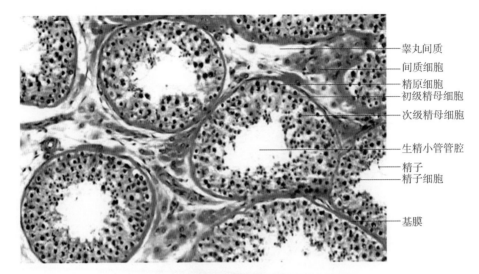

图 12-4   生精小管及睾丸间质光镜像（低倍）

①生精细胞和精子发生：生精上皮自基底部至腔面，依次有精原细胞、初级精母细胞、次级精母细胞、精子细胞和精子，统称**生精细胞**。从精原细胞到形成精子的连续增殖分化过程称**精子发生**，需 64±4.5 天（图 12-5）。

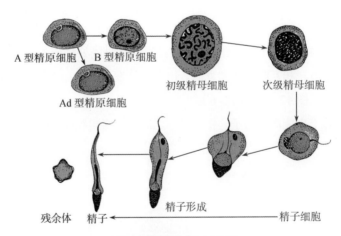

图 12-5   精子发生示意图

精原细胞：在青春期以前，是生精上皮唯一可见的最幼稚的生精细胞，紧贴基膜，圆形或卵圆形，直径 12μm，核圆，染色较深，分为 A、B 两型。A 型精原细胞是生精细胞中的干细胞，不断分裂增殖，一部分子细胞继续作为干细胞，另一部分分化为 B 型精原细胞。B 型精原细胞经过数次分裂后，分化为初级精母细胞。

初级精母细胞：位于精原细胞的近腔侧，体积最大，直径约 18μm，圆形，核大而圆，核染色质呈网状，核型为 46，XY。初级精母细胞经过 DNA 复制后，进行第一次减数分裂，形成两个次级精母细胞。

次级精母细胞：位于初级精母细胞的近腔侧，直径约 12μm，核圆形，染色较深，核型为23，X 或 23，Y（2nDNA）。次级精母细胞迅速进入第二次分裂，形成 2 个精子细胞。

精子细胞：位于近腔面，体积小，直径约 8μm，核圆，染色质细密，染色较深。核型为23，X 或 23，Y（1nDNA）。精子细胞不再分裂，经过复杂的形态演变，由圆球形逐渐变为蝌蝌状的精子，这一过程称**精子形成**。

精子：形似蝌蚪，长约 60μm，分头、尾两部。精子头正面观呈卵圆形，侧面观呈梨形，长 4～5μm。头部有一个高度浓缩的细胞核，核的前 2/3 有顶体覆盖。**顶体**是特殊的溶酶体，内含多种水解酶如顶体素、透明质酸酶等，在受精过程中发挥重要作用。精子尾部是其运动装置，可分为颈段、中段、主段和末段四部分。

②支持细胞：每个生精小管的横切面上有 8～11 个支持细胞。支持细胞呈不规则长锥体形，细胞质弱嗜酸性，基底部紧贴基膜，顶部达管腔面。由于其侧面镶嵌着各级生精细胞，故显微镜下细胞轮廓不清。相邻支持细胞侧面近基底部的侧突形成紧密连接，将相邻支持细胞之间的空隙分成**基底室**和**近腔室**两部分。基底室位于生精上皮基膜和支持细胞紧密连接之间，内有精原细胞；近腔室位于支持细胞紧密连接以上，与生精小管管腔相通，内有精母细胞、精子细胞和精子。支持细胞对生精细胞有支持、营养和保护作用。

生精小管与睾丸间质内的毛细血管之间存在着**血-睾屏障**，其组成包括毛细血管内皮及基膜、结缔组织、生精上皮的基膜和支持细胞紧密连接，其中紧密连接的屏障作用最为重要。

（2）睾丸间质　为生精小管之间富含血管、淋巴管的疏松结缔组织。其内含**睾丸间质细胞**，细胞呈圆形或多边形，成群分布，直径 15～20μm。从青春期开始，睾丸间质细胞在黄体生成素的刺激下分泌雄激素，以促进精子发生和男性生殖器官发育，维持第二性征和性功能。

（二）附睾

附睾 epididymis 紧贴睾丸的上端和后缘。为成对的器官，呈新月形。附睾可分为三部：上部膨大，称为**附睾头**，由睾丸输出小管盘曲而成，贴附于睾丸上端；中部扁圆，称为**附睾体**；下端较细，称为**附睾尾**。睾丸输出小管的末端最后汇成一条附睾管，此管迂回盘曲于附睾体和附睾尾内，并逐渐增粗而转向后上方，移行为输精管（图 12-6）。

附睾具有贮存精子的功能，其分泌的附睾液还能营养精子，促进精子继续分化成熟，所以附睾中的精子有较强的运动活力。附睾是男性生殖器结核的好发部位，在病变部位常触摸到硬结。

（三）输精管和射精管

输精管 ductus deferens 为一对细长的肌性管道，是附睾管的直接延续，长约 30cm，管径约 3mm。由于管壁厚，肌层发达而管腔细小，活体触摸呈坚实的圆索状。输精管按其行走部位可分为 4 部：①**睾丸部**：起于附睾尾，沿睾丸后缘上升。②**精索部**：介于睾丸上端与腹股沟管浅环之间，又称皮下部。此部位置表浅，易于触摸，是临床进行输精管结扎术的理想部位。③**腹股沟部**：是输精管位于腹股沟管内的部分，行腹股沟疝修补术时，注意勿伤此结构。④**盆部**：是输精管最长的一段，长约 15cm。输精管出腹环后，沿骨盆侧壁行向后下方，跨过输尿管末端的前上方，行至膀胱底的后方。在膀胱底后面输精管末端的彭大称**输精管壶腹**。壶腹的下端又逐渐变细，与精囊腺的排泄管汇合成射精管（图 12-6）。

射精管 ejaculatory duct 长约 2cm，由输精管壶腹末端与精囊腺的排泄管汇合而成，穿前列腺实质，开口于尿道前列腺部后壁的精阜（图 12-7、图 12-8）。

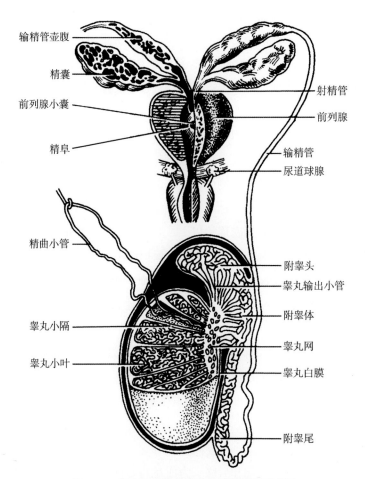

图 12-6　睾丸和附睾的结构及排精路径模式图

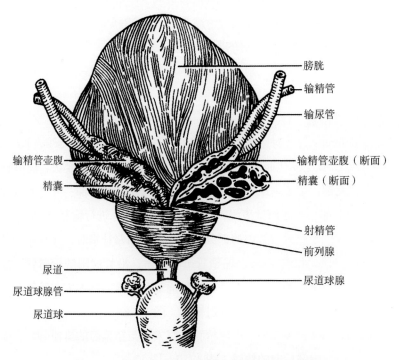

图 12-7　膀胱、前列腺、精囊和尿道球腺（后面观）

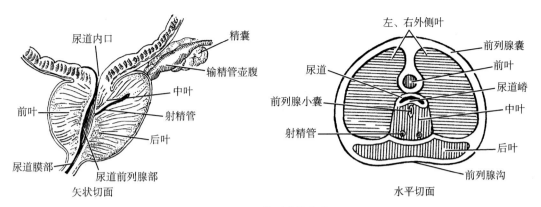

图 12-8　前列腺的分叶

精索 spermatic cord 是一对柔软的圆索状结构，自腹股沟管的腹环，穿经腹股沟管，延伸至睾丸上端，全长 12 ～ 15cm。精索的主要结构有输精管、睾丸动脉、蔓状静脉丛、神经丛、淋巴管、输精管的血管及腹膜鞘突的残件等。精索自腹股沟管皮下环浅出后，表面包有三层被膜，从内向外为精索内筋膜、提睾肌和精索外筋膜。

（四）前列腺

前列腺 prostate 为一实质性器官，呈前后略扁的栗子形。上端宽大为**前列腺底**，下端尖细为**前列腺尖**。男性尿道在前列腺底处穿入前列腺，经前列腺实质，由前列腺尖穿出。近腺底的后缘处，有左右射精管穿入，斜向前下方开口于尿道前列腺部的精阜上。底与尖之间的部分为**前列腺体**，前面隆凸，后面平坦，其后正中线上有一纵行浅沟，称**前列腺沟**（图 12-7）。临床经直肠指诊可触及前列腺，当患前列腺肥大时，前列腺沟变浅或消失。

前列腺位于膀胱和尿生殖膈之间，包绕尿道的起始部。上方邻膀胱颈，下方邻尿生殖膈，前方邻耻骨联合，后方邻直肠壶腹。

前列腺由腺组织、平滑肌和结缔组织构成，表面包有一层致密结缔组织构成的前列腺囊，囊外有筋膜鞘，二者之间有前列腺静脉丛。前列腺可分为 5 个叶：前叶、中叶、后叶和两个侧叶（图 12-8）。前叶很小，位于尿道前方；中叶呈楔形，位于尿道与射精管之间；后叶位于射精管的后下方；两个侧叶位于后叶的前方、尿道的两侧。前列腺的排泄管开口于尿道前列腺部的后壁。

前列腺的分泌物是组成精液主要成分。小儿前列腺甚小，性成熟期腺组织迅速增长。在老年期，前列腺组织逐渐萎缩退化，常伴有腺内结缔组织增生，形成病理性肥大，常发生在中叶和侧叶，从而压迫尿道，引起排尿困难甚至尿潴留。

（五）精囊

精囊 seminal vesicle 又称精囊腺，位于膀胱底的后方，输精管壶腹外侧。它是一对长椭圆形的囊状器官（图 12-7），其表面凹凸不平，内由迂曲的小管构成。上端膨大为精囊头，中部为精囊体，下端变细为排泄管。

精囊腺分泌淡黄色黏稠液体，组成精液的一部分，对精子的生长有重要作用。

（六）尿道球腺

尿道球腺 bulbourethral gland 为一对豌豆大小、黄褐色的球形腺体，位于尿道球的外侧，包埋于尿生殖膈内。其排泄管细长，开口于尿道球部。

尿道球腺的分泌物参与精液组成，有润滑尿道、刺激精子活动的作用。

二、外生殖器

(一) 阴囊

阴囊 scrotum 是位于阴茎根部后下方的皮肤囊袋，阴囊的皮肤薄而柔软，呈暗褐色，富含汗腺和皮脂腺，成人生有少量阴毛。阴囊壁由皮肤和肉膜构成（图 12-9）。**肉膜**是阴囊的浅筋膜，含致密结缔组织及平滑肌纤维，可随外界温度的变化而舒缩，以调节阴囊内的温度，有利于精子的发育与生存。肉膜在正中线向深部发出阴囊中隔，将阴囊腔分为左、右两部，其内各容纳一侧的睾丸、附睾及精索的上部等。

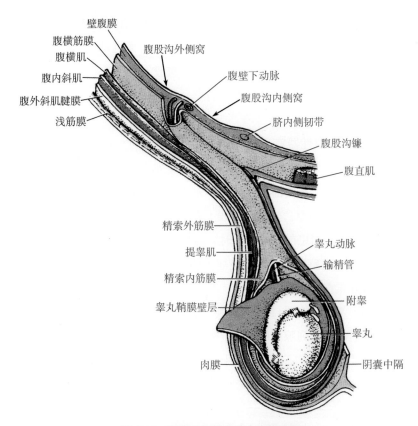

图 12-9 阴囊的结构及其内容模式图

阴囊肉膜的深面有包绕睾丸、附睾和精索的被膜。由外向内为：①精索外筋膜：是腹外斜肌腱膜的延续。②**提睾肌**：来自腹内斜肌和腹横肌，随精索下行并包绕睾丸，有上提睾丸的作用。③精索内筋膜：来自腹横筋膜。④**睾丸鞘膜**：来源于腹膜，分脏层和壁层，壁层紧贴精索内筋膜内面，脏层贴于睾丸和附睾的表面，脏、壁两层相互移行，二者之间形成的潜在腔隙即为**鞘膜腔**，内有少量浆液。若腹膜鞘突未闭锁或鞘膜炎时，可以形成睾丸鞘膜腔积液。

(二) 阴茎

阴茎 penis 为男性的性交接器官，可分为头、体和根三部分（图 12-10）。阴茎的后端为**阴茎根**，附着于耻骨下支、坐骨支和尿生殖膈上，为阴茎的固定部；阴茎的中部为圆柱形的**阴茎体**，以韧带悬于耻骨联合的前下方；阴茎的前端膨大为**阴茎头**，又称龟头，其尖端处有一矢状位的尿道外口。阴茎头与体的移行部变细为**阴茎颈**，临床称冠状沟。

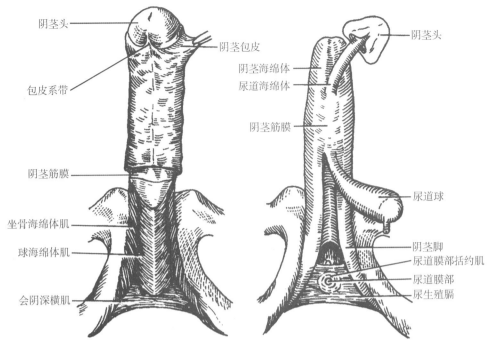

图 12-10　阴茎的外形和结构

阴茎主要由两个阴茎海绵体和一个尿道海绵体构成，外面包以皮肤和筋膜（图 12-10、图 12-11）。**阴茎海绵体**位于阴茎的背侧，左右各一，两者紧密结合。其前端变细，嵌入阴茎头后面的陷窝内；其后端左右分离，称为**阴茎脚**，分别附着于两侧的耻骨下支和坐骨支。**尿道海绵体**位于阴茎海绵体的腹侧，中央有尿道贯穿于海绵体全长。其前端膨大成为阴茎头，中部呈圆柱形，后部扩大为**尿道球**。海绵体的外面都包有一层致密而富于弹性的纤维膜，分别称为**阴茎海绵体白膜**和**尿道海绵体白膜**。海绵体的内部是许多海绵体小梁和小梁间腔隙，并与血管相连通，当腔隙内充血，阴茎即变粗变硬，称勃起。

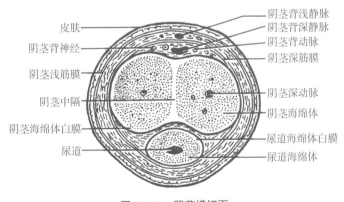

图 12-11　阴茎横切面

阴茎的皮肤薄而柔软，无皮下脂肪组织，易于伸缩。皮肤自阴茎颈处向前，然后向内后方反折再附于阴茎颈，形成包绕阴茎头的双层皮肤皱襞，称**阴茎包皮**。包皮的前端游离缘围成包皮口。在阴茎头腹侧的中线上，有一连于包皮与阴茎头之间的皮肤皱襞，称**包皮系带**。当行包皮环切手术时，应注意避免损伤包皮系带，以免术后影响阴茎的正常勃起。

包皮的长度个体差异较大，幼儿的包皮较长，包着整个阴茎头。随着年龄的增长，包皮逐

NOTE

渐向后退缩，包皮口也随之扩大，阴茎头自然外露。在成年人，如果包皮覆盖住龟头和尿道外口，但能够上翻和滑下，不发生嵌顿的称为包皮过长；如包皮口狭窄或包皮与龟头粘连使包皮不能上翻外露龟头，称为包茎。上述两种情况，都会因包皮腔内易积存包皮垢而导致炎症或诱发阴茎癌，应及时行包皮环切术。

三、男性尿道

男性尿道 male urethra 兼有排尿和排精的功能，它起自膀胱颈的尿道内口，止于阴茎头的尿道外口。成年人尿道长 16 ~ 22cm，管径平均为 0.5 ~ 0.7cm。

（一）尿道的分部

男性尿道可分为三部：前列腺部、膜部和海绵体部。临床上把前列腺部和膜部称为后尿道，海绵体部称为前尿道。

前列腺部为尿道穿过前列腺的部分，长约 2.5cm，管腔最宽。此部后壁上有一纵行隆起，称**尿道嵴**，嵴中部隆起的部分称**精阜**。精阜中央有一小凹陷，称**前列腺小囊**。其两侧有一对细小的射精管口。精阜附近的尿道黏膜上有许多前列腺排泄管的开口。

膜部为尿道穿过尿生殖膈的部分，长约 1.5cm。此部周围有尿道膜部括约肌环绕，此肌属横纹肌，可随意控制排尿。该段位置较固定，当骨盆骨折或骑跨伤时，易损伤而造成尿道破裂。

海绵体部为尿道穿过尿道海绵体的部分，长约 15cm。此段的起始部在尿道球内略扩大，称为尿道球部，有尿道球腺的开口。在阴茎头内尿道扩大形成**尿道舟状窝**（图 12-1）。

（二）尿道的狭窄、扩大和弯曲

男性尿道粗细不一，有三个狭窄、三个扩大和两个弯曲。三个狭窄分别在尿道内口、尿道膜部和尿道外口。其中，尿道外口最狭窄，但插入导尿管时，却以通过尿道膜部处最困难。尿道三个狭窄处为尿道结石易嵌顿的部位。三个扩大分别为尿道前列腺部、尿道球部和尿道舟状窝。两个弯曲，一个为耻骨下弯，另一个为耻骨前弯。前者位于耻骨联合下方约 2cm，是由尿道前列腺部、膜部和海绵体部的起始段形成凹向上的弯曲，此弯恒定不能改变。后者位于耻骨联合的前下方，是由阴茎根和阴茎体构成凹面向下的弯曲，如将阴茎头向前上提起，该弯曲可消失变直。临床上进行膀胱镜检查或插入导尿管时应该注意尿道的这些特点。

第二节　女性生殖器

一、内生殖器

（一）卵巢

卵巢 ovary 为女性生殖腺，是产生女性生殖细胞（卵子）和分泌女性激素的器官（图 12-12）。

1. 卵巢的位置　卵巢在胚胎早期和睾丸类似，位于腹后壁肾的下方，出生后则位于盆腔内，紧贴小骨盆侧壁的卵巢窝（髂内、外动脉的夹角处）。

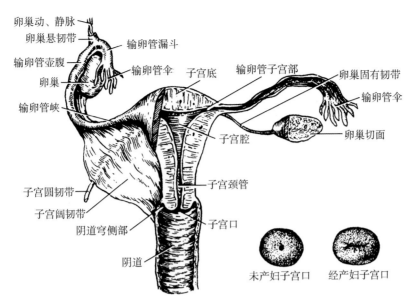

图 12-12　女性内生殖器

2. 卵巢的形态　卵巢为成对的实质性器官，呈扁椭圆形，灰红色，分为内、外侧两面，上、下两端和前、后两缘。内侧面朝向子宫，外侧面贴于盆腔侧壁。上端与输卵管末端相接触，借**卵巢悬韧带**与盆腔壁相连；下端借**卵巢固有韧带**连于子宫；前缘有系膜附着，其中部称**卵巢门**，有血管、淋巴管和神经等出入；后缘游离。卵巢大小和形状随年龄而不同，成年人卵巢大小约 4cm×3cm×1cm，重 5～6g。幼年卵巢较小，表面光滑，性成熟期最大。由于多次排卵，卵巢表面留有瘢痕，凹凸不平。35～45 岁卵巢开始缩小，50 岁左右随月经停止而逐渐萎缩。

3. 卵巢的结构　卵巢表面为单层扁平或立方上皮，下方为薄层致密结缔组织构成的白膜。卵巢实质分为外周的皮质和中央狭小的髓质。皮质内含不同发育阶段的卵泡、黄体和白体等（图 12-13），这些结构之间有特殊的结缔组织，主要由低分化的梭形的**基质细胞**、网状纤维及散在的平滑肌纤维构成。髓质为疏松结缔组织，与皮质间无明显界限，内含许多血管、淋巴管和神经。卵巢门处的结缔组织中有少量**门细胞**，其结构和功能类似睾丸间质细胞，可分泌雄激素。妊娠或绝经期，门细胞较明显，如果门细胞增生或发生肿瘤时，患者伴有男性化症状。

（1）卵泡的发育与成熟　卵泡发育从胚胎时期已经开始，第 5 个月胚胎的双侧卵巢有原始卵泡近 700 万个，新生儿有 70 万～200 万个，青春期时仅存 4 万个，至 40～50 岁时仅剩几百个。自青春期开始，在垂体分泌的卵泡刺激素（FSH）和黄体生成素（LH）作用下，卵泡陆续开始发育。一个卵泡从发育到成熟约需 85 天。通常每个月经周期只有 1 个卵泡发育成熟并排卵，左右卵巢交替排卵。女性一生排卵 400～500 个，余者相继退化。卵泡的发育是一个连续过程，一般可分原始卵泡、生长卵泡和成熟卵泡三个阶段。

①原始卵泡：位于皮质浅部，体积小，数量多，由一个**初级卵母细胞**和周围一层扁平的**卵泡细胞**构成。初级卵母细胞较大，圆形，直径 30～40μm，核大而圆，呈空泡状，核仁明显，胞质嗜酸性。初级卵母细胞是在胚胎时期由**卵原细胞**分裂分化形成，随后进行第一次减数分裂并长期（12～50 年）停滞在分裂前期，直至排卵前才完成分裂或以退化告终。卵泡细胞较小，与结缔组织之间有基膜。卵泡细胞具有支持和营养卵母细胞的作用。

NOTE

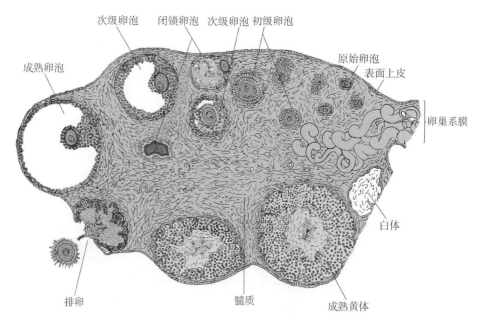

图 12-13　卵巢组织结构模式图

②生长卵泡：根据是否出现卵泡腔，生长卵泡分为初级卵泡和次级卵泡。

初级卵泡：从青春期开始，在 FSH 的作用下，原始卵泡继续发育为初级卵泡。初级卵母细胞增大，在靠近质膜的胞质中出现电子致密的溶酶体，称**皮质颗粒**，内含的酶类将在受精过程中发挥重要作用。卵泡细胞增生，由单层变为多层（5 ～ 6 层）。最内层的卵泡细胞为柱状，呈放射状排列，称**放射冠**。在初级卵母细胞与卵泡细胞之间出现一层均质状、折光性强、富含糖蛋白的嗜酸性膜，称**透明带**，它是初级卵母细胞和卵泡细胞共同分泌的产物。透明带上有糖蛋白分子构成的精子受体，对精子和卵细胞之间的相互识别和特异性结合起重要作用。与此同时，卵泡周围的结缔组织增生，包绕卵泡，形成**卵泡膜**，它与卵泡细胞之间隔以基膜。随着初级卵泡体积增大，卵泡逐渐向卵巢皮质深部移动。

次级卵泡：由初级卵泡继续发育形成（图 12-14）。卵泡体积更大，卵泡细胞增至 6 ～ 12 层，在卵泡细胞之间出现大小不等的腔隙，这些小腔隙逐渐融合成一个大腔，称**卵泡腔**，腔内充满卵泡细胞分泌和血管渗透而来的卵泡液。卵泡液含有营养成分、雌激素和多种生物活性物质，与卵泡的发育有关。随着卵泡液增多，卵泡腔扩大，初级卵母细胞、透明带、放射冠及部分卵泡细胞突向卵泡腔，形成**卵丘**。卵泡腔周围的数层卵泡细胞形成卵泡壁，称**颗粒层**，卵泡细胞改称**颗粒细胞**。卵泡膜分化为内外两层，内层有较多的多边形或梭形的**膜细胞**和丰富的毛细血管，膜细胞具有分泌类固醇激素细胞的特征；外层有环形平滑肌纤维和胶原纤维。

③成熟卵泡：在 FSH 作用的基础上，经 LH 的刺激，次级卵泡发育为**成熟卵泡**。初级卵母细胞直径可达 125 ～ 150μm。卵泡由于卵泡液急剧增多而体积显著增大，直径可超过 2cm，并向卵巢表面突出；卵泡壁越来越薄，仅 2 ～ 3 层颗粒细胞。在排卵前 36 ～ 48 小时，初级卵母细胞完成第一次减数分裂，产生一个**次级卵母细胞**和**第一极体**。第一极体很小，位于次级卵母细胞与透明带之间的卵周隙内。次级卵母细胞迅速进入第二次减数分裂，停滞在分裂中期。

（2）排卵　成熟卵泡破裂，次级卵母细胞、透明带和放射冠随卵泡液从卵巢排出的过程称**排卵**。排卵前，卵泡液剧增，使卵泡壁、白膜和表面上皮变薄缺血，形成半透明的**卵泡小**

斑；卵丘与卵泡分离，漂浮在卵泡中。排卵时，小斑处的组织被蛋白水解酶和胶原酶分解而破裂，卵泡膜外层的平滑肌纤维收缩，次级卵母细胞连同透明带、放射冠和卵泡液排出，进入输卵管。次级卵母细胞于排卵后 24 小时内若未受精，即退化消失；若受精，则继续完成第二次减数分裂，形成单倍体（23，X）的**卵细胞**和第二极体。排卵时间一般在月经周期的第 14 天左右。

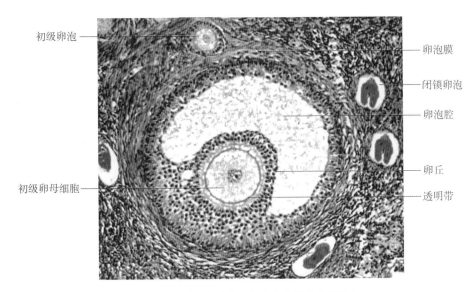

图 12-14　次级卵泡和闭锁卵泡光镜像（低倍）

（3）黄体的形成和演变　排卵后，残留的卵泡壁塌陷，卵泡膜的结缔组织和毛细血管伸入颗粒层，在 LH 的作用下，颗粒细胞和卵泡膜内层的膜细胞体积增大，逐渐演化成富含血管的内分泌细胞团，新鲜时呈黄色，故称**黄体**。颗粒细胞分化为**颗粒黄体细胞**，其数量多，体积大，染色浅，位于黄体中央，分泌**孕激素**和松弛素。膜细胞演化为**膜黄体细胞**，其数量少，体积小，染色较深，位于黄体周边，与颗粒黄体细胞协同作用，分泌**雌激素**。

黄体转归取决于卵细胞是否受精。若排出的卵没有受精，黄体维持 12 ~ 14 天后退化，称**月经黄体**。若受精，在胎盘分泌的绒毛膜促性腺激素的刺激下，黄体继续发育，直径可达 4 ~ 5cm，称**妊娠黄体**。妊娠黄体除分泌大量的孕激素和雌激素外，还分泌**松弛素**，这些激素促使子宫内膜增生，子宫平滑肌松弛，以维持妊娠。妊娠黄体可存在 4 ~ 6 个月，然后退化，其内分泌功能被胎盘细胞取代。两种黄体最终都退化消失，逐渐被增生的结缔组织取代，成为瘢痕样的**白体**。

（4）闭锁卵泡　从胎儿时期至出生后，乃至整个生殖期，绝大多数卵泡不能发育成熟，它们在发育的各个阶段停止生长并退化，退化的卵泡称**闭锁卵泡**。

（二）输卵管

输卵管 uterine tube 是输送卵子的肌性管道，左右各一。

1. 输卵管的位置　连于子宫角与卵巢上端之间，包裹于子宫阔韧带的上缘内。

2. 输卵管的形态　长 10 ~ 12cm。输卵管内侧端有输卵管子宫口开口于子宫腔，外侧端有输卵管腹腔口开口于腹膜腔，故女性腹膜腔经输卵管、子宫和阴道与外界相通。输卵管由内侧向外侧分为四部（图 12-12）。

（1）**输卵管子宫部**   位于子宫壁内的一段，最短、最细，内侧端以**输卵管子宫口**通子宫腔，外侧续于输卵管峡。

（2）**输卵管峡**   位于子宫角水平，向外侧移行为输卵管壶腹。此段管道短直而狭窄，管壁厚，血管分布少，是输卵管结扎和硅胶黏术的首选部位。

（3）**输卵管壶腹**   位于输卵管峡外侧的一段，约占输卵管长的 2/3。此段管腔膨大成壶腹状，弯曲而薄，是卵子受精的部位。精卵子结合后的受精卵经输卵管子宫口移入子宫；若受精卵未能移入子宫，而在输卵管内发育，即成为**异位妊娠**。

（4）**输卵管漏斗部**   为输卵管的末端，呈漏斗状膨大，漏斗末端中央可见输卵管腹腔口，卵子可经此口进入输卵管。漏斗周缘的指状突起称**输卵管伞**，是手术时识别输卵管的标志。其中较大的一个连于卵巢，称**卵巢伞**，有引导卵子进入输卵管腹腔口的作用。

3. 输卵管的结构   输卵管管壁由内向外依次分为黏膜、肌层和浆膜（图 12-15）。**黏膜**由上皮和固有层构成。黏膜向管腔突出，形成纵行、有分支的皱襞，致使管腔不规则。皱襞在壶腹部最发达，高且多分支，此处为受精的部位。上皮为单层柱状上皮，由纤毛细胞和分泌细胞组成。纤毛细胞的纤毛向子宫方向摆动，有助于卵子的运送。分泌细胞的分泌物构成输卵管液，可营养卵子，辅助卵子的运行。固有层为薄层的结缔组织，含有丰富的毛细血管和散在的平滑肌纤维。**肌层**由内环、外纵两层平滑肌构成，以峡部最厚。**浆膜**由附有血管的疏松结缔组织和间皮组成。

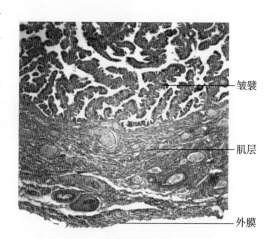

图 12-15   输卵管光镜像（低倍）

（三）子宫

子宫 uterus 是产生月经和孕育胎儿的场所。其形态、结构、大小和位置随年龄、月经和妊娠情况而变化。

1. 子宫的形态   子宫为一壁厚腔小的肌性器官，成年未孕子宫呈前后略扁的倒置的梨形，长 7～9cm，宽 4～5cm，厚 2～3cm。两侧输卵管子宫口以上圆而凸的部分称**子宫底**；子宫底的外侧端与输卵管结合处称**子宫角**；子宫下端狭长而呈圆柱状的部分称**子宫颈**，为子宫肿瘤的好发部位。成年人的子宫颈长 2.5～3cm，包括突入阴道内的**子宫颈阴道部**和位于阴道以上的**子宫颈阴道上部**。子宫底与子宫颈之间的部分称**子宫体**。子宫颈与子宫体连接处较狭细，称**子宫峡**。在非妊娠期，峡部不明显，长约 1cm；妊娠期子宫峡伸展变长，形成子宫的下段，在妊娠末期可延长至 7～11cm，峡壁逐渐变薄，且无腹膜覆盖，产科常在此进行剖宫取胎术（图 12-12、图 12-16）。

子宫的内腔较为狭窄，分上、下两部：上部位于子宫体内，称**子宫腔** cavity of uterus，呈前后略扁的倒置三角形，其底的两侧有输卵管子宫口，尖向下通子宫颈管；下部位于子宫颈内，称**子宫颈管** canal of cervix of uterus，呈梭形，其上口通子宫腔，下口称**子宫口** orifice of uterus，通阴道。未产妇的子宫口为圆形，边缘光滑整齐；经产妇的子宫口变为横裂状。子宫口前、后缘分别称为前唇和后唇。

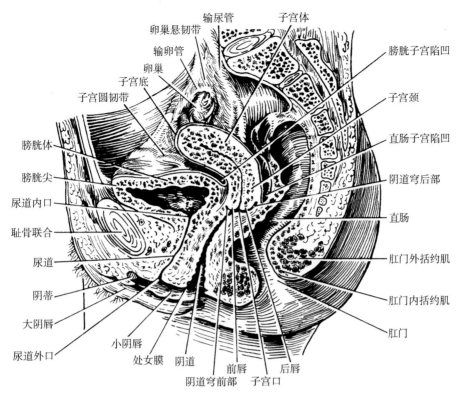

图 12-16　女性骨盆正中矢状断面

2. 子宫的位置　子宫位于骨盆腔的中央，膀胱与直肠之间。子宫底朝向前上方；子宫颈朝向后下方，接阴道，其下端不低于坐骨棘平面。两侧为输卵管和卵巢，临床上称**子宫附件**。成年女性子宫的正常姿势为前倾前屈位（图 12-16、图 12-17）。子宫前倾是整个子宫向前倾斜，子宫长轴和阴道长轴之间形成向前开放的夹角，稍大于 90°。子宫前屈是子宫体长轴与子宫颈长轴之间形成一个向前开放的钝角，约为 170°。子宫位置异常是女性不孕的原因之一，以后倾后屈异常多见。子宫的位置随膀胱和直肠的充盈度变化而有较大活动性。子宫的后方是直肠，临床上通过直肠指诊可以检查子宫的位置和形态大小等。

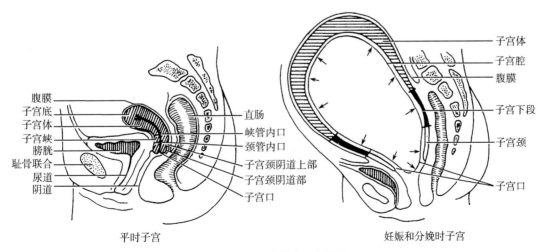

图 12-17　子宫的分部和位置

3. 子宫的固定装置　子宫的正常位置主要依赖下列 4 对韧带维持。

（1）**子宫阔韧带** broad ligament of uterus　由覆盖子宫前、后面的腹膜构成，呈冠状位，位于子宫两侧。其内侧连于子宫两侧缘；外侧附于骨盆侧壁，再移行为盆腔的壁腹膜；上缘游离，前后两层包裹输卵管，向外移行为卵巢悬韧带；下缘附于盆底。子宫阔韧带的前层覆盖子宫圆韧带，后层覆盖卵巢悬韧带和卵巢，并形成卵巢系膜；前后两层之间有子宫血管、神经及淋巴管等。子宫阔韧带可限制子宫向两侧移位（图12-12）。

（2）子宫圆韧带 round ligament of uterus　是平滑肌和结缔组织构成的一对圆索状结构。起于子宫角的前下方，在子宫阔韧带前、后两层之间走向前外侧，达盆腔侧壁，穿腹股沟管，终止于阴阜和大阴唇的皮下。子宫圆韧带牵引子宫向前，是维持子宫前倾位的主要结构（图12-18）。

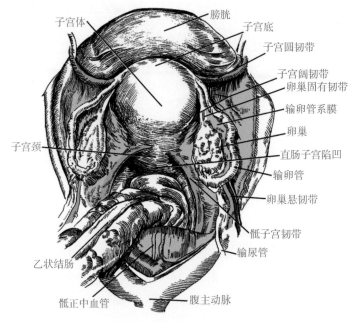

图 12-18　女性盆腔上面观

（3）子宫主韧带 cardinal ligament of uterus　由结缔组织和平滑肌构成，位于子宫阔韧带的下部两层之间，连于子宫颈两侧与盆腔侧壁之间。子宫主韧带是对子宫起最主要固定作用的韧带，主要固定子宫颈不低于坐骨棘平面，防止子宫向下脱垂（图12-19）。

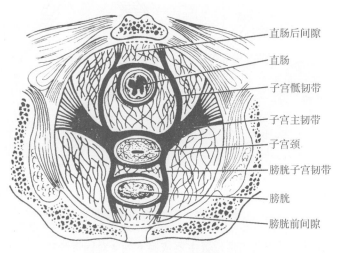

图 12-19　子宫固定装置模式图

（4）子宫骶韧带 uterosacral ligament　由平滑肌和结缔组织构成，起自子宫颈后面，向后绕过直肠两侧，止于第2、3骶椎前面。子宫骶韧带向后上牵引子宫颈上部，主要维持子宫的前屈位（图12-19）。

除上述韧带外，盆底肌和周围的结缔组织等对子宫也有承托和固定的作用。如果这些固定装置薄弱或损伤，可导致子宫的位置异常，如后倾、子宫脱垂等。

4. 子宫的结构　子宫壁由内至外分为三层：内层为黏膜，称子宫内膜。子宫底和体部的黏膜随月经周期而发生变化，呈周期性地增生和脱落，脱落后黏膜和血液一起经阴道流出成为月经，约28天为一个月经周期。中间层为子宫肌膜，较厚，由平滑肌构成。外层为子宫外膜。

（1）子宫内膜　由上皮和固有层构成。上皮为单层柱状上皮，由分泌细胞和散在的纤毛细胞组成。内膜表面的上皮向固有层下陷形成许多**子宫腺**，子宫腺为单管状腺，近肌层时可有分支。固有层结缔组织较厚，含网状纤维、血管和大量低分化的梭形或星形的基质细胞，其核大而圆，胞质较少，合成和分泌胶原蛋白（图12-20、图12-21）。

根据功能不同，子宫内膜分为**功能层**和**基底层**。功能层较厚，位于浅层，自青春期始，在卵巢激素的作用下，发生周期性剥脱出血，即**月经**。受精卵也在此层植入，妊娠后，因胚体植入而继续生长发育为蜕膜。基底层较薄，靠近肌层，此层不脱落，能增生修复功能层。

子宫内膜的血管来自子宫动脉的分支。子宫动脉分支进入肌层的中间层后呈弓形行走，向子宫内膜发出许多小动脉。在进入内膜之前，每条小动脉分为两支：一支短而直，营养基底层，称基底动脉，不受性激素影响；另一支进入内膜后渐成螺旋状走行，**称螺旋动脉**。螺旋动脉在内膜浅部形成毛细血管网，然后汇入小静脉，经肌层汇入子宫静脉。螺旋动脉对卵巢激素极为敏感（图12-21）。

（2）子宫肌膜　很厚，由成束或成片的平滑肌和结缔组织组成，可分为黏膜下肌层、血管肌层和浆膜下肌层。黏膜下肌层和浆膜下肌层较薄，主要由纵行平滑肌束组成。血管肌层最厚，含许多血管，平滑肌分为内环行与外斜行。子宫的平滑肌纤维长约50μm。在妊娠期，平滑肌纤维受卵巢激素的作用，不仅增大（可长达500μm）而且分裂增殖，使肌层显著增厚。结缔组织中未分化的间充质细胞也增殖分化为平滑肌纤维。分娩后，肌纤维迅速恢复正常大小，部分肌纤维凋亡。

（3）子宫外膜　**子宫外膜**为浆膜，是腹膜的一部分，被覆子宫的大部分。

5. 子宫内膜的周期变化　自青春期开始，在卵巢分泌的雌激素和孕激素的周期性作用下，子宫内膜功能层发生周期变化，即每28天左右发生一次膜剥脱、出血、修复和增生，称月经周期。每个月经周期是从月经的第一天起至下次月经来潮的前一天为止，它包括月经期、增生期和分泌期。

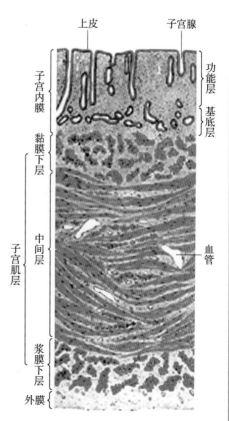

图 12-20　子宫壁结构模式图

NOTE

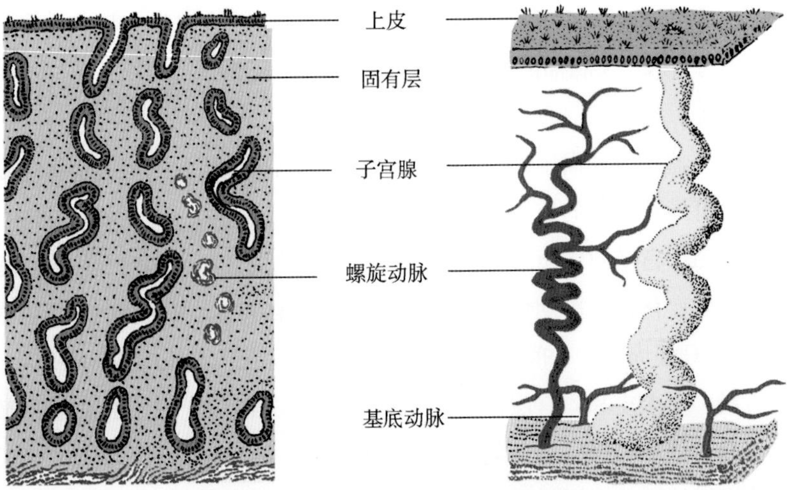

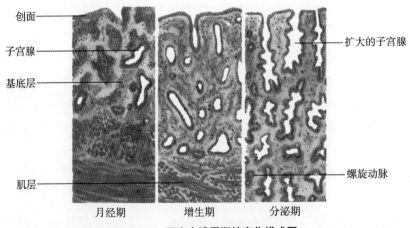

图 12-21 子宫内膜血管与腺结构模式图

（1）月经期 为周期的第 1～4 天。排卵未受精，卵巢内月经黄体退化，雌激素和孕激素的含量骤然下降，引起螺旋动脉收缩，内膜缺血导致包括血管壁在内的各种组织细胞坏死。继而螺旋动脉又突然短暂扩张，致使内膜功能层毛细血管破裂，血液涌入内膜功能层。由于基质细胞坏死，释放溶酶体酶，萎缩坏死的子宫内膜剥脱，随血液进入子宫腔，从阴道排出。在月经期末，功能层全部脱落，基底层的子宫腺细胞迅速分裂增生，向表面铺展，修复内膜上皮，进入增生期（图 12-22）。

（2）增生期 为周期的第 5～14 天。此期卵巢内有一批卵泡正在生长，故又称**卵泡期**。在生长卵泡分泌的雌激素作用下，剥脱的子宫内膜由基底层增生修补，并逐渐增厚到 2～4mm。基质细胞不断分裂增生，合成胶原和基质。增生早期，子宫腺少，细而短。增生晚期，子宫腺增多，增长且更弯曲，腺腔增大，腺上皮细胞呈柱状，胞质内出现糖原，螺旋动脉也增长、弯曲（图 12-22）。至第 14 天时，卵巢内的成熟卵泡排卵，子宫内膜转入分泌期。

图 12-22 子宫内膜周期性变化模式图

（3）分泌期 为周期的第 15～28 天。排卵后，卵巢内出现黄体，故分泌期又称**黄体期**。在黄体分泌的孕激素和雌激素作用下，子宫内膜继续增厚至 5～7mm。子宫腺进一步增长、弯曲，腺腔扩大，糖原由腺细胞核下区转移到细胞顶部核上区，并以顶浆分泌方式排入腺腔，腺腔内充满含大量糖原等营养物质的黏稠液体。固有层基质中含大量组织液而呈现水肿状态。

螺旋动脉增长，更加弯曲，并深入内膜浅层。基质细胞继续分裂增殖，胞质内充满糖原、脂滴，称前蜕膜细胞。若受精，此细胞继续发育增大变为蜕膜细胞，而内膜继续增厚，发育为蜕膜。若未受精，则进入月经期（图 12-22）。

（四）阴道

阴道 vagina 为前后略扁的肌性管道，连接于子宫与阴道前庭之间，富于伸展性，是性交、排出月经和娩出胎儿的通道（图 12-12、图 12-16、图 12-23）。阴道壁由黏膜、肌层和外膜组成。阴道前壁较短，邻膀胱和尿道；后壁较长，邻直肠和肛管。阴道的上端宽阔，包绕子宫颈阴道部，二者之间形成环状的腔隙，称**阴道穹** fornix of vagina。阴道穹可分为前部、后部及侧部，以后部最深，并与直肠子宫陷凹紧密相邻，故临床上可经阴道穹后部穿刺或引流直肠子宫陷凹的积液、积脓等。阴道下部较窄，其下端的开口称为**阴道口** vaginal orifice，开口于阴道前庭。处女的阴道口周缘有环状或半月状的黏膜皱襞，称**处女膜** hymen，其形态与厚薄存在着个体差异。

（五）前庭大腺

前庭大腺 greater vestibular gland **又称巴氏腺（Bartholin 腺）**，形如豌豆大小，位于阴道口的两侧，前庭球的后端（图 12-24）。其分泌物经导管开口于阴道口两侧的阴道前庭内，有润滑阴道口的作用。若因炎症导致其导管阻塞，则形成前庭大腺囊肿。

二、外生殖器

女性外生殖器，即女阴（图 12-23），包括如下结构。

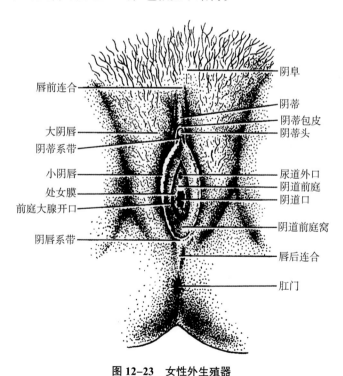

图 12-23 女性外生殖器

（一）阴阜

阴阜 mons pubis 是位于耻骨联合前面的皮肤隆起，呈三角形，有丰富的皮脂腺、汗腺和皮下脂肪。性成熟期以后，皮肤生有阴毛。

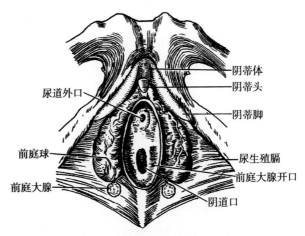

图 12-24　阴蒂、前庭球及前庭大腺

（二）大阴唇

大阴唇 greater lip of pudendum 为一对纵行隆起的皮肤皱襞，皮肤富有色素，并生有阴毛，**两侧大阴唇之间围成女阴裂**。在女阴裂前、后端，其左右互相连合，形成唇前连合和唇后连合。

（三）小阴唇

小阴唇 lesser lip of pudendum 是位于大阴唇内侧的一对纵行较薄的皮肤皱襞，表面光滑无毛。小阴唇后端左、右侧相互连接，称**阴唇系带**；小阴唇的前端各形成内、外侧襞。左、右外侧襞在阴蒂背面相连成为**阴蒂包皮**；左、右内侧襞附于阴蒂头下面，称为**阴蒂系带**。

（四）阴道前庭

阴道前庭 vaginal vestibule 位于两侧小阴唇之间的裂隙，其前部有尿道外口，后部有阴道口。

（五）阴蒂

阴蒂 clitoris 由两个阴蒂海绵体组成，相当于男性的阴茎海绵体。分为阴蒂脚、阴蒂体和阴蒂头三部分。阴蒂脚附于耻骨下支和坐骨支。左右两脚向前结合为阴蒂体，表面覆盖有阴蒂包皮。阴蒂体的前端露于表面为阴蒂头，有丰富的神经末梢，感觉敏锐。

（六）前庭球

前庭球 bulb of vestibule 由海绵体构成，相当于男性的尿道海绵体，呈马蹄铁形，分为左、右外侧部和中间部。外侧部较大，位于大阴唇的皮下；中间部较细小，位于尿道外口与阴蒂体之间的皮下。

【附一】女性乳房

乳房 mamma 为人类和哺乳动物所特有的器官。女性乳房于青春期后开始发育生长，妊娠和哺乳期有分泌活动，老年妇女乳房腺体萎缩，被结缔组织代替。男性乳房不发达。

1. 乳房的位置　乳房位于胸前部，在胸大肌和胸肌筋膜的表面，上起第 2～3 肋，下至第 6～7 肋，内侧至胸骨旁线，外侧可达腋中线。

2. 乳房的形态 成年未哺乳女子的乳房呈半球形，紧张而富有弹性。乳房的中央有乳头，其表面有输乳管的开口。乳头周围有一颜色较深的环形区域，称**乳晕**，其表面的小隆起深面有**乳晕腺**，可分泌脂性物质润滑乳头。乳头和乳晕的皮肤较薄弱，易于损伤（图 12-25）。

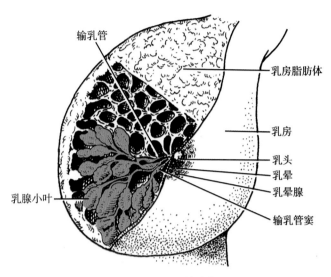

图 12-25 女性乳房

3. 乳房的结构 乳房由皮肤、乳腺和脂肪组织等构成（图 12-26）。乳腺组织被脂肪分为 15 ~ 20 个乳腺叶，每个乳腺叶内有许多乳腺小叶，每个小叶又由许多囊状腺泡组成。若干腺泡连接于乳管，每个腺的乳管汇集成**输乳管**。输乳管以乳头为中心，呈放射状排列，在乳晕深面膨大为**输乳管窦**，末端变细开口于乳头。临床进行乳房浅部脓肿切开手术时，应尽量做放射状切口，以减少乳腺叶和输乳管的损伤。在乳房深部，自胸肌筋膜发出结缔组织束，穿过乳腺小叶之间连于皮肤，对乳房起固定作用，该结缔组织束称**乳房悬韧带或 Cooper 韧带**，起固定和悬吊作用，并能使乳房在胸前有一定的活动性，直立时乳房不致明显下垂。乳腺癌的癌细胞侵入此韧带时，韧带缩短，牵引皮肤向内形成凹陷，使乳房呈橘皮样变。

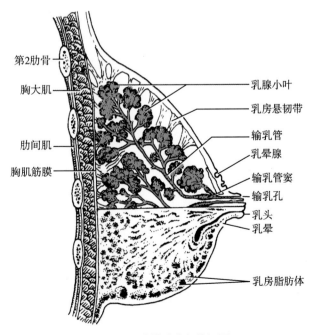

图 12-26 女性乳房矢状切面

NOTE

【附二】会阴

1. 会阴的位置和分部 会阴 perineum 有广义和狭义之分。广义会阴是指盆膈以下封闭骨盆下口的全部软组织。其境界与骨盆下口一致，呈菱形。前为耻骨联合下缘；后为尾骨尖；前外侧为耻骨下支及坐骨支，以会阴股沟与股部分界；后外侧为骶结节韧带，以臀大肌下缘与臀部分界；两侧为坐骨结节。左、右两侧坐骨结节间的连线将会阴分为前、后两个三角区。前方为**尿生殖区（尿生殖三角）**，男性有尿道通过，女性有尿道和阴道通过；后方为**肛区（肛门三角）**，有直肠通过（图 12-27）。

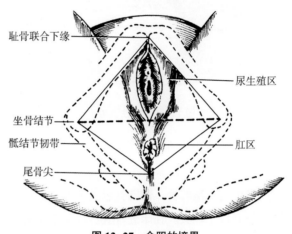

图 12-27 会阴的境界

狭义的会阴是指外生殖器和肛管之间狭窄区域的软组织。在男性系指阴茎根部至肛门之间的软组织；在女性则指肛门与阴道前庭后端之间的软组织，又称**产科会阴**。产妇分娩时要保护此区，以免造成会阴撕裂。

（1）**尿生殖膈 urogenital diaphragm** 由尿生殖膈上筋膜、尿生殖膈下筋膜和其间的横纹肌（会阴深横肌）共同构成（图 12-27～图 12-29），位于尿生殖区最深部，从前下方封闭尿生殖三角，加强盆底，协助承托盆腔脏器。尿生殖膈在男性有尿道通过，女性有尿道和阴道通过。两层筋膜间的横纹肌在男性围绕尿道膜部者，称尿道括约肌；在女性围绕尿道和阴道者，则称尿道阴道括约肌。

（2）**盆膈 pelvic diaphragm** 由盆膈上筋膜、盆膈下筋膜和其间的肛提肌等共同构成，位于肛区的深部，封闭骨盆下口的大部分，仅在其前方两侧肛提肌的前内侧缘之间留有一狭窄裂隙，称**盆膈裂孔**，由下方的尿生殖膈封闭（图 12-28～图 12-30）。

（3）**肛提肌 levator ani** 为一对四边形的薄片肌，左右联合呈漏斗形，尖向下，封闭骨盆下口。它起自盆腔侧壁的**肛提肌腱弓**，肌纤维向下、向后、向内，止于**会阴中心腱**（狭义会阴深面的一个腱性结构）、直肠壁、尾骨和肛尾韧带。按纤维起止和排列可分为四部分：①前列腺提肌（女性为耻骨阴道肌）：紧密附着于前列腺或阴道，止于会阴中心腱，有固定前列腺的作用；在女性，此肌与尿道壁和阴道壁的肌纤维交织，有固定和收缩阴道的作用。②耻骨直肠肌：一部分在直肠后方左右交错，形成"U"形祥，是肛直肠环的主要组成部分，具有重要的

图注（从上到下，左侧）：
耻骨联合下缘
坐骨结节
骶结节韧带
尾骨尖

图注（右侧）：
尿生殖区
肛区

肛门括约功能。③耻尾肌和髂尾肌：止于尾骨及肛尾韧带，都有固定直肠的作用（图 12-30）。肛提肌为盆膈的主要部分，具有支托和固定盆腔内器官的作用，并能协助肛门外括约肌紧缩肛门，在女性还有缩小阴道口的作用。

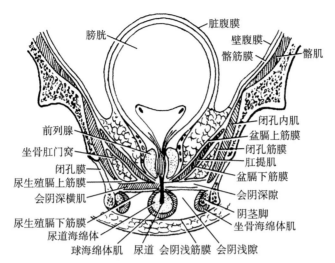

图 12-28　男性盆腔冠状切面（经尿生殖区）

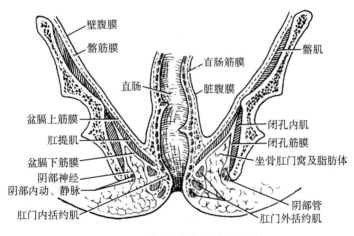

图 12-29　盆腔冠状切面（经肛区）

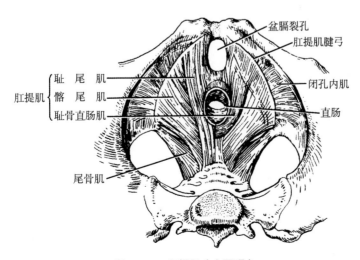

图 12-30　肛提肌（上面观）

（4）尾骨肌 coccygeus　位于肛提肌后方，为一对三角形肌。

2. 坐骨肛门窝

坐骨肛门窝 ischioanal fossa 又称**坐骨直肠窝**，为成对的楔形腔隙，位于肛管与坐骨之间，在冠状面上呈三角形（图 12-28、图 12-29）。尖在上方，即盆膈下筋膜与闭孔筋膜的会合处；窝底为肛门两侧的皮肤和浅筋膜；内侧壁为肛门外括约肌、肛提肌和盆膈下筋膜；外侧壁为坐骨和闭孔内肌及其筋膜；后壁为臀大肌后缘和骶结节韧带；前壁为尿生殖膈。

坐骨肛门窝内充填大量脂肪组织，称坐骨肛门窝脂体。此体具有弹簧垫作用，排便时允许肛门扩张。窝内脂肪的血供较差，感染时容易形成脓肿或瘘管。阴部内动脉、静脉和阴部神经贴于坐骨肛门窝的外侧壁，在此分别发出肛动、静脉和肛神经，从外侧向内侧横过此窝，分布于肛门外括约肌及其附近结构。会阴部手术常在此窝内进行阴部神经阻滞麻醉。

第十三章　腹　膜

腹膜 peritoneum 为覆盖于腹、盆腔壁内和腹、盆腔脏器表面的一层薄而光滑的浆膜，由间皮和结缔组织构成，呈半透明状，分壁腹膜和脏腹膜（图 13-1）。

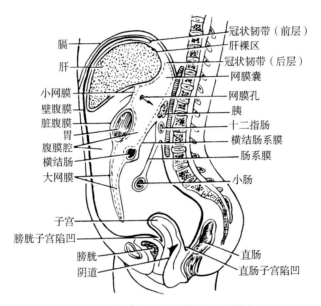

图 13-1　腹膜（正中矢状切面，女性）

衬于腹、盆壁内面和膈的下面的腹膜称为**壁腹膜** parietal peritoneum，贴覆于腹、盆腔脏器表面的腹膜为**脏腹膜** visceral peritoneum。脏、壁腹膜两层互相移行，共同围成一个不规则的潜在性腔隙，称**腹膜腔**。男性腹膜腔是密闭的，而女性腹膜腔则借输卵管腹腔口、子宫和阴道与体外形成潜在的通道，故临床上女性腹膜腔的感染机会较男性多。

腹膜腔和腹腔在解剖学上是两个不同而又相关的概念。**腹膜腔**是指脏腹膜与壁腹膜之间的潜在性腔隙，腔内仅含少量浆液。而**腹腔**是指膈以下、骨盆上口以上、腹前壁和腹后壁之间的腔，包括腹膜腔及腹膜腔之外腔的所有腹腔脏器，即腹、盆腔脏器均位于腹腔之内、腹膜腔之外。

正常情况下，腹膜可分泌少量浆液（100～200 mL），起润滑和减少脏器间的摩擦的作用。在病理情况下，腹膜渗出液增加，可形成腹水。腹膜有广阔的表面，并有较强的吸收能力，能吸收腹膜腔内的液体和空气等，特别是上腹部腹膜的吸收能力更强，故腹膜炎患者多采取半卧位，以减少对毒素的吸收。此外，腹膜对脏器还具有支持、保护、固定、修复及防御等多种功能。

第一节 腹膜与腹盆腔脏器的关系

根据腹膜覆盖脏器表面程度的不同，可将腹、盆腔脏器分为以下三类（图 13-1 ～ 图 13-3）。

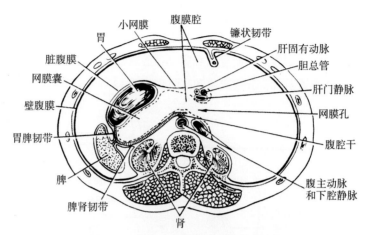

图 13-2 腹膜（通过网膜孔的水平切面）

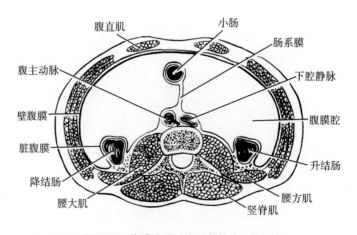

图 13-3 腹膜（通过腹下部的水平切面）

一、腹膜内位器官

腹膜内位器官是指脏器表面几乎完全被腹膜所覆盖的器官，如胃、十二指肠上部、空肠、回肠、盲肠、阑尾、横结肠、乙状结肠、脾、卵巢及输卵管等。这些器官的活动性较大。

二、腹膜间位器官

腹膜间位器官是指脏器的三个面或大部分由腹膜所覆盖者，如肝、胆囊、升结肠、降结肠、直肠上部、膀胱及子宫等。

三、腹膜外位器官

凡脏器仅有一面被腹膜所覆盖者为腹膜外位器官，如肾、肾上腺、胰、十二指肠降部和水平部、输尿管及直肠下部。

　　了解脏器与腹膜的关系有重要的临床意义，如腹膜内位器官的手术必须通过腹膜腔，而肾、输尿管等腹膜外位器官可经腹后壁切口在腹膜外进行手术，从而避免腹膜腔的感染和术后脏器粘连。

第二节　腹膜形成的主要结构

　　壁腹膜与脏腹膜之间或脏腹膜在脏器表面之间互相返折移行，形成许多结构，这些结构不仅对器官起着连接和固定的作用，也是血管、神经等进入脏器的途径，如网膜、系膜、韧带和陷凹等。

一、网膜

　　网膜 omentum 包括小网膜、大网膜及网膜囊（图 13-1、图 13-4）。

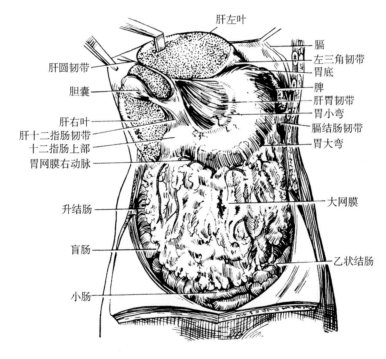

图 13-4　网膜

　　1. 小网膜 lesser omentum　是由肝门向下移行于胃小弯和十二指肠上部之间的双层腹膜结构。由肝门连于胃小弯的部分称肝胃韧带；由肝门连于十二指肠上部的部分称肝十二指肠韧带，其内有进入肝门的三个重要结构通过：其中胆总管位于右前方，肝固有动脉位于左前方，两者之间的后方为肝门静脉。小网膜的右缘游离，其后方为网膜孔 omental foramen，经此孔可进入网膜囊 omental bursa（图 13-4）。

　　2. 大网膜 greater omentum　是由连于胃大弯和横结肠之间的四层腹膜构成，形似围裙，悬垂于横结肠、空肠和回肠的前面。前两层是来自胃前、后壁的腹膜，自胃大弯和十二指肠上部下垂而成；下垂至近骨盆缘时再急转向上，形成大网膜的后两层，向上包绕横结肠，且与横结肠系膜和腹后壁腹膜相续。在活体状态下，大网膜的下垂部分常可移动位置，当腹内发生炎症（阑尾炎、胃穿孔等）时，它可向病灶处移动并将病灶包围，以限制炎症蔓延。

3. 网膜囊 omental bursa　是位于小网膜和胃、腹后壁之间扁窄的腹膜间隙，是腹膜腔的一部分，又称小腹膜腔。

二、系膜

系膜通常是指将肠管连于腹后壁的双层腹膜结构。系膜的两层之间夹有到达该器官的神经、血管、淋巴管、淋巴结和脂肪等。有系膜的脏器活动度较大，而可能发生脏器扭转而导致系膜内血管血流阻断，造成脏器的局部坏死、穿孔。主要的系膜有肠系膜 mesentery、阑尾系膜 mesoappendix、横结肠系膜 transverse mesocolon、乙状结肠系膜 sigmoid mesocolon 等。其中以肠系膜最长，呈扇形，是空肠、回肠连于腹后壁的双层腹膜结构。它附着于腹后壁的部分称肠系膜根 radix of mesentery。肠系膜根始于第 2 腰椎体左侧的十二指肠空肠曲，斜向右下，止于右骶髂关节前方，长约 15cm。

三、腹膜陷凹

腹膜陷凹为腹膜在脏器间形成的一些较大而恒定的凹陷，主要位于盆腔内。在男性，膀胱与直肠之间有直肠膀胱陷凹。在女性，子宫与膀胱之间有一较浅的膀胱子宫陷凹；而直肠与子宫之间有直肠子宫陷凹，又称 Douglas 腔。站立或半卧位时，男性直肠膀胱陷凹和女性直肠子宫陷凹是腹膜腔最低处，故积液多积聚在这些陷凹内（图 13-1）。临床上可进行直肠穿刺和阴道后穹隆穿刺进行诊断和治疗。

第四篇 循环系统

循环系统是分布于全身的密闭的管道系统，包括**心血管系统**和**淋巴系统**。心血管系统由心、动脉、静脉和毛细血管组成，其内有血液流动。淋巴系统包括淋巴管道、淋巴器官和淋巴组织等，淋巴管道内有淋巴向心流动，最后汇入静脉。

循环系统的主要功能是物质运输：运输营养物质、氧气等到身体各器官、组织和细胞，运输器官、组织、细胞的代谢产物如二氧化碳、尿素等到肺、肾或皮肤等器官以排出体外，从而保证人体新陈代谢的正常进行，维持机体内环境的动态平衡；运输内分泌系统分泌的激素及生物活性物质，实现体液调节。另外，心肌细胞可分泌心钠素、肾素、血管紧张素等激素和生物活性物质，这些激素和生物活性物质参与机体多种功能的调节。淋巴系统的淋巴器官和淋巴组织可产生淋巴细胞，过滤淋巴液，进行免疫应答功能。因此，循环系统不仅是体内的运输管道系统，而且有重要的内分泌功能和免疫防御功能。

第十四章 心血管系统

第一节 概 述

一、心血管系统的组成

心血管系统 cardiovascular system 由心与血管组成。

1. 心 heart 主要由心肌组成，是连接动、静脉的枢纽和心血管系统的"动力泵"，心内部被房间隔和室间隔分为互不相通的左、右两半，每半又分为心房和心室，故心有 4 个腔，即左心房、左心室、右心房和右心室，同侧心房和心室借房室口相通。心房接受静脉，心室发出动脉。房室口和动脉口处有如阀门一样的瓣膜，在血液顺流时开放，逆流时关闭，保证血液沿着一个方向流动。心在神经、体液的调节下有节律地收缩与舒张，像泵一样将血液从静脉吸入，由动脉射出，使血液在心血管内周而复始地循环。

2. 血管 全身血管根据其功能、构造和血流方向不同分为动脉、静脉和毛细血管三类。动脉是从心室出发，运血到全身器官的血管，静脉是导血回心房的血管，而毛细血管则是连于小动脉、小静脉间的细小血管。

（1）血管壁的基本结构　除毛细血管外，血管壁由内向外依次分为内膜、中膜和外膜三层（图 14-1）。

①内膜：位于管壁最内层，由内皮和内皮下层组成。内皮为贴附于血管腔面的单层扁平上皮，内皮细胞的长轴基本与血流方向一致。内皮下层为薄层结缔组织，在有些动脉的内皮下层深部，还有一层由弹性蛋白组成的内弹性膜，膜上有许多窗孔，内弹力膜一般作为动脉内膜与中膜的分界。

②中膜：位于内膜和外膜之间，厚度及组成成分因血管种类而异。大动脉以弹性膜为主，中动脉以平滑肌为主，静脉以结缔组织为主。

③外膜：由疏松结缔组织组成，有营养血管、淋巴管和神经分布。有的动脉中膜与外膜交界处有密集的弹性纤维组成的外弹性膜。

（2）动脉 artery　是心室发出的运送血液离心的血管，在行程中不断分支，愈分愈细，最后移行为毛细血管。动脉管壁较厚，平滑肌比较发达，弹力纤维也较多，管腔断面呈圆形，具有舒缩性和一定的弹性，可随心的舒缩、血压的高低而有明显的搏动，且能承受较大的压力。根据官腔的大小和管壁的结构特点，动脉可分为大动脉、中动脉、小动脉和微动脉。管壁 3 层结构清楚，随着动脉管腔的逐渐减小，3 层结构均发生变化，其中中膜变化显著。

①大动脉：包括主动脉、头臂干、颈总动脉、锁骨下动脉和髂总动脉等，主要特征是中膜厚，有 40 ～ 70 层弹性膜。弹性膜之间有环形平滑肌、少量胶原纤维和弹性纤维（图 14-2）。

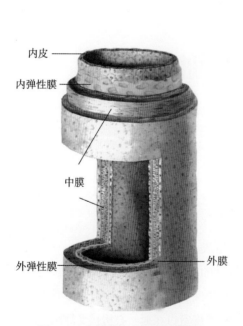

图 14-1　血管壁的一般结构模式图

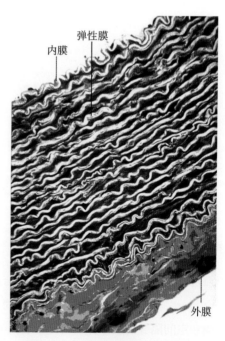

图 14-2　大动脉光镜像（特殊染色，示弹性纤维）

②中动脉：除大动脉以外，凡在解剖学中有名称的动脉大多属中动脉。其管壁特征主要是中膜由 10 ～ 40 层环形平滑肌组成，其间有一些弹性纤维和胶原纤维。在内膜与中膜之间，以及中膜与外膜之间，分别有内弹性膜和外弹性膜（图 14-3）。

③小动脉和微动脉：管径在 1mm 以下的动脉称小动脉。较大的小动脉有明显的内弹性膜，中膜有几层环形平滑肌。微动脉的管径一般小于 0.3mm，中膜由 1 ～ 2 层环形平滑肌组

成（图 14-4）。

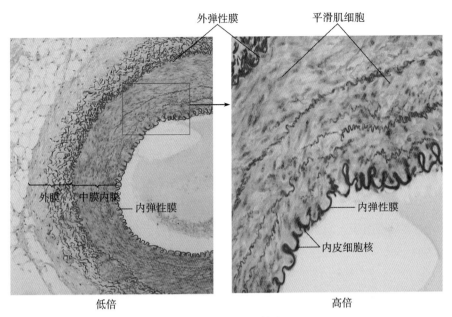

外弹性膜　平滑肌细胞

外膜　中膜内膜

内弹性膜

内弹性膜

内皮细胞核

低倍　高倍

图 14-3　中动脉光镜像

动脉壁的结构特点与其机能密切相关，大动脉壁弹力纤维很多，有较大的弹性，心室射血时管壁扩张，心室舒张时管壁回缩，促使血液继续向前流动；中、小动脉，尤其是小动脉平滑肌层较发达，可在神经、体液调节下收缩或舒张，改变管腔的大小，影响局部血流量和血流阻力，借以维持和调节血压。

（3）静脉 vein　是引导血液回心房的血管。小静脉起于毛细血管的静脉端，在回心过程中逐渐汇合成中静脉、大静脉，最后注入心房。

静脉管腔大，管壁薄而柔软，弹性较差，在切片上，管壁常呈塌陷状；静脉管壁的 3 层结构不如动脉明显；平滑肌和弹性组织不如动脉丰富，结缔组织成分较多；中、小静脉，尤其是四肢的静脉常有静脉瓣。**静脉瓣**是由内膜凸入管腔折叠而成，表面为内皮，内部为含弹性纤维的结缔组织。静脉瓣的游离缘朝向血流的方向，可防止血液逆流（图 14-5）。

微静脉　微动脉

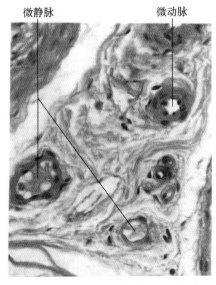

图 14-4　微动脉和微静脉光镜像（高倍）

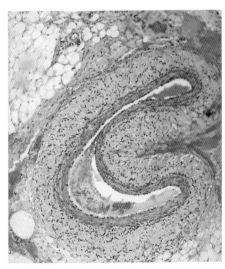

图 14-5　中静脉光镜像（低倍）

NOTE

静脉壁因缺乏伸缩性和弹性，承受外加压力的能力比相应的动脉小，故同样的外加压力可使静脉回流受阻，而不影响动脉血流。静脉的管径较相应的动脉大，静脉内血流较慢，全身静脉系的血容量约超过动脉系的一倍以上，从而保证回心的正常血流。

（4）毛细血管 capillary   连于最小的动、静脉之间的微血管，互相连接呈网状，管径平均6～9μm，血窦可达 40μm。毛细血管遍布于全身各处，但除外软骨、角膜、晶状体、毛发、被覆上皮及牙釉质。毛细血管壁主要由一层内皮细胞和基膜组成，非常薄，通透性较大，加之血液在毛细血管内流动缓慢，有利于血液与组织、细胞之间进行物质交换。当组织处于静息状态时，许多毛细血管关闭，但当组织功能活跃时，毛细血管大量开放，以增加局部血液供应。根据毛细血管的超微结构特点，可将其分为 3 种类型。

①连续毛细血管：内皮细胞间有紧密连接，基膜完整，内皮细胞内有大量吞饮小泡。连续毛细血管分布在结缔组织、肌组织、中枢神经系统及肺等处，参与构成机体内部的一些屏障结构图（14-6）。

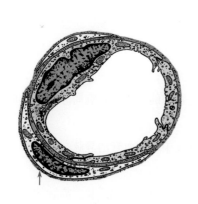
超微结构模式图

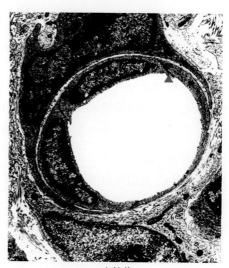
电镜像

图 14-6   连续毛细血管
N 内皮细胞核   ▲示紧密连接   ↑示周细胞

②有孔毛细血管：内皮细胞不含核的部分很薄，有许多贯穿胞质的小孔，小孔上可有隔膜覆盖。有孔毛细血管的通透性较大，主要分布在胃肠黏膜、某些内分泌腺和肾血管球等处（图14-7）。

③血窦：又称**窦状毛细血管**，腔大，形态不规则；内皮细胞上常有小孔，相邻细胞之间的间隙较大，基膜不完整或缺如。血窦的通透性大，主要分布在肝、脾、骨髓和某些内分泌腺等处。

二、血液循环的途径

血液自心室射出，经过各级动脉分支到达毛细血管，再经静脉回到心房，循环不止，这一过程称为血液循环。根据血液在体内循环路径的不同，可分为体循环和肺循环。两种循环相互连续并同时进行（图 14-8）。

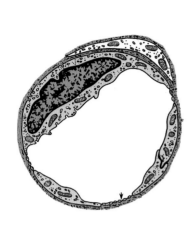

超微结构模式图

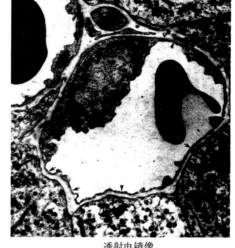

透射电镜像

图 14-7　有孔毛细血管
↑示内皮窗孔

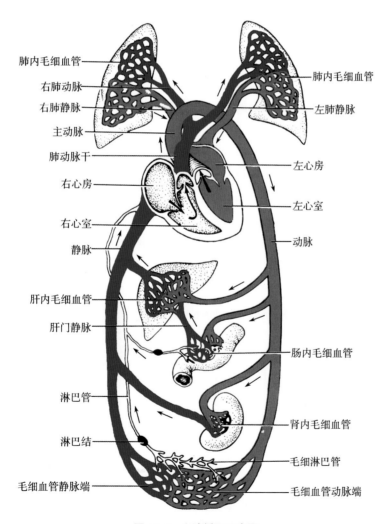

图 14-8　血液循环示意图

1. 体循环（大循环）systemic circulation　动脉血自左心室射入主动脉，经各级动脉分支输送到全身各部的毛细血管，血液在此与周围组织、细胞进行物质和气体交换后变为静脉血，再经各级静脉，最后由上、下腔静脉及冠状窦汇入右心房，这一循环途径称**体循环**。体循环的特点是路程长，流经范围广，其主要功能是以富含氧和营养物质的动脉血营养全身各部，将代谢产物运回心。

2. 肺循环（小循环）pulmonary circulation 静脉血自右心室射出，经肺动脉干及其各级分支到达肺泡周围的毛细血管网，血液在此与肺泡内的空气进行二氧化碳和氧气的交换后变为富含氧的动脉血，经肺静脉进入左心房，这一过程称**肺循环**。肺循环的特点是路程短，只通过肺，其主要功能是经肺完成气体交换。

三、血管的吻合和侧支循环

血管除动脉、毛细血管和静脉相通连外，还存在着广泛的多形式的血管吻合。毛细血管在组织内普遍吻合成网，称毛细血管网；动脉与动脉之间的吻合常见的有动脉网、动脉弓和动脉环等；静脉与静脉之间的吻合常见的有静脉网、静脉弓和静脉丛等；小动脉与小静脉之间借动静脉吻合直接连通。这些吻合对维持血液循环，保证器官的血液供应有着重要的作用（图14-9）。

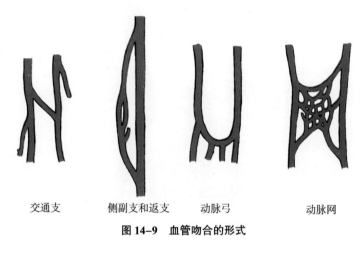

交通支 侧副支和返支 动脉弓 动脉网

图 14-9 血管吻合的形式

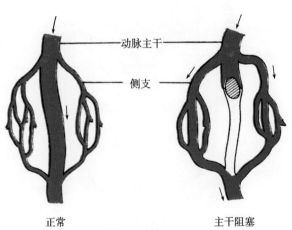

动脉主干

侧支

正常 主干阻塞

图 14-10 侧支吻合与侧支循环

此外，较大的动脉还发出与主干平行的侧副支，它自主干近侧端发出，又汇合于主干的远侧端。在正常情况下，侧副支的管腔很小，血流量也很小，如果主干血流受阻（如结扎或血栓），侧副管即变粗大，代替主干发挥运血的作用，形成侧支循环（图 14-10），对恢复血液供应具有重要作用。

<h1 align="center">第二节　心</h1>

一、心的位置与外形

心位于胸腔中纵隔，外裹以心包，约 2/3 居于身体正中矢状面的左侧，1/3 在其右侧（图 14-11）。上方与出入心的大血管相连；下方邻膈的中心腱；两侧借纵隔胸膜、胸膜腔与肺相邻；后方有食管、迷走神经、胸主动脉和胸导管等，平对第 5 ～ 8 胸椎；前方平对胸骨体和第 2 ～ 6 肋软骨，大部分被肺和胸膜遮盖，小部分借心包与胸骨体下部左半及左侧第 4 ～ 6 肋软骨相邻。因此临床上做心内注射时，多在左侧第 4 肋间隙，紧贴胸骨左缘进针，将药物注入右心室内，可避免刺伤肺和胸膜。

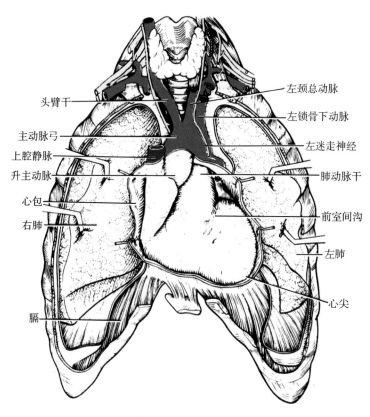

图 14-11　心的位置

心形似倒置、前后稍扁的圆锥体，其大小与本人拳头相似。可分为一尖、一底、两面、三缘，表面尚有三条沟（图 14-12、图 14-13）。

1. 心尖 cardiac apex　朝向左前下方，由左心室构成，圆钝而游离。其体表投影位置在左侧第 5 肋间隙、锁骨中线内侧 1 ～ 2cm 处。活体上在此处可扪及心尖的搏动。

2. 心底 cardiac base　朝向右后上方，大部分由左心房、小部分由右心房构成，与出入心的大血管干相连，故心底比较固定。

3.两面 胸肋面（前面）朝向前上方，大部分由右心室和右心房构成。**膈面**（下面），朝向后下方，邻接膈，大部分由左心室、小部分由右心室构成。

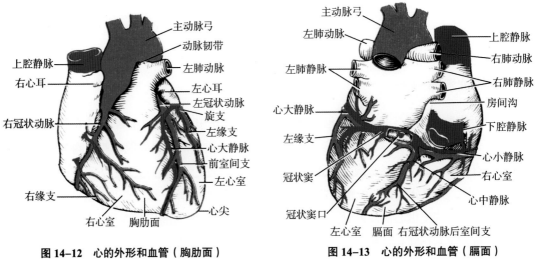

图 14-12 心的外形和血管（胸肋面）   图 14-13 心的外形和血管（膈面）

4.三缘 **右缘**垂直向下，由右心房构成。**左缘**圆钝，斜向左下，主要由左心室构成。**下缘**接近水平位，由右心室和心尖构成。

5.三条沟 心表面有三条浅沟，沟内有血管走行并被脂肪组织覆盖，可作为心腔在心表面的分界线。**冠状沟**靠近心底处，呈冠状位，略呈环形，前方被肺动脉干所中断，是心房与心室在心表面的分界线。在心室的胸肋面和膈面各有一条自冠状沟延伸至心尖右侧的浅沟，分别称为**前室间沟**和**后室间沟**，前、后室间沟是左、右心室在心表面的分界线。前、后室间沟在心尖右侧的汇合处稍凹陷，称**心尖切迹**。

二、心的各腔

1.右心房 right atrium 位于心的右上部，壁薄腔大，其向左前方突出的部分称**右心耳**。右心房有 3 个入口和 1 个出口：上方有**上腔静脉口**，下方有**下腔静脉口**，在下腔静脉口与右房室口之间有**冠状窦口**，它们分别引导上腔静脉、下腔静脉和冠状窦的血液汇入右心房；出口是**右房室口**，右心房的血液由此流入右心室（图 14-14）。

在房间隔右心房侧的下部有一卵圆形的浅窝，称**卵圆窝** fossa ovalis。胎儿时期此处为**卵圆孔**，左、右心房借此孔相通。出生以后此孔逐渐封闭，遗留的凹陷称卵圆窝。如果出生后 1 年左右此孔仍未封闭，即为常见的先天性心脏病之一的房间隔缺损。

2.右心室 right ventricle 位于右心房的左前下方，构成胸肋面的大部分。有入口和出口各一个：入口即**右房室口**，口周缘的纤维环上附有 3 片近似三角形的瓣膜，称**三尖瓣** tricuspid valve，又称**右房室瓣**，垂向右心室，按位置分别称**前尖、后尖**和**隔侧尖**。室壁上有突起的**乳头肌**，乳头肌尖端有数条腱索，分别连到相邻的两个瓣膜的边缘上（图 14-15、图 14-16）。在功能上，纤维环、三尖瓣、腱索和乳头肌是一个整体，称**三尖瓣复合体**。当心室收缩时，三尖瓣受血流推挤，封闭右房室口，由于腱索的牵引，瓣膜不致翻向右心房，可防止血液向右心房逆流。

NOTE

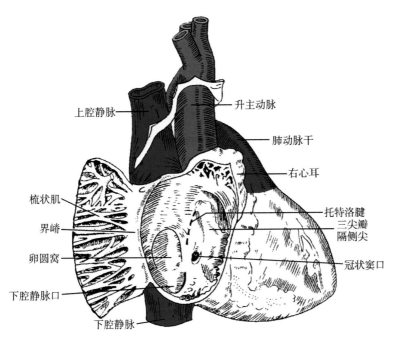

图 14-14 右心房

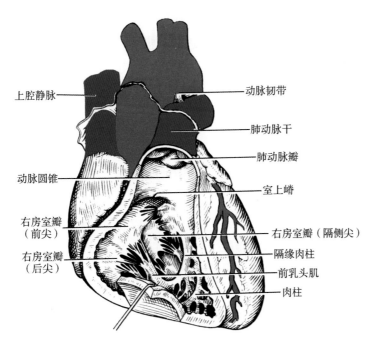

图 14-15 右心室

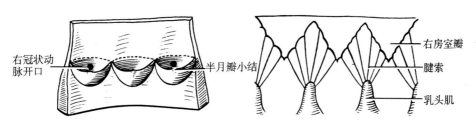

图 14-16 心瓣膜示意图

右心室腔向左上方延伸的部分逐渐变细，形似倒置的漏斗，称**动脉圆锥**，其上端即右心室的出口，称**肺动脉口**，口周围附有 3 个袋口向上的半月形瓣膜，称**肺动脉瓣** pulmonary valve。当右心室收缩时，血流冲开肺动脉瓣，进入肺动脉；当右心室舒张时，瓣膜袋口被血液充盈而关闭，防止血液从肺动脉逆流入右心室。

3.左心房 left atrium   位于右心房的左后方，构成心底的大部，其向右前方突出的部分称**左心耳**。左心房有 4 个入口和 1 个出口：入口均为**肺静脉口**，即左上、左下肺静脉口和右上、右下肺静脉口；出口是前下方的**左房室口**，左心房的血液由此流向左心室（图 14-17）。

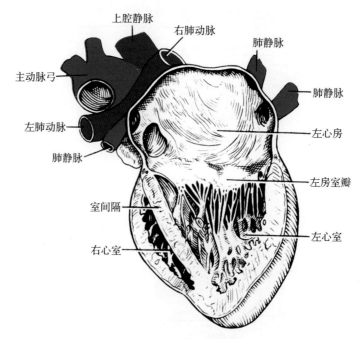

图 14-17   左心房和左心室

4.左心室 left ventricle   位于右心室的左后方，构成心尖及心左缘。左心室有出入两口：入口即左房室口，口周围的纤维环上附有**二尖瓣** mitral valve，又称**左房室瓣**（图 14-18），按位置分别称**前尖和后尖**。瓣膜的游离缘有数条腱索连到乳头肌上。左心室的乳头肌较右心室的强大，有前、后两组。纤维环、二尖瓣、腱索和乳头肌在功能上作为一个整体，称**二尖瓣复合体**，防止血液从左心室反流入左心房。出口位于前内侧部，称**主动脉口**，口周围也有 3 个袋口向上的半月形瓣膜，称**主动脉瓣** aortic valve。其功能与肺动脉瓣相似，防止血流从主动脉反流入左心室。

心像一个"血泵"，瓣膜类似闸门，保证了心内血液的定向流动。当心室收缩时，二尖瓣和三尖瓣关闭，主动脉瓣和肺动脉瓣开放，血液由心室射入动脉；当心室舒张时，二尖瓣和三尖瓣开放，主动脉瓣和肺动脉瓣关闭，血液由心房流入心室（图 14-19）。

三、心的构造

1.心壁   由心内膜、心肌（心肌膜）和心外膜构成（图 14-20）。

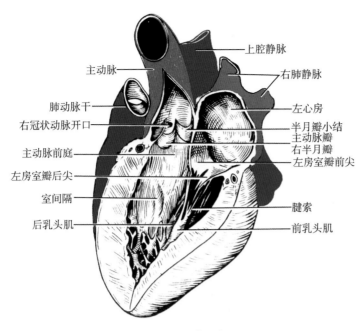

图 14-18 左心室

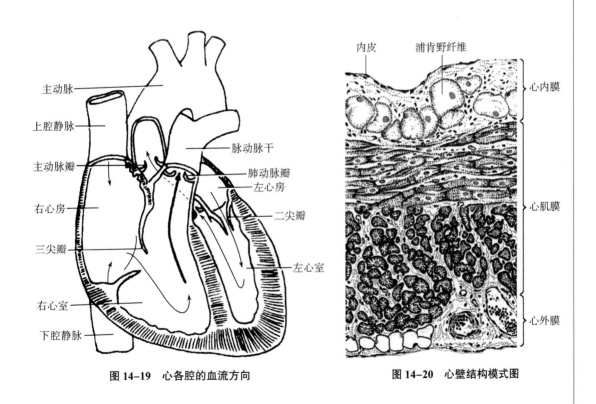

图 14-19 心各腔的血流方向

图 14-20 心壁结构模式图

（1）心内膜 endocardium 是衬于心房和心室壁内面的一层光滑薄膜。心内膜由内皮、内皮下层和心内膜下层构成。内皮为单层扁平上皮，与出入心的大血管的内皮相连，表面光滑，利于血流；内皮下层由薄层致密结缔组织构成，含少量平滑肌纤维；心内膜下层由疏松结缔组织构成，内含小血管、神经、淋巴管。心室的心内膜下层中有浦肯野纤维。心的各瓣膜就是由心内膜向心腔折叠并夹有一层致密结缔组织而构成的（图 14-21）。心内膜为风湿性疾病易侵犯的部位，易引起结缔组织增生，使瓣膜发生变形、粘连等，从而引起瓣膜闭锁不全、瓣膜间隙狭窄等病理变化。

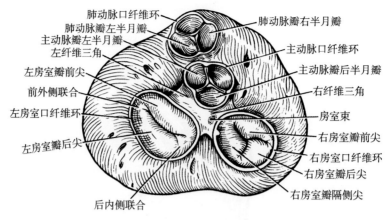

图 14-21 瓣膜和纤维环

（2）心肌膜 myocardium　是构成心壁的主体，主要由心肌细胞（心肌纤维）构成。心肌纤维多集合成束，肌束间有结缔组织和丰富的毛细血管。心房肌较薄，肌纤维短而细，无分支。电镜下，心房肌纤维含电子致密的分泌颗粒，称心房特殊颗粒，内含心房钠尿肽，有很强的利尿、排钠、扩张血管和降压作用。心室肌较厚，尤以左心室最发达，大致可分为内纵、中环和外斜 3 层（图 14-22）。心室肌纤维粗长，有分支，肌纤维呈螺旋状排列。心房肌与心室肌均附于心房与心室之间的由致密结缔组织构成的心纤维骨骼上，并被其分开而不相连续，因此心房肌和心室肌可以分开收缩。

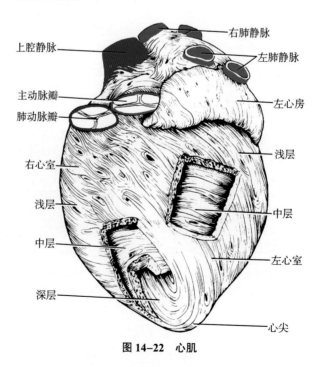

图 14-22　心肌

（3）心外膜 epicardium　即浆膜心包的脏层，被覆于心肌膜的表面，由一层间皮及其深侧的疏松结缔组织等构成，是包在心肌外面的一层光滑的浆膜。心外膜中含有血管、神经，还可有脂肪组织。

2. 房间隔和室间隔　房间隔位于左、右心房之间，由两层心内膜中间夹心房肌纤维和结缔组织构成，厚 1 ～ 4mm，卵圆窝处最薄，厚约 1mm。室间隔位于左、右心室之间，可分为两部，其下方大部分是由心肌构成的肌部（图 14-23），上方紧靠主动脉口下方的一小部分缺乏肌质，称膜部，此处是室间隔缺损的好发部位，室间隔缺损属于先天性心脏病之一。

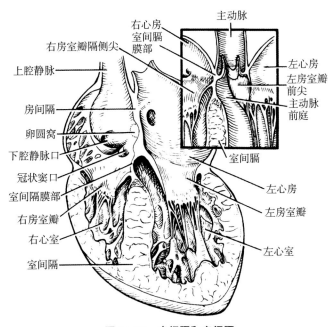

图 14-23　房间隔和室间隔

四、心的传导系统

心的传导系统由特殊分化的心肌细胞构成，包括窦房结、房室结、房室束及其分支，其主要功能是产生、传导兴奋和维持心正常节律性搏动（图 14-24）。

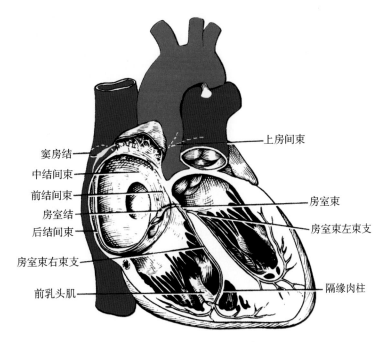

图 14-24　心的传导系统

NOTE

1. 窦房结 sinuatrial node   位于上腔静脉与右心耳之间心外膜的深面，多呈长梭形，是心的正常起搏点。

2. 房室结 atrioventricular node   位于冠状窦口与右房室口之间心内膜的深面，呈扁椭圆形，它从前下方发出房室束入室间隔。房室结的主要功能是将窦房结传来的冲动延迟下传至心室，保证心房收缩后再开始心室的收缩。房室结是重要的次级起搏点，许多复杂的心律失常在该处发生。

关于窦房结产生的兴奋是如何传导到心房肌和房室结的问题至今尚无定论。有学者认为，窦房结与房室结之间有结间束相连，能将窦房结产生的兴奋传至心房肌和房室结，但至今形态学证据尚不充分。通常认为结间束包括前结间束、中结间束和后结间束 3 条。

3. 房室束 atrioventricular bundle   又称希氏（His）束，自房室结发出后入室间隔膜部，至室间隔肌部上缘分为左、右束支。房室束是连接心房和心室的唯一重要通路。

左、右束支分别沿室间隔左、右侧心内膜深面下行到左、右心室。左束支在下行中又分为前组、后组和间隔组，分别分布到左心室的前壁、后壁和室间隔。左、右束支在心室的心内膜下层分散成许多细小的分支，并交织成网，称为**心内膜下支（Purkinje 纤维网）**，与普通的心室肌纤维相连。

五、心的血管

1. 动脉   心的动脉主要来自左、右冠状动脉（图 14-12、图 14-13）。

（1）**左冠状动脉** left coronary artery   起自升主动脉起始部的左侧壁，在肺动脉干与左心耳之间左行，随即分为前室间支和旋支。**前室间支**沿前室间沟下行，绕过心尖切迹至后室间沟下部与右冠状动脉的后室间支吻合。**旋支**沿冠状沟左行，绕过心左缘至左心室膈面。左冠状动脉分支分布于左心房、左心室、室间隔前 2/3 和右心室前壁一部分。

（2）**右冠状动脉** right coronary artery   起自升主动脉起始部的右侧壁，经右心耳与肺动脉干之间进入冠状沟向右行，绕过心右缘至冠状沟后部分为后室间支和右旋支。**后室间支**沿后室间沟下行，至其下部与前室间支末梢吻合。**右旋支**较细小，继续向左行。右冠状动脉分支分布于右心房、右心室、室间隔后 1/3 和左心室膈面一部分，此外还分支分布于窦房结和房室结。

2. 静脉   心壁的静脉大部分都汇集于冠状窦，再经冠状窦口注入右心房；小部分直接注入心腔。**冠状窦** coronary sinus 位于心膈面的冠状沟内，左心房和左心室之间，其主要属支有三条（图 14-12、图 14-13）。

（1）**心大静脉**   起自心尖，沿前室间沟上行至冠状沟，向左行绕到心膈面，注入冠状窦的左端。

（2）**心中静脉**   起自心尖，沿后室间沟上行至冠状沟，注入冠状窦的右端。

（3）**心小静脉**   在冠状沟内与右冠状动脉伴行，向左注入冠状窦的右端。

六、心包

心包 pericardium 为包裹心和出入心大血管根部的纤维浆膜囊，可分为纤维心包和浆膜心包两部分（图 14-25）。

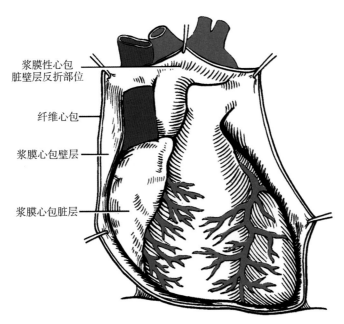

图 14-25 心包

浆膜性心包
脏壁层反折部位

纤维心包

浆膜心包壁层

浆膜心包脏层

1. 纤维心包 fibrous pericardium 为心包外层，是坚韧的结缔组织囊，上方与出入心的大血管外膜相移行，下方与膈的中心腱愈着。纤维心包可防止心过度扩张，维持心脏正常位置。

2. 浆膜心包 serous pericardium 薄而光滑，位于纤维心包的内面，可分为脏、壁两层。脏层紧贴在心肌的表面，即心外膜；壁层贴在纤维心包的内面。脏、壁两层在出入心的大血管根部相互移行，两层之间的潜在性腔隙称**心包腔**，内含少量浆液，起润滑作用，可减少心搏动时的摩擦。

七、心的体表投影

心在胸前壁的体表投影可用四点及其连线来确定（图 14-26）。

1. 左上点 在左侧第 2 肋软骨下缘，距胸骨左缘 1.2cm 处。

2. 右上点 在右侧第 3 肋软骨上缘，距胸骨右缘 1.0cm 处。

3. 左下点 在左侧第 5 肋间隙，距前正中线 7～9cm（或左锁骨中线内侧 1～2cm）处。

4. 右下点 在右侧第 6 胸肋关节处。

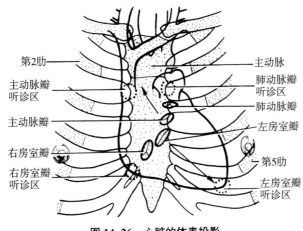

第2肋
主动脉瓣
听诊区
主动脉瓣
右房室瓣
右房室瓣
听诊区
主动脉
肺动脉瓣
听诊区
肺动脉瓣
左房室瓣
第5肋
左房室瓣
听诊区

图 14-26 心脏的体表投影

NOTE

左、右上点的连线为心的上界；左、右下点的连线为心的下界；右上、下点的连线为心的右界，微向右凸；左上、下点的连线为心的左界，略向左凸。了解心在胸前壁的体表投影，对叩诊时判断心界是否扩大有实用意义。

第三节　动　脉

动脉是将血液由心室输送到全身各器官的血管，由心室发出，越分越细，终于毛细血管。根据所属循环途径，可分为肺循环的动脉和体循环的动脉。

动脉在器官外的分布具有以下基本规律：①动脉配布与人体结构相适应，左、右基本对称。②躯干部的动脉有壁支、脏支之分，壁支分布于体腔壁，脏支分布于内脏。③动脉在行程中多居于身体的屈侧、深部或安全隐蔽的部位，常以最短距离到达所分布的器官，个别例外（如睾丸动脉）。④动脉配布的形式与器官的形态有关，容积易发生变化的器官（如胃、肠等），其动脉多在器官外形成弓状的吻合，再分支进入器官内部；位置固定的实质性器官（如肝、肾等），动脉多从其凹侧进入器官，进入处称为门。⑤动脉的口径有时不完全决定于它所供血器官的大小，而与该器官的功能有关。

动脉在器官内的分布情况与器官的结构形式有关。在实质性器官可呈放射型、纵走型和集中型分布；中空性或管状器官，其动脉呈纵行型、横行型或放射状分布。

一、肺循环的动脉

肺动脉干 pulmonary trunk 为肺循环的动脉主干，起自右心室，经升主动脉起始部左前方向左后上方斜行，至主动脉弓的下方，分为左、右肺动脉。**左肺动脉** left pulmonary artery 较短，分两支进入左肺的上、下叶；**右肺动脉** right pulmonary artery 较长，分3支进入右肺上、中、下叶。左、右肺动脉在肺内反复分支，与支气管的分支伴行，到达肺泡壁周围并形成毛细血管网。

在肺动脉干分叉处稍左侧，有一纤维性的结缔组织索连于主动脉弓下缘，称**动脉韧带** arterial ligament，是胚胎时期动脉导管闭锁后的遗迹（图 14-12）。动脉导管若在出生后6个月尚未闭锁，则为先天性心脏病的一种，称动脉导管未闭。

二、体循环的动脉

主动脉 aorta 为体循环的动脉主干，起自左心室，分为升主动脉、主动脉弓和降主动脉三部分（图 14-27、图 14-28），每部分均有分支分布于身体相应部位。

（一）主动脉

1. 升主动脉 ascending aorta　于胸骨左缘后方平对第3肋间隙处，起自左心室的主动脉口，斜向右上至右侧第2胸肋关节处移行为主动脉弓。在升主动脉起始部发出左、右冠状动脉。

2. 主动脉弓 aortic arch　续于升主动脉，呈弓形弯向左后方跨过左肺根，至第4胸椎体左侧移行为降主动脉。

主动脉弓的凸侧发出3大分支，由右向左依次为头臂干、左颈总动脉和左锁骨下动脉。**头臂干** brachiocephalic trunk 较粗短，向右上斜行至右侧胸锁关节后分为右颈总动脉和右锁骨下动脉。

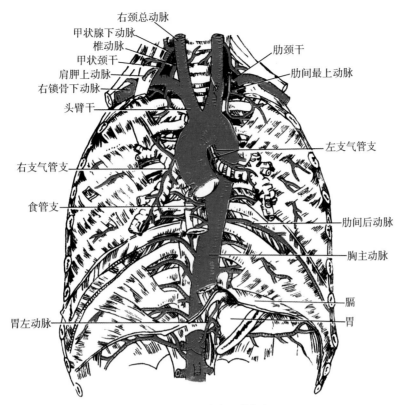

右颈总动脉
甲状腺下动脉
椎动脉
甲状颈干
肩胛上动脉
右锁骨下动脉
头臂干

肋颈干
肋间最上动脉

左支气管支

右支气管支

食管支

肋间后动脉

胸主动脉

膈

胃

胃左动脉

图 14-27 胸主动脉及其分支

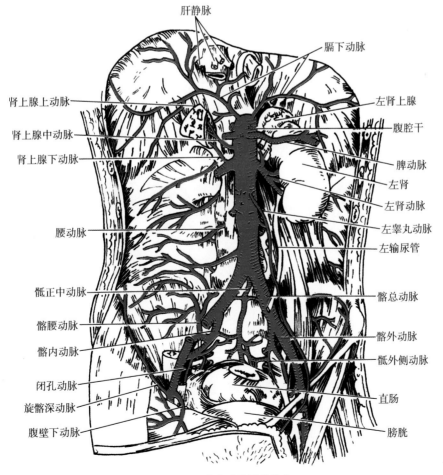

肝静脉

膈下动脉

肾上腺上动脉
肾上腺中动脉
肾上腺下动脉

左肾上腺
腹腔干
脾动脉
左肾
左肾动脉
左睾丸动脉
左输尿管

腰动脉

骶正中动脉
髂腰动脉
髂内动脉

闭孔动脉
旋髂深动脉
腹壁下动脉

髂总动脉

髂外动脉
骶外侧动脉

直肠

膀胱

图 14-28 腹主动脉及其分支

3. 降主动脉 descending aorta　接主动脉弓，先沿脊柱左侧下行，逐渐转至脊柱前方，于第12胸椎体高度穿膈主动脉裂孔入腹腔，继续沿脊柱前方下行至第4腰椎体下缘前方分为左、右髂总动脉。降主动脉以膈主动脉裂孔为界，分为**胸主动脉** thoracic aorta 与**腹主动脉** abdominal aorta。

（二）头颈部的动脉

1. 颈总动脉 common carotid artery　是头颈部的主要动脉干，左侧起自主动脉弓，右侧起自头臂干。两侧颈总动脉均经胸锁关节后方至颈部，沿气管、喉和食管外侧上行至甲状软骨上缘水平，分为颈内动脉和颈外动脉（图14-29）。

在颈总动脉分为颈内动脉和颈外动脉的分叉处有两个重要结构：

颈动脉窦 carotid sinus 为颈总动脉末端及颈内动脉起始部的膨大，窦壁外膜较厚，其中有感受压力的神经末梢，称压力感受器。当血压改变（升高或降低）时，窦壁承受压力随之改变，可反射性地改变心率和末梢血管口径，以调节血压。

颈动脉小球 carotid glomus 是一个扁卵圆形小体，借结缔组织连于颈总动脉分叉处后方，属化学感受器，感受血液中二氧化碳分压、氧分压和氢离子浓度变化。当血二氧化碳分压升高或氧分压降低时，反射性地促使呼吸加深加快，以保持血液中氧气和二氧化碳含量的平衡。

2. 颈外动脉 external carotid artery　自颈总动脉发出后，于颈内动脉外侧上行，穿腮腺至下颌颈深面分为颞浅动脉和上颌动脉两终支，分支分布于颈部、头面部和脑膜等处（图14-29），其主要分支有：

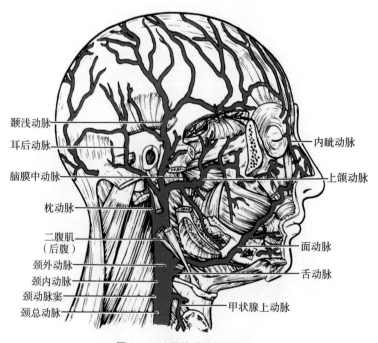

颞浅动脉
耳后动脉
脑膜中动脉
枕动脉
二腹肌（后腹）
颈外动脉
颈内动脉
颈动脉窦
颈总动脉
内眦动脉
上颌动脉
面动脉
舌动脉
甲状腺上动脉

图14-29　颈外动脉及其分支

（1）甲状腺上动脉 superior thyroid artery　起自颈外动脉起始部发出，行向前下方，分布于喉和甲状腺上部。

（2）**舌动脉** lingual artery　平舌骨水平起于颈外动脉，行向前内，经舌骨舌肌深面至口腔底，入舌，分布于舌、舌下腺和腭扁桃体等。

（3）**面动脉** facial artery　在舌动脉稍上方约平下颌角，起于颈外动脉，向前经下颌下腺深面至咬肌前缘，绕下颌骨下缘至面部，沿口角和鼻翼外侧至内眦，改称为**内眦动脉**。其分支分布于下颌下腺、腭扁桃体和面部的肌与皮肤等。

面动脉在咬肌前缘和下颌骨下缘交界处位置表浅，可触及搏动，当面部出血时，此处可作为压迫止血点。

（4）**颞浅动脉** superficial temporal artery　穿腮腺上行，于外耳门前方越过颧弓根部浅面至颞部。其分支分布于腮腺和颞、顶、额部软组织。

（5）**上颌动脉** maxillary artery　于下颌颈深面向前入颞下窝，沿途分支分布至牙及牙龈、鼻腔、腭、颊、咀嚼肌等处。主要分支有：①脑膜中动脉 middle meningeal artery，在下颌颈深面发出，向上穿棘孔进入颅中窝，分前、后两支分布于颅骨和硬脑膜。前支较大，经翼点内面，故翼点骨折可伤及该支，引起硬脑膜外血肿。②下牙槽动脉 inferior alveolar artery，向前下经下颌孔进入下颌管，自颏孔穿出后移行为**颏动脉**，分布于下颌骨、下颌牙及其牙龈等处。

3. 颈内动脉 internal carotid artery　自颈总动脉发出后，上升至颅底，经颈动脉管进入颅腔，在颅外无分支，颅内分支分布至脑、视器。

4. 锁骨下动脉 subclavian artery　左侧起于主动脉弓，右侧起于头臂干，从胸锁关节后方斜向外上至颈根部，呈弓状经胸膜顶前方，穿斜角肌间隙，经锁骨中点深面至第1肋外缘续为腋动脉（图 14-30）。其主要分支主要有：

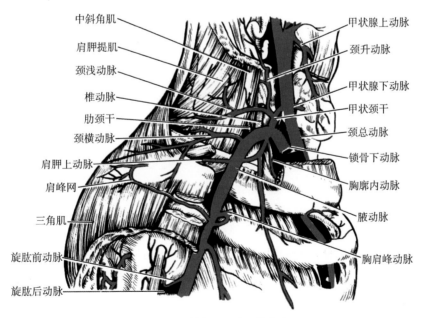

图 14-30　锁骨下动脉及其分支

（1）**椎动脉** vertebral artery　于前斜角肌内侧起自锁骨下动脉，上行穿过第 6～1 颈椎横突孔，经枕骨大孔进入颅腔，左、右椎动脉汇合成基底动脉。其分支主要供应脑和脊髓（详见神经系统）。

NOTE

（2）胸廓内动脉 internal thoracic artery　在椎动脉起始处的对侧发出，向下进入胸腔，经第1~6肋软骨后方距胸骨外侧缘约1.2cm处下行，至第6肋间隙附近移行为**腹壁上动脉**，穿膈进入腹直肌鞘。沿途分支分布于胸前壁、乳房、心包、膈和腹直肌等处。

（3）甲状颈干 thyrocervical trunk　为一短干，在前斜角肌内侧附近起始，其分支主要有分布于甲状腺、咽和食管、喉和气管等处的**甲状腺下动脉** inferior thyroid artery，以及分布于冈上、下肌等处的**肩胛上动脉**。

此外，锁骨下动脉还发出分布于颈深肌和第1、2肋间隙的**肋颈干**，分布于背部肌肉的**肩胛背动脉**。

（三）上肢的动脉

1. 腋动脉 axillary artery　在第1肋外缘续于锁骨下动脉，行于腋窝深部，至大圆肌下缘移行为肱动脉。腋动脉的主要分支有**胸上动脉**、**胸肩峰动脉**、**胸外侧动脉**、**肩胛下动脉**、**旋肱前动脉**、**旋肱后动脉**等，分布于肩部、胸上肢肌、背阔肌和乳房等处（图14-31）。

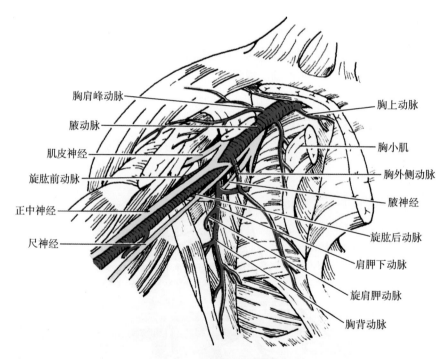

胸肩峰动脉
腋动脉
肌皮神经
旋肱前动脉
正中神经
尺神经

胸上动脉
胸小肌
胸外侧动脉
腋神经
旋肱后动脉
肩胛下动脉
旋肩胛动脉
胸背动脉

图14-31　腋动脉及其分支

2. 肱动脉 brachial artery　自大圆肌下缘续于腋动脉，沿肱二头肌内侧沟行至肘窝，平桡骨颈处分为尺动脉、桡动脉。其最主要的分支为**肱深动脉** deep brachial artery，与桡神经伴行。肱动脉在行程中分支分布于臂肌、肱骨和肘关节等处（图14-32、图14-33）。肱动脉全程位置表浅，易扪及其搏动，在肘关节稍上方最明显，是测量血压时的听诊部位。

3. 桡动脉 radial artery　起自肱动脉，在前臂上部行于肱桡肌深面，在前臂下部行于肱桡肌与桡侧腕屈肌腱间，绕桡骨茎突转向手背，穿第1掌骨间隙至手掌深面，其终支与尺动脉掌深支构成掌深弓（图14-33、图14-34）。桡动脉在腕关节上方位置表浅，可扪及搏动，是计数脉搏和中医脉诊的常用部位。桡动脉在行程中分支分布于肘关节、前臂桡侧肌、桡骨等处，其主要分支有：

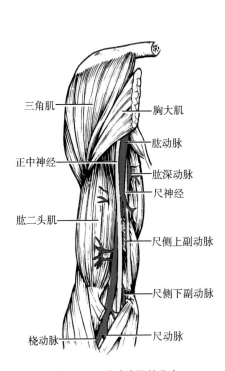

图 14-32 肱动脉及其分支

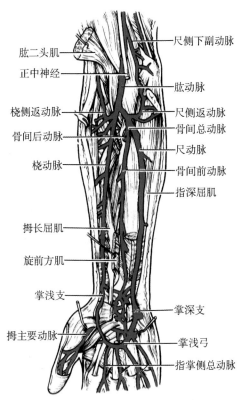

图 14-33 前臂的动脉（前面）

（1）掌浅支 superficial palmar branch 在腕关节前发出，穿鱼际肌至手掌，与尺动脉终支吻合成掌浅弓（图 14-33、图 14-35）。

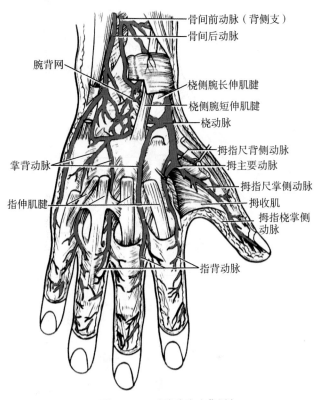

图 14-34 手的动脉（背侧）

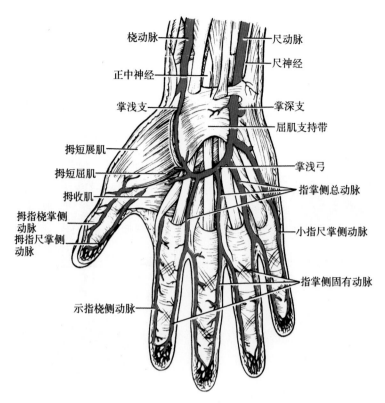

图 14-35 手的动脉（掌侧浅层）

（2）拇主要动脉 principal artery of thumb 于第 1 掌骨间隙内发出，分为 3 支，行于拇指掌面的两缘和示指桡侧缘（图 14-36）。

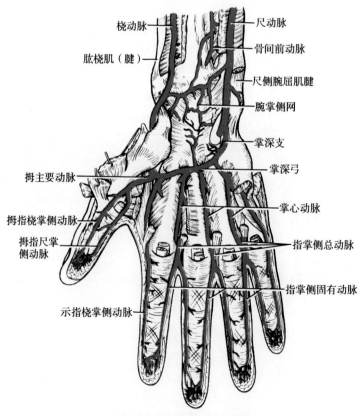

图 14-36 手的动脉（掌侧深层）

4.尺动脉 ulnar artery　起自肱动脉，在旋前圆肌深面，尺侧腕屈肌与指浅屈肌间下行，经豌豆骨桡侧至手掌，其终支在掌腱膜深面与桡动脉掌浅支吻合成掌浅弓（图14-33～图14-36）。尺动脉在行程中分支分布于尺骨和前臂尺侧肌外，还发出以下主要分支：

（1）骨间总动脉　分为骨间前、后动脉，分别沿前臂骨间膜前、后下行，沿途发出分支至前臂肌和尺、桡骨。

（2）掌深支　穿小鱼际肌至掌深部，与桡动脉终支吻合成掌深弓。

5.掌浅弓　位于掌腱膜深层，由尺动脉终支与桡动脉掌浅支吻合而成，在弓的凸侧发出3条**指掌侧总动脉**和1条**小指尺掌侧动脉**（图14-35）。前者每条再分为两支指掌侧固有动脉至第2～5指的相对缘。后者分布于小指掌面尺侧缘。

6.掌深弓　位于指深屈肌腱深层，由桡动脉终支和尺动脉掌深支吻合而成，由弓凸缘发出3条掌心动脉，沿第2～4掌骨间隙至掌指关节附近，分别与相应的指掌侧总动脉吻合（图14-36）。

（四）胸部的动脉

胸主动脉 thoracic aorta 是胸部的动脉主干，在第4胸椎体下缘接主动脉弓，先沿脊柱左侧，后逐渐转向其前方下行，穿膈的主动脉裂孔后移行为腹主动脉（图14-27）。胸主动脉的分支有壁支和脏支两类。

1.壁支　主要包括第3～11对**肋间后动脉 posterior intercostal artery**（走行于第3～11肋间隙相应肋下缘的肋沟内）和1对**肋下动脉 subcostal artery**（沿第12肋下缘走行），均由胸主动脉后外侧壁发出，在脊柱两侧分为前、后两支。其中后支细小，分布于脊髓及其被膜、背部的肌和皮肤；前支在相应肋沟内前行，分布于第3肋间以下胸壁和腹壁上部，并与胸廓内动脉的肋间前支吻合（图14-27、图14-37）。第1～2对肋间后动脉发自锁骨下动脉的肋颈干。

2.脏支　包括支气管支、食管支和心包支，均较细小，分布于气管、食管、心包等处。

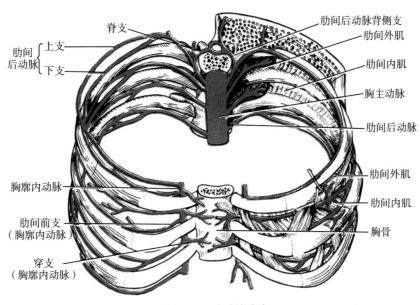

图 14-37　胸壁的动脉

（五）腹部的动脉

腹主动脉 abdominal aorta 是腹部的动脉主干，在膈的主动脉裂孔处续于胸主动脉，沿脊柱左前方下降，至第 4 腰椎下缘处分为左、右髂总动脉（图 14-28）。其右侧有下腔静脉伴行，前方有肝左叶、胰、十二指肠水平部和肠系膜根横过。腹主动脉的分支有壁支和脏支两类。

1. 壁支（图 14-28）

（1）膈下动脉　左右各一支，起自腹主动脉的前壁，分布于膈的下面，并发出肾上腺上动脉至肾上腺。

（2）腰动脉　共 4 对，起自腹主动脉后壁，分布于腹后壁、腹外侧壁、脊髓及其被膜。

（3）骶正中动脉　为一细支，起自腹主动脉下端分叉处后壁，沿骶骨前面下降，分布于盆腔后壁。

2. 脏支　可分为成对和不成对两类。

（1）成对的脏支（图 14-28）

1）肾上腺中动脉 middle suprarenal artery：约平第 1 腰椎，起自腹主动脉，分布于肾上腺。

2）肾动脉 renal artery：约在第 1 腰椎下缘，起自腹主动脉，横向外侧，行至肾门附近分前、后干经肾门入肾，再分支为肾段动脉，分布于肾实质。在进入肾门前还发出**肾上腺下动脉**至肾上腺，与肾上腺上、中动脉吻合。

3）睾丸动脉 testicular artery：细长，在肾动脉起处稍下方起自腹主动脉前壁，沿腰大肌前面行向外下，于第 4 腰椎水平跨输尿管前面，经腹股沟管深环进入腹股沟管，参与精索的组成，分布于睾丸和附睾。该动脉在女性为**卵巢动脉** ovarian artery，经卵巢悬韧带进入盆腔，分布于卵巢和输卵管。

（2）不成对的脏支

1）腹腔干 celiac trunk：为一粗短的动脉干，在膈的主动脉裂孔稍下方起自腹主动脉前壁，随即分为胃左动脉、肝总动脉和脾动脉 3 个分支（图 14-38、图 14-39）。腹腔干分支分布于食管腹部、胃、十二指肠、肝、胆囊、胰和脾等处。

①胃左动脉 left gastric artery：较细，先行向左上方，至贲门附近沿胃小弯向右下，最终与胃右动脉吻合，沿途分支分布于食管腹部、贲门及小弯侧胃壁。

②肝总动脉 common hepatic artery：较粗大，发出后沿胰头上缘右行，至十二指肠上部的上方进入肝十二指肠韧带，分为肝固有动脉和胃十二指肠动脉。

肝固有动脉 proper hepatic artery 在肝十二指肠韧带内、肝门静脉前方及胆总管左侧上行至肝门附近，分为左、右支，分别进入肝左、右叶。右支在进入肝门前还发出**胆囊动脉** cystic artery，分布于胆囊。在肝固有动脉的起始部发出**胃右动脉** right gastric artery，经幽门上缘，沿胃小弯向左，与胃左动脉吻合，分支分布于十二指肠上部和胃小弯侧的胃壁。

胃十二指肠动脉 gastroduodenal artery 沿十二指肠上部后方下行，经幽门后方至幽门下缘处分为**胃网膜右动脉** right gastroepiploic artery 和**胰十二指肠上动脉**；前者沿胃大弯向左走行，末端与胃网膜左动脉吻合，沿途分支分布于胃大弯侧胃壁和大网膜；后者又分为前、后两支，分别在胰头与十二指肠降部间的前、后方下行，与胰十二指肠下动脉吻合，沿途分支分布于胰头和十二指肠。

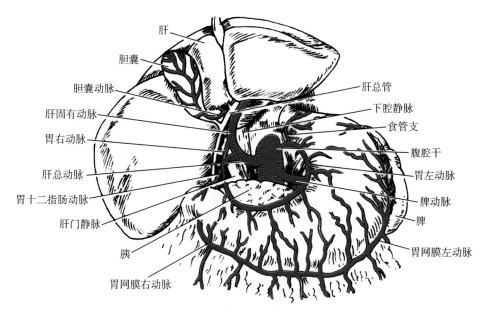

图 14-38 腹腔干及其分支（前面）

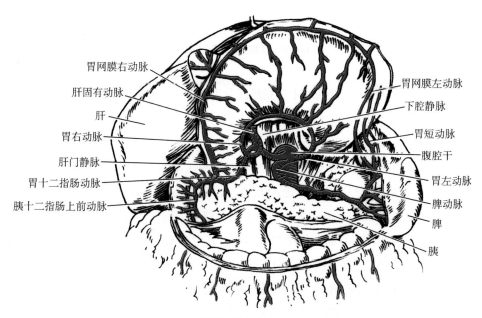

图 14-39 腹腔干及其分支（胃向上翻）

③脾动脉 splenic artery：较粗大，沿胰的上缘左行至脾门，分数支入脾。沿途发出数支**胰支**至胰体、胰尾；进入脾门前发出胃短动脉、胃后动脉和胃网膜左动脉。**胃短动脉**有 3 ~ 5 条，分布于胃底；**胃后动脉**有 1 ~ 2 条，分布于胃体后壁上部；**胃网膜左动脉** left gastroepiploic artery 有 1 条，沿胃大弯向右行，最终与胃网膜右动脉吻合，分支分布于胃大弯侧胃壁和大网膜。

2）肠系膜上动脉 superior mesenteric artery：在腹腔干下方约 1cm 处，平第 1 腰椎高度起自腹主动脉前壁，经胰头、胰体交界处后方下行，经胰和十二指肠之间进入肠系膜根部，斜行至右髂窝（图 14-40）。肠系膜上动脉分支分布于胰、十二指肠、空肠、回肠、盲肠、阑尾、升结肠和横结肠等处。其主要分支有：

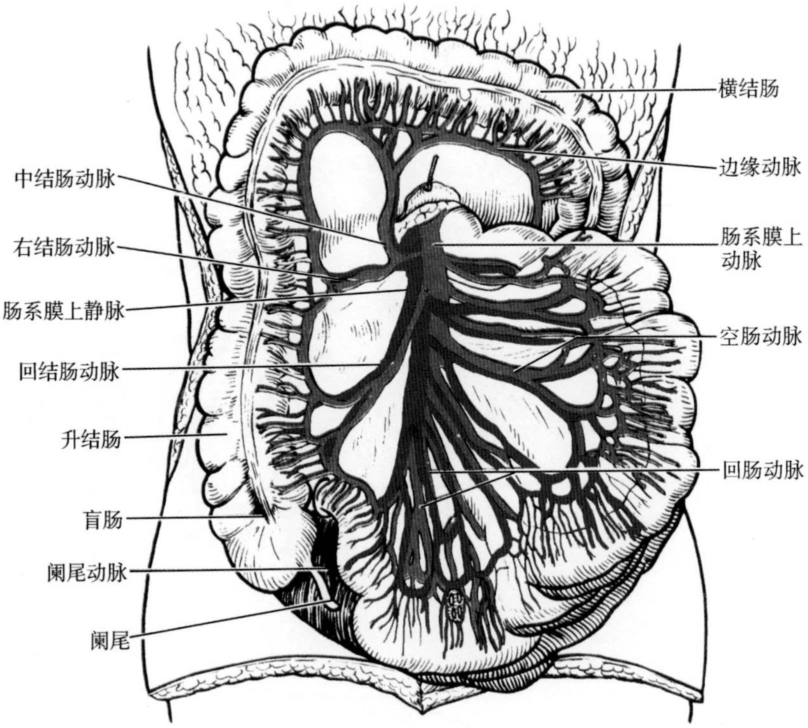

图 14-40　肠系膜上动脉及其分支

①胰十二指肠下动脉：在胰头和十二指肠间分为前、后支上行，分别与胰十二指肠上动脉前、后支吻合，分支分布于胰和十二指肠。

②空肠动脉 jejunal artery 和**回肠动脉** ileal artery：常有 13～18 支，由肠系膜上动脉左侧壁发出，行于肠系膜内，反复分支并吻合成多级动脉弓（动脉弓在空肠多为 1～2 级，在回肠多为 3～5 级），最后一级弓发出直支进入肠壁，分布于空肠、回肠。

③回结肠动脉 ileocolic artery：为肠系膜上动脉终支，斜向右下行于壁腹膜后方至盲肠附近，分支分布于回肠末端、盲肠、阑尾和升结肠。其中至阑尾的分支称**阑尾动脉** appendicular artery，由回肠末端后方进入阑尾系膜，分布于阑尾。

④右结肠动脉 right colic artery：在回结肠动脉上方起自肠系膜上动脉右侧壁，水平向右行于壁腹膜后方，到达中结肠中部附近分为升、降支至升结肠，并与回结肠动脉和中结肠动脉吻合。

⑤中结肠动脉 middle colic artery：通常在胰下缘附近起自肠系膜上动脉右侧壁，向前偏右侧进入横结肠系膜，分支分布于横结肠，并与左、右结肠动脉吻合。

3）肠系膜下动脉 inferior mesenteric artery：约在第 3 腰椎水平起自腹主动脉前壁，沿壁腹膜后方行向左下至左髂窝，进入乙状结肠系膜，终于直肠上部，分支分布于降结肠至直肠上部的消化管（图 14-41）。其主要分支有：

①左结肠动脉 left colic artery：常为 1 支，横行向左，跨左侧输尿管前方至降结肠附近，分支分布于降结肠，并与中结肠动脉和乙状结肠动脉吻合。

②乙状结肠动脉 sigmoid artery：常为 2～3 支，斜向左下进入乙状结肠系膜，分支分布于乙状结肠，并与左结肠动脉吻合。

③直肠上动脉 superior rectal artery：为肠系膜下动脉的终支，在乙状结肠系膜内下降进入盆腔，分支沿直肠两侧下行，分布于直肠上部，并与直肠下动脉吻合。

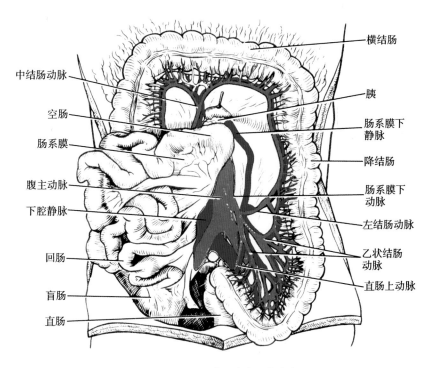

图 14-41　肠系膜下动脉及其分支

（六）盆部的动脉

1. 髂总动脉 common iliac artery　左右各一，平第 4 腰椎下缘由腹主动脉分出，沿腰大肌下行至骶髂关节前方分为髂内、外动脉，分别至盆部和下肢（图 14-42、图 14-43）。

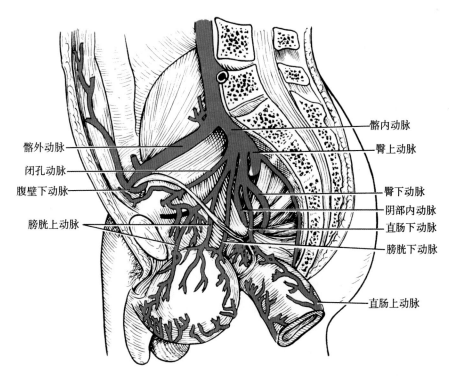

图 14-42　髂内、外动脉及其分支

2. 髂内动脉 internal iliac artery　是盆部的动脉主干，沿盆腔侧壁下行，发出壁支和脏支，分布于盆腔壁和盆腔脏器（图 14-42、图 14-43）。

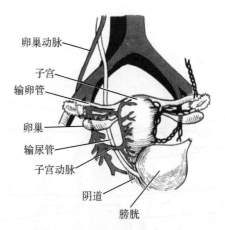

卵巢动脉
子宫
输卵管
卵巢
输尿管
子宫动脉
阴道
膀胱

图 14-43　子宫动脉与输尿管关系

（1）壁支

1）闭孔动脉 obturator artery：沿骨盆侧壁行向前下，穿闭膜管至大腿内侧，分支分布于大腿内收肌群和髋关节。

2）臀上动脉 superior gluteal artery 和臀下动脉 inferior gluteal artery：分别经梨状肌上、下孔穿出盆腔，分支分布于臀肌和髋关节等处。

此外，髂内动脉还发出**髂腰动脉**和**骶外侧动脉**，分支分布于髂腰肌、盆腔后壁和骶管内结构。

（2）脏支

1）脐动脉 umbilical artery：为胎儿时期的动脉干，出生后其远端闭锁形成脐内侧韧带，近端未闭与髂内动脉相通，发出数支**膀胱上动脉** superior vesical artery，分布于膀胱中、上部。

2）膀胱下动脉 inferior vesical artery：与膀胱上动脉分支有较多吻合，男性分布于膀胱底、精囊腺、前列腺和输尿管末段，女性分布于膀胱底和阴道。

3）直肠下动脉 inferior rectal artery：向内下行至直肠下部，分布于直肠下部、肛管及邻近的前列腺（阴道）等处，与直肠上动脉和肛动脉吻合。

4）子宫动脉 uterine artery：仅见于女性，沿盆腔侧壁下行，进入子宫阔韧带内，在子宫颈外侧约 2cm 处，跨输尿管前上方至子宫颈分升、降两支，分布于子宫、阴道、输卵管和卵巢，并与卵巢动脉吻合（图 14-43）。

5）阴部内动脉 internal pudendal artery：沿梨状肌前方下行，经梨状肌下孔穿出盆腔，再经坐骨小孔至坐骨肛门窝，发出**肛动脉**、**会阴动脉**、**阴茎（阴蒂）背动脉**等分支，分布于肛门、会阴和外生殖器等处（图 14-44）。

3. 髂外动脉 external iliac artery　自髂总动脉分出后，沿腰大肌内侧缘向外下行，经腹股沟韧带中点深面至股前部，移行为股动脉（图 14-42、图 14-43、图 14-45）。在腹股沟韧带稍上方发出**腹壁下动脉**和**旋髂深动脉**，前者经腹股沟管腹环内侧斜向内上，进入腹直肌鞘，分布于腹直肌，并与腹壁上动脉吻合；后者斜向外上，分布于髂嵴及附近肌。

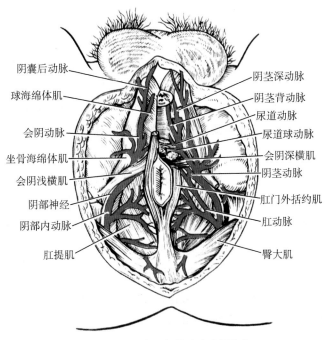

阴囊后动脉
球海绵体肌
会阴动脉
坐骨海绵体肌
会阴浅横肌
阴部神经
阴部内动脉
肛提肌

阴茎深动脉
阴茎背动脉
尿道动脉
尿道球动脉
会阴深横肌
阴茎动脉
肛门外括约肌
肛动脉
臀大肌

图 14-44 会阴部的动脉（男性）

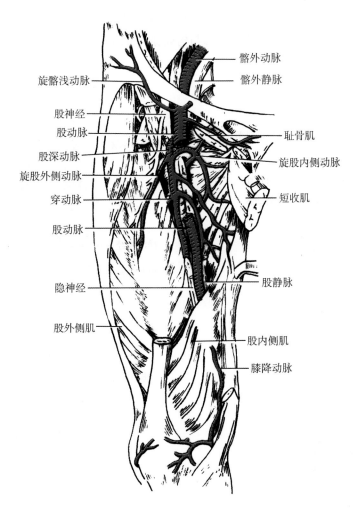

旋髂浅动脉
股神经
股动脉
股深动脉
旋股外侧动脉
穿动脉
股动脉
隐神经
股外侧肌

髂外动脉
髂外静脉
耻骨肌
旋股内侧动脉
短收肌
股静脉
股内侧肌
膝降动脉

图 14-45 股动脉及其分支

NOTE

（七）下肢的动脉

1. 股动脉 femoral artery　在腹股沟韧带中点深面续于髂外动脉，行于股三角底部，其外侧有股神经，内侧有股静脉伴行，向下经收肌管至腘窝，移行为腘动脉（图 14-45）。该动脉在腹股沟韧带稍下方位置表浅，可触及搏动。其主要分支有：

（1）**股深动脉 deep femoral artery**　在腹股沟韧带下方 2～5cm 处，起自股动脉外侧壁或后壁，行向后内下，沿途发出**旋股内侧动脉**、**旋股外侧动脉**、**穿动脉**等多条分支，分布于大腿诸肌、股骨、髋关节和膝关节等处。

（2）腹壁浅动脉和旋髂浅动脉　分别至腹前壁下部和髂前上棘附近皮肤和浅筋膜。

2. 腘动脉 popliteal artery　在收肌腱裂孔处续于股动脉，在腘窝深面下行，至腘窝下角分为胫前动脉和胫后动脉，腘静脉和胫神经伴行在其浅面（图 14-46）。腘动脉在腘窝内发出分支分布于邻近肌及膝关节，并参与构成膝关节网。

3. 胫后动脉 posterior tibial artery　为腘动脉的终支之一，沿小腿后群肌浅、深两层之间下行，经内踝后方进入足底，分为足底内侧动脉和足底外侧动脉（图 14-46）。胫后动脉的主要分支有**腓动脉**、**足底内侧动脉和足底外侧动脉**等，分布于小腿后群肌、外侧群肌、胫骨、腓骨和足底结构等处。

4. 胫前动脉 anterior tibial artery　为腘动脉另一终支，穿小腿骨间膜上部裂孔至小腿前群肌深面，在小腿前群肌之间下行，经踝关节前方到达足背，移行为足背动脉（图 14-47）。胫前动脉分支分布于小腿前群肌和足背，并参与构成膝关节网。

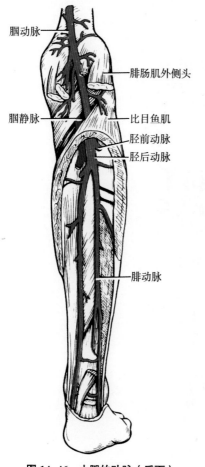

腘动脉
腓肠肌外侧头
腘静脉
比目鱼肌
胫前动脉
胫后动脉
腓动脉

图 14-46　小腿的动脉（后面）

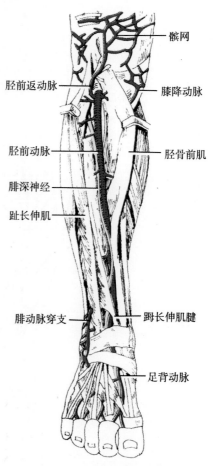

髌网
胫前返动脉
膝降动脉
胫前动脉
胫骨前肌
腓深神经
趾长伸肌
腓动脉穿支
姆长伸肌腱
足背动脉

图 14-47　小腿的动脉（前面）

5. 足背动脉 dorsal artery of foot　在踝关节前方，内、外踝前面连线中点的前下方，续于胫前动脉，前行至第 1 跖骨间隙处，分为**足底深支**及**第 1 跖背动脉**。足底深支参与构成足底弓（图 14-47）。足背动脉起始部位置表浅，在体表可触及搏动，中医称趺阳脉。

附 1：全身主要动脉的体表投影、摸脉点和止血部位

1. 颈总动脉和颈外动脉

（1）体表投影　取下颌角与乳突尖连线的中点，由此点至胸锁关节作一连线，又以甲状软骨上缘为界，下方为颈总动脉的体表投影，上方为颈外动脉的体表投影。

（2）摸脉点和止血部位　于环状软骨外侧可摸到颈总动脉的搏动。将动脉向后内方压迫于第 6 颈椎横突上，可使一侧头部止血。

2. 面动脉

（1）体表投影　咬肌下端前缘至目内眦的连线。

（2）摸脉点和止血部位　在咬肌前缘下颌骨下缘处，可摸到搏动。将面动脉压向下颌骨，可使眼裂以下面部止血。

3. 颞浅动脉

摸脉点和止血部位：在外耳门前方、颧弓后端可摸到搏动，压迫该处可使颞部和头顶部止血。

4. 锁骨下动脉

（1）体表投影　从胸锁关节到锁骨中点作一条凸向上的弧线，最高点在锁骨上缘 1 ~ 2cm。

（2）止血部位　于锁骨上窝中点向下压，将动脉压在第 1 肋上，可使肩和上肢止血。

5. 腋动脉和肱动脉

（1）体表投影　上肢外展 90°，手掌向上，由锁骨中点至肱骨内、外上髁连线中点稍下作一连线，以背阔肌下缘为界，近侧部为腋动脉的体表投影，远侧部为肱动脉的体表投影。

（2）摸脉点和止血部位　在肱二头肌内侧沟可摸到肱动脉的搏动，将其压向肱骨，可使压迫点以下的上肢止血。

6. 桡动脉

（1）体表投影　自肱骨内、外上髁连线中点稍下方至桡骨茎突的连线。

（2）摸脉点　在腕上方桡侧腕屈肌腱外侧可摸到搏动，为主要摸脉点。中医在此切脉，此处也是计数脉搏的部位。

7. 尺动脉

（1）体表投影　自肱骨内上髁至豌豆骨桡侧缘作一连线，该线的下 2/3 段为尺动脉下段的投影。自肱骨内、外上髁连线中点稍下方至上述连线的上、中 1/3 交点处作一连线，为尺动脉上段的投影。

（2）止血部位　在腕横纹两端同时向深部压迫，可压住桡、尺动脉，使手部止血。

8. 掌浅弓和掌深弓

体表投影：自然握拳时，中指尖所指为掌浅弓投影，稍近侧为掌深弓投影。

9. 指掌侧固有动脉

止血部位：在手指根部两侧压向指骨，可使手指止血。

10. 股动脉

（1）体表投影 大腿外展外旋，自腹股沟中点至股骨内侧髁上方作一连线，该线的上 2/3 为股动脉的投影。

（2）摸脉点和止血部位 在腹股沟中点稍下方可摸到股动脉搏动。将动脉压向耻骨上支，可使下肢止血。

11. 腘动脉

止血部位：在腘窝中加垫，屈膝包扎，可压迫腘动脉，使小腿和足部止血。

12. 胫前动脉和足背动脉

（1）体表投影 自胫骨粗隆与腓骨头连线中点起，经足背内、外踝中点至第 1 跖骨间隙近侧部作一连线，此线在踝关节以上为胫前动脉的体表投影，踝关节以下为足背动脉的体表投影。

（2）摸脉点和止血部位 在足背内、外踝中点，踇长伸肌腱外侧可摸到搏动，中医称趺阳脉。向下压迫可减轻足背出血。

13. 胫后动脉

（1）体表投影 自腘窝下角至内踝和跟骨结节连线的中点。

（2）摸脉点和止血部位 在内踝与跟骨结节之间可摸到搏动。将该动脉压向深部，可减轻足底出血。

附 2：体循环的动脉流注表

以下"A"表示动脉。

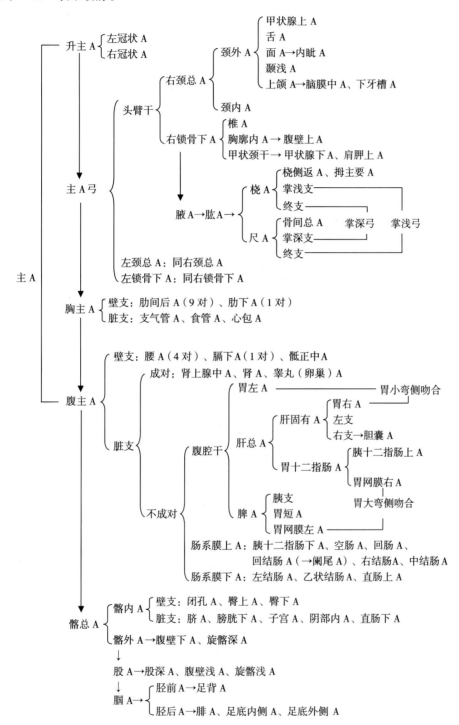

第四节　静　脉

全身的静脉可分为肺循环的静脉和体循环的静脉两大部分。

一、肺循环的静脉

肺静脉 pulmonary vein 左右各一对，分别为**左上**、**左下肺静脉**和**右上**、**右下肺静脉**。肺静脉起自肺门，向内侧穿过纤维心包，注入左心房的后部，将含氧量高的动脉血输送回左心房。

二、体循环的静脉

体循环的静脉包括上腔静脉系、下腔静脉系和心静脉系（见心的血管）（图14-48）。

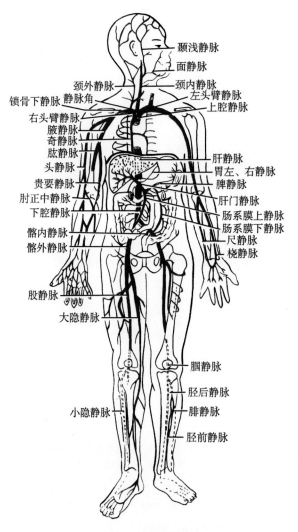

图14-48 全身静脉模式图

（一）上腔静脉系

上腔静脉系由上腔静脉及其属支组成，收集头颈部、上肢、胸壁和胸腔脏器（心除外）的静脉血。

上腔静脉 superior vena cava 是上腔静脉系的主干，由左、右头臂静脉在右侧第1胸肋结合处的后方汇合而成，沿升主动脉的右侧下行，至第3胸肋关节下缘注入右心房。在注入右心房前，有奇静脉汇入（图14-48）。

头臂静脉 brachiocephalic vein 左右各一，是收纳头颈部及上肢静脉血的主干，由颈内静脉和锁骨下静脉在同侧的胸锁关节后方汇合而成，头臂静脉除收纳颈内静脉和锁骨下静脉外，还直接收纳椎静脉、胸廓内静脉和甲状腺下静脉等属支（图 14-49、图 14-50）。颈内静脉与锁骨下静脉汇合处形成的夹角称**静脉角** venous angle，是淋巴导管注入静脉的部位。

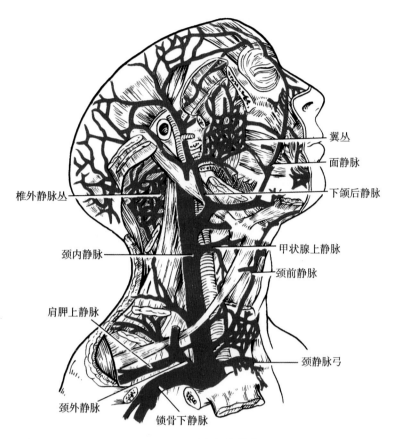

图 14-49　头颈部的静脉

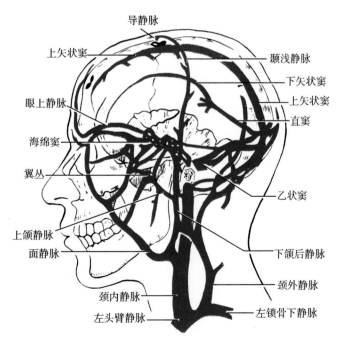

图 14-50　颅内、外静脉及其交通支

1. 头颈部的静脉   头颈部浅静脉主要有颈外静脉，深静脉主要有颈内静脉、和锁骨下静脉等（图 14-49、图 14-50）。

（1）颈内静脉 internal jugular vein   于颅底颈静脉孔处续于乙状窦，在颈动脉鞘内沿颈内动脉、颈总动脉的外侧下行，至同侧胸锁关节的后方与锁骨下静脉汇合，形成头臂静脉，其属支有颅内属支和颅外属支两种。

1）颅内属支：通过硬脑膜窦收集脑、脑膜、视器等部位的静脉血（见感觉器和神经系统）。

2）颅外属支：收纳咽、舌、甲状腺、面部和颈部的静脉血。这些静脉一部分直接注入颈内静脉，另一部分先汇合成面静脉和下颌后静脉，再注入颈内静脉。

面静脉 facial vein 起自**内眦静脉**，伴面动脉下行，至下颌角下方与下颌后静脉前支汇成一短干，注入颈内静脉。面静脉经眼上静脉和眼下静脉与颅内的海绵窦交通。

下颌后静脉 retromandibular vein 由**颞浅静脉**和**上颌静脉**在腮腺实质内汇合而成，至腮腺下缘处分为前、后两支，前支行向前下汇入面静脉，后支与耳后静脉、枕静脉汇合成颈外静脉。

（2）颈外静脉 external jugular vein   位于浅筋膜内，属于浅静脉。由下颌后静脉的后支与耳后静脉、枕静脉等汇合而成，在胸锁乳突肌表面下行注入锁骨下静脉（图 14-50）。颈外静脉主要收纳头皮、面部和颈部浅层的静脉血。当右心衰竭或上腔静脉阻塞引起颈外静脉回流不畅，在体表可见颈外静脉明显充盈，称颈静脉怒张。

（3）锁骨下静脉 subclavian vein   由腋静脉越过第 1 肋外侧缘后延续而成，向内横过第 1 肋上面至胸锁关节后方与颈内静脉汇合成头臂静脉（图 14-50）。锁骨下静脉主要收纳上肢和颈外静脉的静脉血。锁骨下静脉因与深筋膜和第 1 肋骨骨膜紧密结合而位置固定，故临床上输液和心血管造影时常选其进行穿刺和插管。

2. 上肢的静脉   分深、浅两种，富含静脉瓣，深、浅静脉之间有许多交通支吻合。

（1）上肢的深静脉   均与同名动脉伴行，臂以下多为两条静脉伴一条动脉，行至腋窝处合成一条腋静脉。腋静脉位于腋动脉的前内侧，收纳上肢浅、深静脉的全部血液，在第 1 肋外侧缘延续为锁骨下静脉。

（2）上肢的浅静脉   位于皮下，不与动脉伴行。手背的浅静脉吻合成手背静脉网，再向上汇合成尺侧的贵要静脉和桡侧的头静脉（图 14-51）。

1）贵要静脉 basilic vein：起自手背静脉网尺侧，沿前臂尺侧上行，经肱二头肌内侧沟行至臂中点平面，穿过深筋膜，注入肱静脉或腋静脉。收纳手背和前臂尺侧浅层结构的静脉血。

2）头静脉 cephalic vein：起自手背静脉网桡侧，沿前臂和臂的桡侧上行至肩部，经三角肌与胸大肌间沟，穿过深筋膜，注入腋静脉或锁骨下静脉。收纳手背和前臂桡侧浅层结构的静脉血。

3）肘正中静脉 median cubital vein：位于肘窝皮下浅筋膜内，变异较多，一般为 1 条，起自头静脉，斜向内上方连于贵要静脉。临床上常在此进行采血、输液或注射药物等。

3. 胸部的静脉   主要有胸廓内静脉和奇静脉等。

（1）胸前壁的静脉   **胸廓内静脉 internal thoracic vein** 由腹壁上静脉向上延续而成，与同名动脉伴行，注入头臂静脉，收纳同名动脉分布区的静脉血。

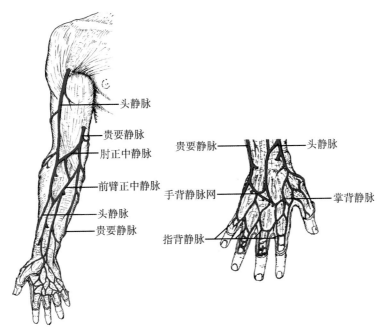

图 14-51 上肢的浅静脉

（2）胸后壁、胸腔脏器的静脉

1）奇静脉 azygos vein：由右腰升静脉向上穿过膈延续而成，沿椎体右侧上行，至第4胸椎体高度向前跨越右肺根上方注入上腔静脉。奇静脉沿途收纳右肋间后静脉、半奇静脉、食管静脉、支气管静脉等（图14-52）。由于奇静脉既与上腔静脉相连，又借右腰升静脉与下腔静脉相连，是上、下腔静脉系之间的重要交通途径之一。

2）半奇静脉 hemiazygos vein：由左腰升静脉向上穿过膈延续而成，沿椎体左侧上升至第8胸椎体高度，向右横过脊柱前方注入奇静脉。半奇静脉收纳左侧下部的肋间后静脉和副半奇静脉。

3）副半奇静脉 accessory hemiazygos vein：收纳左侧中、上部的肋间后静脉，沿椎体左侧下行注入半奇静脉，或直接向右跨过椎体前方注入奇静脉。

（二）下腔静脉系

下腔静脉系由下腔静脉及其属支组成，收纳下肢、盆会阴部和腹部的静脉血。

下腔静脉 inferior vena cava 由左、右髂总静脉在第5腰椎体的右前方汇合而成，沿腹主动脉的右侧、脊柱的右前方上行，穿过膈的腔静脉孔，进入胸腔后注入右心房（图14-52、图14-53）。

髂总静脉 common iliac vein 由髂内静脉和髂外静脉在骶髂关节的前方汇合而成，斜向内上方，至第5腰椎体的右前方，左、右髂总静脉汇合成下腔静脉（图14-52、图14-53）。

1.下肢的静脉 可分为深静脉和浅静脉两种，均有丰富的静脉瓣，并且深、浅静脉之间有丰富的吻合支交通。

（1）下肢的深静脉 与同名动脉伴行，在膝关节以下，每两条静脉都与一条同名动脉伴行，上行至腘窝汇合成为一条腘静脉。腘静脉向上延续为股静脉，股静脉经腹股沟韧带深方延续为髂外静脉。

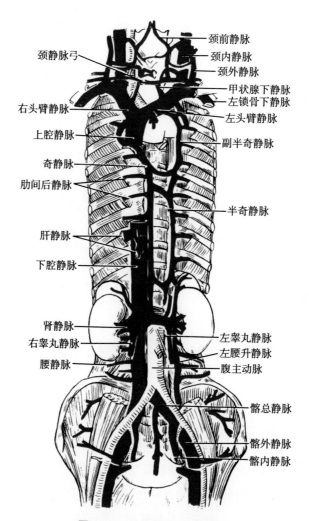

颈前静脉
颈静脉弓
颈内静脉
颈外静脉
甲状腺下静脉
左锁骨下静脉
右头臂静脉
左头臂静脉
上腔静脉
副半奇静脉
奇静脉
肋间后静脉
半奇静脉
肝静脉
下腔静脉
肾静脉
左睾丸静脉
右睾丸静脉
左腰升静脉
腰静脉
腹主动脉
髂总静脉
髂外静脉
髂内静脉

图 14-52　上腔静脉和下腔静脉

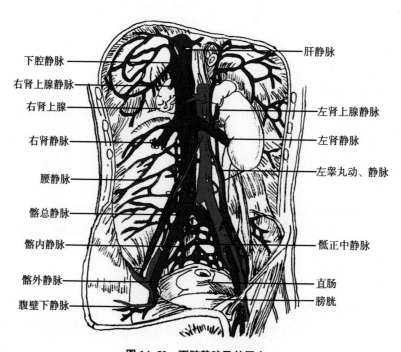

下腔静脉
肝静脉
右肾上腺静脉
右肾上腺
左肾上腺静脉
右肾静脉
左肾静脉
腰静脉
左睾丸动、静脉
髂总静脉
髂内静脉
骶正中静脉
髂外静脉
直肠
腹壁下静脉
膀胱

图 14-53　下腔静脉及其属支

NOTE

（2）下肢的浅静脉 足背的皮下静脉汇合成足背静脉弓，其内、外侧端向上分别延续为大隐静脉和小隐静脉（图 14-54）。

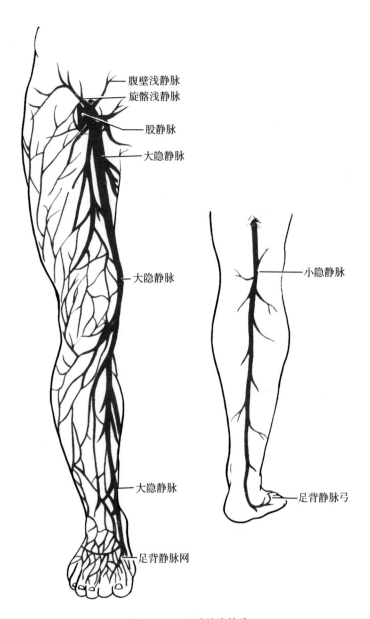

腹壁浅静脉
旋髂浅静脉
股静脉
大隐静脉
大隐静脉
小隐静脉
大隐静脉
足背静脉弓
足背静脉网

图 14-54 下肢的浅静脉

1）大隐静脉 great saphenous vein：起自足背静脉弓的内侧端，经内踝前方，沿小腿内侧上行，经股骨内侧髁的后方，沿大腿前内侧上行，至耻骨结节外下方 3 ~ 4cm 处，穿隐静脉裂孔，注入股静脉。在注入股静脉前，还有**腹壁浅静脉**、**旋髂浅静脉**、**阴部外静脉**、**股内侧浅静脉**、**股外侧浅静脉**等 5 条属支注入。大隐静脉在内踝前方位置表浅而恒定，临床上常在此作静脉输液或大隐静脉曲张手术的切口。

2）小隐静脉 small saphenous vein：起自足背静脉弓的外侧端，经外踝的后方沿小腿后面中线上行，至腘窝中点穿深筋膜注入腘静脉。

2. 盆部的静脉 主要有髂内静脉和髂外静脉等。

（1）髂内静脉 internal iliac vein 其属支分为壁支和脏支。

1）壁支：包括**臀上静脉**、**臀下静脉**、**闭孔静脉**、**骶外侧静脉**等，与同名动脉伴行，收纳同名动脉分布区的静脉血。

2）脏支：主要有**直肠下静脉**、**阴部内静脉**和**子宫静脉**，它们分别起自**直肠静脉丛**、**阴部静脉丛和子宫阴道静脉丛**。各静脉丛均位于脏器的壁内或表面，直肠静脉丛上部的血液经直肠上静脉注入肠系膜下静脉；直肠静脉丛下部的血液经直肠下静脉注入髂内静脉；肛管的血液经肛静脉、阴部内静脉注入髂内静脉（图14-55）。

（2）**髂外静脉** external iliac vein 由股静脉经腹股沟韧带深面向上延续而成，行向内上，至骶髂关节处与髂内静脉汇合成髂总静脉，主要属支有**腹壁下静脉**。

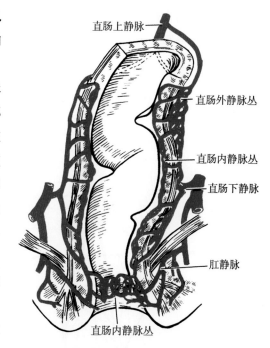

图14-55 直肠和肛管的静脉

3. 腹部的静脉

（1）腹前壁的静脉 包括浅静脉和深静脉两种。

1）腹前壁的浅静脉

胸腹壁静脉 thoracoepigastric vein 由腹前壁脐以上浅静脉向上汇合而成，向外上方行至腋窝注入腋静脉。

腹壁浅静脉 superficial epigastric vein 由腹前壁脐以下浅静脉汇合而成，向外下注入大隐静脉。

2）腹前壁的深静脉

腹壁上静脉 superior epigastric vein 与同名动脉伴行，向上延续为胸廓内静脉，注入头臂静脉。

腹壁下静脉 inferior epigastric vein 与同名动脉伴行，向外下注入髂外静脉。

（2）腹后壁的静脉 主要有4对**腰静脉**，与同名动脉伴行。每侧腰静脉间有一条纵行支串联，称**腰升静脉**。左、右腰升静脉向上分别延续为半奇静脉和奇静脉。

（3）腹腔脏器的静脉 可分为成对的静脉和不成对的静脉两种。

1）成对的静脉：为来自腹腔成对脏器的静脉，都直接或间接注入下腔静脉。

①**睾丸静脉** testicular vein：起自睾丸和附睾，呈蔓状缠绕睾丸动脉，称**蔓状静脉丛**，向上逐渐汇合成一条睾丸静脉，右侧以锐角直接注入下腔静脉，左侧以直角注入左肾静脉（图14-53）。左睾丸静脉的注入形式是男性精索静脉曲张多发生在左侧的原因之一。在女性为**卵巢静脉** ovarian vein，起自卵巢静脉丛，其回流途径、注入部位同睾丸静脉。

②**肾静脉** renal vein：起自肾门，经肾动脉前方横行向内侧注入下腔静脉。

③**肾上腺静脉** suprarenal vein：右侧直接注入下腔静脉，左侧注入左肾静脉。

2）不成对的静脉：来自腹腔不成对脏器（肝除外）的静脉不直接注入下腔静脉，而是先汇合成肝门静脉，经肝门入肝，在肝内继续分支，最后注入肝血窦，与肝固有动脉的血液混合，再汇合成 2 ～ 3 条肝静脉注入下腔静脉。

4. 肝门静脉系　由肝门静脉及其属支组成，收纳食管腹段，胃、小肠、大肠（直肠下段以下除外）、胆囊、胰和脾等的静脉血。

（1）**肝门静脉** hepatic portal vein　是一条短粗的静脉干，长 6 ～ 8cm，由肠系膜上静脉和脾静脉在胰头后方汇合而成，行向右上方进入肝十二指肠韧带内，至肝门，分左、右两支分别进入肝左叶和肝右叶（图 14-56、图 14-57）。

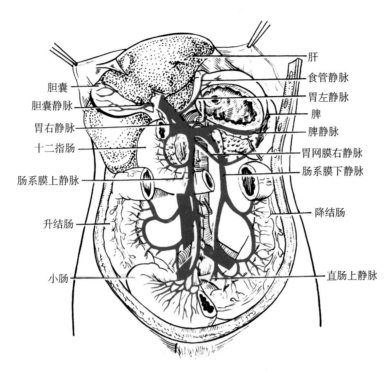

左侧标注（自上而下）：胆囊、胆囊静脉、胃右静脉、十二指肠、肠系膜上静脉、升结肠、小肠

右侧标注（自上而下）：肝、食管静脉、胃左静脉、脾、脾静脉、胃网膜右静脉、肠系膜下静脉、降结肠、直肠上静脉

图 14-56　肝门静脉及其属支

（2）肝门静脉的主要属支

1）**肠系膜上静脉** superior mesenteric vein：伴同名动脉右侧上行，收纳范围与肠系膜上动脉分布范围相同。

2）**脾静脉** splenic vein：伴同名动脉向右行，收纳范围与脾动脉分布范围相同，通常还收纳肠系膜下静脉的静脉血。

3）**肠系膜下静脉** inferior mesenteric vein：与同名动脉伴行，收纳范围与肠系膜下动脉分布范围相同，注入脾静脉或肠系膜上静脉。

4）**胃左静脉** left gastric vein：与同名动脉伴行，与奇静脉和半奇静脉的属支有吻合，收纳食管腹段、胃贲门、胃小弯的静脉血，注入肝门静脉。

5）**胃右静脉** right gastric vein：与同名动脉伴行，注入肝门静脉。

6）**附脐静脉** paraumbilical vein：为数条细小的静脉，起自脐周静脉网，沿肝圆韧带走行，注入肝门静脉。

（3）肝门静脉的侧支循环　肝门静脉与其他静脉不同，它的始末两端均为毛细血管，一端始于胃、肠、胰、脾等处的毛细血管网，另一端终于肝血窦；且肝门静脉及其属支均缺乏静脉瓣。因此，当肝门静脉的血液回流受阻（如肝硬化）时，可反向经肝门静脉与上、下腔静脉系之间的吻合支回流至右心房，这种循环称肝门静脉的侧支循环。正常情况下，肝门静脉与上、下腔静脉系之间的吻合支很小，血流量很少，但当肝门静脉回流受阻，压力增高时，这些吻合支可因血液逆流充盈而高度扩张，血流量增加，出现静脉曲张。

肝门静脉的侧支循环主要有以下三条途径（图 14-57）：

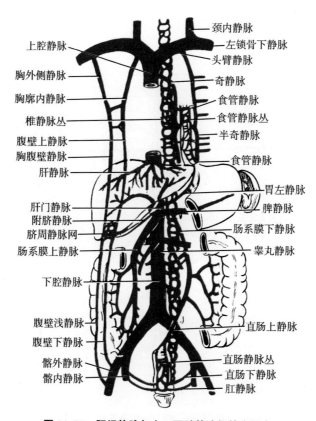

图 14-57　肝门静脉与上、下腔静脉间的交通支

1）通过食管静脉丛：肝门静脉→胃左静脉→食管静脉丛→食管静脉→奇静脉→上腔静脉。由于大量血液经上述途径回流，可引起食管静脉丛高度曲张，一旦破裂，会引起急性上消化道出血（呕血）。

2）通过直肠静脉丛：肝门静脉→脾静脉→肠系膜下静脉→直肠上静脉→直肠静脉丛→直肠下静脉、肛静脉→髂内静脉→髂总静脉→下腔静脉。由于大量血液经上述途径回流，可引起直肠静脉丛曲张（痔），如破裂可引起便血。

3）通过脐周静脉网：肝门静脉→附脐静脉→脐周静脉网→上、下两条途径回流。

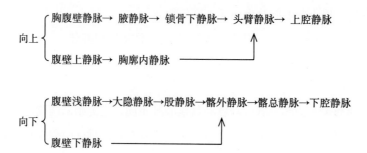

由于大量血液经上述途径回流，可引起脐周静脉网曲张，曲张的静脉呈放射状分布在脐周围，此体征称为"海蛇头"。

附1：上腔静脉系流注表

以下"V"表示静脉。

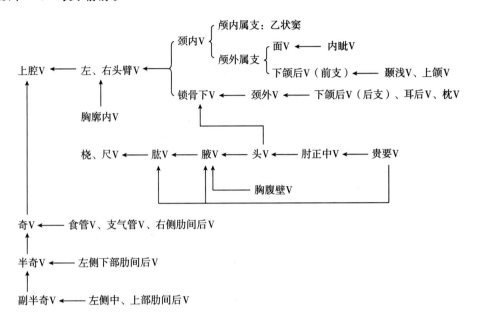

附2：下腔静脉系流注表

以下"V"表示静脉。

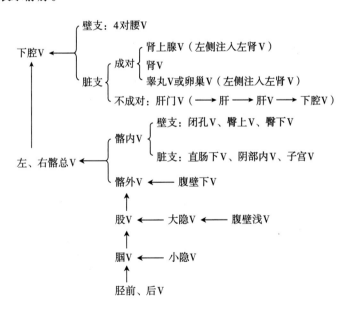

第十五章　淋巴系统

淋巴系统由淋巴管道、淋巴器官和淋巴组织组成。淋巴管道和淋巴结的淋巴窦内流动的液体称淋巴液（淋巴）（图 15-1）。

血液中的部分成分经毛细血管滤出，进入组织间隙，形成组织液。组织液与细胞进行物质交换后，大部分从毛细血管静脉端吸收入静脉，小部分（主要是水和大分子物质如蛋白质等）进入毛细淋巴管成为淋巴。淋巴沿各级淋巴管道向心流动，并经过诸多淋巴结的滤过，最终回流入静脉，故淋巴系统可视为静脉的辅助系统，协助静脉引流组织液。此外，淋巴器官和淋巴组织还具有产生淋巴细胞、滤过淋巴和进行免疫应答等功能。

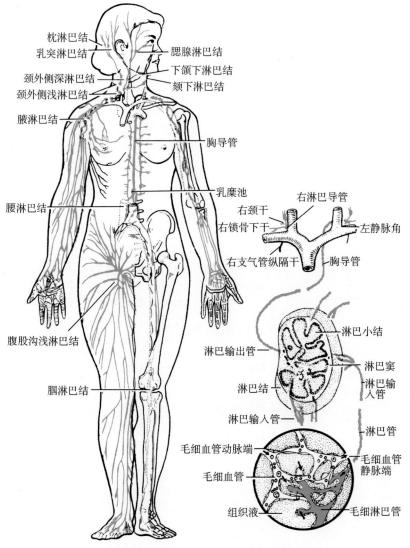

图 15-1　全身淋巴管和淋巴结示意图

第一节　淋巴管道

淋巴管道可分为毛细淋巴管、淋巴管、淋巴干和淋巴导管。

一、毛细淋巴管

毛细淋巴管 lymphatic capillary 是淋巴管道的起始部分，在组织间隙内以膨大的盲端起始，彼此交织成网。管壁由极薄的内皮细胞构成，无基膜和周细胞，内皮细胞之间有较大间隙；内皮细胞外面有纤维细丝牵拉，使毛细淋巴管处于扩张状态；因此毛细淋巴管的通透性较大，一些不易透过毛细血管的大分子物质，如蛋白质、细菌、异物、癌细胞等较易进入毛细淋巴管。毛细淋巴管几乎遍布全身各处，但脑、脊髓、角膜、晶状体、牙釉质、软骨、上皮等处无毛细淋巴管（图 15-2）。

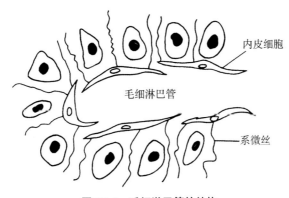

内皮细胞

毛细淋巴管

系微丝

图 15-2　毛细淋巴管的结构

二、淋巴管

淋巴管 lymphatic vessel 由毛细淋巴管汇合而成。管壁结构类似静脉，管壁内面有丰富的瓣膜，有防止淋巴逆流的作用。淋巴管分为浅、深淋巴管两类。浅淋巴管位于浅筋膜内，与浅静脉伴行；深淋巴管位于深筋膜深面，多与深部的血管、神经等伴行。浅、深淋巴管之间存在广泛的交通（图 15-1）。

三、淋巴干

淋巴干 lymphatic trunk 由淋巴管汇合而成。全身各部的淋巴管穿经相应的淋巴结群后，汇合成 9 条淋巴干：**左、右颈干**收集头颈部淋巴，**左、右锁骨下干**收集上肢淋巴，**左、右支气管纵隔干**收集胸部淋巴，**左、右腰干**收集下肢、盆部及腹部成对脏器淋巴，单一的**肠干**收集腹部不成对脏器淋巴（图 15-3）。

四、淋巴导管

9 条淋巴干最后汇合形成 2 条**淋巴导管** lymphatic duct，即胸导管和右淋巴导管，分别注入左、右静脉角。

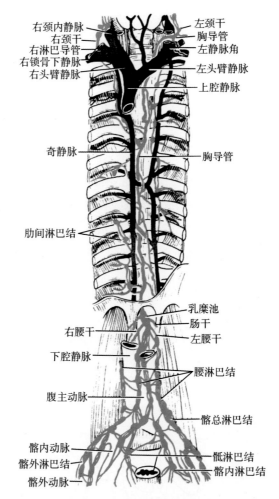

图 15-3　胸导管和右淋巴导管

（一）胸导管

胸导管 thoracic duct 是全身最粗大的淋巴管道，全长 30～40cm。其在第 12 胸椎下缘水平起自乳糜池，经膈的主动脉裂孔进入胸腔，沿脊柱右前方上行，至第 5 胸椎高度向左侧斜行，然后沿脊柱左前方上行，经胸廓上口至左颈根部，呈弓形弯曲注入左静脉角。

乳糜池 cisterna chyli 位于第 1 腰椎前方，是由左、右腰干和肠干汇合形成的梭形膨大。胸导管在注入左静脉角之前还接纳左颈干、左锁骨下干和左支气管纵隔干。胸导管收受下肢、盆部、腹部、左胸部、左上肢和左头颈部的淋巴，即全身 3/4 部位的淋巴（图 15-3）。

（二）右淋巴导管

右淋巴导管 right lymphatic duct 位于右颈根部，为一短干，长 1～1.5cm，由右颈干、右锁骨下干和右支气管纵隔干汇合而成，汇入右静脉角。右淋巴导管收集右头颈部、右上肢、右胸部的淋巴（图 15-3）。

第二节　淋巴组织

淋巴组织 lymphoid tissue 是以网状组织为支架、网眼内充满大量淋巴细胞和其他免疫细胞的组织，是机体进行免疫应答的场所，主要分布于消化管和呼吸道内。淋巴组织可分为弥散淋巴组织和淋巴小结两种类型。

一、弥散淋巴组织

弥散淋巴组织 diffuse lymphoid tissue 与周围组织无明显界限，内含有 T 细胞和少量 B 细胞。组织中除有一般的毛细血管和毛细淋巴管外，还有内皮细胞呈立方形或矮柱状的**高内皮微静脉** high endothelial venule（又称**毛细血管后微静脉** postcapillary venule），是淋巴细胞从血液进入淋巴组织的重要通道。当受到抗原刺激时，弥散淋巴组织密集、扩大，并出现淋巴小结。

二、淋巴小结

淋巴小结 lymphoid nodule 又称**淋巴滤泡** lymphoid follicle，为直径 1～2mm 的圆形或椭圆形小体，常位于弥散淋巴组织中，与周围组织界限清楚，内含大量 B 细胞及一定量的 Th 细胞、滤泡树突状细胞、巨噬细胞等。淋巴小结的形态结构随生长发育和免疫功能状态而常处于动态变化之中。淋巴小结受抗原刺激后体积增大，中央部出现一个淡染区，常见细胞分裂象，此淡染区称**生发中心** germinal center，此淋巴小结称次级淋巴小结。未受抗原刺激的淋巴小结无生发中心，称初级淋巴小结。当抗原被清除后，淋巴小结可变小或消失。

生发中心分为暗区、明区和小结帽。暗区较小，位于生发中心一侧，由许多大而幼稚的 B 细胞和部分 Th 细胞密集而成，细胞胞质嗜碱性强，着色深。明区较大，位于淋巴小结中央，主要由中等大小的 B 细胞和部分 Th 细胞组成，还有较多的滤泡树突状细胞和巨噬细胞等，细胞分布较松散，着色较浅。在生发中心的周围，尤其是与暗区相对的一侧有密集的小淋巴细胞，多为幼浆细胞、初始 B 细胞和记忆 B 细胞，着色较深，称小结帽（图 15-4）。

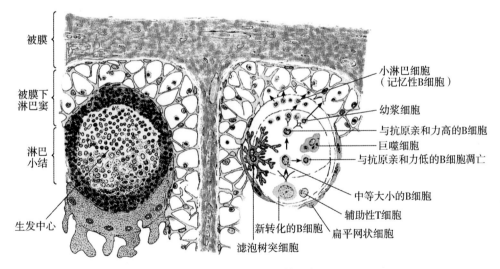

图 15-4　淋巴小结结构示意图

第三节　淋巴器官

淋巴器官 lymphoid organ 包括淋巴结、扁桃体、脾和胸腺等。

一、淋巴结

（一）淋巴结的形态和位置

淋巴结 lymph node 是淋巴管向心行程中的必经器官，通常为灰红色、质软的卵圆形小体，一侧隆凸，另一侧凹陷称淋巴结门，有血管神经出入。与淋巴结隆凸侧相连的淋巴管为输入淋巴管，与凹面相连的淋巴管为输出淋巴管（图 15-1）。淋巴结常聚集成群，可分为浅、深淋巴结，多沿血管周围分布，位于身体较隐蔽、安全且活动较大的地方。

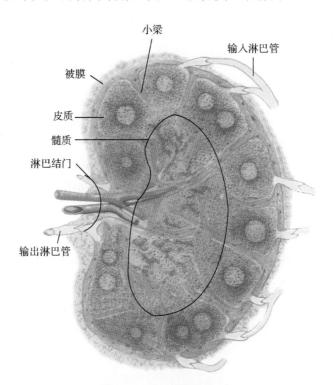

图 15-5　淋巴结结构模式图

（二）淋巴结的组织结构

淋巴结表面为薄层致密结缔组织构成的被膜。被膜结缔组织伸入实质形成小梁，相互连接构成淋巴结实质的支架。淋巴结实质分为周边部的皮质和深部的髓质两部分（图 15-6）。

1. 皮质　位于被膜下方，由浅层皮质、副皮质区及皮质淋巴窦构成。

浅层皮质位于皮质浅层，包括大量淋巴小结和小结之间的弥散淋巴组织，是 B 细胞聚集区。

副皮质区位于皮质深层，为较大片的弥散淋巴组织，主要由胸腺迁移而来的 T 细胞聚集而成，故又称胸腺依赖区。

皮质淋巴窦包括被膜下窦和小梁周窦。窦壁由扁平的内皮细胞构成，窦腔内有呈星状的内皮细胞支撑，其上附有许多巨噬细胞。淋巴在窦内流动缓慢，利于巨噬细胞清除细菌、异物及捕获抗原。

2. 髓质　位于淋巴结深部，由髓索和髓窦构成。髓索是相互连接成网状的条索状淋巴组织，主要含有 B 细胞、浆细胞、巨噬细胞等。髓窦即髓质内的淋巴窦，与皮质淋巴窦结构相似；但腔较宽大而不规则，腔内巨噬细胞较多，故有较强的滤过作用。

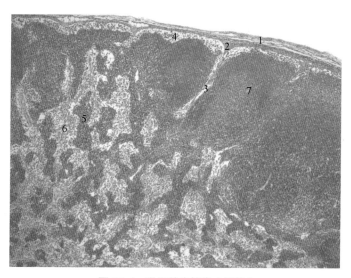

图 15-6　淋巴结光镜像（低倍）
1. 被膜　2. 小梁　3. 小梁周窦　4. 被膜下窦　5. 髓索　6. 髓窦　7. 淋巴小结

（三）淋巴结的主要功能

淋巴结的主要功能是滤过淋巴、参与机体的免疫应答。

二、脾

（一）脾的位置和形态

1. 脾的位置　脾 spleen 是人体最大的淋巴器官，位于左季肋区、第 9 ～ 11 肋的深面，其长轴与第 10 肋一致。正常情况下，脾在左肋弓下不能触及（图 15-7）。

2. 脾的形态　脾略呈椭圆形，质软而脆，色暗红（图 15-7）。脾可分为膈面和脏面，前、后两端和上、下两缘。膈面凸隆光滑，与膈相贴；脏面凹陷，近中央处有一纵沟，称**脾门**，是血管和神经出入之处。前端较宽阔，朝前外下方，达腋中线；后端钝圆，朝后内上方。上缘较锐利，向前上方，其前部有 2 ～ 3 个**脾切迹**，可作为触诊脾的标志；下缘较钝，向后下方。

图 15-7　脾的位置

在脾附近常可见副脾，大小、数目不一，可独立存在，也可与脾相连。脾功能亢进行脾切除术时，应将副脾一并切除。

（二）脾的组织结构

脾表面覆有较厚的被膜，被膜结缔组织伸入脾内形成许多有分支并交织成网的小梁，构成脾的支架。脾实质分为白髓、边缘区和红髓三部分（图 15-8）。

1. 白髓 white pulp　在新鲜脾切面上呈分散的灰白色小点状，由动脉周围淋巴鞘和淋巴小结构成。

（1）**动脉周围淋巴鞘** periarterial lymphatic sheath　是围绕在中央动脉（脾动脉在脾内的分

支小梁动脉的分支）周围的较厚的弥散淋巴组织，由大量 T 细胞和少量巨噬细胞、交错突细胞等构成。此部分相当于淋巴结的副皮质区，为胸腺依赖区。

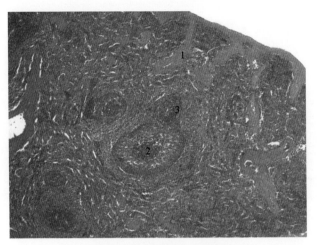

图 15-8　脾光镜像（低倍）
1. 小梁　2. 淋巴小结　3. 动脉周围淋巴鞘

（2）**淋巴小结**　又称**脾小体** splenic corpuscle，位于动脉周围淋巴鞘的一侧，结构与淋巴结内的淋巴小结相同，主要由大量 B 细胞构成。

2. 边缘区 marginal zone　是白髓与红髓之间宽约 100μm 的区域，含有 T 细胞、B 细胞及较多的巨噬细胞，以 B 细胞为主。此区域是血液内抗原及淋巴细胞进入白髓的通道，是脾内捕获、识别抗原及诱发免疫应答的重要部位，具有较强的滤血（吞噬清除异物、衰老的红细胞和血小板，捕获和处理抗原）作用。

3. 红髓 red pulp　位于被膜下、小梁周围及边缘区周围，约占脾实质的 2/3，由脾索和脾窦组成。因含有大量红细胞，故在新鲜脾切面上呈红色（图 15-9）。

（1）**脾索** splenic cord　由富含血细胞的淋巴组织构成，呈不规则条索状，并相互连接成网。脾索内含有较多的 B 细胞、浆细胞、巨噬细胞和树突状细胞。脾索是滤血的主要场所。

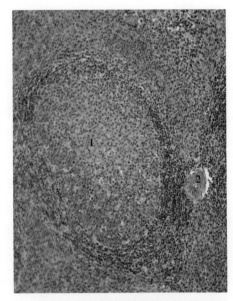

图 15-9　脾白髓光镜像（高倍）
1. 脾小体　2. 中央动脉

（2）**脾窦** splenic sinus　为血窦，位于相邻脾索之间，窦腔大而不规则；窦壁由一层平行排列的长杆状内皮细胞和不完整的基膜及环行网状纤维构成，内皮细胞有宽 0.2 ～ 0.5μm 的间隙。血窦外侧有较多巨噬细胞，其突起可通过内皮细胞间隙伸向窦腔。

（三）**脾的主要功能**

脾为重要的淋巴器官，有滤血、储血（约 40mL）、造血（胚胎早期）及参与机体免疫应答的功能。

NOTE

三、胸腺

胸腺 thymus 既是淋巴器官，又是内分泌器官。

（一）胸腺的位置和形态

胸腺紧贴在胸骨的后面，大部分位于上纵隔前部，小部分向下深入前纵隔。

胸腺可分为不对称的左、右叶，两叶均为长扁条状。胸腺的大小有明显的年龄变化，小儿胸腺相对较大，青春期时发育至最大（25 ～ 40g），成年后逐渐退化并被脂肪组织代替（图15-10）。

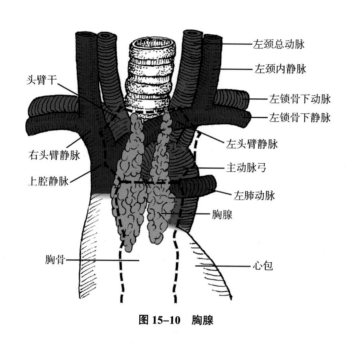

左颈总动脉
左颈内静脉
左锁骨下动脉
左锁骨下静脉
左头臂静脉
主动脉弓
左肺动脉
胸腺
心包

头臂干
右头臂静脉
上腔静脉
胸骨

图 15-10　胸腺

（二）胸腺的组织结构

胸腺表面覆有薄层结缔组织被膜。被膜结缔组织呈片状伸入胸腺实质形成小叶间隔，将实质分隔成许多不完全分隔的**胸腺小叶** thymic lobule。每个小叶周边为皮质，深部为髓质，因小叶分隔不完整，故髓质可相互连通（图15-11）。

1. 皮质　位于小叶周边部，染色较深。皮质以胸腺上皮细胞为支架，内含大量胸腺细胞和巨噬细胞等（图15-12）。

胸腺上皮细胞多呈星形，有突起，相邻细胞的突起之间以桥粒相连，形成网状结构。某些被膜下胸腺上皮细胞胞质丰富，包绕数个胸腺细胞，称**哺育细胞**。胸腺上皮细胞分泌**胸腺素**和**胸腺生成素**，为胸腺细胞发育所必需。

胸腺细胞即胸腺内分化发育的T细胞，主要分布于胸腺皮质内，占皮质细胞总数的85% ～ 90%。胸腺细胞排列有一定规律，近被膜下及皮质浅层的胸腺细胞大而幼稚，常见分裂象，皮质深层的胸腺细胞小而成熟。

2. 髓质　位于小叶深部，染色较浅；内含大量胸腺上皮细胞及少量较成熟的胸腺细胞和巨噬细胞等，并可见胸腺小体（图15-12）。

髓质的胸腺上皮细胞多呈多边形，胞体较大，细胞间以桥粒相连。

NOTE

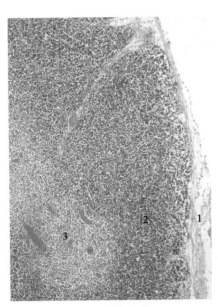

图 15-11 小儿胸腺光镜像（低倍）
1. 被膜　2. 皮质　3. 髓质

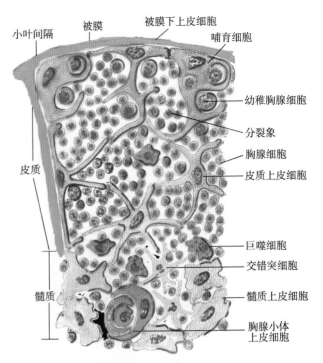

图 15-12 胸腺内细胞分布模式图

胸腺小体 thymus corpuscle 由数层扁平的胸腺上皮细胞呈同心圆排列而成，直径 30 ～ 150μm，是胸腺髓质的特征性结构。胸腺小体外层细胞较幼稚，胞核清楚，胞质嗜酸性；中央部细胞的胞核常退化、消失，胞质内含较多角蛋白，呈均质透明状（图 15-13）。胸腺小体功能尚不清楚，但缺乏胸腺小体的胸腺不能培育出 T 细胞。

（三）胸腺的主要功能

胸腺是 T 细胞分化成熟的场所，培育出的 T 细胞经血流输送至外周淋巴器官，参与细胞免疫。胸腺素促进 T 细胞的分化发育成熟。

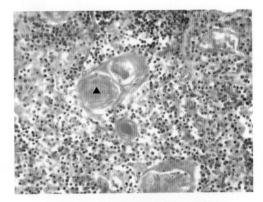

图 15-13 胸腺髓质光镜像（高倍）
▲示胸腺小体

第四节　人体各部的主要淋巴结

一、头颈部的淋巴结

（一）头部的淋巴结

头部淋巴结呈环行排列在头、颈部交界处，引流头面部淋巴，输出淋巴管直接或间接注入颈外侧深淋巴结。头部主要淋巴结有颏下淋巴结和下颌下淋巴结（图 15-14）。

颏下淋巴结 submental lymph node 位于颏下部，收纳颏部、舌尖和下唇内侧的淋巴，其输出淋巴管注入下颌下淋巴结或颈外侧深淋巴结。

下颌下淋巴结 submandibular lymph node 位于下颌下腺附近，收纳面、鼻和口腔器官的淋巴，其输出淋巴管注入颈外侧深淋巴结。面部、口腔感染时，常引起该淋巴结肿大。

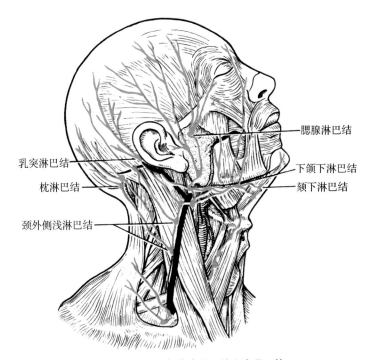

图 15-14 头颈部的浅淋巴结和浅淋巴管

（二）颈部的淋巴结

颈部淋巴结常沿颈外静脉、颈内静脉纵向排列，少数淋巴结位于消化道和呼吸道周围。主要淋巴结有颈外侧浅淋巴结和颈外侧深淋巴结（图 15-14、图 15-15）。

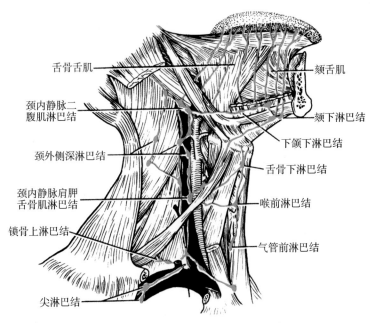

图 15-15 头颈部的深淋巴结和深淋巴管

颈外侧浅淋巴结 superficial lateral cervical lymph node 沿颈外静脉排列，收纳枕部、耳后部、腮腺和颈外侧浅层结构的淋巴，其输出淋巴管注入颈外侧深淋巴结。颈外侧浅淋巴结是淋巴结核（中医称瘰疬）的好发部位。

颈外侧深淋巴结 deep lateral cervical lymph node 主要沿颈内静脉排列，部分淋巴结沿副神经和颈横血管排列。其中沿颈横血管分布的淋巴结称锁骨上淋巴结 supraclavicular lymph node，患胸、腹、盆部恶性肿瘤时，癌细胞栓子可经胸导管转移至左锁骨上淋巴结。颈外侧深淋巴结收纳头颈部淋巴管，其输出淋巴管汇合成颈干。

二、上肢的淋巴结

上肢浅、深淋巴管分别与浅静脉和深血管伴行，直接或间接注入腋淋巴结。

腋淋巴结 axillary lymph node 位于腋窝疏松结缔组织内，沿血管排列，按位置分为五群：胸肌淋巴结、外侧淋巴结、肩胛下淋巴结、中央淋巴结和尖淋巴结。腋淋巴结收纳上肢、胸前外侧壁、肩背部的淋巴管，其输出淋巴管合成锁骨下干（图 15-16）。

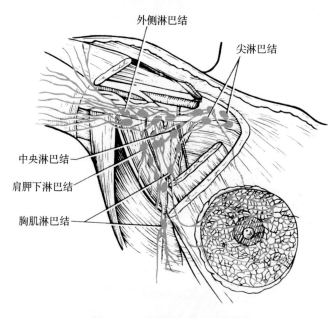

图 15-16　腋淋巴结和乳房淋巴管

三、胸部的淋巴结

胸部淋巴结位于胸壁内和胸腔器官周围。

（一）胸壁的淋巴结

胸后壁和胸前壁大部分浅淋巴管注入腋淋巴结，胸前壁上部的浅淋巴管注入颈外侧深淋巴结，胸壁深淋巴管注入**胸骨旁淋巴结**、**肋间淋巴结**、**膈上淋巴结**，它们的输出淋巴管注入支气管纵隔干或直接注入胸导管（图 15-17）。

（二）胸腔器官的淋巴结

纵隔前淋巴结位于上纵隔前部和前纵隔内，主要收纳胸腺、心、心包、纵隔胸膜的淋巴，其输出淋巴管参与合成支气管纵隔干。**纵隔后淋巴结**位于上纵隔后部和后纵隔内，沿胸主动脉和食管排列，主要收纳心包、食管和膈的淋巴，其输出淋巴管注入胸导管。**支气管肺淋巴结**

bronchopulmonary lymph node 位于肺门处，又称**肺门淋巴结**，收纳肺的淋巴，其输出淋巴管注入气管支气管淋巴结。**气管支气管淋巴结** tracheobronchial lymph node 位于气管权的上、下方，其输出淋巴管注入气管旁淋巴结。**气管旁淋巴结** paratracheal lymph node 位于气管两侧，其输出淋巴管与纵隔前淋巴结、胸骨旁淋巴结的输出淋巴管汇合成支气管纵隔干（图 15-18）。

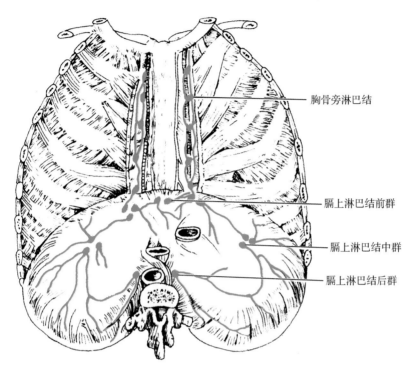

胸骨旁淋巴结

膈上淋巴结前群

膈上淋巴结中群

膈上淋巴结后群

图 15-17　胸骨旁淋巴结和膈上淋巴结

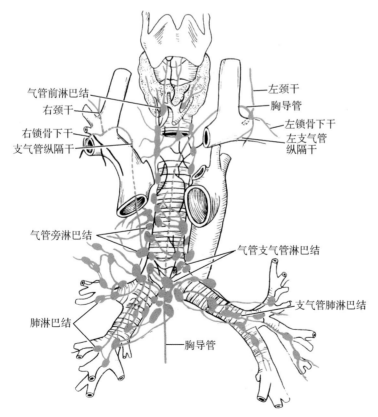

气管前淋巴结

右颈干

右锁骨下干

支气管纵隔干

左颈干

胸导管

左锁骨下干

左支气管纵隔干

气管旁淋巴结

气管支气管淋巴结

支气管肺淋巴结

肺淋巴结

胸导管

图 15-18　气管、支气管和肺的淋巴结

NOTE

四、下肢的淋巴结

下肢浅、深淋巴管分别与浅静脉和深血管伴行，直接或间接注入腹股沟淋巴结。此外，臀部的深淋巴管沿深血管注入髂内淋巴结。

腹股沟浅淋巴结 superficial inguinal lymph node 位于腹股沟韧带下方、大隐静脉根部周围。腹股沟浅淋巴结收纳腹前外侧壁下部、会阴和下肢的浅淋巴管，其输出淋巴管注入腹股沟深淋巴结（图 15-19）。

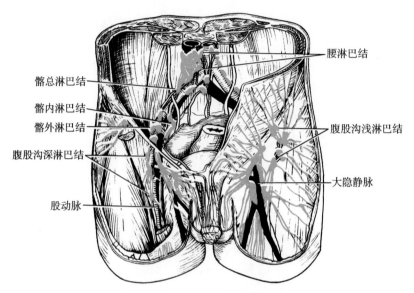

图 15-19　腹股沟及腹、盆部淋巴结

腹股沟深淋巴结 deep inguinal lymph node 位于股静脉根部周围与股管内，收纳下肢深部结构和会阴的淋巴，并收纳腹股沟浅淋巴结的输出淋巴管，其输出淋巴管注入髂外淋巴结（图 15-19）。

五、盆部的淋巴结

盆部淋巴结沿盆腔血管排列。

髂外淋巴结 external iliac lymph node 沿髂外血管排列，收纳腹前壁下部、膀胱、前列腺（男）或子宫颈和阴道上部（女）的淋巴，并收纳腹股沟淋巴结的输出淋巴管，其输出淋巴管注入髂总淋巴结（图 15-19）。

髂内淋巴结 internal iliac lymph node 沿髂内血管排列，收纳大部分盆壁、盆腔脏器、会阴深部、臀部和大腿后部深层结构的淋巴，其输出淋巴管注入髂总淋巴结（图 15-19）。

髂总淋巴结 common iliac lymph node 沿髂总血管排列，收纳髂内、外淋巴结的输出淋巴管，其输出淋巴管注入腰淋巴结（图 15-19）。

六、腹部的淋巴结

腹部淋巴结位于腹后壁和腹腔脏器周围，沿腹腔血管排列。

腰淋巴结 lumbar lymph node 位于腹后壁，沿腹主动脉和下腔静脉分布，引流腹后壁深层结构和腹腔成对器官的淋巴，并收纳髂总淋巴结的输出淋巴管，其输出淋巴管汇合成左、右腰干（图 15-19）。

　　腹腔淋巴结 celiac lymph node 位于腹腔干根部周围，收纳腹腔干分支分布范围的淋巴管，其输出淋巴管注入肠干（图 15-20）。

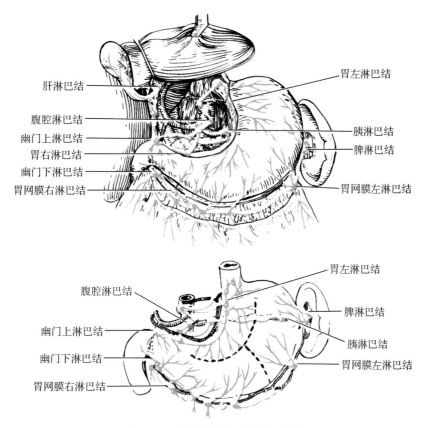

肝淋巴结
腹腔淋巴结
幽门上淋巴结
胃右淋巴结
幽门下淋巴结
胃网膜右淋巴结

胃左淋巴结
胰淋巴结
脾淋巴结
胃网膜左淋巴结

胃左淋巴结
腹腔淋巴结
脾淋巴结
幽门上淋巴结
胰淋巴结
幽门下淋巴结
胃网膜左淋巴结
胃网膜右淋巴结

图 15-20　腹部淋巴结（腹腔干周围）

　　肠系膜上淋巴结 superior mesenteric lymph node 位于肠系膜上动脉根部周围，收纳肠系膜上动脉分布范围的淋巴管，其输出淋巴管注入肠干（图 15-21）。

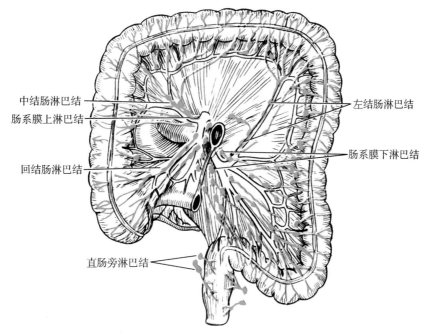

中结肠淋巴结
肠系膜上淋巴结
回结肠淋巴结
左结肠淋巴结
肠系膜下淋巴结
直肠旁淋巴结

图 15-21　腹部淋巴结（肠系膜血管周围）

　　肠系膜下淋巴结 inferior mesenteric lymph node 位于肠系膜下动脉根部周围，收纳肠系膜下动脉分布范围的淋巴管，其输出淋巴管注入肠干（图 15-21）。

第五节　部分器官的淋巴引流

一、乳房的淋巴引流

　　乳房的淋巴主要注入腋淋巴结，其引流方向主要有 3 个：①乳房外侧部及中央部的淋巴管注入胸肌淋巴结；②乳房上部的淋巴管注入尖淋巴结或锁骨上淋巴结；③乳房内侧部的淋巴管注入胸骨旁淋巴结。乳房内侧部的浅淋巴管可越过正中线与对侧乳房淋巴管交通，乳房内下部的淋巴管可向下通过腹壁和膈下的淋巴管与肝的淋巴管相交通，乳房深部的淋巴管可穿过胸大肌注入**胸肌间淋巴结**（图 15-16）。

二、肺的淋巴引流

　　肺有丰富的淋巴管，可分浅、深两组，肺浅淋巴管位于脏胸膜深面，肺深淋巴管位于肺小叶之间的结缔组织内、肺血管和支气管的周围。浅、深两组之间有广泛交通。肺的淋巴管大部分注入支气管肺淋巴结（图 15-18）。

三、胃的淋巴引流

　　胃的淋巴管向胃大弯、胃小弯血管周围的淋巴结引流，这些淋巴结的输出管最后均汇入腹腔淋巴结，其引流方向主要有 4 个：①胃底右侧部、贲门和胃体小弯侧的淋巴管注入**胃左淋巴结**；②幽门部小弯侧的淋巴管注入**幽门上淋巴结**；③胃底左侧部、胃体大弯侧左侧部的淋巴管注入**胃网膜左淋巴结**、**胰淋巴结**和**脾淋巴结**；④胃体大弯侧右侧部和幽门部大弯侧的淋巴管注入**胃网膜右淋巴结**和幽门下淋巴结（图 15-20）。

四、直肠和肛管的淋巴引流

　　直肠及肛管齿状线以上部分的淋巴管引流方向主要有 3 个：①直肠上部的淋巴管沿直肠上血管上行，注入**直肠上淋巴结**；②直肠下部的淋巴管沿直肠下血管行向两侧，注入髂内淋巴结；③肛管齿状线以上部分的淋巴管沿肛血管、阴部内血管入盆腔，注入髂内淋巴结。

　　肛管齿状线以下部分的淋巴管注入腹股沟浅淋巴结。

五、子宫的淋巴引流

　　子宫的淋巴管沿血管、韧带向四周走行，其引流方向主要有 4 个：①子宫底和子宫体上部的淋巴管主要沿卵巢血管上行，注入腰淋巴结；②子宫体上部的部分淋巴管沿子宫圆韧带前行，注入腹股沟浅淋巴结；③子宫体下部和子宫颈的淋巴管主要沿子宫血管向两侧走行，注入髂内淋巴结；④子宫体下部和子宫颈的部分淋巴管沿子宫骶韧带向后行，注入**骶淋巴结**。

第五篇 感觉器

感觉器 sensory organ 由感受器 receptor 及其附属器构成，是机体接受刺激的装置。

感受器 receptor 是感觉神经末梢的特殊结构，广泛分布于人体全身各部，能接受机体内、外环境各种特定的刺激。感受器的种类繁多，结构繁简不一。有的感受器结构简单，如位于皮肤内接受痛觉刺激的游离神经末梢；有的感受器结构较为复杂，神经末梢周围有一些细胞或结构围绕形成被囊，如触觉小体、环层小体、肌梭等；有些感受器结构极为复杂，具有对感受器起支持、保护、运动等作用的辅助装置，成为特殊感受器，如视器、前庭蜗器等。

感受器接受来自机体内、外环境的各种不同刺激，并将其转变为神经冲动，该冲动经感觉传导通路传入中枢神经系统，到达大脑皮质，产生相应的感觉，从而建立机体与内、外环境之间的联系。

根据感受器的部位和接受刺激来源的不同，将感受器分为以下三类：①**外感受器**：分布在皮肤、鼻腔和口腔黏膜、眼和耳等处，接受来自外界环境的刺激，如触、压、温度、嗅、味、光、声等理化刺激。②**内感受器**：分布在内脏和心血管壁等处，接受来自内环境的物理和化学刺激，如压力、温度、渗透压、离子及化合物浓度等的刺激。③**本体感受器**：分布于肌、肌腱、关节、韧带和内耳位觉器等处，接受躯体运动、肌张力和头部位置改变和平衡等刺激。

第十六章 视 器

视器 visual organ 即**眼** eye，由眼球及眼副器两部分组成。眼球的功能是接受光刺激，并将其转变为神经冲动，经视觉传导通路传导至大脑视觉中枢，产生视觉。眼副器位于眼球周围或附近，包括眼睑、结膜、泪器、眼球外肌等，对眼球起支持、保护和运动等作用。

第一节 眼 球

眼球 eyeball 位于眶的前部，近似球形，是视器的主要部分，后端借视神经连于间脑。眼球由眼球壁和眼球内容物组成（图 16-1）。

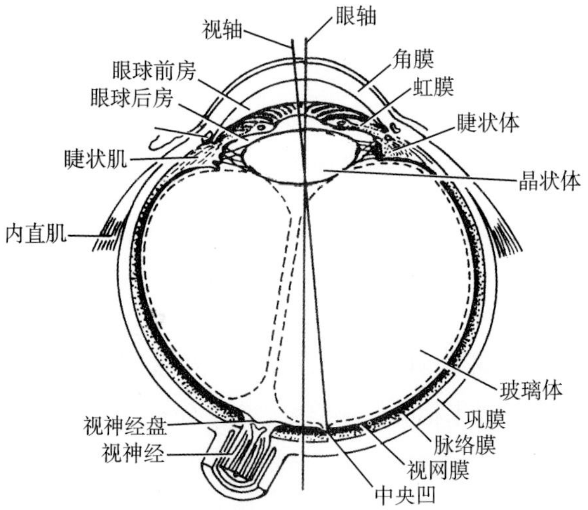

图 16-1　眼球的水平切面

一、眼球壁

眼球壁由外向内依次分为眼球纤维膜、眼球血管膜和视网膜三层。

（一）眼球纤维膜

眼球纤维膜 fibrous tunic of eyeball 由坚韧的纤维结缔组织构成，具有保护眼球内容物和维持眼球形状的作用。可分为角膜和巩膜两部分。

1. 角膜 cornea　占纤维膜的前 1/6，无色透明，曲度较大，有屈光作用。角膜无血管，富有感觉神经末梢，感觉敏锐。

2. 巩膜 sclera　占眼球纤维膜的后 5/6，为乳白色坚韧不透明的膜。巩膜前方与角膜相接处深面有一环形的**巩膜静脉窦** sinus venous sclerae。巩膜后方有视神经穿出，并与视神经的鞘膜相延续。

（二）眼球血管膜

眼球血管膜 vascular tunic of eyeball 在眼球纤维膜内面，含有大量的血管和色素细胞，呈棕黑色。此膜由前向后分为虹膜、睫状体和脉络膜三部分（图 16-2）。

1. 虹膜 iris　位于角膜后方，呈圆盘状，中央有一圆孔，称**瞳孔** pupil。虹膜内有两种排列方向不同的平滑肌：一种以瞳孔为中心向四周呈放射状排列，称**瞳孔开大肌** dilator pupillae；另一种环绕瞳孔周围呈环形排列，称为**瞳孔括约肌** sphincter pupillae。它们分别使瞳孔开大和缩小。

2. 睫状体 ciliary body　位于虹膜的外后方，是眼球血管膜的增厚部分。睫状体前部有许多突起称为**睫状突**。突上有睫状小带与晶状体相连。睫状体内有平滑肌，称**睫状肌** ciliary muscle，该肌收缩与舒张牵动睫状小带，以调节晶状体的曲度。

3. 脉络膜 choroid　续于睫状体后部，占眼球血管膜的后 2/3。此膜富有色素细胞和血管，有营养眼球内的组织和吸收眼内散射光线的作用。

（三）视网膜

视网膜 retina 位于眼球血管膜的内面，其中贴于脉络膜内面的有感光作用，称**视网膜视部** pars optica retinae；贴在虹膜和睫状体内面的无感光作用，称**视网膜盲部**。在视网膜后部中央稍偏鼻侧处，有一白色盘状结构，称**视神经盘** optic disc，无感光作用，又名生理性盲点。在视神经盘的颞侧约 3.5mm 处，有一黄色区域，称**黄斑** macula lutea。黄斑中央凹陷，称**中央凹** fovea centralis，是感光最敏锐的地方（图 16-3）。

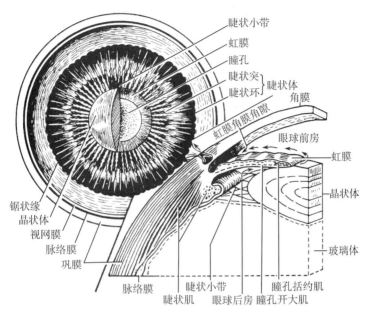

图 16-2 眼球前部后面观（示虹膜、睫状体）

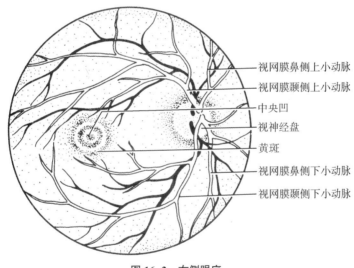

图 16-3 右侧眼底

视网膜视部组织结构复杂，可分内、外两层（图 16-4）。外层为色素上皮层，紧贴脉络膜，为单层上皮，细胞内含色素，有吸收光线和保护视细胞的作用。内层为神经细胞层，主要由三层神经细胞构成，由内向外依次为视细胞层、双极细胞层和神经节细胞层。视细胞有视锥细胞和视杆细胞两种。**视锥细胞**有感受强光和辨色能力，**视杆细胞**仅能感受弱光。神经节细胞的轴突向视神经盘处集中，穿过脉络膜和巩膜后构成视神经。

二、眼球内容物

眼球内容物包括房水、晶状体、玻璃体，均为无色透明、无血管的结构，具有屈光作用。

NOTE

它们与角膜共同组成眼屈光系统。

（一）房水

房水 aqueous humor 是充满于眼房内的无色透明液体，由睫状体产生，除有屈光作用外，还具有营养角膜、晶状体，以及维持眼内压的作用。

眼房是角膜与晶状体之间的空隙，被虹膜分隔为**眼球前房**和**眼球后房**，两者借瞳孔相通。在眼球前房的周缘，虹膜与角膜交界处的环行间隙称**虹膜角膜角**（又称**前房角**）。

房水由睫状体产生后，从眼球后房经瞳孔到眼球前房，再经虹膜角膜角渗入巩膜静脉窦，最后汇入眼静脉。若房水循环障碍，则引起眼内压增高，临床上称为青光眼。

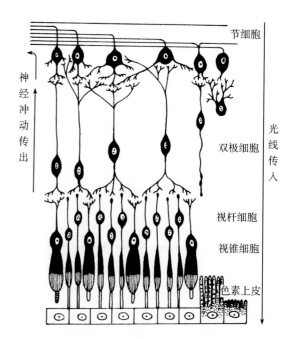

图 16-4　视网膜的结构示意图

（二）晶状体

晶状体 lens 位于虹膜和玻璃体之间，呈双凸透镜状，前面较平坦，后面曲度较大，无色透明，富有弹性，无血管和神经。晶状体表面包被一层无色透明的高弹性被膜，称晶状体囊，其周缘借睫状小带连于睫状突。

晶状体是眼屈光系统中主要的调节结构。当视近物时，睫状肌收缩，睫状突向前内延伸，睫状小带松弛，晶状体依其本身弹性变凸，屈光能力增强。视远物时，睫状肌舒张，睫状小带拉紧，晶状体变扁，折光力减弱。随年龄增长，晶状体逐渐硬化而失去弹性，调节功能减低，而成为老花眼。各种原因引起的晶状体混浊，临床上称为白内障。

（三）玻璃体

玻璃体 vitreous body 为无色透明且具有屈光作用的胶状物质，充满于晶状体与视网膜之间，具有屈光和支撑视网膜的作用。

第二节　眼副器

眼副器包括眼睑、结膜、泪器和眼球外肌等，有保护、运动和支持眼球的作用。

一、眼睑

眼睑 eyelid 俗称眼皮，位于眼球的前方，保护眼球。眼睑可分为**上睑**和**下睑**，上、下睑之间的裂隙称为**睑裂**。睑裂的内侧角叫**内眦**，外侧角叫**外眦**。睑的游离缘称**睑缘**，生有睫毛（图16-5）。睫毛的根部有**睫毛腺**，此腺的急性炎症临床上称为睑腺炎，俗称麦粒肿。

眼睑自外向内由皮肤、皮下组织、肌层、睑板和睑结膜构成。眼睑的皮肤细薄，皮下组织疏松。肌层主要为眼轮匝肌和上睑提肌。睑板由致密结缔组织构成，呈半月形，分上睑板和下睑板。睑板内有许多与睑缘呈垂直排列的**睑板腺**，开口于睑缘，其分泌物有润滑睑缘作用。当睑板腺阻塞时，可形成睑板腺囊肿，俗称霰粒肿。

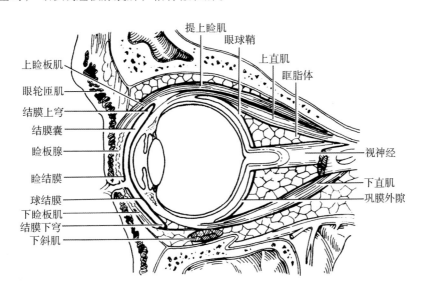

图 16-5 眶（矢状切面）

二、结膜

结膜 conjunctiva 是一层薄而透明的黏膜，富有血管，覆盖于巩膜的前部和眼睑的后面。按其所在部位可分为三部分（图 16-5）：衬于上、下睑内面的称**睑结膜**；覆于巩膜前部表面的称**球结膜**；介于球结膜与睑结膜之间的移行部分称**结膜穹隆**，分为**结膜上穹**和**结膜下穹**。闭眼时全部结膜形成一个囊状腔隙，称**结膜囊** conjunctival sac，通过睑裂与外界相通。

三、泪器

泪器 lacrimal apparatus 包括泪腺和泪道（图 16-6）。

（一）泪腺

泪腺 lacrimal gland 位于眶上壁前外侧部的泪腺窝内，其排泄小管开口于结膜上穹外侧部。泪腺分泌的泪液具有冲洗结膜、湿润角膜和抑制细菌生长等作用。

（二）泪道

泪道 lacrimal duct 包括泪点、泪小管、泪囊和鼻泪管。上、下睑缘的近内侧端各有一个乳头状隆起称**泪乳头** lacrimal papilla，其中央有一小孔称**泪点** lacrimal punctum。**泪小管** lacrimal ductule 为连接泪点与泪囊的小管，分为上泪小管和下泪小管，共同开口于泪囊。**泪囊** lacrimal sac 为一膜性囊，位于泪囊窝内，上端为盲端，

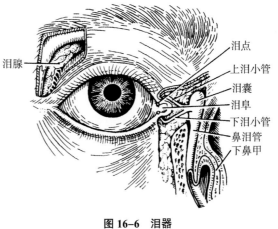

图 16-6 泪器

下端移行为鼻泪管。**鼻泪管** nasolacrimal duct 为连接泪囊下端的膜性管道，位于骨性鼻泪管内，下端开口于下鼻道。

四、眼球外肌

眼球外肌是配布在眼球周围的骨骼肌，包括运动眼球的上直肌、下直肌、内直肌、外直肌、上斜肌和下斜肌，以及使上睑上提的上睑提肌（图 16-7）。眼球的正常运动，是各肌协同作用的结果。

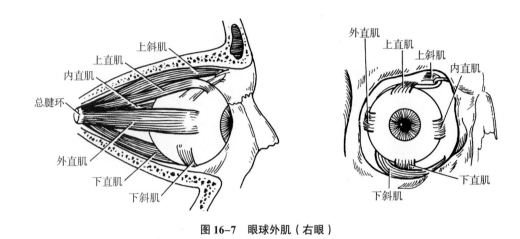

图 16-7　眼球外肌（右眼）

第三节　眼的血管和神经

一、眼的血管

（一）眼的动脉

眼的血液供应主要来自眼动脉。**眼动脉** ophthalmic artery（图 16-8）起自颈内动脉，在视神经下方经视神经管入眶，先在视神经的外侧，然后转至视神经上方，沿上斜肌与上直肌之间前行，至内眦附近终于**眶上动脉**和**额动脉**。眼动脉在行程中发出分支供应眼球、眼球外肌、泪腺及额部皮肤等处，其重要的分支为视网膜中央动脉。

视网膜中央动脉 central artery of retina 在眼球后方穿入视神经内，在视神经的中央前行至视神经盘处分为 4 支，即**视网膜鼻侧上**、**下小动脉**和**视网膜颞侧上**、**下小动脉**，营养视网膜内层（图 16-3）。临床上用眼底镜可直接观察此动脉，以帮助诊断动脉硬化及某些颅内病变。

（二）眼的静脉

眼静脉 ophthalmic vein 有**眼上静脉**和**眼下静脉**，收纳眼的静脉血，向后经眶上裂进入颅腔，注入海绵窦。眼静脉与面静脉有吻合，且无瓣膜，故面部感染可经此侵入颅内。

二、眼的神经

分布于眼的神经来源较多。

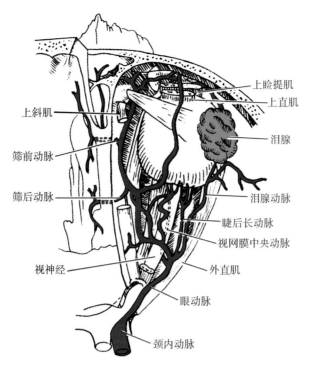

上斜肌
筛前动脉
筛后动脉
视神经

上睑提肌
上直肌
泪腺
泪腺动脉
睫后长动脉
视网膜中央动脉
外直肌
眼动脉
颈内动脉

图 16-8 眼的动脉（右侧，上面观）

视神经传导视觉冲动。三叉神经的眼神经和上颌神经传导眼睑、结膜、角膜和泪腺的感觉冲动。

动眼神经躯体运动纤维支配上睑提肌、上直肌、下直肌、内直肌和下斜肌的运动；其副交感节前纤维经睫状神经节换元后，节后纤维支配瞳孔括约肌和睫状肌的运动。滑车神经支配上斜肌的运动。展神经支配外直肌的运动。

此外，由交感干的颈上神经节发出的节后纤维支配瞳孔开大肌和睑板肌的运动。

第十七章 前庭蜗器

前庭蜗器 vestibulocochlear organ 又称耳 ear，包括感受头部位置变化、重力变化和运动速度变化的前庭器（位觉感受器）和感受声波刺激的蜗器（听觉感受器）。前庭器和蜗器在功能上不相同，但两者在结构上关系密切。前庭蜗器按位置可分外耳、中耳和内耳三部分（图 17-1），外耳和中耳是收集和传导声波的结构，内耳有听觉和位觉感受器。

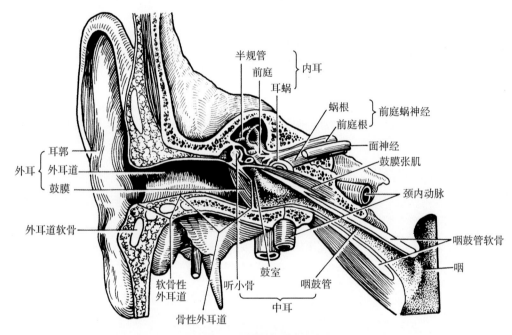

图 17-1 前庭蜗器全貌模式图

第一节 外 耳

外耳 external ear 包括耳郭、外耳道和鼓膜三部分。

一、耳郭

耳郭 auricle 位于头部两侧，主要由弹性软骨做支架，外覆皮肤而成。前外面凹凸不平，外耳门位于此面，后内面凸隆。耳郭皮下组织很少，但血管、神经丰富。耳郭下方小部分无软骨，含有结缔组织和脂肪，称耳垂，为临床常用的采血部位。

二、外耳道

外耳道 external acoustic meatus 为外耳门至鼓膜之间的弯曲管道，长约 2.5cm，外侧 1/3 为软骨部，内侧 2/3 为骨部，两部交界处较狭窄。外耳道的皮肤较薄，富有毛囊、皮脂腺及耵聍腺，皮下组织甚少。因而外耳道皮肤与软骨膜及骨膜紧密结合，故炎症时疼痛剧烈。

三、鼓膜

鼓膜 tympanic membrane 位于外耳道与鼓室之间，为椭圆形半透明的薄膜，呈倾斜位，向前外与外耳道底成 45°角。鼓膜中心向内凹陷，为锤骨柄末端附着处，称**鼓膜脐**。鼓膜上方小部分薄而松弛，称**松弛部**，其余大部分为**紧张部**。在鼓膜中心的前下方有三角形的反光区，称**光锥**（图 17-2）。

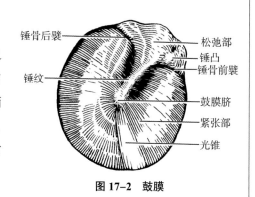

图 17-2 鼓膜

第二节 中 耳

中耳 middle ear 包括鼓室、咽鼓管、乳突窦及乳突小房。

一、鼓室

鼓室 tympanic cavity 位于鼓膜与内耳之间，为颞骨岩部内形态不规则的含气小腔，外侧借鼓膜与外耳道相邻，内侧与内耳相邻，向前内下方经咽鼓管通咽腔，向后外上方与乳突小房相通。鼓室内有 3 块听小骨，由外向内依次为**锤骨**、**砧骨**、**镫骨**（图 17-3），三骨借关节连成**听骨链**。锤骨柄紧贴于鼓膜内面，镫骨底封闭前庭窗。当声波振动鼓膜时，三块听小骨串连运动，使镫骨的底部在前庭窗上摆动，将声波的振动传入内耳。

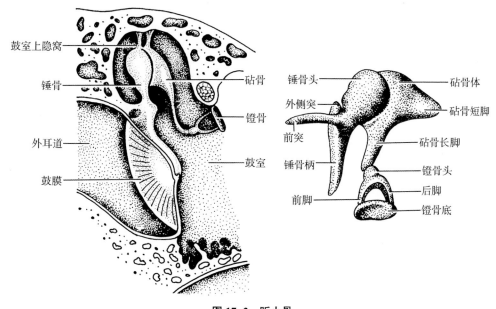

图 17-3 听小骨

二、咽鼓管

咽鼓管 auditory tube 是咽腔通鼓室的管道，空气沿咽鼓管进入鼓室，起到维持鼓膜内、外侧压力平衡的作用，利于鼓膜正常振动。幼儿的咽鼓管较成人短而平，腔径相对较大，故咽部感染易沿此管侵入鼓室，引起中耳炎。

三、乳突窦和乳突小房

乳突窦 mastoid antrum 为鼓室后方的较大腔隙，向前开口于鼓室，向后与乳突小房相通；乳突小房 mastoid cells 是颞骨乳突内的许多含气小腔，大小、形态不一，互相连通，向前经鼓室通乳突窦。

中耳的各部均衬以黏膜且互相连续，并经咽鼓管与咽腔黏膜相连续。因此，上述各部的感染可互相蔓延。

第三节 内 耳

内耳 internal ear 位于颞骨岩部骨质内，在鼓室与内耳道底之间。内耳由构造复杂的管腔组成，故又称迷路，是前庭蜗器的主要部分，内有位觉和听觉感受器。内耳可分为骨迷路和膜迷路两部分。骨迷路是颞骨岩部内的骨性隧道，膜迷路是套在骨迷路内的膜性囊管。膜迷路内含有内淋巴，膜迷路与骨迷路之间的间隙内充满外淋巴。内、外淋巴互不相通。

一、骨迷路

骨迷路 bony labyrinth 由骨质构成，分为耳蜗、前庭和骨半规管三部分（图 17-4）。三者形状各异，但彼此依次相通。

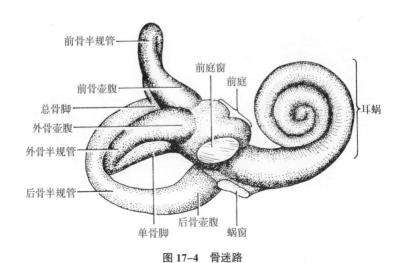

图 17-4 骨迷路

（一）前庭

前庭 vestibule 位居骨迷路中部，为略成椭圆形的空腔，其外侧壁即鼓室内侧壁，有**前庭**

窗和**蜗窗**。前庭窗由镫骨底封闭，蜗窗被第二鼓膜封闭。前庭向前通耳蜗，向后通骨半规管。

（二）骨半规管

骨半规管 bony semicircular canals 共有 3 个，均呈 "C" 形，相互垂直排列，按其位置分为**前骨半规管**、**外骨半规管**和**后骨半规管**。每个半规管均有两脚，其中有一脚膨大，称**壶腹骨脚**，其上的膨大部称**骨壶腹**；另一脚不膨大，称**单骨脚**。前、后骨半规管的单骨脚合成 1 个**总骨脚**，故 3 个骨半规管以 5 个孔开口于前庭。

（三）耳蜗

耳蜗 cochlea 在前庭的前内方，形似蜗牛壳。耳蜗的尖朝向前外，称**蜗顶**；底朝向后内，对向内耳道底，称**蜗底**。耳蜗是由一骨性**蜗螺旋管**环绕蜗轴旋转两圈半构成。**蜗轴**是蜗顶至蜗底的锥形骨质，内有血管、神经穿行。

蜗螺旋管是中空的骨管，起于前庭，以盲端终于蜗顶。自蜗轴发出**骨螺旋板**突入蜗螺旋管内，此板约达蜗螺旋管腔的一半，其缺损处由膜迷路（蜗管）填补封闭，因此将蜗螺旋管分为上部的**前庭阶**和下部的**鼓阶**。前庭阶和鼓阶在蜗顶处借**蜗孔**相通。前庭阶通前庭窗，鼓阶通向蜗窗。

二、膜迷路

膜迷路 membranous labyrinth 是套在骨迷路内的膜性管和囊。可分为椭圆囊、球囊、膜半规管和蜗管（图 17-5）。

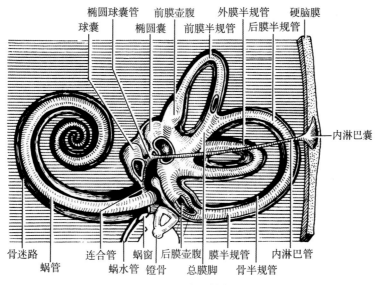

图 17-5　内耳模式图

（一）椭圆囊和球囊

椭圆囊 utricle 和**球囊** saccule 均位于前庭内，椭圆囊连通 3 个膜半规管，球囊与蜗管相通，两囊之间有**椭圆球囊管**相连。椭圆囊上部的顶和前壁上有感觉上皮，称**椭圆囊斑** macula utriculi；球囊的前上壁亦有感觉上皮，称**球囊斑** macula sacculi。两者均为是位觉感受器，能感受头部静止时的位觉和直线加速或减速运动的刺激。

（二）膜半规管

膜半规管 membranous semicircular duct 套在同名骨半规管内，形状和骨半规管相似。各膜半规管也均有一脚有膨大部，称**膜壶腹**。膜壶腹壁上有**壶腹嵴** crista ampullaris，也是位觉感受器，能感受头部旋转变速运动的刺激。

椭圆囊斑、球囊斑和 3 个壶腹嵴合称为**前庭器**，为位觉感受器。

（三）蜗管

蜗管 cochlear duct 在耳蜗内，介于骨螺旋板与蜗螺旋管外侧壁之间。一端起自前庭，借连合管与球囊相连；另一端为细小盲端，终于蜗顶。蜗管在横切面上呈三角形，有 3 个壁：上壁为前庭膜，分隔前庭阶与蜗管；外侧壁为蜗螺旋管内骨膜的增厚部分，富含血管；其下壁为基底膜，分隔鼓阶与蜗管；其上有螺旋器 spiral organ（又称 Corti 器），是听觉感受器（图 17-6）。

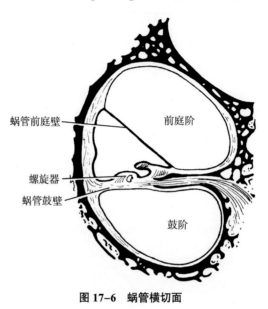

图 17-6　蜗管横切面

【附】声波的传导途径

声波的传导途径有空气传导和骨传导两种。

1. 空气传导　声波→外耳道→鼓膜→听骨链→前庭窗→前庭阶的外淋巴→蜗管的内淋巴→螺旋器→蜗神经→大脑皮质听觉中枢。

2. 骨传导　声波经颅骨传入内耳而引起听觉。

声波在正常情况下以空气传导为主，但在听力检查中可用到骨传导。

第十八章 皮 肤

皮肤 skin 覆盖于人体表面，借皮下组织与深部的组织相连，是对痛、温度、触、压等外部刺激感受面积最大的器官。此外，皮肤还有保护深部结构、调节体温、分泌、排泄和吸收等功能。

第一节 皮肤的微细结构

成人皮肤总面积为 1.2 ～ 2.2m²，身体各部皮肤厚薄不一，但都是由表皮和真皮构成（图 18-1）。

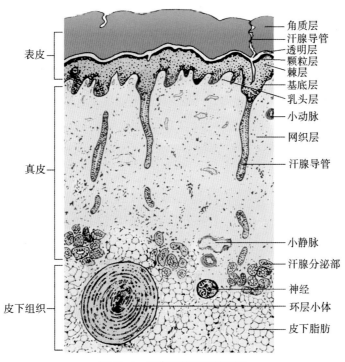

图 18-1 手掌皮肤结构模式图

一、表皮

表皮 epidermis 位于皮肤表层，由角化的复层扁平上皮构成。根据上皮细胞的分化程度和结构特点，可将表皮由内向外分 5 层：基底层、棘层、颗粒层、透明层和角化层。

1. 基底层 stratum basale 位于表皮的最深层，借基膜与深部的真皮相连。基底层是一层排列整齐的矮柱状或立方形细胞。此层细胞是表皮的干细胞，具有活跃的分裂增殖能力，不断产生新的细胞并向表层迁移，以补充表层衰老脱落的细胞。

2. 棘层 stratum spinosum　由 4 ～ 10 层多边形细胞构成。细胞体积较大，并向四周伸出许多细小的棘状突起，胞核圆形。

3. 颗粒层 stratum granulosum　由 3 ～ 5 层梭形细胞构成。胞核和细胞器渐趋退化，胞质中有许多大小不等的透明角质颗粒。

4. 透明层 stratum lucidum　为数层扁平细胞，胞质呈均质透明状，胞核和细胞器均已消失。

5. 角质层 stratum corneum　由数层或数十层扁平的角质细胞构成。细胞干硬，是完全角化的死细胞，无细胞核和细胞器，胞质内充满了角质蛋白。此层是皮肤的重要保护层，对酸、碱和摩擦有较强的抵抗力。角质层表层细胞不断脱落，形成皮屑。

二、真皮

真皮 dermis 位于表皮深面，由致密结缔组织构成，深部与皮下组织相连。真皮可分为乳头层和网织层，两层之间无明显界限。

1. 乳头层 papillary layer　为紧靠表皮的薄层结缔组织。此层的结缔组织突向表皮，形成许多乳头状突起，**称真皮乳头**，使表皮与真皮的连接面积增大，利于两者牢固连接。乳头层内含有丰富的毛细血管和感受器，如游离神经末梢、触觉小体等。

2. 网织层 reticular layer　为乳头层深面的较厚的致密结缔组织，为真皮的主要成分。网织层的胶原纤维粗大并互相交织成网，弹性纤维和网状纤维夹杂其间，使皮肤具有较强的韧性和弹性。此层含有较多的小血管、淋巴管、神经，以及毛囊、皮脂腺、汗腺和环层小体等。

第二节　皮肤的附属器

皮肤的附属器包括毛发、皮脂腺、汗腺和指（趾）甲（图 18-2）。

一、毛发

毛发 hair 由毛干、毛根和毛球组成。**毛干**露于体表，**毛根**埋入皮肤内。毛干、毛根由排列紧密的角质化细胞构成。毛根周围包有上皮组织和结缔组织构成的**毛囊**。毛根和毛囊下端合为一体，形成膨大的**毛球**。毛球底部凹陷，结缔组织突入其内，形成**毛乳头**，对毛发的生长有重要作用。毛发和毛囊斜长在皮肤内，在它们与皮肤表面呈钝角的一侧附有斜行的平滑肌束，称**竖毛肌**。竖毛肌受交感神经支配，收缩时可使毛发竖立。

二、皮脂腺

皮脂腺 sebaceous gland 位于毛发和竖毛肌之间，为泡状腺，其导管开口于毛囊。皮脂腺的分泌物叫皮脂，对皮肤和毛发有保护作用。

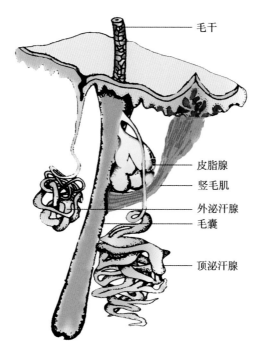

毛干

皮脂腺
竖毛肌
外泌汗腺
毛囊
顶泌汗腺

图 18-2 皮肤附属器模式图

三、汗腺

汗腺 sweat gland 是弯曲的单管状腺，其分泌部位于真皮网织层内，盘曲成团；导管经真皮到达表皮，开口于皮肤表面。汗腺遍布于全身皮肤，以手掌和足底最多。汗腺分泌汗液，可以调节体温和排泄废物。

此外，腋窝、会阴等处分布有一种大汗腺，分泌物较浓稠，含有较多的脂类、蛋白质等，经细菌作用后，可产生特别的气味。

四、指（趾）甲

指（趾）甲位于手指和足趾远端的背面，由排列紧密的表皮角质层形成。甲的前部露于体表，称**甲体**；后部埋入皮肤内，称**甲根**；甲体的深面为**甲床**；甲根深部的上皮为**甲母质**，是指甲的生长点，拔甲时不可破坏。甲体两侧和甲根浅面的皮肤皱襞叫**甲襞**。甲襞和甲体之间的沟，称**甲沟**。

第六篇 神经系统与内分泌系统

神经系统总论

神经系统 nervous system 由脑、脊髓和与其相连的周围神经所组成，是人体的主导系统。神经系统的功能是控制和调节系统、器官的功能活动，主要表现在以下三个层面：①控制和调节其他系统的功能活动，使机体成为一个有机的整体，保证机体内部各系统的活动协调统一。②维持机体与外界环境的统一，使机体适应外界环境的变化，保持生命活动的正常进行。③人类在进化过程中，神经系统高度发达，特别是大脑皮质发生了质的飞跃。人类的脑不仅与各种感觉和运动行为相关，而且出现了复杂的高级神经活动，如情感、语言、学习、记忆、思考和音乐等思维和意识行为。人类在神经系统作用下，不仅能被动地适应外界环境的变化，而且能主动地认识并改造客观世界。

一、神经系统的区分

神经系统是一个不可分割的整体，为了学习方便，可从不同角度将其区分。

1.按位置和功能区分 可将神经系统分为**中枢神经系统**和**周围神经系统**（图神经系统总论 –1）。

（1）中枢神经系统 central nervous system 包括脑和脊髓。脑位于颅腔内，脊髓位于椎管内，二者在枕骨大孔处相连续。中枢神经系统具有控制和调节整个机体活动的作用。

（2）周围神经系统 peripheral nervous system 包括与脑相连的 12 对脑神经和与脊髓相连的 31 对脊神经，以及内脏神经的周围部。周围神经主要起传导神经冲动的作用，一方面将感受器产生的冲动传向中枢，另一方面将中枢发出的冲动传向效应器。

2.按分布对象区分 可将神经系统分为**躯体神经系统** somatic nervous system 和**内脏神经系统** visceral nervous system。它们的中枢部都在脑和脊髓，周围部则根据其分布对象不同分为躯体神经和内脏神经。

（1）躯体神经 somatic nerves 主要分布于皮肤和运动系统，根据功能又可分为躯体感觉神经和躯体运动神经。前者又称为躯体传入神经，主要传导皮肤和运动系统的感觉冲动；后者又称为躯体传出神经，支配骨骼肌运动。

（2）内脏神经 visceral nerves 主要分布于内脏、心血管和腺体，根据功能又可分为内脏感觉神经和内脏运动神经。前者又称为内脏传入神经，传导内脏、心血管和腺体的感觉冲动；后者又称为内脏传出神经，支配心肌、平滑肌的运动和腺体的分泌。内脏运动神经又根据其功能不同分为交感神经和副交感神经。

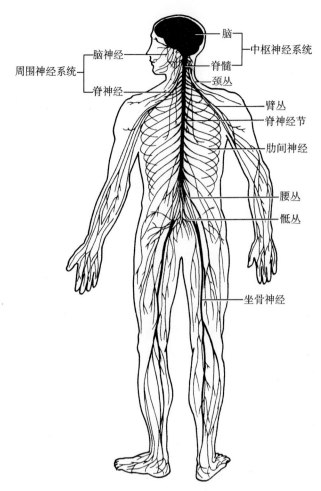

图神经系统总论 -1　人体的神经系统模式图

二、神经系统的组成

神经系统主要由神经组织构成，神经组织由神经细胞和神经胶质细胞组成（见第五章）。

三、神经系统的活动方式

神经系统的功能活动十分复杂，但其基本的活动方式是**反射 reflex**。反射就是神经系统在调节机体的功能活动过程中，对内、外环境的刺激所做出的反应。反射活动的形态学基础是**反射弧 reflex arc**（图神经系统总论 -2）。一个反射弧所涉及的中间神经元越多，引起的反射越复杂。但无论反射多么复杂，都由以下五个基本部分组成，即感受器、传入神经、反射中枢、传出神经和效应器。反射弧中任何一个部分发生障碍，反射活动将减弱或消失。

四、神经系统的常用术语

在中枢和周围神经系统中，神经元胞体和突起在不同部位有不同的聚集和排列方式，故用不同的术语表示。

1. 灰质和白质

（1）**灰质 gray matter**　在中枢神经系统内，神经元的胞体和树突聚集的部位因富含血管，在新鲜标本上色泽灰暗，故称**灰质**。灰质在大脑和小脑表面成层配布，分别称为**大脑皮质**和**小脑皮质**。

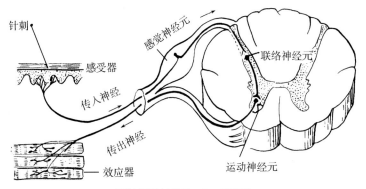

图神经系统总论 -2   反射弧

（2）**白质 white matter**   在中枢神经系统内，神经元轴突聚集的部位，因多数轴突具有髓鞘，富含脂质，色泽亮白，故称**白质**。白质在大脑和小脑位于皮质的深部，分别称为**大脑髓质**和**小脑髓质**。

2. 神经核和神经节

（1）**神经核 nucleus**   在中枢神经系统皮质以外，形态和功能相似的神经元胞体聚集而成的灰质团块，称神经核。

（2）**神经节 ganglion**   在周围神经系统，神经元胞体聚集的地方，外形略显膨大，称**神经节**。

3. 纤维束和神经

（1）**纤维束 fasciculus**   在中枢神经系统白质中，起止、行程和功能相同的神经纤维集聚成束，称**纤维束**或**传导束**。

（2）**神经 nerve**   在周围神经系统中，神经纤维集合成大小、粗细不等的集束，由不同数目的集束再集合成**神经**。在每条神经纤维、每个集束及整条神经的周围，都包绕着结缔组织被膜，分别称神经内膜、神经束膜和神经外膜。

NOTE

第十九章　中枢神经系统

第一节　脊　髓

脊髓 spinal cord 由胚胎时期神经管的后部发育而成。脊髓与分布到躯干和四肢的 31 对脊神经相连。来自躯干、四肢的各种感觉冲动通过脊神经传到脊髓，再由脊髓传导到脑；脑发出的运动冲动也要通过脊髓，最后经脊神经的传导来完成复杂的功能。脊髓与脑的各部之间有着广泛的纤维联系。通常情况下，脊髓的许多活动是在脑的控制下完成的，但脊髓本身也能完成许多反射活动。

一、脊髓的位置和外形

1. 脊髓的位置　脊髓位于椎管内，外包裹被膜，上端平枕骨大孔处与延髓相连，在成人全长约 45cm，下端平对第 1 腰椎体下缘，而新生儿平对第 3 腰椎。脊髓下端向下延续为细长的**终丝**（图 19-1），终丝由软脊膜延续而成，其内无神经组织，向下附着于尾骨后面的骨膜，有稳定脊髓的作用。

2. 脊髓的外形　脊髓呈前后稍扁的圆柱形，表面有六条纵贯全长的沟（图 19-2）。前面正中较深的沟称**前正中裂**，后面正中较浅的沟称**后正中沟**。在前正中裂和后正中沟的两侧，分别有**前外侧沟**和**后外侧沟**。在前、后外侧沟内有神经根丝出入，自前外侧沟穿出的前根丝由运动神经纤维组成，向外组合成 31 对**前根**；经后外侧沟穿入的后根丝由感觉神经纤维组成，向外组合成 31 对**后根**。每对前、后根在椎间孔处合并成脊神经，共 31 对，由相应的椎间孔出椎管（图 19-3）。在后根上有一膨大的**脊神经节** spinal ganglion，由假单极神经元的胞体集聚而成，后根纤维即为脊神经节细胞的中枢突（图 19-4）。

通常将与每对脊神经的根丝相连的一段脊髓称为一个**脊髓节段**，因此，脊髓共有 31 个节段，即颈节（C）8 个，胸节（T）12 个、腰节（L）5 个、骶节（S）5 个和尾节（Co）1 个（图 19-1）。

脊髓全长粗细不等，有两个梭形的膨大，上方的称**颈膨大**，相当于第 4 颈节到第 1 胸节（C4～T1）；下方的称**腰骶膨大**，相当于第 2 腰节到第 3 骶节（L2～S3）。两个膨大的形成分别与上肢和下肢的复杂功能有关，是由于这些节段的神经元数量较多所致。脊髓在腰骶膨大以下变细，呈圆锥状，称**脊髓圆锥** conus medullaris（图 19-1）。因为脊髓短于椎管，腰、骶、尾段脊神经根在椎管内垂直下行一定距离后才到达相应的椎间孔汇合成脊神经，这些神经根围绕在终丝的周围称**马尾** cauda equina。由于成人第 1 腰椎以下的椎管内无脊髓，而仅有马尾和终丝，故临床上常在第 3、4 腰椎之间进行腰椎穿刺，抽取脑脊液，不致损伤脊髓。

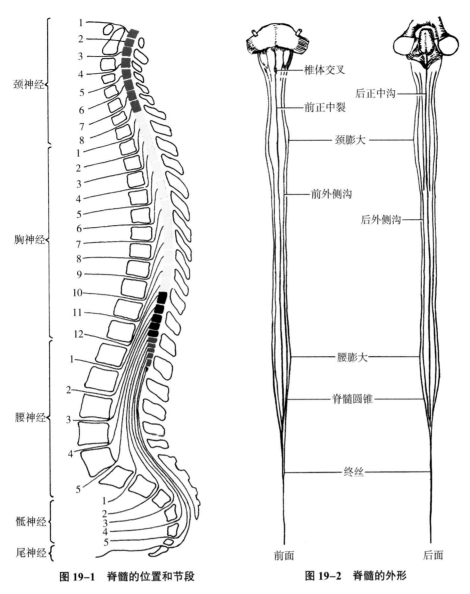

图 19-1　脊髓的位置和节段

图 19-2　脊髓的外形

图 19-3　脊髓与脊神经

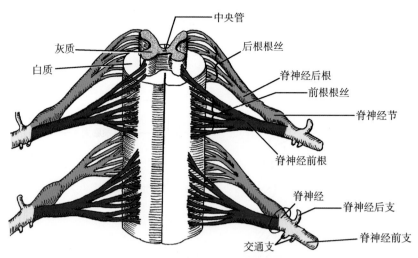

图 19-4　脊髓的构造与脊神经根

3. 脊髓节段与椎骨的对应关系　在胚胎早期，脊髓与椎管等长，所有脊神经根汇合成脊神经都与脊髓呈直角出相应的椎间孔。从胚胎第 4 个月起，脊髓的生长速度慢于椎骨，同时由于脊髓与脑相连处固定于枕骨大孔，造成脊髓节段与椎骨序数并不完全对应（图 19-1）。成人脊髓节段与椎骨对应关系的大致推算方法见表 19-1。了解这种对应关系对椎骨外伤后累及脊髓或脊髓疾病的定位诊断及治疗有很重要的实用意义。

表 19-1　脊髓节段与椎骨的对应关系

脊髓节段	对应椎骨	推算方法举例
上部颈节（C1～C4）	与同序数椎骨同高	第 3 颈节对第 3 颈椎
下部颈节（C5～C8）和上部胸节（T1～T4）	较同序数椎骨高 1 个椎骨	第 3 胸节对第 2 胸椎
中部胸节（T5～T8）	较同序数椎骨高 2 个椎骨	第 6 胸节对第 4 胸椎
下部胸节（T9～T12）	较同序数椎骨高 3 个椎骨	第 11 胸节对第 8 胸椎
腰节（L1～L5）	平对第 10～12 胸椎	第 3 腰节对第 11 胸椎
骶、尾节（S1～S5、Co）	平对第 1 腰椎	第 3 骶节对第 1 腰椎

二、脊髓的内部结构

脊髓由位于内部的灰质和周围的白质构成（图 19-4、图 19-5）。

（一）灰质

在脊髓水平切面上，灰质呈 "H" 形，其中间横行部分称**灰质连合**，灰质连合中央有**中央管**，中央管细长，贯通脊髓的全长（图 19-5），向上通第四脑室，内含脑脊液。每侧灰质前部扩大的部分称**前角**，后部狭细的部分称**后角**，前、后角之间的部分称**中间带**。从第 1 胸节到第 3 腰节（T1～L3）中间带向外侧突出，形成**侧角**。前角、后角及侧角在脊髓内上下连续纵贯成柱，分别称为前柱、后柱和侧柱（图 19-4、图 19-5）。

1. 前角 anterior horn　主要含运动神经元，通称**前角运动细胞**，它们成群排列，其轴突出前外侧沟，经前根和脊神经分布于躯干和四肢的骨骼肌，支配其随意运动。

前角运动细胞可分为大型的 **α 运动神经元**和小型的 **γ 运动神经元**。前者支配梭外肌纤维，引起骨骼肌收缩；后者支配梭内肌纤维，调节肌纤维的张力。此外，前角还有一类小型的抑制性中间神经元，主要为**闰绍（Renshaw）细胞**，它们与 α 运动神经元形成负反馈回路，对其起抑制作用。

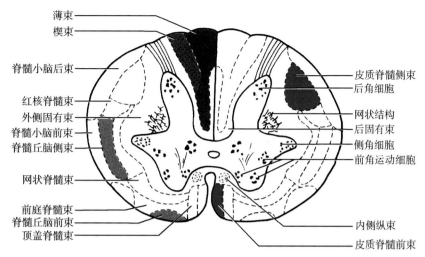

图 19-5　脊髓的横断面模式图

2. 侧角 lateral horn　仅见于第 1 胸节到第 3 腰节，内含中、小型多极神经元，通称**侧角细胞**，是交感神经的低级中枢，它们的轴突经相应前根和白交通支进入交感神经节，由节内的神经元再发出轴突支配平滑肌、心肌的收缩和腺体分泌。第 2～4 骶节的中间带外侧部有**骶副交感核**，属副交感神经的低级中枢，它们的轴突经相应的前根出脊髓，至盆腔脏器的副交感神经节，再由节内的神经元发出轴突，支配盆腔脏器的平滑肌收缩和腺体分泌。

3. 后角 posterior horn　内含多极神经元，其组成较复杂，分群较多，通称**后角细胞**。后角细胞主要接受后根传入的感觉冲动，其轴突主要有两种去向：一些后角细胞的轴突进入对侧或同侧的白质形成长距离的上行纤维束，将后根传入的感觉冲动上传到脑；另一些后角细胞的轴突在脊髓内形成较短的固有束，在脊髓节段内或节段间起联络作用。

脊髓灰质板层　根据 Rexed 对猫脊髓灰质细胞构筑的研究，将脊髓灰质分为 10 个板层，这些板层从后向前分别用罗马数字 Ⅰ～Ⅹ 命名（图 19-6、图 19-7）。Rexed 分层模式已被广泛应用于人和其他高等哺乳动物脊髓灰质构筑的描述。

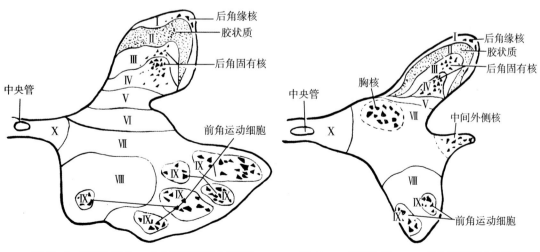

图 19-6　脊髓灰质 Rexed 分层示意图（颈髓）　　图 19-7　脊髓灰质 Rexed 分层示意图（胸髓）

（二）白质

白质位于灰质的周围，每侧白质借脊髓表面的纵沟分成 3 个索。前正中裂与前外侧沟之间称**前索**，前、后外侧沟之间称**外侧索**，后外侧沟与后正中沟之间称**后索**。灰质连合与前正中裂底之间的白质称**白质前连合**，由左右纤维交叉组成。脊髓白质主要由许多纤维束（传导束）构成，纤维束可分为长距离的上、下行纤维束及短的固有束，其中固有束是与脊髓本节段或邻位几个节段内神经元联系的纤维束，完成脊髓节段内或节段间的反射活动。

1. 上行纤维束（感觉传导束）

（1）薄束 fasciculus gracilis 和楔束 fasciculus cuneatus　位于脊髓后索内。薄束在后正中沟两旁，纵贯脊髓全长；楔束在薄束的外侧，仅见于第 4 胸节以上（图 19-5、图 19-8）。两束均由脊神经节内假单极神经元的中枢突经后根入同侧后索上延而成，这些脊神经节细胞的周围突随脊神经分布到肌、腱、关节和皮肤等处的感受器。薄束起自同侧第 5 胸节以下的脊神经节细胞，主要传导同侧乳头平面以下躯干和下肢的感觉冲动；楔束起自同侧第 4 胸节以上的脊神经节细胞，主要传导同侧乳头平面以上躯干、颈部和上肢的感觉冲动。

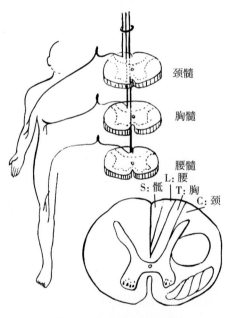

图 19-8　薄束和楔束示意图

薄束、楔束传导来自同侧肢体和躯干的意识性本体觉（肌、腱、关节的位置觉、运动觉和震动觉）和精细触觉（两点之间距离和物体纹理粗细的辨别觉）的冲动，在后索内上行，止于延髓的薄束核和楔束核。

薄束、楔束来自各节段的纤维有明确的定位，由内侧向外侧，依次由来自骶、腰、胸和颈段的纤维按顺序排列而成。

本体觉又称深感觉。当脊髓后索病变时，深感觉的信息不能上传到大脑皮质。患者闭目时，不能确定患侧肢体的位置、姿势和运动方向。当闭眼站立时，身体摇晃倾斜，站立不稳，走路如踩棉花状，也不能辨别物体的性状、纹理粗细等。

（2）脊髓丘脑束 spinothalamic tract　位于脊髓外侧索前部和前索，分别称**脊髓丘脑侧束和脊髓丘脑前束**（图 19-5）。脊髓丘脑束主要起自对侧的后角细胞，后角细胞发出的轴突上升 1～2

节段后，经白质前连合交叉到对侧外侧索和前索上行。脊髓丘脑侧束传导对侧躯干和肢体的痛、温觉，脊髓丘脑前束传导对侧躯干和肢体的粗触觉和压觉，经脑干继续上行，止于背侧丘脑。

脊髓丘脑束的纤维在脊髓也有明确的定位，由外侧向内侧，依次排列来自骶、腰、胸和颈节的纤维。

全身皮肤和面部黏膜的痛觉、温度觉和触觉及压觉，又称浅感觉。一侧脊髓丘脑束受损时，受损平面 1～2 节段以下对侧皮肤的痛觉和温度觉减退或丧失，因后索完好，故触觉无明显障碍。

（3）脊髓小脑束 spinocerebellar tract　包括**脊髓小脑后束**和**脊髓小脑前束**，分别位于脊髓外侧索周边的后部和前部（图 19-5），传导下肢和躯干下部的非意识性本体觉至小脑，参与协调下肢的精细运动和姿势。

2. 下行纤维束（运动传导束）

（1）皮质脊髓束 corticospinal tract　包括皮质脊髓侧束和皮质脊髓前束，分别位于脊髓外侧索后部和前索内侧部（图 19-5），管理躯干和四肢的骨骼肌随意运动。它们起自大脑皮质躯体运动中枢的运动神经元，纤维下行至延髓下端，其中大部分纤维交叉到对侧，至脊髓外侧索，称为**皮质脊髓侧束**，该束下行过程中，其纤维间接或直接止于脊髓各节段同侧的前角运动细胞；小部分纤维在延髓下端不交叉，沿同侧脊髓前索下行，形成**皮质脊髓前束**（仅存在于脊髓中胸部以上），其中的大多数纤维陆续经白质前连合交叉，间接或直接止于对侧前角运动细胞。

一侧皮质脊髓侧束损伤后，受损平面以下同侧肢体可出现痉挛性瘫痪，主要表现为瘫痪侧肌张力增高、腱反射亢进等，也称硬瘫。

（2）红核脊髓束 rubrospinal tract　位于脊髓外侧索，皮质脊髓侧束的前方（图 19-5）。此束起自中脑的红核，纤维发出后立即交叉至对侧，下行至脊髓，经中间神经元中继，至前角运动细胞。其功能主要是兴奋屈肌运动神经元，抑制伸肌运动神经元。

（3）前庭脊髓束 vestibulospinal tract　位于脊髓前索（图 19-5），起自脑干同侧前庭神经核，大部分纤维经脊髓灰质的中间神经元，再至前角运动细胞。其功能主要是兴奋伸肌运动神经元，抑制屈肌运动神经元，在调节身体平衡中起作用。

（4）网状脊髓束 reticulospinal tract　位于脊髓外侧索和前索（图 19-5），起自同侧脑干网状结构，下行终止于脊髓灰质的中间神经元，其功能与调节肌张力有关。

表 19-2　脊髓白质内主要的上行和下行传导束

名称	位置	来源（胞体）	终止部位	功能
薄束（上行）	后索所有节段	同侧 T4 以下脊神经节	薄束核	同侧乳头平面下深感觉和精细触觉
楔束（上行）	后索 T4 以上节段	同侧 T4 以上脊神经节	楔束核	同侧乳头平面上深感觉和精细触觉
脊髓丘脑侧束（上行）	外侧索前部	对侧后角细胞	背侧丘脑	对侧躯干四肢的痛、温觉
脊髓丘脑前束（上行）	前索	对侧后角细胞	背侧丘脑	对侧躯干四肢的粗触、压觉
皮质脊髓侧束（下行）	外侧索后部	对侧大脑躯体运动中枢	脊髓前角	同侧躯干和四肢骨骼肌运动
皮质脊髓前束（下行）	前索	同侧大脑躯体运动中枢	脊髓前角	躯干骨骼肌运动

三、脊髓的功能

脊髓主要具有传导和反射功能。

1. 传导功能　脊髓是感觉和运动神经冲动传导的重要通路。躯干、四肢的浅、深感觉和大部分内脏感觉冲动都要经过脊髓上传到脑，由脑发出的冲动也大多要通过脊髓才能到达躯干和四肢。

2. 反射功能　脊髓内有多种低级反射中枢，可执行一些反射活动，包括躯体反射和内脏反射。

（1）躯体反射　即引起骨骼肌收缩的反射，根据感受器部位不同，又分为浅反射和深反射。

浅反射：是刺激皮肤、黏膜的感受器引起骨骼肌收缩的反射，如腹壁反射。

深反射：是刺激肌、腱的感受器引起骨骼肌收缩的反射。由于这类反射是使肌、腱受到刺激而引起被牵拉肌的反射性收缩，所以又称牵张反射。如膝跳反射，即叩击髌韧带引起股四头肌收缩，产生伸小腿动作。

（2）内脏反射　是内脏活动的基本形式，包括内脏 – 内脏反射、内脏 – 躯体反射和躯体 – 内脏反射。在脊髓内有交感神经和副交感神经的低级中枢，这些中枢所执行的内脏反射活动也是通过脊髓反射弧完成的，并受到大脑皮质的控制。如膀胱排尿反射，其反射中枢在**骶髓**（S2 ～ S4）。

第二节　脑

脑 brain 位于颅腔内，成人的脑平均重量约为 1400g。一般将脑分为端脑、间脑、中脑、脑桥、延髓和小脑六个部分。通常将中脑、脑桥和延髓合称为脑干。

一、脑干

脑干 brain stem 位于颅后窝的斜坡上，自下而上依次为延髓、脑桥和中脑。延髓下端平枕骨大孔处与脊髓相续，中脑上端紧接间脑。延髓和脑桥的背面与小脑相连，三者之间的腔隙为**第四脑室**。第四脑室向上经中脑水管与第三脑室相通，向下与延髓和脊髓的中央管相续（图 19-9、图 19-10 ）。

（一）脑干的外形

1. 延髓 medulla oblongata　形似倒置的圆锥体，上端在腹侧面以延髓脑桥沟与脑桥分界，在背侧面以第四脑室底横行的髓纹与脑桥分界。延髓下部的外形与脊髓相似，脊髓表面所有的纵沟都延伸到延髓（图 19-10 ～图 19-12 ）。

在延髓腹侧面，前正中裂的两旁纵行的隆起称**锥体 pyramid**，由大脑皮质发出的锥体束构成。在锥体的下端，锥体束纤维大部分左右交叉，形成发辫状的**锥体交叉 decussation of pyramid**。在延髓的上部，锥体外侧的卵圆形隆起称**橄榄 olive**，其内有下橄榄核。在橄榄与锥体之间的前外侧沟内附有舌下神经根丝。在橄榄的背外侧，自上而下依次排列有舌咽神经、迷走神经和副神经根丝。

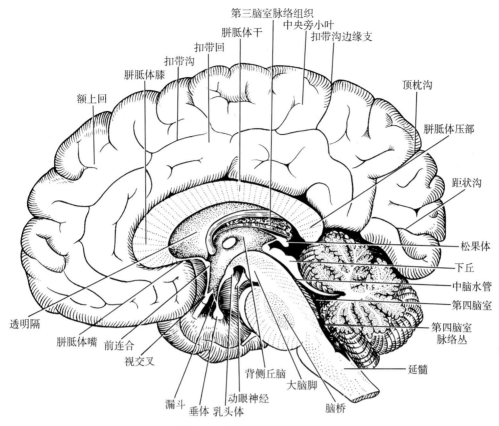

图 19-9　脑的正中矢状切面

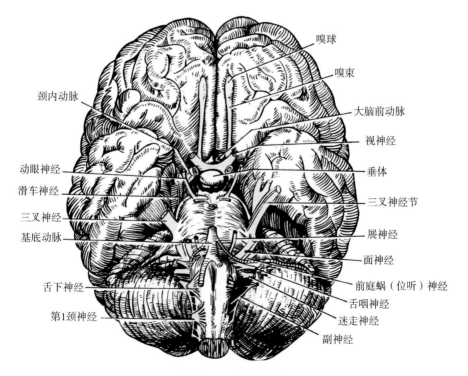

图 19-10　脑的底面

在延髓背侧面，下部形似脊髓，上部构成第四脑室底的下部。在后正中沟的两侧各有两个隆起，内侧的为**薄束结节** gracile tubercle，外上方的为**楔束结节** cuneate tubercle，其深面分别有薄束核和楔束核，分别是薄束和楔束的终止核。在楔束结节外上方有稍隆起的**小脑下脚** inferior cerebellar peduncle，主要由脊髓和延髓进入小脑的纤维构成。

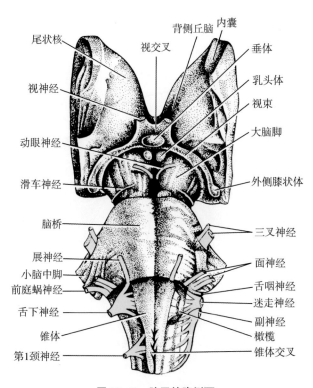

图 19-11　脑干的腹侧面

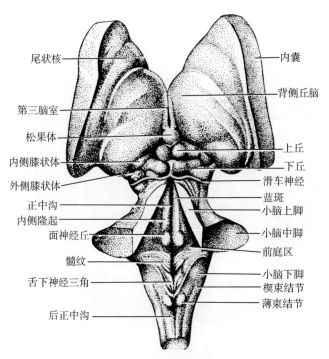

图 19-12　脑干的背侧面

2. 脑桥 pons　腹侧面中部膨隆宽阔，称基底部，其正中线上有一浅沟，称**基底沟** basilar sulcus。基底部向两侧逐渐缩窄，移行为**小脑中脚** middle cerebellar peduncle，主要由脑桥进入小脑的纤维构成。在基底部与小脑中脚交界处有粗大的三叉神经根。在延髓脑桥沟内，从内侧向外侧依次排列有展神经、面神经和前庭蜗神经根。延髓脑桥沟外侧端与小脑的结合处称脑桥小脑三角，为前庭蜗神经瘤好发部位（图 19-11、图 19-12）。

脑桥背侧面形成第四脑室底的上部，其两侧缘分别为左、右**小脑上脚** superior cerebellar peduncle，主要由小脑进入中脑的纤维构成。

菱形窝 rhomboid fossa：即第四脑室底，呈菱形凹陷，由延髓上部背面和脑桥背面共同构成。其上外侧界为小脑上脚，下外侧界为薄束结节、楔束结节和小脑下脚。窝的正中有纵行的正中沟，将窝分成左右两半。正中沟的两侧有与之大致平行的**界沟** sulcus limitans。界沟与正中沟之间为**内侧隆起** medial eminence，在髓纹稍上方，内侧隆起上有一圆形隆凸，称**面神经丘** facial colliculus，其深面为面神经膝和展神经核。在髓纹下方，内侧隆起的延髓部可见两个三角形区域，内上方的为**舌下神经三角** hypoglossal triangle，深面有舌下神经核；外下方的为**迷走神经三角** vagal triangle，深面有迷走神经背核。界沟外侧较宽阔的三角形区，称为**前庭区** vestibular area，其深面有前庭神经核。前庭区外侧角处有一小隆起，称**听结节** acoustic tubercle，内含蜗神经核。在界沟的上端，新鲜标本上可见一蓝黑色的小区域，称为**蓝斑** locus ceruleus，深面有富含色素的去甲肾上腺素能神经细胞团。

3. 中脑 midbrain　腹侧面有一对纵行粗大的柱状隆起，称**大脑脚** cerebral peduncle，内有锥体束等纤维束通过。两侧大脑脚之间的凹陷称**脚间窝** interpeduncular fossa，有动眼神经根穿出。中脑背侧面有两对圆形隆起，上方的一对称**上丘** superior colliculus，是视觉皮质下反射中枢；下方的一对称**下丘** inferior colliculus，是听觉皮质下反射中枢。在下丘的下方，有滑车神经根出脑。上丘与下丘合称四叠体。中脑内部有一细长管道称中脑水管，向上、向下分别与第三脑室和第四脑室相通（图 19-11、图 19-12）。

（二）脑干的内部结构

与脊髓相比较，脑干的内部结构也主要由灰质和白质构成，但比脊髓更为复杂，同时还出现了大范围的网状结构。脑干的灰质不是呈连续的纵柱状，而是分散成大小不等的团块状或短柱状的神经核。脑干的神经核可分为两大类：一类是与第Ⅲ～Ⅻ对脑神经直接相连的**脑神经核**；另一类不与脑神经直接相连，统称**非脑神经核**。脑干的白质大都是脊髓纤维束的延续，但其位置、走向发生了迁移，并出现了一些新的纤维束。

1. 脑干的神经核

（1）脑神经核　分为运动核和感觉核。运动核分为躯体运动核和内脏运动核，感觉核又分为躯体感觉核和内脏感觉核。四种脑神经核都位于脑干的背侧部，由内侧向外侧依次为躯体运动核、内脏运动核、内脏感觉核和躯体感觉核（图 19-13）。

在生物进化过程中，头面部特殊感受器（视器、前庭蜗器、味器）及由鳃弓演化而成的骨骼肌（咀嚼肌、面肌、咽喉肌）的出现，使脑神经核的性质发生了较复杂的分化，增加了特殊躯体感觉、特殊内脏感觉和特殊内脏运动三种类型的脑神经核。因此，脑神经核共有一般躯体运动核、一般内脏运动核、一般躯体感觉核、一般内脏感觉核、特殊躯体感觉核、特殊内脏感觉核和特殊内脏运动核等七种。为方便学习，本教材将这七种脑神经核简化为躯体运动核、内脏运动核、躯体感觉核和内脏感觉核四种（表 19-3）。

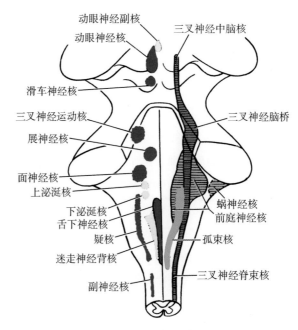

图 19-13 脑神经核在脑干背侧面的投影

表 19-3 脑神经核的名称、性质、位置和功能

性质	名称	位置	功能
躯体运动核	动眼神经核	中脑	支配上睑提肌、上直肌、内直肌、下直肌、下斜肌
	滑车神经核	中脑	支配上斜肌
	展神经核	脑桥	支配外直肌
	三叉神经运动核	脑桥	支配咀嚼肌
	面神经核	脑桥	支配面肌
	疑核	延髓	支配咽喉肌
	副神经核	延髓	支配胸锁乳突肌、斜方肌
	舌下神经核	延髓	支配舌肌
内脏运动核	动眼神经副核	中脑	支配睫状肌、瞳孔括约肌
	上泌涎核	脑桥	支配泪腺、鼻腔黏膜腺、下颌下腺和舌下腺的分泌
	下泌涎核	延髓	支配腮腺的分泌
	迷走神经背核	延髓	支配咽、喉、胸、腹腔脏器的平滑肌、心肌和腺体
内脏感觉核	孤束核	延髓	接受舌、咽、喉及胸、腹腔脏器的内脏感觉，以及味觉
躯体感觉核	三叉神经中脑核	中脑	接受咀嚼肌、面肌的本体觉
	三叉神经脑桥核	脑桥	接受面部皮肤、眼及鼻腔、口腔黏膜的一般感觉
	三叉神经脊束核	脑桥、延髓	
	前庭神经核	脑桥、延髓	接受内耳的平衡觉
	蜗神经核	脑桥	接受内耳的听觉

1）躯体运动核：由躯体运动神经元的胞体组成，其轴突组成脑神经中的躯体运动纤维，支配头颈部的骨骼肌。主要有：中脑的**动眼神经核** nucleus of oculomotor nerve 支配大部分眼球外肌；脑桥的**三叉神经运动核** motor nucleus of trigeminal nerve 支配咀嚼肌，**面神经核** nucleus of facial nerve 支配面肌；延髓的**疑核** nucleus ambiguus 支配咽喉肌，**舌下神经核** nucleus of hypoglossal nerve 支配舌肌。

2）内脏运动核：脑干内脏运动核皆属副交感核，它们的轴突组成脑神经中的内脏运动副交感纤维，支配平滑肌、心肌和腺体。主要有：中脑的**动眼神经副核** accessory nucleus of oculomotor nerve，支配睫状肌和瞳孔括约肌；延髓的**迷走神经背核** dorsal nucleus of vagus nerve，支配颈部、胸腔和大部分腹腔器官的平滑肌、心肌和腺体。

3）躯体感觉核：接受脑神经中的躯体感觉纤维。主要有：脑桥的**三叉神经脑桥核** pontine nucleus of trigeminal nerve，主要接受面部皮肤和口、鼻腔黏膜的触觉冲动；**三叉神经脊束核** spinal nucleus of trigeminal nerve，是三叉神经脑桥核的延续，向下纵贯延髓全长，主要接受面部皮肤和口、鼻腔黏膜的痛觉、温度觉冲动；中脑的**三叉神经中脑核** mesencephalic nucleus of trigeminal nerve，是三叉神经脑桥核向中脑的延续，主要接受咀嚼肌的本体觉冲动。

4）内脏感觉核：即位于延髓的**孤束核** nucleus of solitary tract，接受脑神经中的内脏感觉纤维。来自舌、咽、喉及胸、腹腔脏器的内脏感觉纤维皆终止于孤束核，其中味觉纤维终止于孤束核的上端。

（2）非脑神经核

1）薄束核 gracile nucleus 和楔束核 cuneate nucleus：位于延髓背侧面的薄束结节和楔束结节内，分别接受薄束和楔束的纤维。它们是传导躯干和四肢意识性本体觉和精细触觉冲动的中继性核团。

2）中缝核 rapheal nucleus：位于脑干中线及其附近，是自延髓延伸至中脑上端的小核团群，主要包括中缝大核、中缝隐核、中缝苍白核、脑桥中缝核及中缝背核等，是脑内 5-羟色胺能神经元的集中处，有广泛的传入、传出联系，与镇痛、睡眠等调节功能有关。据研究报道，针刺镇痛作用的机制之一就是激活了中缝核 – 脊髓的下行抑制系统。由于中缝核与脑干网状结构关系密切，一些学者将它们归属于脑干网状结构。

3）下橄榄核 inferior olivary nucleus：位于延髓橄榄内，主要接受大脑皮质、脊髓和中脑发来的纤维，它发出的纤维走向对侧，经小脑下脚进入小脑。

4）上橄榄核 superior olivary nucleus：位于脑桥中下部的被盖内，主要接受双侧蜗神经腹侧核的纤维，发出的上行纤维加入两侧外侧丘系。上橄榄核与蜗神经腹侧核一起，根据两耳传导声波的时间差和强度差，共同参与加入声响的空间定位。

5）脑桥核 pontine nucleus：由大量散在分布于脑桥基底部纤维之间、大小不等的神经元群组成。它们接受来自同侧大脑皮质广泛区域的皮质脑桥纤维，发出脑桥小脑纤维，越过中线，形成粗大的小脑中脚进入对侧小脑。脑桥核是大脑皮质向小脑传递信息的主要中继站。

6）黑质 substantia nigra：是紧靠大脑脚底的灰质带，可分为背侧的致密部和腹侧的网状部。黑质与纹状体之间有往返的纤维联系。致密部主要由多巴胺能神经元组成，神经元的胞浆含有黑色素颗粒，其纤维主要投射到端脑的新纹状体。当多巴胺能神经元受损时，会引起黑质和新纹状体内的多巴胺水平降低，出现震颤性麻痹（Parkinson 病）。

7）红核 red nucleus：在中脑上丘水平，位于被盖部的中央，可分为尾端的大细胞部和头端的小细胞部。人类小细胞部十分发达，占红核的绝大部分。红核接受来自小脑和大脑皮质的传入纤维，发出纤维左右交叉下行至脊髓，形成红核脊髓束。发自小细胞的纤维至同侧下橄榄核，通过后者与对侧小脑联系。因此，红核是与躯体运动控制相关的重要核团。

8）顶盖前区 pretectal area：位于中脑和间脑交界处，接受经上丘臂来自视网膜的传入纤维，发出纤维至双侧动眼神经副核，经动眼神经和睫状神经节完成瞳孔对光反射。

2. 脑干的纤维束

脑干的白质主要由长的上行纤维束、下行纤维束和出入小脑的纤维组成。长的上行纤维束主要有内侧丘系、脊髓丘脑束、外侧丘系、三叉丘系和内侧纵束等，长的下行纤维束主要有锥体束及红核脊髓束、顶盖脊髓束、前庭脊髓束、网状脊髓束等，出入小脑的纤维主要有脊髓小脑前、后束，小脑中脚和上脚等。

（1）锥体束 pyramidal tract　是自大脑皮质运动中枢发出的支配骨骼肌随意运动的传导束。在脑干内，经大脑脚、脑桥基底部及延髓锥体下行。锥体束一部分纤维终止于脑干躯体运动核，称**皮质核束** corticonuclear tract（又称皮质脑干束）；另一部分纤维终止于脊髓前角运动细胞，称**皮质脊髓束**。皮质脊髓束大部分纤维在锥体下端相互交叉（锥体交叉）到对侧脊髓外侧索，称皮质脊髓侧束；小部分纤维不交叉，下行于同侧脊髓前索，称皮质脊髓前束。

（2）内侧丘系 medial lemniscus　由薄束核、楔束核发出的纤维呈弓形走向延髓中央管的腹侧，在中线上左右交叉，形成**内侧丘系交叉** decussation of medial lemniscus。交叉后的纤维折向上行，组成**内侧丘系**。内侧丘系先走在正中线两旁，继而偏向外侧，终止于背侧丘脑的腹后外侧核。

（3）脊髓丘脑束 spinothalamic tract　也称**脊髓丘系** spinal lemniscus，为脊髓丘脑侧束和脊髓丘脑前束在脑干的延续，走在内侧丘系的背外侧，上行终止于背侧丘脑的腹后外侧核。

（4）三叉丘脑束 trigeminothalamic tract　又称**三叉丘系** trigeminal lemniscus，由对侧三叉神经脊束核和脑桥核发出的纤维越过中线、转而上行集合而成。三叉丘脑束在内侧丘系的背外侧，上行终止于背侧丘脑的腹后内侧核。

（5）内侧纵束 medial longitudinal fasciculus　主要由前庭神经核发出的纤维在中线两侧组成，向上止于运动眼球外肌的脑神经核（Ⅲ、Ⅳ、Ⅵ），完成眼肌运动的前庭反射，如眼球震颤；向下至脊髓颈段，止于副神经核和颈髓前角运动细胞，完成头颈部的前庭反射和转眼、转头的协调运动，如跟踪飞行物。

3. 脑干的网状结构

脑干内除上述各种神经核和纤维束外，在脑干中央区还有较分散的神经纤维纵横交织成网，网眼内散在有神经细胞，这个区域称为**脑干网状结构** reticular formation of brain stem。脑干网状结构向上延伸到背侧丘脑。网状结构中神经元的形态、大小各异，其树突和胞体接受脑干上行纤维束发出的侧支，轴突多分叉形成升、降支，从升、降支发出大量侧支终止于脑干的核团。升支向上可分布到间脑、大脑和小脑。

脑干网状结构可接受来自各种感觉传导束的信息，其传出纤维可联系中枢各级水平。网状结构是中枢神经系统内一个重要的整合机构，参与躯体、内脏及觉醒等多种功能活动。在脑干网状结构中，存在着重要的生命中枢，如心血管运动中枢、呼吸中枢、血压调节中枢、呕吐中枢等。

二、小脑

（一）小脑的位置和外形

小脑 cerebellum 位于颅后窝内，在大脑半球枕叶的下方，脑桥和延髓的后方。小脑借三对脚与脑干相连：小脑上脚与中脑相连，小脑中脚与脑桥相连，小脑下脚与延髓相连。小脑脚均由出入小脑的纤维组成。

小脑在外形上可分为中间部狭窄的**小脑蚓** vermis 和两侧膨大的**小脑半球** cerebellar hemisphere（图 19-14、图 19-15）。小脑上面平坦，小脑半球下面隆凸。两半球下面靠近小脑蚓的椭圆形隆起称**小脑扁桃体** tonsil of cerebellum。小脑扁桃体紧邻枕骨大孔和延髓，当颅内压增高时，小脑扁桃体可被挤入枕骨大孔内，压迫延髓而危及生命，临床上称小脑扁桃体疝或枕骨大孔疝。

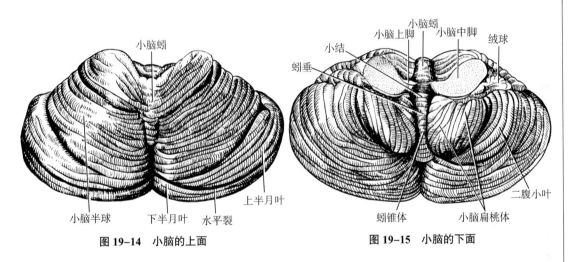

图 19-14 小脑的上面　　　　　图 19-15 小脑的下面

小脑半球和小脑蚓表面被许多横行的浅沟分割成许多薄的小脑叶片。根据小脑表面的沟裂及小脑的发生，可将小脑分成前叶、后叶和绒球小结叶。

1. 绒球小结叶 flocculonodular lobe　位于小脑下面前方，由小脑半球的绒球和小脑蚓前端的小结构成，二者之间以绒球脚相连。此叶在种系发生上出现最早，因此称为**原小脑** archicerebellum。由于其主要和前庭神经及前庭神经核发生联系，所以又称**前庭小脑** vestibulocerebellum。

2. 前叶 anterior lobe　位于小脑上面，为原裂以前的皮质结构。从种系发生上看，前叶和小脑蚓下面的蚓垂、蚓锥体等出现较晚，因此统称为**旧小脑** paleocerebellum。由于此叶主要接受脊髓小脑前、后束的纤维，故又称**脊髓小脑** spinocerebellum。

3. 后叶 posterior lobe　位于原裂以后的大部分小脑皮质结构（不包括蚓垂和蚓锥体），在种系发生上出现最晚，与大脑皮质的高度发达有关，称**新小脑** neocerebellum。此叶主要与大脑皮质的广泛区域发生联系，故又称**大脑小脑** cerebrocerebellum。

（二）小脑的构造

小脑表面的灰质称**小脑皮质** cerebellar cortex，皮质深面的白质称**小脑髓质**，髓质内埋有 4 对灰质团块，称小脑核（图 19-16）。

NOTE

1. 小脑皮质　由神经元的胞体和树突组成。根据细胞构筑不同，小脑皮质可分为三层，由浅入深分别是**分子层**、**梨状细胞层**（又称 Purkinje 细胞层）和**颗粒层**。

2. 小脑髓质　由三类纤维构成：①小脑皮质梨状细胞投射至小脑核的纤维和小脑核投射至小脑皮质的纤维；②相邻小脑叶片间或小脑各叶之间的联络纤维；③联系小脑和小脑以外其他脑区的传入、传出纤维，这些纤维组成小脑上、中、下脚。

3. 小脑核　为深埋于小脑髓质内的灰质团块，又称小脑中央核，共 4 对，从外侧向内侧依次为**齿状核** dentate nucleus、**栓状核** emboliform nucleus、**球状核** globose nucleus 和**顶核** fastigial nucleus。齿状核最大，形如皱缩的口袋状，袋口朝前内。

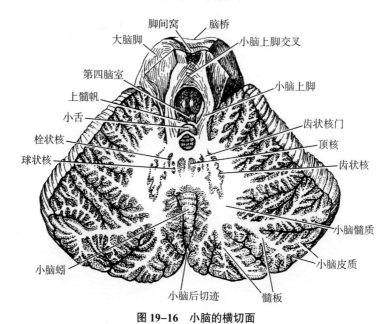

图 19-16　小脑的横切面

（三）小脑的纤维联系和功能

1. 原小脑（前庭小脑）　主要接受同侧前庭神经初级平衡觉纤维和前庭神经核经小脑下脚的传入纤维。其传出纤维经顶核中继或直接经小脑下脚终止于同侧前庭神经核和网状结构，在此中继后发出前庭脊髓束和内侧纵束至脊髓前角运动细胞和脑干的躯体运动核，控制躯干肌和眼外肌运动，维持身体平衡，协调眼球运动。

2. 旧小脑（脊髓小脑）　主要接受脊髓小脑前、后束经小脑上、下脚传入的本体感觉冲动。其传出纤维主要投射至顶核和中间核，中继后发出纤维到前庭神经核、脑干网状结构和红核，再经前庭脊髓束、网状脊髓束及红核脊髓束来影响脊髓前角运动细胞，以调节肌张力。

3. 新小脑（大脑小脑）　主要接受皮质脑桥束在脑桥核中继后经小脑中脚传入的纤维。其发出纤维在齿状核中继后经小脑上脚进入对侧的红核和对侧背侧丘脑腹前核及腹外侧核，后者再发出纤维投射到大脑皮质躯体运动区，最后经皮质脊髓束下行至脊髓，以调控骨骼肌的随意、精细运动。

三、间脑

间脑 diencephalon 位于中脑的前上方，连接端脑和中脑。由于大脑半球高度发达，间脑除腹侧面的一部分露于脑底外，其余皆被大脑半球所掩盖。间脑中间有一呈矢状位的裂隙，称**第**

三脑室，它向下通中脑水管，向上经室间孔与侧脑室相通（图 19-17）。间脑可分为 5 个部分：背侧丘脑、后丘脑、上丘脑、底丘脑和下丘脑（图 19-18）。

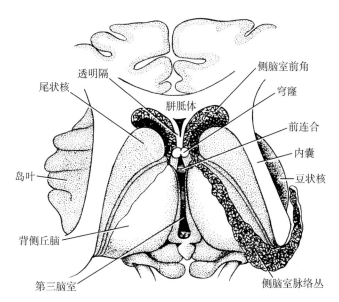

图 19-17　间脑的背面观

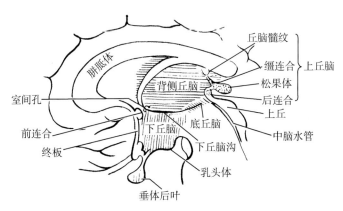

图 19-18　脑正中矢状切面（示间脑的位置和分部）

（一）背侧丘脑

背侧丘脑 dorsal thalamus 又称**丘脑**，位于间脑的后上部，是一对卵圆形的灰质团块群，左、右借丘脑间黏合相连。其外侧紧贴大脑半球的内囊，前下方邻接下丘脑，内侧面构成第三脑室侧壁的后上部。背侧丘脑以下丘脑沟与下丘脑分界（图 19-17、图 19-18）。

背侧丘脑由一些灰质核团所组成，其内部有一呈 "Y" 形的内髓板，将背侧丘脑分隔为三大核群：前核群、内侧核群和外侧核群（图 19-19）。

1. 丘脑前核群 anterior nuclear group of thalamus　在背侧丘脑的前端，是边缘系统的一个重要环节，其功能与内脏活动有关。

2. 丘脑内侧核群 medial nuclear group of thalamus　居内髓板的内侧，此核群有广泛的纤维联系，可能是联合躯体和内脏感觉冲动的整合中枢。

3. 丘脑外侧核群 lateral nuclear group of thalamus　位于内髓板的外侧，可再分为背侧核群和腹侧核群。背侧核群从前向后分为背外侧核、后外侧核和枕，腹侧核群由前向后分为**腹前**

核、**腹外侧核**和**腹后核**。腹后核又可分为**腹后内侧核** ventral posteromedial nucleus 和**腹后外侧核** ventral posterolateral nucleus，前者接受三叉丘系的纤维，后者接受脊髓丘系和内侧丘系的纤维。它们发出纤维投射到大脑皮质躯体感觉中枢。腹后核是躯体感觉传导的中继站，全身绝大部分的深、浅感觉传导通路都在此中继。

背侧丘脑不仅是感觉传导的中继站，而且也是一个复杂的分析器，一般认为痛觉在丘脑即开始产生。一侧丘脑受损害时常见的症状是对侧半身感觉丧失、过敏或伴有剧烈的自发疼痛。

4. 板内核群 intralaminar nuclear group of thalamus   位于内髓板内，包括中央中核、束旁核、中央外侧核等。有人认为板内核群与镇痛机制有密切关系。

5. 中线核群 midline nuclear group of thalamus   位于丘脑内侧面，为第三脑室侧壁上的薄层灰质及丘脑间黏合内的核团。内脏感觉通过网状结构等处传递至此，并与板内核群有联系，也和边缘系统关系密切。

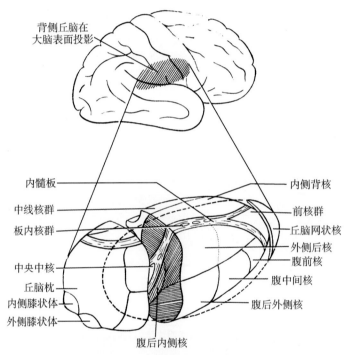

图 19-19   背侧丘脑核团模式图

（二）后丘脑

后丘脑 metathalamus 是位于背侧丘脑的后外下方的一对小隆起，分别称**内侧膝状体** medial geniculate body 和**外侧膝状体** lateral geniculate body（图 19-19）。它们分别是听觉和视觉传导通路的中继站。内侧膝状体接受听觉纤维，发出听辐射至颞叶的听觉中枢。外侧膝状体接受视束纤维，发出视辐射至枕叶的视觉中枢。

（三）上丘脑

上丘脑 epithalamus 位于第三脑室顶周围，间脑的背侧部与中脑顶盖前区相移行处，包括丘脑髓纹、缰三角、缰连合、后连合和松果体（图 19-17、图 19-18），松果体为内分泌腺（详见第二十四章）。

（四）底丘脑

底丘脑 subthalamus 位于背侧丘脑的腹侧，是中脑被盖与丘脑的过渡区（图 19-18）。中脑红核与黑质的颅端延伸至底丘脑区，但此区只有在切面上才能见到。底丘脑最主要的核团是底丘脑核（丘脑底核），此核位于黑质的背外侧，内囊的内侧，与黑质、红核、苍白球之间有密切的纤维联系，属锥体外系的结构。

（五）下丘脑

下丘脑 hypothalamus 位于背侧丘脑的前下方，构成第三脑室的底和侧壁的下部（图 19-18）。在脑的底面，下丘脑的结构从前至后有**视交叉** optic chiasma、**灰结节** tuber cinereum、**乳头体** mamillary body。灰结节向下伸出一细蒂，称**漏斗** infundibulum。漏斗下端连接垂体。

1. 下丘脑的主要核团　下丘脑自前至后分为视前区、视上区、结节区和乳头体区。视前区位于终板与前连合和视交叉连线之间，内有视前核。视上区位于视交叉上方，内有**视上核** supraoptic nucleus、**室旁核** paraventricular nucleus 和下丘脑前核。结节区位于漏斗上方，内有漏斗核、腹内侧核和背内侧核。乳头体区包括乳头体及其背侧灰质，内有乳头体核和下丘脑后核。这些核团主要位于各区的内侧部，各区外侧部内有一个边界不太明显的下丘脑外侧核，因此各区外侧部也可称为下丘脑外侧区。

下丘脑内一些神经元既是神经细胞又是内分泌细胞，它们既可以传导神经冲动，又可以合成和分泌激素。根据神经内分泌细胞的大小，分成大细胞分泌系统和小细胞分泌系统。前者主要集中在视上核和室旁核，其发出的轴突组成**视上垂体束**和**室旁垂体束**，两束均下行至垂体后叶，其末梢止于毛细血管周围（图 19-20）。视上核和室旁核产生的血管加压素和催产素沿其轴突输送到末梢，到达垂体后叶，释放入血。小细胞系统散在于下丘脑，如位于漏斗入口的弓状核，它们分泌多种激素，统称促垂体激素，如促甲状腺素释放激素等。这些激素通过垂体门脉系统输送到垂体前叶，对垂体前叶各种腺细胞的激素分泌起促进或抑制作用。

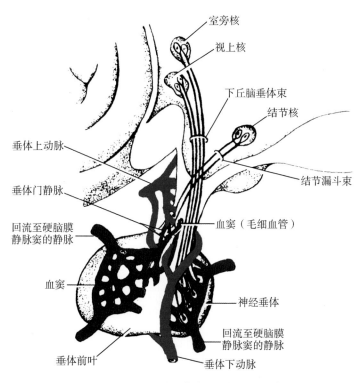

图 19-20　下丘脑垂体束及垂体门脉系统

2. 下丘脑的纤维联系　下丘脑的纤维联系非常复杂，由于其所处的位置介于端脑、丘脑和脑干、脊髓之间，它与上位的端脑和丘脑之间，以及与下位的脑干、脊髓之间均有传入和传出纤维联系，并且还发出纤维至垂体。

（1）下丘脑的传入纤维　①来自脑干网状结构的纤维：这些纤维传递经网状结构中继的躯体和内脏的信息。从孤束核发出的传导内脏感觉和味觉冲动的纤维也止于下丘脑。②来自端脑的纤维：最粗大致密的纤维束是穹隆 fornix，它起于大脑皮质颞叶的海马结构，从后向前绕过背侧丘脑的上方，于前连合后方向下，止于乳头体核。另有纤维直接或间接传递嗅觉冲动至下丘脑，这些纤维由紧靠终板和前连合前方的隔核等区域发出，在下丘脑外侧区形成前脑内侧束。此外，还有一细小的纤维束，称终纹，起于杏仁体，在背侧丘脑和尾状核之间向前，止于下丘脑。上述纤维的起始都在端脑，属于边缘系统，与情绪活动密切相关。

（2）下丘脑的传出纤维　①上行纤维束：下丘脑的传出纤维上行，直接或间接止于端脑。下丘脑发出的最粗大的上行纤维束是乳头丘脑束，起于乳头体核，止于丘脑前核。②下行纤维束：从第三脑室周围灰质发出的纤维，通过中脑水管周围灰质和网状结构等到达脑干和脊髓的内脏运动核，影响内脏的活动。现已证实，从室旁核发出的纤维直接止于迷走神经背核。

3. 下丘脑的功能　主要包括：①神经内分泌调节：下丘脑是控制内分泌的重要结构，通过其与垂体的密切联系，将神经调节与激素调节融为一体；②内脏神经调节：下丘脑是调节交感与副交感活动的主要皮质下中枢，下丘脑前内侧区使副交感神经系统兴奋，下丘脑后外侧区则使交感神经系统兴奋；③体温调节：下丘脑前区对体温升高敏感，损毁此区可导致高热，而下丘脑后区对体温降低敏感，损毁此区将导致变温症（体温随环境改变）；④摄食调节：通过下丘脑饱食中枢（下丘脑腹内侧核）和摄食中枢（下丘脑外侧部）调节摄食行为；⑤昼夜节律调节：视交叉上核接受来自视网膜的传入刺激而调节昼夜节律。

四、端脑

端脑 telencephalon 又称大脑，由左、右大脑半球借胼胝体连接而成。人类大脑半球高度发展，掩盖了间脑、中脑及小脑的上面。左右半球之间的裂隙为**大脑纵裂**，裂底为连接两半球的横行纤维，称**胼胝体**。大脑与小脑之间的裂隙为大脑横裂。

（一）大脑半球的外形

大脑半球 cerebral hemisphere 可分为上外侧面、内侧面和下面。大脑半球表面凹凸不平，有许多深浅不一的沟，沟与沟之间的隆起称大脑回。

1. 大脑半球的分叶　大脑半球被三条恒定的沟分为五叶（图 19-21）。三条沟分别是中央沟、外侧沟和顶枕沟。

中央沟 central sulcus 位于半球的上外侧面，上端起自半球上缘中点稍后方，向前下斜行，下端与外侧沟以一大脑回相隔。**外侧沟** lateral sulcus 亦位于半球的上外侧面，起于半球的下面，向后上方斜行，此沟较深。**顶枕沟** parietooccipital sulcus 位于半球内侧面的后部，由前下向后上，并略转至半球上外侧面。

在外侧沟以上和中央沟之前的部分为**额叶** frontal lobe；外侧沟以上、中央沟与顶枕沟之间为**顶叶** parietal lobe；在顶枕沟以后的部分为**枕叶** occipital lobe；外侧沟以下的部分为**颞叶** temporal lobe；**岛叶** insular lobe 在外侧沟的深处，被额、顶、颞叶所掩盖。

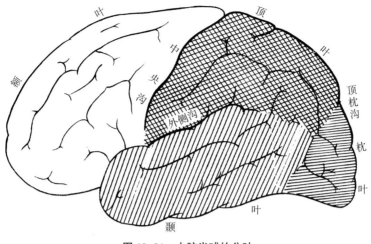

图 19-21　大脑半球的分叶

2. 大脑半球上外侧面主要的沟和回　在中央沟的前方，有一与之平行的中央前沟，两者之间为**中央前回** precentral gyrus。自中央前沟向前，有上、下两条略平行的沟，为额上沟和额下沟，两沟将额叶自上而下分为**额上回**、**额中回**和**额下回**。在中央沟后方，有一与之平行的中央后沟，两沟之间为**中央后回** postcentral gyrus。在外侧沟的下方，有与之平行的颞上沟和颞下沟，两沟将颞叶分为**颞上回**、**颞中回**和**颞下回**。在外侧沟的下壁、颞上回的上面，有几条短而横行的脑回，称**颞横回** transverse temporal gyrus。在顶叶后下部，包绕外侧沟后端的脑回为**缘上回** supramarginal gyrus，围绕颞上沟后端的脑回为**角回** angular gyrus（图 19-22）。

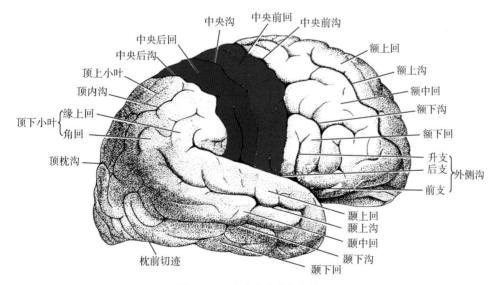

图 19-22　大脑半球的上外侧面

3. 大脑半球内侧面主要的沟和回　中央前、后回自半球上外侧面延续到半球内侧面的部分共同组成**中央旁小叶** paracentral lobule。在胼胝体的后下方，有一条呈弓形向后走向枕叶后端的沟，称**距状沟** calcarine sulcus，此沟中部与顶枕沟相遇。在胼胝体与半球上缘之间，有一略与两者平行的沟，称**扣带沟** cingulate sulcus。扣带沟与胼胝体之间的脑回为**扣带回** cingulate gyrus，其后端变窄并弯向前方，连接颞叶的**海马旁回** parahippocampal gyrus。海马旁回的前端弯成钩形的回折部分，称**钩** uncus。扣带回、海马旁回和钩几乎呈环形围绕在大脑与间脑交接处的边缘，故称**边缘叶** limbic lobe（图 19-23、图 19-24）。

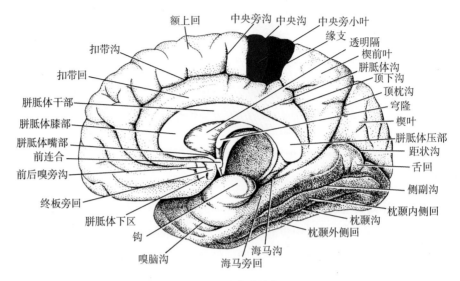

图 19-23　大脑半球的内侧面

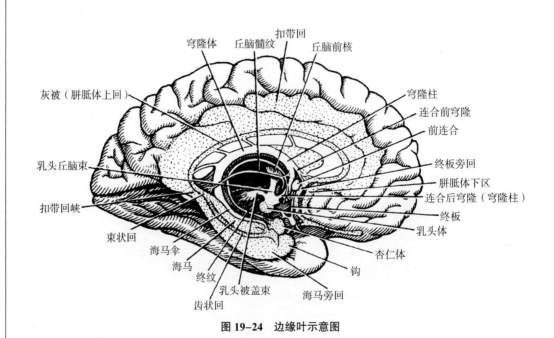

图 19-24　边缘叶示意图

4.大脑半球的下面　在额叶下面的内侧部，有一前后纵行的**嗅束**，其前端膨大呈椭圆形，称**嗅球**，内有嗅球细胞，接受嗅神经的纤维。嗅束向后扩大为嗅三角（图 19-10）。

（二）大脑半球的内部结构

大脑半球表面的一层灰质称**大脑皮质** cerebral cortex，皮质深面的白质称**大脑髓质**，白质深部的灰质团块称**基底核**。大脑半球内的腔隙称侧脑室。

1. 大脑皮质

（1）大脑皮质的结构和分区　大脑皮质的沟、回扩大了皮质的表面积，人类大脑皮质的表面积约为 2200cm²，其中约 1/3 露在表面，2/3 在沟、裂的底和壁上。大脑皮质由各种神经元、神经纤维及神经胶质构成。

大脑皮质的神经元按形态可分为锥体细胞、颗粒细胞、梭形细胞三种，均属多极神经元。锥体细胞数量较多，可分为大、中、小三型，是大脑皮质主要的投射神经元。颗粒细胞数量最多，细胞体较小，树突多，是大脑皮质主要的中间神经元，按形态可分为星形细胞、水平细胞和篮状细胞等类型。梭形细胞数量少，位置深，其轴突组成投射纤维或联合纤维（图 19-25）。

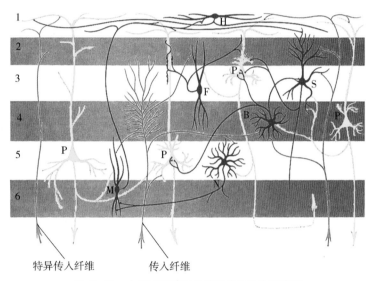

特异传入纤维　　　　传入纤维

图 19-25　大脑皮质神经元的种类及分布示意图
1. 分子层　2. 外颗粒层　3. 外锥体细胞层　4. 内颗粒层　5. 内锥体细胞层　6. 多形细胞层
蓝色示传入纤维　黄色示传出神经元　红色示皮质固有神经元
P 锥体细胞　M 上行轴突细胞　H 水平细胞　N 神经胶质样细胞　B 篮状细胞　S 星形细胞　F 梭形细胞

大脑皮质神经元是以分层方式排列的，各层细胞间通过突触构成复杂的神经网络。原皮质和旧皮质分为 3 层，新皮质分为 6 层，而过渡区的中间皮质可分为 4～6 层。新皮质的 6 层结构由浅入深分别是：①分子层：细胞稀少，主要含深层神经元的树突和多种神经纤维；②外颗粒层：主要是颗粒细胞，也有少量小锥体细胞；③外锥体细胞层：主要是中、小型锥体细胞，以中型锥体细胞为主；④内颗粒层：由颗粒细胞组成（主要是星形细胞），也有少量小锥体细胞；⑤内锥体细胞层：主要是大、中型锥体细胞，中央前回有巨型锥体细胞即 Betz 细胞；⑥多形细胞层：主要是梭形细胞，也有锥体细胞和其他类型的颗粒细胞。

依据进化次序，大脑皮质可分为原皮质（海马、齿状回）、旧皮质（嗅脑）和新皮质（占大脑皮质的 96% 以上）。虽然 6 层型的新皮质是大脑皮质的基本构筑形式，但不同区域皮质厚薄、细胞成分及纤维疏密均有不同，学者们依据大脑皮质的细胞构筑将全部皮质分为若干区。现广泛采用的是 Brodmann 分区法，将大脑皮质分为 52 区（图 19-26、图 19-27）。

大脑皮质是高级神经活动的场所，神经元之间的联系极为复杂，皮质的每一部分既是一些上行纤维束的终点，又是一些下行纤维束的起点，传入纤维与传出纤维之间有各种联络神经元，形成复杂而广泛的神经回路。大脑皮质对传入的各种冲动进行分析整合，做出反应，从而构成思维和语言活动的物质基础。

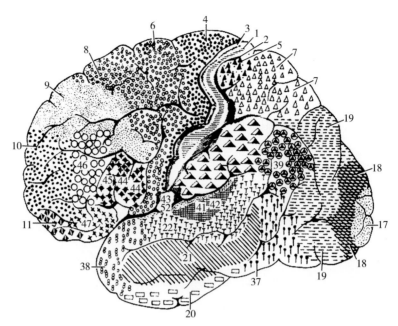

图 19-26 大脑皮质分区（外侧面）

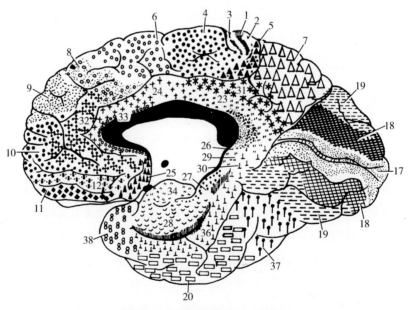

图 19-27 大脑皮质分区（内侧面）

（2）大脑皮质的功能定位 根据长期的临床观察和大量的实验研究证明，人的大脑皮质有许多不同的功能区，称为"中枢"（图 19-28、图 19-29）。大脑皮质主要的中枢有：

1）第 I 躯体运动中枢：位于中央前回和中央旁小叶前部（4、6 区），是随意运动的最高中枢。一侧大脑半球躯体运动中枢的锥体细胞发出锥体束，下行至对侧的脊髓前角及对侧或两侧的脑干躯体运动核，脊髓前角和脑干躯体运动核再发出轴突，经脊神经和脑神经支配相应的骨骼肌。

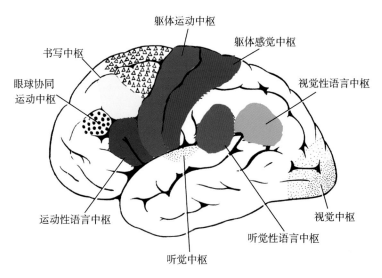

图 19-28　大脑皮质中枢（上外侧面）

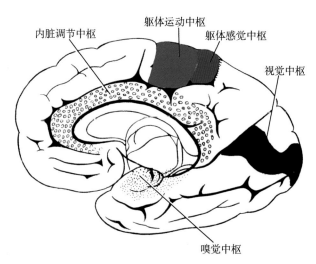

图 19-29　大脑皮质中枢（内侧面）

　　大脑的躯体运动中枢对骨骼肌运动的管理具有以下特点：①交叉管理，即一侧躯体运动中枢管理对侧的骨骼肌运动（如上肢肌、下肢肌、面下部表情肌和舌肌等），但一些与联合运动有关的骨骼肌（如眼球外肌、咀嚼肌、面上部表情肌、咽喉肌等）受双侧运动中枢的支配。②倒立定位，即躯体运动中枢与身体各部有一定的对应关系，犹如头朝下、足朝上的倒置人形，但头面部的投影依然是正立位。中央前回上部及中央旁小叶前部支配下肢肌，中央前回中部支配上肢肌和躯干肌，中央前回下部支配头颈肌。③身体各部在皮质的代表区大小与其运动的精细复杂程度相关，如口和手在皮质的代表区所占的面积较其他部分（如躯干）在皮质的代表区所占的面积相对大得多（图 19-30）。

　　2）第Ⅰ躯体感觉中枢：位于中央后回及中央旁小叶后部（1、2、3 区），接受背侧丘脑传来的对侧半身躯体浅、深感觉冲动。躯体感觉中枢的特点与运动中枢相似：①左右交叉，即一侧躯体感觉中枢接受对侧半身的感觉冲动；②上下颠倒，头部正立；③身体各部在躯体感觉中枢代表区的大小与取决于该部感觉的灵敏程度，如手指、口唇等感觉灵敏部位的代表区面积大，而躯干的代表区面积小（图 19-31）。

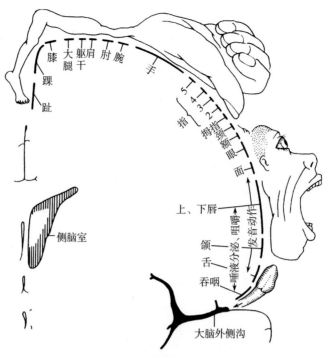

图 19-30 人体各部在运动中枢的投影

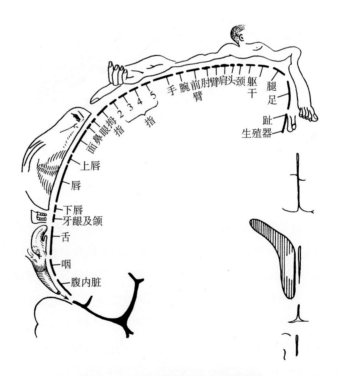

图 19-31 人体各部在感觉中枢的投影

人类还有第Ⅱ躯体运动中枢和第Ⅱ躯体感觉中枢，它们位于中央前回和中央后回下面的岛盖皮质，与对侧上、下肢运动和双侧躯体感觉有关。

3）视觉中枢：位于枕叶内侧面距状沟上、下方的皮质（17区），接受外侧膝状体细胞发出的纤维投射。一侧视觉中枢接受同侧视网膜颞侧半和对侧视网膜鼻侧半传来的视觉冲动（图19-29）。

4）听觉中枢：位于颞横回（41、42区），接受内侧膝状体细胞发出的纤维投射。每侧听觉中枢都接受来自两耳的听觉冲动。因此，一侧听觉中枢受损，不会引起全聋（图19-28）。

5）语言中枢：是人类大脑皮质所特有的高级神经活动中枢，主要有说话、听话、书写和阅读四种语言中枢（图19-28）。

运动性语言中枢（说话中枢）：位于额下回后部（44、45区），又称Broca区。此中枢受损，患者与发音有关的肌肉并未瘫痪，尚能发音，但不能说出有意义的话，称为运动性失语症。

书写中枢：位于额中回后部（8区）。此中枢受损，患者失去写字、绘画等能力，但手的运动功能未受影响，称失写症。

视觉性语言中枢（阅读中枢）：位于顶叶的角回（39区）。此中枢受损，患者视觉并无障碍，但看不懂患病前已认识的文字，不理解文字符号的意思，从而不能阅读，称失读症。

听觉性语言中枢（听话中枢）：位于颞上回后部（22区），它能调整自己的语言和理解别人的语言。此中枢受损，患者听觉无障碍，能听到别人讲话，但不能理解他人讲话的意思，故不能正确回答问题和正常说话，称感觉性失语症。

目前认为，左、右大脑半球各有优势，左侧大脑半球与语言、意识、逻辑思维、推理分析等密切相关，而右侧大脑半球主要与音乐、图形、时空概念、情感、想象等相关，因此，语言中枢主要在左侧大脑半球。

6）嗅觉中枢：位于海马旁回钩的内侧部及其附近。

7）味觉中枢：可能位于中央后回下部，舌、咽的一般感觉中枢附近。

8）内脏活动中枢：一般认为在边缘叶。

2.基底核 basal nuclei　是深藏在大脑底部白质内的灰质核团，包括尾状核、豆状核和杏仁体等（图19-32）。

（1）**尾状核** caudate nucleus　为长而弯曲的圆柱体，由前向后蜷伏于背侧丘脑的背外侧，分为头、体、尾三部分。尾状核尾向前下伸入颞叶，末端连接杏仁体。

（2）**豆状核** lentiform nucleus　位于岛叶的深部、背侧丘脑的外侧。它被薄的白质板分隔成三部分，内侧两部分色泽较浅，称**苍白球** globus pallidus，是纹状体中古老的部分，又称旧纹状体。外侧部分较大，色泽较深，称为**壳** putamen。尾状核和豆状核的壳在进化上较新，合称新纹状体。

尾状核与豆状核合称**纹状体** corpus striatum，是人类锥体外系的重要组成部分，具有协调各肌群间的运动和调节肌张力等功能。

（3）**杏仁体** amygdaloid body　位于海马旁回

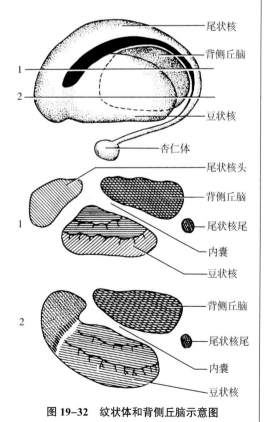

图 19-32　纹状体和背侧丘脑示意图

钩的深面，与尾状核尾相连，为边缘系统的皮质下中枢，与调节内脏活动和情绪等功能有关。

3. 大脑髓质 cerebral medullary substance 由大量的神经纤维构成，这些纤维的长短和方向不一，可分为三类：

（1）联络纤维 association fiber 为联系同侧半球皮质各部之间的纤维。

（2）连合纤维 commissural fiber 是连接左、右大脑半球皮质的横行纤维，其主要为胼胝体。

（3）投射纤维 projection fiber 是大脑皮质各中枢与皮质下各中枢之间的上、下行纤维束，它们大部分都经过内囊。

内囊 internal capsule 是位于尾状核、背侧丘脑与豆状核之间的白质区，由上、下行纤维密集而成。在大脑半球的水平切面上，内囊呈"＞＜"形，可分为**内囊前肢、内囊膝**和**内囊后肢**三部分。内囊前肢位于尾状核与豆状核之间；内囊后肢较长，位于背侧丘脑与豆状核之间；前、后肢相接部称内囊膝。

经内囊前肢的投射纤维束主要有额桥束。经内囊膝的投射纤维束有**皮质核束**（皮质脑干束）。经内囊后肢的投射纤维束主要有**皮质脊髓束、丘脑皮质束、顶枕颞桥束、视辐射**和**听辐射**。当一侧内囊损伤广泛时，患者会出现对侧偏身运动障碍（因皮质脊髓束、皮质核束受损，四肢肌、舌肌及面下部表情肌瘫痪）、对侧偏身感觉丧失（因丘脑皮质束受损）和双眼对侧视野同向性偏盲（因视辐射受损），即所谓的"三偏"症状（图19-33、图19-34）。

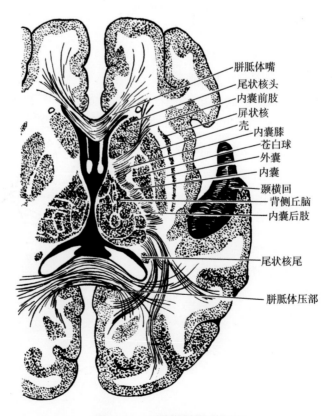

| 胼胝体嘴 |
| 尾状核头 |
| 内囊前肢 |
| 屏状核 |
| 壳 内囊膝 |
| 苍白球 |
| 外囊 |
| 内囊 |
| 颞横回 |
| 背侧丘脑 |
| 内囊后肢 |
| 尾状核尾 |
| 胼胝体压部 |

图 19-33 大脑半球的水平切面

4. 边缘系统 limbic system 由边缘叶与相关的皮质及皮质下结构组成（图19-24）。边缘叶是指位于胼胝体周围和侧脑室下角底壁的一圈弧形结构，包括隔区、扣带回、海马旁回和海马结构。相关皮质是指额叶眶部、岛叶及颞极。相关皮质下结构是指杏仁核、**隔核**、下丘脑、丘脑前核、中脑被盖等。边缘系统在种系发生上是比较古老的部分，其纤维联系广泛，功能复杂。边缘系统主要与嗅觉、内脏活动、情绪行为、学习记忆等密切相关。

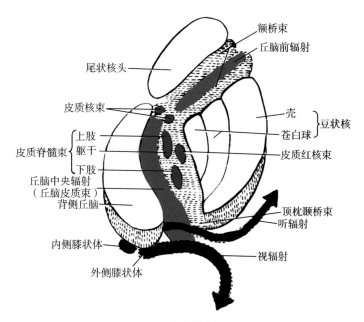

图 19-34 内囊模式图

第二十章　周围神经系统

周围神经系统 peripheral nervous system 是指除中枢神经系统以外，分布于各处的神经结构，包括脊神经、脑神经和内脏神经（周围部）三部分。脊神经和脊髓相连，主要分布于躯干和四肢；脑神经与脑相连，主要分布于头、颈部；内脏神经（周围部）是指伴随脊神经和脑神经分布于内脏、心血管和腺体的神经。

第一节　脊神经

一、概述

脊神经 spinal nerve 共 31 对，包括**颈神经** cervical nerve 8 对，**胸神经** thoracic nerve 12 对，**腰神经** lumbar nerve 5 对，**骶神经** sacral nerve 5 对，**尾神经** coccygeal nerve 1 对。每对脊神经都是由相应的前根和后根在椎间孔处汇合而成。脊神经前根含运动纤维，属于运动性的；脊神经后根含感觉纤维，属于感觉性的。故脊神经既含运动纤维又含感觉纤维，为混合性神经。

1. 脊神经出椎管的位置　第 1 对颈神经在寰椎与枕骨之间出椎管，第 2～7 对颈神经在同序数颈椎上方的椎间孔出椎管，第 8 对颈神经在第 7 颈椎与第 1 胸椎之间的椎间孔出椎管，胸、腰神经均分别在同序数椎骨下方的椎间孔穿出，第 1～4 对骶神经在相应的骶前、后孔穿出，第 5 对骶神经和尾神经由骶管裂孔穿出（图 19-1）。

2. 脊神经的纤维成分　脊神经含有四种纤维成分（图 20-1）。①躯体运动纤维：胞体为脊髓前角运动细胞，其发出的轴突出前根，进入脊神经，支配躯干和四肢骨骼肌的运动。②躯体感觉纤维：胞体为位于脊神经节内的假单极神经元，其周围突分布于躯干和四肢的皮肤、骨骼肌、肌腱和关节，其中枢突经后根进入脊髓，将浅感觉和深感觉冲动传入中枢。③内脏运动纤维：胞体为位于 T1～L3 脊髓节段的侧角细胞或 S2～S4 脊髓节段的骶副交感核，其发出的轴突出相应前根进入脊神经，支配平滑肌、心肌的运动和控制腺体的分泌。④内脏感觉纤维：胞体亦为位于脊神经节内的假单极神经元，其周围突分布于内脏、心血管和腺体，中枢突经脊神经后根进入脊髓，将内脏感觉冲动传入中枢。

3. 脊神经的分支　脊神经出椎间孔后立即分为前支、后支、脊膜支和交通支等分支。前支和后支都是混合性的；脊膜支为脊神经最小的分支，由脊神经发出后经椎间孔返回椎管，分布到脊髓被膜、血管、椎骨的骨膜等处；交通支为连于脊神经与交感干之间的细支（详见内脏神经）（图 20-1）。

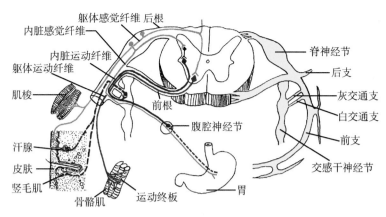

图 20-1　脊神经的组成、纤维成分和分布示意图

二、后支

后支 posterior branch 是混合性神经。除第 1 ～ 2 颈神经后支较为粗大外，其余脊神经后支均较相对应的前支细小，由脊神经发出后经相邻椎骨横突之间或骶后孔向后走行，主要分布于枕、项、背、腰、臀部的皮肤及脊柱两侧深部的骨骼肌（图 20-2）。

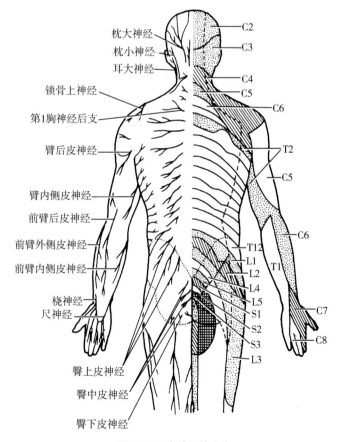

图 20-2　脊神经的皮支

脊神经后支形成的皮神经主要有：

1. 枕大神经 greater occipital nerve　为第 2 颈神经后支的内侧皮支，较粗大，穿斜方肌腱膜至皮下，分布于顶枕部的皮肤。

2. 臀上皮神经 superior clunial nerve   为第 1～3 腰神经后支的外侧皮支，在髂嵴上方竖脊肌外侧缘处穿至皮下，分布于臀上部皮肤。

3. 臀中皮神经 middle clunial nerve   为第 1～3 骶神经后支的外侧皮支，穿过臀大肌起始部达皮下，分布于臀中部的皮肤。臀上皮神经和臀中皮神经病变是引起腰痛的原因之一。

三、前支

前支 anterior branch 也是混合性神经，较粗大，分布于躯干的前外侧和四肢的骨骼肌及皮肤。除胸神经前支保持明显的节段性外，其余各部脊神经的前支分别交织成丛，再由丛发出分支分布于相应的区域，脊神经前支形成的神经丛有颈丛、臂丛、腰丛和骶丛。

（一）颈丛

1. 颈丛的组成和位置   颈丛 cervical plexus 由第 1～4 颈神经的前支组成（图 20-3），位于胸锁乳突肌上部的深面，中斜角肌和肩胛提肌起始端的前方，发出皮支和肌支。

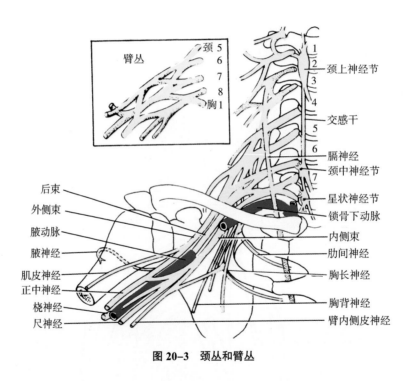

图 20-3   颈丛和臂丛

2. 颈丛的分支   颈丛的皮支均在胸锁乳突肌后缘中点附近自深部浅出，此点称为神经点，临床上可在此处行颈部皮肤浸润麻醉。颈丛的主要皮支有：**枕小神经 lesser occipital nerve**、**耳大神经 great auricular nerve**、**颈横神经 transverse nerve of neck** 和 **锁骨上神经 supraclavicular nerve**，分布于枕部、耳部、颈前区、肩部和胸壁上部的皮肤（图 20-4）。颈丛深支主要支配颈部深层肌，如椎前肌和斜角肌等。

膈神经 phrenic nerve   是颈丛中最重要的分支，沿前斜角肌前面下行，在锁骨下动、静脉之间经胸廓上口入胸腔，沿肺根前方，于心包与纵隔胸膜之间下行至膈。膈神经是混合性神经，其中的运动纤维支配膈肌；感觉纤维主要分布于胸膜、心包及膈下面的部分腹膜。右侧膈神经的感觉纤维还分布到肝、胆囊和肝外胆道等处（图 20-5）。

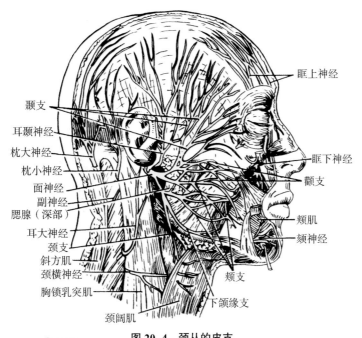

图 20-4　颈丛的皮支

图中标注（上及左右）：眶上神经、颞支、耳颞神经、枕大神经、枕小神经、面神经、副神经、腮腺（深部）、耳大神经、颈支、斜方肌、颈横神经、胸锁乳突肌、颈阔肌、眶下神经、颧支、颊肌、颊神经、颞支、下颌缘支

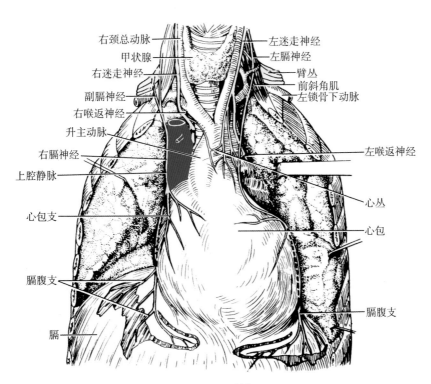

图 20-5　膈神经

图中标注：右颈总动脉、甲状腺、右迷走神经、副膈神经、右喉返神经、升主动脉、右膈神经、上腔静脉、心包支、膈腹支、膈、左迷走神经、左膈神经、臂丛、前斜角肌、左锁骨下动脉、左喉返神经、心丛、心包、膈腹支

（二）臂丛

1. 臂丛的组成和位置　臂丛 brachial plexus 由第 5～8 颈神经前支和第 1 胸神经前支的大部分组成。在颈根部行于锁骨下动脉的后上方，再经锁骨后方进入腋窝（图 20-3）。因此，臂丛以锁骨为界可分为锁骨上部和锁骨下部。锁骨上部的分支主要分布于颈部、胸壁及肩部的肌肉。锁骨下部在腋窝内围绕腋动脉，形成内侧束、外侧束和后束，再由束发出分支，主要分布于上肢。

2. 臂丛的主要分支

（1）肌皮神经 musculocutaneous nerve　发自外侧束，向外下方斜穿喙肱肌，在肱二头肌与肱肌之间下行，发出肌支支配肱二头肌、喙肱肌和肱肌（图 20-6）；其终支为皮支，在肱二头肌腱外侧、肘关节稍上方穿出深筋膜延续为**前臂外侧皮神经**，分布于前臂外侧的皮肤。

（2）正中神经 median nerve　由起于内侧束和外侧束的 2 个根汇合而成。在臂部沿肱二头肌内侧沟伴随肱动脉下行至肘窝，自肘窝向下穿过旋前圆肌后行于前臂的正中，位于指浅、深屈肌之间，继而在桡侧腕屈肌腱和掌长肌腱之间的深面进入腕管，达手掌（图 20-6）。

1）正中神经的分支：①肌支：支配除肱桡肌、尺侧腕屈肌、指深屈肌尺侧半以外的所有前臂前群肌及手肌外侧大部分（除拇收肌以外的鱼际肌和第 1、2 蚓状肌）。②皮支：分布于手掌桡侧 2/3 区、桡侧 3 个半手指的掌面及背面中、远节的皮肤（图 20-7～图 20-9）。

2）正中神经的体表投影：自肱动脉的起始端搏动点至肘部肱骨内、外上髁间连线中点稍内侧，再由此向下沿前臂正中至腕掌侧横纹中点。

在腕关节上方，正中神经位置浅表，易发生切割伤。正中神经损伤时，运动障碍表现为前臂不能旋前（旋前圆肌、旋前方肌瘫痪），屈腕能力减弱，拇、示指不能屈曲（屈腕、屈指肌瘫痪），形似手枪，故称"手枪手"，拇指不能对掌，鱼际肌萎缩（鱼际肌瘫痪），手掌平坦。感觉障碍以桡侧 3 指远节最为明显（图 20-10）。

（3）尺神经 ulnar nerve　发自内侧束，沿肱二头肌内侧沟伴随肱动脉和正中神经下行，至臂中部离开肱动脉行向后下方，进入肱骨内上髁后方的尺神经沟，然后穿尺侧腕屈肌起始部至前臂前面的内侧，伴尺动脉内侧下行，经豌豆骨的桡侧、屈肌支持带的浅面进入手掌（图 20-6、图 20-7）。

1）尺神经的分支：①肌支：支配尺侧腕屈肌、指深屈肌的尺侧半，以及手肌内侧大部分（小鱼际肌、拇收肌、骨间肌和第 3、4 蚓状肌）。②皮支：在手掌面，分布于手掌尺侧 1/3 区和尺侧 1 个半手指的皮肤；在手背面，分布于手背尺侧 1/2 区及尺侧 2 个半手指的皮肤（第 3、4 指毗邻侧只分布于近节指背皮肤）（图 20-7～图 20-9）。

2）尺神经的体表投影：自肱动脉始端搏动点至肱骨内上髁后方为尺神经在臂部的体表投影，尺神经在前臂的体表投影为由肱骨内上髁后方至豌豆骨外侧的连线。

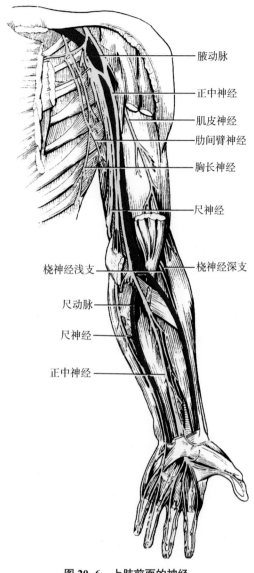

图 20-6　上肢前面的神经

（图中标注：腋动脉、正中神经、肌皮神经、肋间臂神经、胸长神经、尺神经、桡神经浅支、桡神经深支、尺动脉、尺神经、正中神经）

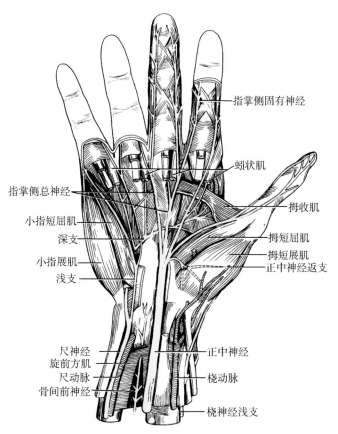

指掌侧固有神经

蚓状肌

指掌侧总神经

拇收肌

小指短屈肌

深支

拇短屈肌

拇短展肌

小指展肌

正中神经返支

浅支

尺神经

正中神经

旋前方肌

尺动脉

桡动脉

骨间前神经

桡神经浅支

图 20-7　手掌面的神经

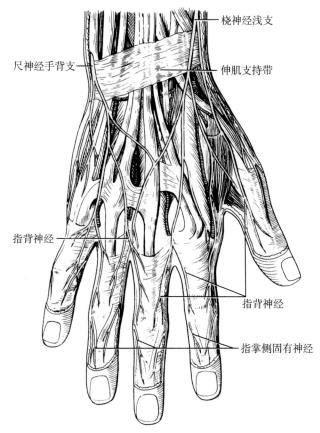

桡神经浅支

尺神经手背支

伸肌支持带

指背神经

指背神经

指掌侧固有神经

图 20-8　手背面的神经

尺神经在尺神经沟处位置表浅，贴近骨面，肱骨下端骨折时，容易损伤。尺神经损伤时，主要表现为屈腕能力减弱（屈腕、屈指肌瘫痪），拇指不能内收（拇收肌瘫痪），各指不能互相并拢（骨间肌瘫痪），第4、5指的掌指关节过伸而指骨间关节屈曲（第3、4蚓状肌瘫痪），形似鹰爪，故称"爪形手"，小鱼际肌萎缩平坦。感觉障碍以手的内侧缘为主（图20-10）。

尺神经和正中神经合并损伤时，由于鱼际肌、小鱼际肌、骨间肌、蚓状肌均瘫痪萎缩，手掌更显平坦，类似"猿手"（图20-10）。

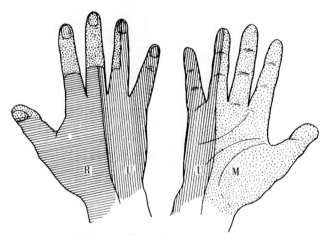

图 20-9　手部皮肤的神经分布示意图
U 尺神经　R 桡神经　M 正中神经

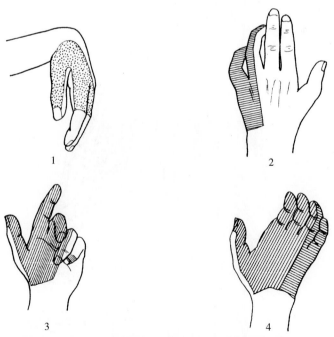

图 20-10　桡、尺、正中神经损伤时的手形及皮肤感觉丧失区
1. 垂腕（桡神经损伤）　2. "爪形手"（尺神经损伤）
3. "手枪手"（正中神经损伤）　4. "猿手"（正中神经与尺神经合并损伤）

（4）桡神经 radial nerve　是臂丛最大的分支，起自后束。在腋窝位于腋动脉的后方，后伴肱深动脉，紧贴肱骨体中部后面的桡神经沟行向外下方，于肱桡肌与肱肌之间下降，至肱骨外上髁前方分为浅、深两支（图20-6、图20-11）。桡神经在腋窝发出臂后皮神经分布于臂后面皮肤，在臂中份外侧发出前臂后皮神经分布于前臂后面的皮肤，在臂部还发出肌支支配肱三头肌、肱桡肌和桡侧腕长伸肌的运动。

1）桡神经浅支：为皮支，经肱桡肌深面与桡动脉伴行下降，至前臂下1/3处转向手背，分布于手背桡侧半和桡侧2个半手指近节背面的皮肤（图20-6、图20-8、图20-9）。

2）桡神经深支：主要为肌支，穿旋后肌至前臂后面，更名为骨间后神经，在前臂后群浅、深两层肌肉之间，发支支配前臂后群肌（桡侧腕长伸肌除外）（图20-11）。

桡神经常见的损伤部位在臂部桡神经紧贴肱骨中段后方桡神经沟处。桡神经本干损伤时，主要表现为不能伸腕、伸指（前臂后群肌瘫痪），呈垂腕姿态。感觉障碍以手背第1、2掌骨之间的皮肤最为明显（图20-10）。

（5）腋神经 axillary nerve　发自后束，绕过肱骨外科颈行向后外至三角肌的深面，肌支支配三角肌和小圆肌，皮支分布于肩部和臂外侧区上部的皮肤（图20-11）。

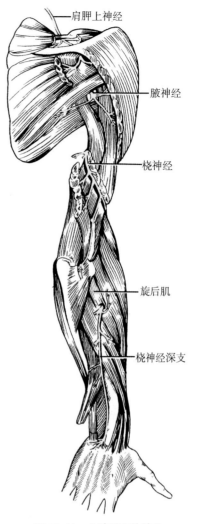

图 20-11　上肢后面的神经

肱骨外科颈骨折时极易损伤到腋神经。腋神经损伤后，三角肌瘫痪，肩关节不能外展，肩部失去圆隆状外观而呈"方形肩"，肩部和臂外侧区上部皮肤感觉障碍。

（三）胸神经前支

胸神经前支共12对。除第1对的大部分参加臂丛、第12对的小部分参加腰丛外，其余皆不成丛。第1～11对胸神经前支行于相应的肋间隙内，称**肋间神经** intercostal nerve；第12对胸神经前支行于第12肋的下方，称**肋下神经** subcostal nerve。在肋间隙内，肋间神经伴行血管走行，自上而下依次为静脉、动脉、神经。

上6对肋间神经分支分布于相应的肋间肌、胸壁皮肤和壁胸膜；第7～11对肋间神经除分布于相应的肋间肌、胸壁皮肤和壁胸膜外，还斜向前下和肋下神经一起行于腹内斜肌和腹横肌之间，分布于腹前外侧群肌、腹壁皮肤及壁腹膜（图20-12）。

（四）腰丛

1.腰丛的组成和位置　腰丛 lumbar plexus 由第12胸神经前支的一部分、第1～3腰神经前支和第4腰神经前支的一部分组成（图20-13）。腰丛位于腰大肌深面、腰椎横突的前方，除发出肌支支配腰方肌和髂腰肌外，还发出分支分布于腹股沟区和大腿前部及内侧部。

NOTE

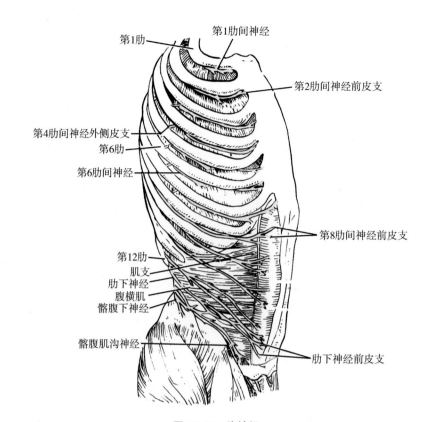

第1肋间神经
第1肋
第2肋间神经前皮支
第4肋间神经外侧皮支
第6肋
第6肋间神经
第8肋间神经前皮支
第12肋
肌支
肋下神经
腹横肌
髂腹下神经
髂腹肌沟神经
肋下神经前皮支

图 20-12　胸神经

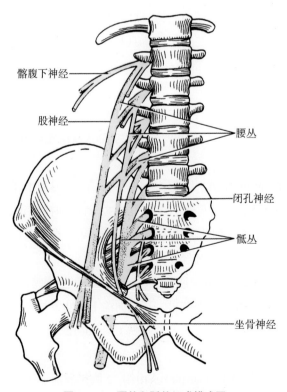

髂腹下神经
股神经
腰丛
闭孔神经
骶丛
坐骨神经

图 20-13　腰丛和骶丛组成模式图

2. 腰丛的主要分支

（1）髂腹下神经 iliohypogastric nerve　出腰大肌外侧缘，在髂嵴上方穿腹横肌后部的腱膜入腹内斜肌与腹横肌之间至腹前壁，在腹股沟管浅环上方穿腹外斜肌腱膜至皮下，沿途发出肌支支配腹壁肌，并发出皮支分布于附近皮肤（图 20-12）。

（2）髂腹股沟神经 ilioinguinal nerve　出腰大肌外侧缘，在髂腹下神经下方并行，进入腹股沟管伴随精索或子宫圆韧带出浅环。其肌支支配腹壁肌，皮支分布于腹股沟部、阴囊或大阴唇皮肤（图 20-12）。

在腹股沟疝修补术中，应注意避免损伤髂腹下神经和髂腹股沟神经。

（3）股神经 femoral nerve　是腰丛最大的分支，自腰大肌外侧缘穿出，继而在腰大肌和髂肌之间下行，经腹股沟韧带深面至大腿前面的股三角，在股动脉的外侧立即分为数支（图 20-14）。股神经的肌支支配大腿前群肌和耻骨肌，皮支主要分布于大腿和膝关节前面的皮肤。股神经最长的皮支为**隐神经** saphenous nerve，与大隐静脉伴行下降，向下分布于小腿内侧面及足内侧缘的皮肤。

股神经损伤后表现为不能伸小腿（股四头肌瘫痪），行走困难，膝跳反射消失，大腿前面和小腿内侧面等处皮肤感觉障碍。

（4）闭孔神经 obturator nerve　自腰大肌内侧缘穿出，伴闭孔血管沿盆腔侧壁行向前下，穿闭膜管出盆腔至大腿内侧（图 20-13、图 20-14），分布于大腿内侧群肌和大腿内侧面的皮肤。

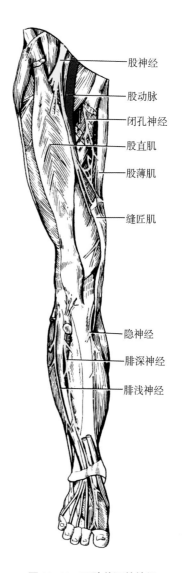

图 20-14　下肢前面的神经

（五）骶丛

1. 骶丛的组成和位置　骶丛 sacral plexus 由第 4 腰神经前支的一部分和第 5 腰神经的前支合成的腰骶干、全部骶神经和尾神经的前支组成（图 20-13），位于盆腔后壁，骶骨和梨状肌的前方、髂内动脉的后方。骶丛发出分支分布于盆壁、臀部、会阴、股后部、小腿及足的肌肉和皮肤。

2. 骶丛的主要分支

（1）臀上神经 superior gluteal nerve　伴臀上动、静脉经梨状肌上孔出盆腔，支配臀中肌、臀小肌和阔筋膜张肌（图 20-15）。

（2）臀下神经 inferior gluteal nerve　伴臀下动、静脉经梨状肌下孔出盆腔，支配臀大肌。

（3）股后皮神经 posterior femoral cutaneous nerve　出梨状肌下孔至臀部下行，至臀大肌下缘浅出，分布于大腿后面的皮肤（图 20-15）。

（4）阴部神经 pudendal nerve　与阴部内动、静脉伴行，经梨状肌下孔出盆腔，绕坐骨棘经坐骨小孔进入坐骨肛门窝，分支分布于肛门周围、会阴部和外生殖器的肌肉和皮肤（图 20-16）。主要分支有：

1）肛神经：与肛动脉伴行，分布于肛门外括约肌和肛门周围皮肤。

2）会阴神经：分布于会阴诸肌和阴囊（或大阴唇）的皮肤。

3）阴茎（阴蒂）背神经：沿阴茎（阴蒂）背侧，分布于阴茎（阴蒂）的海绵体及皮肤。

（5）坐骨神经 sciatic nerve　是全身最粗大、最长的神经。坐骨神经穿梨状肌下孔出盆腔至臀大肌深面，经股骨大转子与坐骨结节之间至大腿后面下行，多在腘窝上角附近分为胫神经和腓总神经（图 20-15）。坐骨神经干发出分支支配大腿后群肌。

坐骨神经干的体表投影：坐骨结节与股骨大转子之间的中点稍内侧到股骨内、外侧髁之间中点的连线，其上 2/3 为坐骨神经干。坐骨神经痛时，常在此线上出现压痛。

主要分支有：

1）胫神经 tibial nerve：为坐骨神经干的直接延续，在腘窝内伴随腘血管沿腘窝中线下行，继而在小腿三头肌深面伴胫后动脉下行，经内踝后方至足底，分为足底内侧神经 medial plantar nerve 和足底外侧神经 lateral plantar nerve（图 20-15、图 20-17）。胫神经的肌支支配小腿后群肌和足底肌，皮支分布于小腿后面和足底的皮肤。

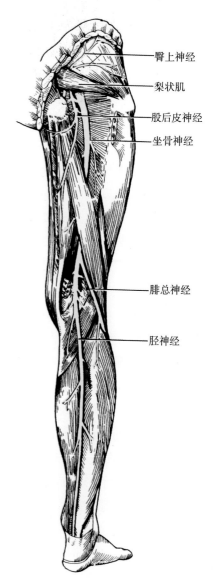

图 20-15　下肢后面的神经

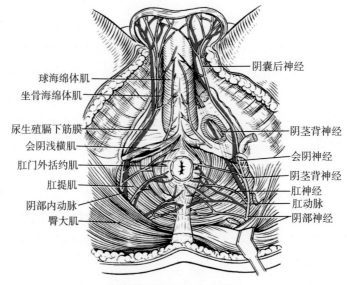

图 20-16　阴部神经（男性）

胫神经损伤后，运动障碍主要表现为足不能跖屈，不能以足尖站立，足底内翻力弱（小腿后群肌瘫痪）。由于拮抗肌的牵拉，出现足背屈和外翻位，呈"钩状足"畸形（图20-18）。感觉障碍主要在足底。

2）腓总神经 common peroneal nerve：较胫神经细小，在腘窝上角自坐骨神经发出后，沿腘窝上外侧缘向外下方行，绕腓骨颈至小腿前面，分为腓浅神经和腓深神经（图20-14）。

腓浅神经 superficial peroneal nerve 在腓骨长、短肌之间下行，发出分支支配腓骨长肌和腓骨短肌。其本干于小腿中、下1/3交界处浅出至皮下，经踝关节前方至足背，分布于小腿前外侧面下部和足背、趾背的皮肤（图20-14、图20-17）。

腓深神经 deep peroneal nerve 在小腿前群肌之间伴胫前动脉下行，经踝关节前方至足背（图20-14）。沿途发出分支支配小腿前群肌和足背肌，皮支分布于第1、2趾相对缘的皮肤。

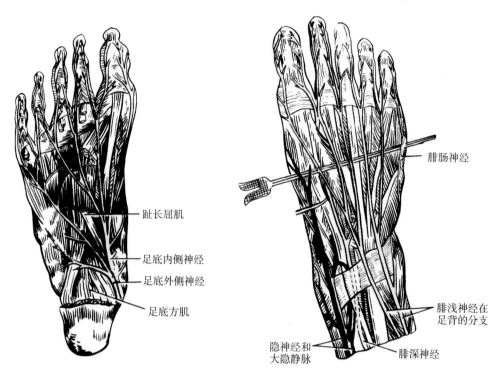

趾长屈肌

足底内侧神经

足底外侧神经

足底方肌

腓肠神经

腓浅神经在足背的分支

隐神经和大隐静脉

腓深神经

图 20-17　足的神经

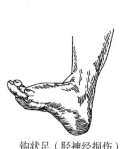

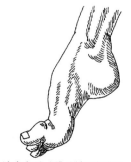

钩状足（胫神经损伤）　　马蹄内翻足（腓总神经损伤）

图 20-18　坐骨神经损伤后足的畸形

在腓骨颈外侧，腓总神经位置表浅，且贴近骨面，腓骨颈骨折时，容易损伤该神经。腓总神经损伤后，运动障碍主要表现为足不能背屈、不能外翻，不能伸趾（小腿前群肌、外侧群肌瘫痪）。由于重力和后群肌的牵拉，足下垂并内翻，呈"马蹄内翻足"畸形。走路时必须用力屈髋、屈膝、高抬下肢，才能使患足向前拖行，表现为"跨阈步态"。感觉障碍以小腿前外侧面下部和足背明显。

四、脊髓和脊神经的节段性支配

脊髓分为 31 个节段，每一节段前角发出的躯体运动纤维经相应的前根和脊神经支配躯体一定部位骨骼肌的运动。同样，每一节段的后角，通过相应的脊神经及后根的传入纤维管理躯体一定部位皮肤的感觉。

脊髓和脊神经对皮肤的节段性支配以躯干部最为典型，自背侧中线至腹侧中线较有规律地形成连续横行的环带。例如 T2 相当于胸骨角平面，T4 相当于乳头平面（男性），T6 相当于剑突平面，T8 相当于肋弓平面，T10 相当于脐平面，T12 相当于耻骨联合与脐连线中点平面等（图20-19、表 20-1）。临床诊查时，可根据感觉障碍平面的高低，判断脊髓损伤或病变的节段及受损伤的胸神经序数。另外，当进行椎管内麻醉时，依据痛觉丧失的平面，可确定麻醉平面的高低。

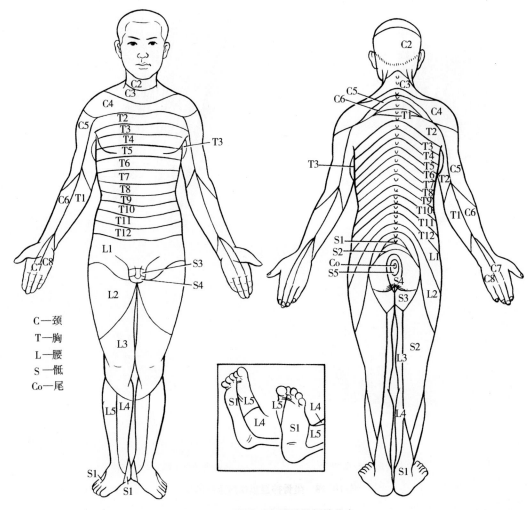

图 20-19　脊髓对皮肤的节段性分布

表 20-1　脊髓对皮肤的节段性支配

脊髓节段	皮肤区域	脊髓节段	皮肤区域
C2	枕部及颈部	T8	季肋部平面
C3～C4	颈部及肩部	T10	脐平面
C5	臂外侧面	T12～L1	耻骨部及腹股沟部平面
C6～C7	前臂和手的外侧面	L2～L3	大腿前面
C8～T1	手和前臂的内侧面	L4～L5	小腿内、外侧面和足的内侧半
T2	臂内侧面，腋窝及胸骨角平面	S1～S3	足外侧半和大、小腿后面
T4	乳头平面（男性）	S4～S5	会阴部
T6	剑突平面		

第二节　脑神经

　　脑神经 cranial nerves 是连于脑的周围神经，共 12 对，按其与脑相连的顺序编码，用罗马数字表示，列表如下（表 20-2）：

表 20-2　脑神经简表

顺序	名称	性质	连脑部位	出入颅部位	分布区
I	嗅神经	感觉性	端脑	筛孔	鼻黏膜嗅部
II	视神经	感觉性	间脑	视神经管	视网膜
III	动眼神经	运动性	中脑	眶上裂	上睑提肌，上、下、内直肌，下斜肌，瞳孔括约肌，睫状肌
IV	滑车神经	运动性	中脑	眶上裂	上斜肌
V	三叉神经	混合性	脑桥	眶上裂、圆孔、卵圆孔	咀嚼肌，面部皮肤，口鼻腔、舌前 2/3 黏膜，上、下颌牙及牙龈
VI	展神经	运动性	脑桥	眶上裂	外直肌
VII	面神经	混合性	脑桥	内耳门、茎乳孔	面肌，泪腺，下颌下腺，舌下腺，鼻腔黏膜腺，舌前 2/3 味蕾
VIII	前庭蜗神经	感觉性	脑桥	内耳门	内耳前庭器、螺旋器
IX	舌咽神经	混合性	延髓	颈静脉孔	腮腺，咽肌，舌后 1/3 黏膜及味蕾，咽黏膜，颈动脉窦，颈动脉小球
X	迷走神经	混合性	延髓	颈静脉孔	咽喉腺体，咽喉肌，胸腹腔器官，咽喉及胸腹腔器官黏膜，耳郭背侧及外耳道皮肤
XI	副神经	运动性	延髓	颈静脉孔	胸锁乳突肌，斜方肌
XII	舌下神经	运动性	延髓	舌下神经管	舌肌

　　脑神经共有 7 种纤维成分，分别为：一般躯体感觉纤维（分布于皮肤、肌、肌腱和眶内、口、鼻腔黏膜）、特殊躯体感觉纤维（分布于头部特殊感受器即视器和前庭蜗器）、一般内脏感觉纤维（分布于头、颈、胸、腹的内脏器官）、特殊内脏感觉纤维（分布于味蕾和嗅器）、一般躯体运动纤维（支配眼球外肌和舌肌）、一般内脏运动纤维（支配平滑肌、心肌和腺体）、特殊

NOTE

内脏运动纤维（支配咀嚼肌、面肌和咽喉肌）。

　　为了方便学习，本教材将其合并为4种，分别为：①躯体感觉纤维：传导来自头面部皮肤、肌、腱、关节和口、鼻腔黏膜，以及视器和前庭蜗器的感觉冲动；②内脏感觉纤维：传导来自内脏、心血管、腺体，以及嗅器、味蕾的感觉冲动；③躯体运动纤维：发自脑干躯体运动核，支配眼球外肌、舌肌、咀嚼肌、面肌和咽喉肌等头颈部骨骼肌；④内脏运动纤维：发自脑干内脏运动核，属副交感纤维，支配平滑肌、心肌和腺体。

　　脑神经中，躯体和内脏感觉神经元大部分是假单极神经元，它们的胞体聚集成脑神经节，如三叉神经节、迷走神经上神经节和下神经节等，其性质类似脊神经节。其周围突分布至相应的感受器，中枢突入脑终止于相应的脑神经感觉核。

　　脑神经与脊神经所含纤维成分不同。每对脊神经均含有4种纤维成分，都是混合性神经。但每对脑神经的纤维成分不尽相同，第Ⅰ、Ⅱ、Ⅷ对脑神经只含感觉纤维，为感觉性脑神经；第Ⅲ、Ⅳ、Ⅵ、Ⅺ、Ⅻ对脑神经只含运动纤维，为运动性脑神经；第Ⅴ、Ⅶ、Ⅸ、Ⅹ对脑神经既含感觉纤维，又含运动纤维，为混合性脑神经（图20-20、图20-21）。

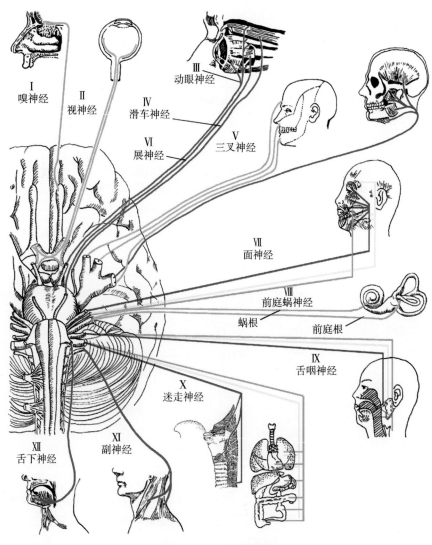

图 20-20　脑神经概观

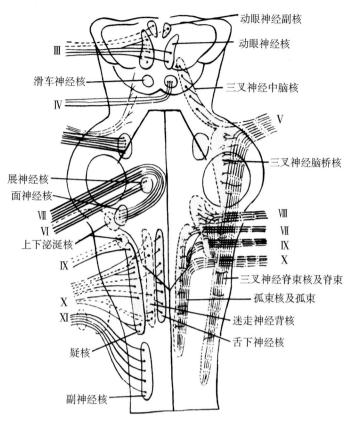

动眼神经副核
动眼神经核
III
滑车神经核
三叉神经中脑核
IV
V
三叉神经脑桥核
展神经核
面神经核
VIII
VII
VII
IX
VI
X
上下泌涎核
IX
三叉神经脊束核及脊束
孤束核及孤束
X
迷走神经背核
XI
舌下神经核
疑核

副神经核

图 20-21　脑神经核及其纤维联系

一、嗅神经

嗅神经 olfactory nerve 由内脏感觉纤维构成，传导嗅觉冲动，由鼻黏膜嗅部嗅细胞的中枢突组成。嗅细胞为双极神经元，其周围突分布于鼻黏膜嗅部，中枢突聚集成 20 多条嗅丝（即嗅神经），穿筛孔入颅，终止于嗅球。颅前窝骨折延及筛板时，可撕脱嗅丝，造成嗅觉障碍（图 20-22）。

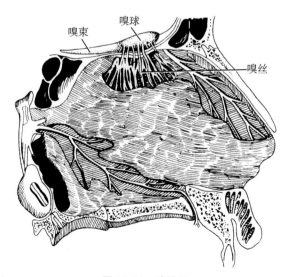

嗅束
嗅球
嗅丝

图 20-22　嗅神经

二、视神经

视神经 optic nerve 由躯体感觉纤维构成，传导视觉冲动。视网膜节细胞轴突在视神经盘处聚集后穿过脉络膜和巩膜而成视神经。视神经自眼球后部行向后内方，穿视神经管入颅中窝。两侧的视神经在垂体的前上方形成视交叉，经过视交叉后，视神经纤维重新组合为左、右视束，绕过大脑脚外侧，向后止于间脑的外侧膝状体（图 20-23）。

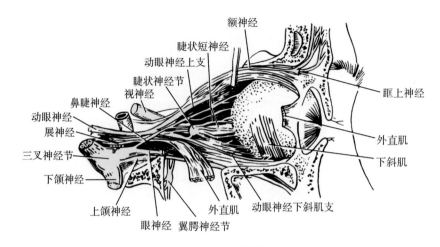

图 20-23 眶内神经

三、动眼神经

动眼神经 oculomotor nerve 含躯体运动纤维和内脏运动纤维（副交感纤维）。躯体运动纤维发自中脑动眼神经核，支配上睑提肌、上直肌、内直肌、下直肌和下斜肌。内脏运动纤维发自动眼神经副核，终于睫状神经节，通过节内神经元的节后纤维支配瞳孔括约肌和睫状肌。

动眼神经在脚间窝出脑，向前经眶上裂入眶，分为上、下两支。上支细小，支配上直肌和上睑提肌。下支粗大，支配内直肌、下直肌和下斜肌，其中，下斜肌支分出一小支（含内脏运动纤维）至睫状神经节，在睫状神经节内与节内神经元形成突触，神经元发出节后纤维由眼球后部穿眼球壁分布于瞳孔括约肌和睫状肌，参与瞳孔对光反射和视力调节反射（图 20-23）。

动眼神经损伤时，其支配的眼球外肌麻痹，出现上睑下垂，眼外下斜视，眼球不能向内、上、下方运动，并有瞳孔扩大、瞳孔对光反射消失等症状。

四、滑车神经

滑车神经 trochlear nerve 由躯体运动纤维构成，起自中脑的滑车神经核，由下丘下方出脑，绕大脑脚外侧向前经眶上裂入眶，支配上斜肌（图 20-23）。

五、三叉神经

三叉神经 trigeminal nerve 含有躯体感觉与躯体运动两种纤维成分。躯体感觉纤维胞体位于三叉神经节（半月神经节）内。三叉神经节由假单极神经元组成，位于颅中窝颞骨岩部的三叉神经压迹处，包被于硬脑膜的两层之间，其周围突自节的前端发出，组成三大分支，由上内向下外依次为眼神经、上颌神经和下颌神经，分布于面部的皮肤、眼、口腔、鼻腔、鼻旁窦的黏膜和脑膜等，传导分布区的痛、温、触、压等感觉；其中枢突汇集成粗大的三叉神经感觉根，由脑桥和小脑中脚交界处入脑，终于三叉神经脑桥核和三叉神经脊束核；躯体运动纤维起于三叉神经运动核，组成三叉神经运动根，出脑后行于感觉根的前内侧，后加入下颌神经，支配咀嚼肌等（图 20-24 ～图 20-26）。

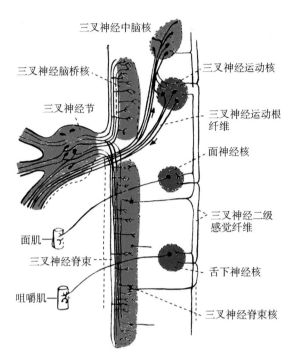

图 20-24　三叉神经核团及其与中枢联系

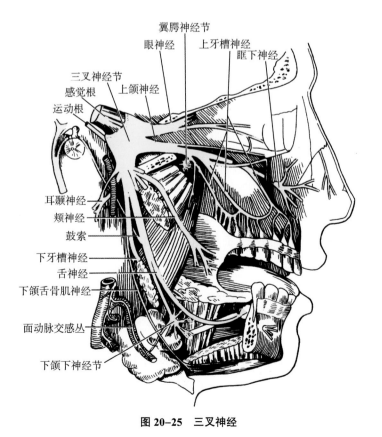

图 20-25　三叉神经

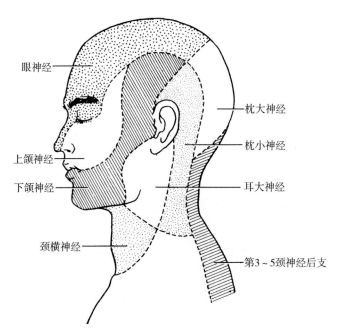

图 20-26   头面部皮神经分布示意图

1. 眼神经 ophthalmic nerve   为感觉性神经，自三叉神经节发出后，经眶上裂入眶，分支分布于硬脑膜、眼眶、眼球、泪腺、结膜、部分鼻黏膜，以及额顶区、上睑和鼻背的皮肤。眼神经较粗大的分支为额神经，沿上睑提肌上方前行，其终支眶上神经经眶上孔（眶上切迹）分布于额顶区的皮肤。

2. 上颌神经 maxillary nerve   为感觉性神经，由圆孔出颅后，经眶下裂入眶，沿眶下壁的眶下沟、眶下管前行，沿途发出分支到上颌牙齿、牙龈，以及上颌窦和鼻腔的黏膜等处。主干的终末支延续为眶下神经，前行出眶下孔至面部，分成数支，主要分布于睑裂与口裂之间的皮肤。

3. 下颌神经 mandibular nerve   为混合性神经，含有躯体感觉和躯体运动纤维，经卵圆孔出颅，立即分为许多分支。其躯体感觉纤维主要分布于下颌牙齿、牙龈、颊和舌前 2/3 的黏膜，以及耳颞区和口裂以下的面部皮肤。躯体运动纤维支配咀嚼肌。下颌神经的主要分支如下：

（1）**颊神经 buccal nerve**   沿颊肌浅面行向前下，分支分布于颊部皮肤与口腔侧壁黏膜，传导此区的感觉冲动。

（2）**舌神经 lingual nerve**   呈弓形越过下颌下腺上方，向前入舌内，分布于舌前 2/3 黏膜，传导一般感觉。舌神经在行程中有来自面神经的鼓索加入，其内含副交感纤维和内脏感觉纤维（司味觉）。

（3）**下牙槽神经 inferior alveolar nerve**   在舌神经后方经下颌孔入下颌管，在管内分支组成下牙丛，由丛分支至下颌牙齿和牙龈。下牙槽神经的终支自颏孔穿出为颏神经，分布于口裂以下的面部皮肤。

（4）**耳颞神经 auriculotemporal nerve**   以两根起自下颌神经，夹持脑膜中动脉向后合成一干，与颞浅血管伴行穿经腮腺实质上行，行程中发支分布于耳屏前部、外耳道皮肤及颞区皮肤。

NOTE

一侧三叉神经完全损伤时，可导致同侧面部皮肤、眼及鼻腔和口腔黏膜感觉丧失，角膜反射消失和咀嚼肌瘫痪，张口时下颌偏向患侧。

六、展神经

展神经 abducent nerve 由躯体运动纤维构成，起自脑桥展神经核，在延髓脑桥沟中线外侧出脑，前行经眶上裂入眶，支配外直肌（图 20-23）。展神经损伤时，可导致外直肌麻痹，出现内斜视。

七、面神经

面神经 facial nerve 主要含有三种纤维成分：①躯体运动纤维，占面神经纤维的大部分，起自脑桥面神经核，支配面肌；②内脏感觉的味觉纤维，分布于舌前 2/3 的味蕾，中枢突止于孤束核，传导味觉；③内脏运动纤维（副交感纤维），起自上泌涎核，换元后节后纤维分布于泪腺、鼻腔黏膜腺、下颌下腺和舌下腺。

面神经在脑桥小脑三角处，自延髓脑桥沟的外侧部出脑，经内耳门进入内耳道，至内耳道底穿内耳道骨壁进入与中耳鼓室相邻的面神经管，经茎乳孔出颅，穿入腮腺，在腮腺内发出分支，呈扇形分布于面肌（图 20-27、图 20-28）。在面神经管的起始部有膨大的膝神经节。

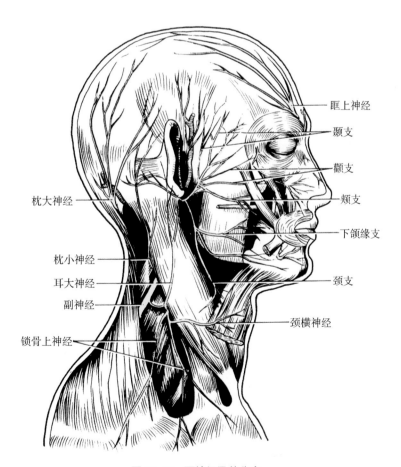

图 20-27　面神经及其分支

（一）面神经在面神经管内的分支

1. 岩大神经 greater petrosal nerve   含有副交感节前纤维，由膝神经节处发出，至翼腭窝终于翼腭神经节。节后神经元发出节后纤维组成若干分支支配泪腺、腭及鼻腔黏膜腺的分泌。

2. 鼓索 chorda tympani   由面神经出茎乳孔前发出，沿鼓膜内面前行穿过鼓室加入舌神经。鼓索含有两种纤维：内脏感觉纤维（司味觉）随舌神经分布于舌前 2/3 味蕾，传导分布区的味觉冲动；副交感节前纤维至下颌下神经节，通过节后纤维支配下颌下腺和舌下腺的分泌（图 20-27）。

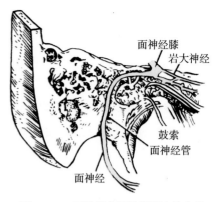

图 20-28   面神经在面神经管内的走行

（二）面神经在面神经管外的分支

面神经出茎乳孔后，主干向前进入腮腺实质，发出 5 组分支，分别由腮腺的前上、前缘和下端呈辐射状行向其支配的面肌。

1. 颞支 temporal branch   常为 3 支，支配额肌和眼轮匝肌上部等。

2. 颧支 zygomatic branch   3～4 支，支配眼轮匝肌和颧肌等。

3. 颊支 buccal branch   3～4 支，支配颊肌、口轮匝肌和其他口周肌。

4. 下颌缘支 marginal mandibular branch   沿下颌缘向前至下唇诸肌。

5. 颈支 cervical branch   由腮腺下端穿出向前下，支配颈阔肌。

面神经在颅外损伤时，仅累及躯体运动纤维，造成患侧面肌瘫痪，出现患侧额纹消失、不能闭眼、鼻唇沟变浅、角膜反射消失及口角偏向健侧等症状。面神经在面神经管内损伤时，还出现舌前 2/3 味觉丧失，舌下腺、下颌下腺及泪腺等分泌障碍（图 20-29）。

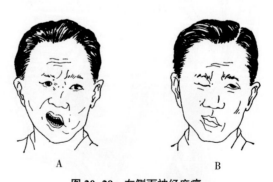

图 20-29   左侧面神经麻痹
A. 露牙时症状更为显著，健侧口角吊起，患侧正常沟纹变浅或消失，睑裂变大
B. 闭眼时，健侧可闭眼，患侧不能闭眼

八、前庭蜗神经

前庭蜗神经 vestibulocochlear nerve 又称位听神经，含躯体感觉纤维，由前庭神经和蜗神经两部分组成。两者合成一干进入内耳道，经内耳门入颅，在脑桥小脑三角经延髓脑桥沟的外侧端进入脑桥。

前庭神经 vestibular nerve 传导平衡觉，其神经元为双极神经元，胞体位于内耳道底的前庭神经节内，周围突分布于内耳的椭圆囊斑、球囊斑和壶腹嵴，中枢突聚集成前庭神经，出内耳门入脑，止于脑干前庭神经核及小脑。

蜗神经 cochlear nerve 传导听觉，其神经元亦为双极神经元，胞体位于内耳蜗轴内的蜗神经节，周围突分布于螺旋器，中枢突聚集成蜗神经，与前庭神经同行入脑，终止于脑干蜗神经核（图 20-30）。

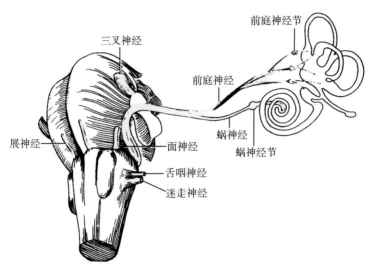

图 20-30　前庭蜗神经

九、舌咽神经

舌咽神经 glossopharyngeal nerve 主要有三种纤维成分：①内脏感觉纤维，其胞体位于舌咽神经下神经节，为假单极神经元，周围突分布于舌后 1/3 黏膜、腭扁桃体、软腭、咽、咽鼓管和鼓室的黏膜及颈动脉窦和颈动脉小球等处传导一般感觉，分布于舌后 1/3 味蕾传导味觉，中枢突终止于孤束核；②躯体运动纤维，起自延髓疑核，支配部分咽肌；③内脏运动纤维（副交感纤维），节前纤维起自延髓下泌涎核，在耳神经节内交换神经元，节后纤维分布于腮腺，管理腮腺分泌。

舌咽神经自延髓橄榄背侧出脑，经颈静脉孔出颅，在孔内舌咽神经形成膨大的上神经节，出孔时形成下神经节。出颅后沿颈内动、静脉之间下降，然后呈弓形向前达舌根（图 20-31）。

舌支 lingual branches 为舌咽神经的终支之一，属感觉支，含内脏感觉纤维，向前下分布于舌后 1/3 的黏膜与味蕾，传导舌后 1/3 的内脏感觉和味觉冲动。

颈动脉窦支 carotid sinus branch 属感觉支，在颈静脉孔下方发出，沿颈内动脉壁前方下降，分布于颈动脉窦（压力感受器）和颈动脉小球（化学感受器），向中枢传导血压和血液中 CO_2 浓度变化的信息，反射性调节血压和呼吸。

此外，舌咽神经还发出鼓室神经、咽支、扁桃体支和茎突咽肌支等。

舌咽神经损伤时，表现为舌后 1/3 一般感觉和味觉消失，软腭、咽后壁等处一般感觉障碍，同侧咽肌无力，腮腺分泌障碍等。

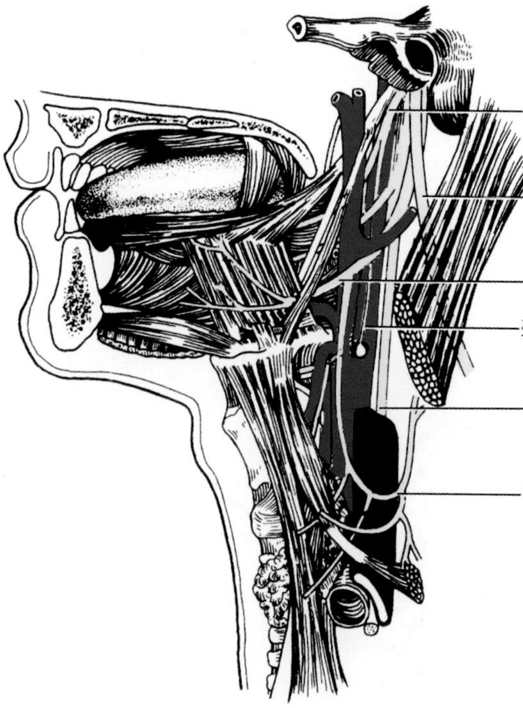

图 20-31   舌咽神经、舌下神经和副神经

十、迷走神经

迷走神经 vagus nerve 是行程最长、分布最广的脑神经，含有四种纤维成分：①内脏运动（副交感）纤维，起自延髓迷走神经背核，支配颈、胸、腹部脏器的平滑肌、心肌的运动和腺体的分泌；②躯体运动纤维，起自延髓疑核，支配咽喉肌；③内脏感觉纤维，胞体位于迷走神经下神经节，属假单极神经元，周围突分布于颈、胸、腹部脏器，中枢突止于孤束核；④躯体感觉纤维，胞体位于迷走神经上神经节，周围突分布于耳郭背侧和外耳道皮肤，中枢突止于三叉神经脊束核。

迷走神经在延髓橄榄背侧、舌咽神经下方出脑，经颈静脉孔出颅，神经干在颈静脉孔处形成膨大的上神经节（躯体感觉性神经节）和下神经节（内脏感觉性神经节）。出颅后，迷走神经在颈动脉鞘内于颈内（颈总）动脉与颈内静脉之间的后方下行，经胸廓上口入胸腔，越过肺根后方，沿食管下行。左迷走神经在食管前面形成食管前丛，在食管下端延续为迷走神经前干；右迷走神经则行于食管后面形成食管后丛，在食管下端延续为迷走神经后干。前、后两干经食管裂孔入腹腔（图 20-32）。迷走神经沿途发出许多分支，其中重要分支如下：

（一）颈部分支

1. 喉上神经 superior laryngeal nerve   在下神经节处分出，至舌骨大角处分为内、外两支。内支分布于咽、舌根、声门裂以上的喉黏膜，传导内脏感觉，外支支配环甲肌。

2. 颈心支 cervical cardiac branch   在喉与气管两侧下行入胸腔，与交感神经心支一起构成心丛，调节心脏活动。其中分布于主动脉弓壁内者称减压神经，能感受主动脉血压变化。

3. 咽支 pharyngeal branch   在下神经节处分出，与舌咽神经的分支和交感神经咽支共同构成咽丛，分布于咽肌和咽部黏膜。

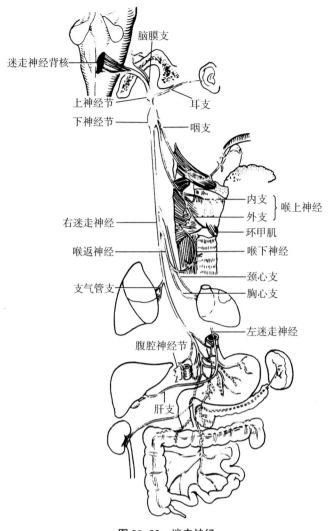

图 20-32　迷走神经

（二）胸部分支

1. 喉返神经 recurrent laryngeal nerve　　自主干发出后，左喉返神经勾绕主动脉弓，右喉返神经勾绕右锁骨下动脉，返回颈部，行于食管与气管之间的沟中，分别在甲状腺侧叶的后方入喉，于环甲关节以上部分更名为喉下神经。喉返神经管理声门裂以下的喉黏膜感觉，支配除环甲肌以外的喉肌运动。一侧喉返神经损伤时，患侧声带肌瘫痪，出现声音嘶哑；双侧喉返神经损伤，除环甲肌外的所有喉肌瘫痪，可导致声门关闭，引起呼吸困难，甚至窒息。

2. 支气管支和食管支　　是迷走神经在胸部发出的若干小支，与交感神经分支共同构成肺丛和食管丛，由丛发出细支至气管、肺和食管，除支配平滑肌和腺体外，也传导脏器和胸膜的感觉。

（三）腹部分支

迷走神经入腹腔后，迷走神经前干分出胃前支和肝支。胃前支主要分布于胃前壁，肝支随肝固有动脉分布至肝、胆囊等处。迷走神经后干除发出胃后支至胃后壁，还发出腹腔支，与交感神经分支一起构成腹腔丛，随腹腔干和肠系膜上动脉等血管分布于肝、脾、胰、肾及结肠左曲以上的消化管，管理这些器官的运动、黏膜感觉及腺体分泌。

迷走神经主干损伤后，出现内脏活动障碍，主要表现为脉速、心悸、恶心、呕吐、呼吸深慢和窒息等症状。由于咽喉感觉障碍和肌肉瘫痪，可出现声音嘶哑、语言和吞咽困难、腭垂偏向一侧等症状。

十一、副神经

副神经 accessory nerve 含躯体运动纤维，起自延髓疑核、延髓下部和第 1～5 颈髓节段的副神经核，在延髓橄榄背侧、迷走神经下方出脑，与舌咽、迷走神经同经颈静脉孔出颅，行向后下，进入胸锁乳突肌和斜方肌，支配此二肌。一侧副神经损伤，可因患侧胸锁突肌和斜方肌瘫痪，而致头屈向健侧，面朝向患侧，患侧不能耸肩（图 20-31）。

十二、舌下神经

舌下神经 hypoglossal nerve 由躯体运动纤维组成，起自延髓舌下神经核，在延髓前外侧沟出脑，经舌下神经管出颅，支配全部舌内肌和大部分舌外肌。一侧舌下神经损伤时，可导致患侧舌肌瘫痪萎缩，伸舌时，由于患侧颏舌肌瘫痪，舌尖偏向患侧（图 20-31）。

第二十一章　内脏神经

内脏神经 visceral nerve 是指主要分布于内脏、心血管和腺体的神经，通过脑神经和脊神经连接于脑和脊髓。内脏神经和躯体神经一样，也包含运动和感觉两种纤维成分，即内脏运动神经和内脏感觉神经（图 21-1）。

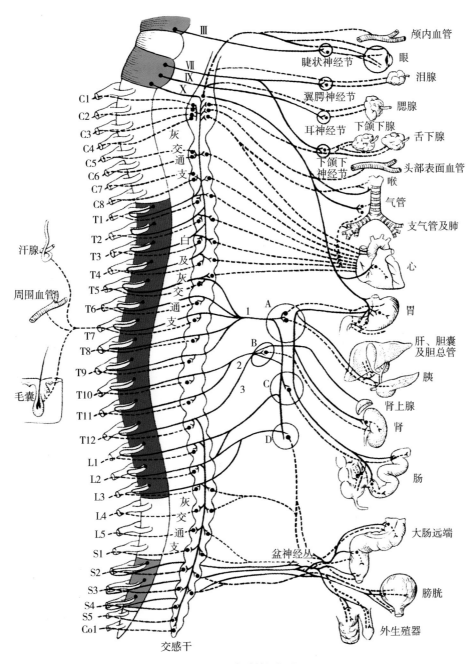

图 21-1　内脏神经概观

内脏运动神经管理内脏、心血管的运动和腺体的分泌，通常不受人的意志控制，故又称为**自主神经系统** autonomic nervous system；又因它主要是控制和调节动、植物共有的物质代谢活动，并非支配动物所特有的骨骼肌运动，所以也称之为**植物神经系统** vegetative nervous system。**内脏感觉神经**将来自内脏、心血管等处内感受器的感觉冲动传递到各级中枢，经中枢整合后，再通过内脏运动神经调节这些器官的活动，以维持机体内外环境的相对平衡。

一、内脏运动神经

内脏运动神经 visceral motor nerve 和躯体运动神经一样，受大脑皮质和皮质下各级中枢的控制和调节，但两者在形态结构、分布范围和功能等方面存在较大差异，现将其主要差异归纳如下：

（1）支配的器官不同　躯体运动神经支配骨骼肌，一般受意志控制；内脏运动神经支配平滑肌、心肌和腺体，在一定程度上不受意志控制。

（2）神经元数目不同　躯体运动神经自脑干和脊髓的低级中枢发出后直达骨骼肌；而内脏运动神经自脑干和脊髓的低级中枢发出后，要在周围部的内脏神经节交换神经元，由节内神经元再发出纤维到达效应器。因此，内脏运动神经从脑干和脊髓的低级中枢到达所支配的器官经过两级神经元。第 1 级神经元为**节前神经元** preganglionic neuron，胞体位于脑干和脊髓内，其轴突称节前纤维；第 2 级神经元为**节后神经元** postganglionic neuron，胞体位于周围部的内脏神经节内，其轴突称节后纤维。

（3）分布形式不同　躯体运动神经以神经干的形式分布；而内脏运动神经的节后纤维则常攀附于脏器或血管的表面形成神经丛，由丛再发出分支至所支配的器官。

（4）纤维成分不同　躯体运动神经只有一种纤维成分；而内脏运动神经包含两种纤维成分，分别称为**交感神经**和**副交感神经**。多数内脏器官同时接受交感和副交感神经的双重支配。

根据形态和机能的特点，内脏运动神经分为交感神经和副交感神经两部分，它们都有各自的中枢部和周围部。

（一）交感神经

1. 中枢部　交感神经 sympathetic nerve 的低级中枢位于全部胸髓和腰髓 1 ~ 3 节段的侧角内。侧角细胞是交感神经节前神经元，发出的轴突为交感神经节前纤维。

2. 周围部　包括交感神经节，以及进出交感神经节的节前纤维和节后纤维等。

（1）交感神经节　为交感神经节后神经元胞体所在处，发出的轴突为交感神经节后纤维。依其所在位置不同，可分为椎旁神经节和椎前神经节（图 21-2）。

1）椎旁神经节 paravertebral ganglion：位于脊柱两旁，借节间支分别连成左、右**交感干** sympathetic trunk，故椎旁神经节又称**交感干神经节** ganglion of sympathetic trunk。交感干上自颅底，下至尾骨，两干下端合于单个的奇神经节。

颈部交感干神经节有 3 对，分别称**颈上神经节** superior cervical ganglion、**颈中神经节** middle cervical ganglion 和**颈下神经节** inferior cervical ganglion；胸部有 10 ~ 12 对，第 1 胸交感干神经节常与颈下神经节合并，称**颈胸神经节** cervicothoracic ganglion（亦称**星状神经节**）；腰部有 4 ~ 5 对，骶部有 2 ~ 3 对，尾部为 1 个单节（奇神经节）。

2）椎前神经节 prevertebral ganglion：位于脊柱前方，腹主动脉脏支根部。主要有腹腔神经节、主动脉肾神经节、肠系膜上神经节和肠系膜下神经节等。

①腹腔神经节 celiac ganglion：1 对，位于腹腔干根部两旁。

②主动脉肾神经节 aorticorenal ganglion：1 对，位于肾动脉根部。

③肠系膜上神经节 superior mesenteric ganglion 和肠系膜下神经节 inferior mesenteric ganglion：均为单个，分别位于肠系膜上、下动脉根部。

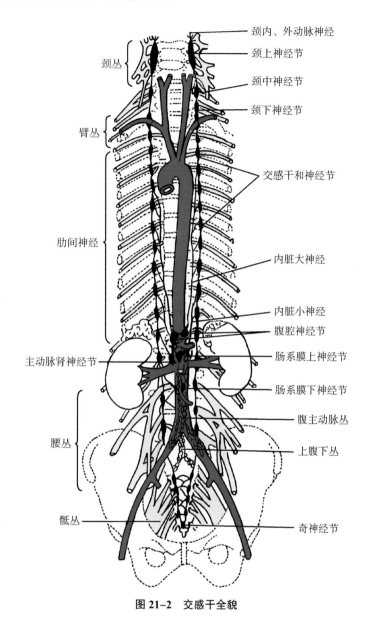

图 21-2　交感干全貌

（2）交通支 communicating branch　交感干神经节借交通支与相应的脊神经相连。交通支分为白交通支和灰交通支（图 21-3）。**白交通支**是脊髓侧角细胞发出的节前纤维离开脊神经进入交感干神经节的通路，仅见于全部胸神经和上 3 对腰神经与交感干神经节之间，因纤维有髓鞘，色泽亮白，故称白交通支。**灰交通支**是交感干神经节发出的节后纤维进入脊神经的通路，存在于全部交感干神经节与全部脊神经之间，因纤维无髓鞘，色泽灰暗，故称灰交通支。

（3）交感神经节前纤维和节后纤维的去向　交感神经节前纤维自脊髓侧角发出，经脊神经前根、脊神经、白交通支进入交感干后有 3 种去向（图 21-3）：①终止于相应的交感干神经节，并交换神经元。②在交感干内上升或下降，然后终止于上方或下方的交感干神经节，并交换神经元。一般认为来自脊髓上胸段侧角的节前纤维在交感干内上升至颈部，在颈部交感干神经节交换神经元；中胸段者在交感干内上升或下降，至其他胸部交感干神经节交换神经元；下胸段和腰段者在交感干内下降，在腰骶部交感干神经节交换神经元。③穿过交感干神经节后，至椎前神经节交换神经元。

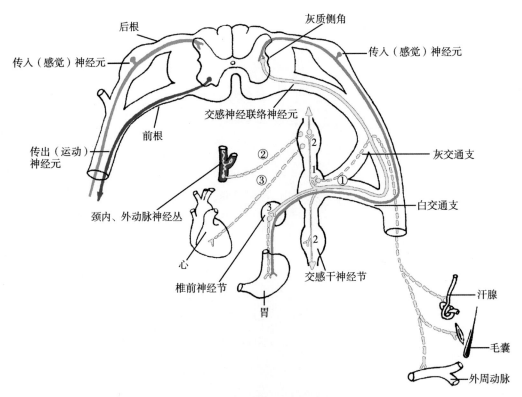

图 21-3   交感神经纤维走行模式图
1～3 示节前纤维的三种去向，①～③示节后纤维的三种去向

由交感神经节发出的节后纤维也有 3 种去向：①由交感干神经节发出的节后纤维经灰交通支返回脊神经，随脊神经分布至头颈、躯干和四肢的血管、汗腺、竖毛肌等。②攀附动脉形成神经丛，并随动脉及其分支到达所支配的器官。③由交感神经节直接发支分布到所支配的器官。

（4）交感神经的分布   交感神经的节前、节后纤维分布均有一定的规律：自胸髓 1～5 节段侧角细胞发出的节前纤维，在颈部和上胸部椎旁神经节交换神经元后，其节后纤维分布到头、颈、胸腔脏器和上肢的血管、汗腺及竖毛肌；自胸髓 5～12 节段侧角细胞发出的部分节前纤维，在相应椎旁神经节或椎前神经节（腹腔神经节、主动脉肾神经节和肠系膜上神经节）交换神经元后，其节后纤维分布到肝、胰、脾、肾等实质性器官和腹腔内结肠左曲以上的消化管；自腰髓 1～3 节段侧角细胞发出的节前纤维，在肠系膜下神经节或腰骶部椎旁神经节交换神经元后，其节后纤维分布到结肠左曲以下的消化管、盆腔脏器和下肢的血管、汗腺及竖毛肌（图 21-1）。

（二）副交感神经

1. 中枢部   副交感神经 parasympathetic nerve 的低级中枢位于脑干内脏运动核和骶髓第 2～4 节段内的副交感核，是副交感神经节前神经元胞体所在处，发出的轴突为副交感神经节前纤维。

2. 周围部 包括副交感神经节及进出节的节前纤维和节后纤维。副交感神经节位于器官的近旁或器官的壁内，分别称为器官旁节和器官内节，节内的神经元为副交感神经节后神经元。

（1）颅部副交感神经 其节前纤维行于动眼神经、面神经、舌咽神经和迷走神经内。

随动眼神经走行的副交感神经节前纤维由中脑动眼神经副核发出，入眶后在视神经外侧的睫状神经节内交换神经元，其节后纤维穿入眼球壁，分布于瞳孔括约肌和睫状肌。

随面神经走行的副交感神经节前纤维由脑桥上泌涎核发出，一部分纤维经岩大神经至翼腭神经节交换神经元，其节后纤维至泪腺和鼻腔黏膜腺；另一部分纤维通过鼓索加入舌神经，再到下颌下神经节交换神经元，其节后纤维分布于下颌下腺和舌下腺。

随舌咽神经走行的副交感神经节前纤维由延髓下泌涎核发出，至卵圆孔下方的耳神经节交换神经元，其节后纤维分布到腮腺。

随迷走神经走行的副交感神经节前纤维由延髓迷走神经背核发出，随迷走神经分支到胸、腹腔的器官旁节或器官内节交换神经元，其节后纤维随即分布于胸、腹腔脏器（除结肠左曲以下的消化管）。

（2）骶部副交感神经 其节前纤维由骶髓第2～4节段内的副交感核发出，随骶神经前根、前支出骶前孔至盆腔，然后离开骶神经前支，组成盆内脏神经参加盆丛，随盆丛分支到降结肠、乙状结肠和盆腔脏器，在器官旁节或器官内节交换神经元，节后纤维支配这些器官平滑肌的运动和腺体的分泌（图21-4）。

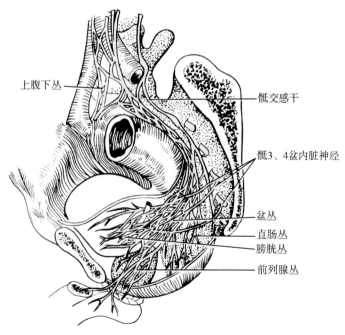

图21-4 盆内脏神经

（三）交感神经与副交感神经的主要区别

1. 低级中枢的部位不同 交感神经低级中枢位于全部胸髓和腰髓1～3节段的侧角内；副交感神经低级中枢则位于脑干内脏运动核和骶髓第2～4节段内的副交感核。

2. 周围神经节的位置不同　交感神经节位于脊柱的两旁（椎旁神经节）和脊柱的前方（椎前神经节）；副交感神经节位于所支配的器官近旁（器官旁节）和器官壁内（器官内节）。因此，副交感神经节前纤维比交感神经节前纤维长，而节后纤维则较短。

3. 分布范围不同　交感神经的分布范围较广，除至头颈部、胸腹盆腔脏器外，还遍及全身的血管、腺体、竖毛肌等。副交感神经的分布不如交感神经广泛，一般认为大部分血管、汗腺、竖毛肌和肾上腺髓质均无副交感神经支配。

4. 节前神经元与节后神经元的比例不同　一个交感神经节前神经元的轴突可与许多个节后神经元联系；而一个副交感神经节前神经元的轴突则与较少的节后神经元联系。所以，交感神经的作用较广泛，而副交感神经的作用较局限。

5. 对同一器官所起的作用不同　交感神经与副交感神经对同一器官的作用是互相拮抗又互相统一的。例如：当机体处于运动或精神紧张状态时，交感神经兴奋性增强，副交感神经兴奋性相对减弱，于是出现心跳加快、血压升高、支气管扩张、瞳孔开大、消化活动受抑制等现象。而当机体处于安静或睡眠状态时，副交感神经兴奋性增强，交感神经相对抑制，因而可出现与上述相反的现象，这有利于体力的恢复和能量的储存。交感神经与副交感神经互相拮抗又互相统一的作用，保持了机体内部各器官功能的动态平衡，使机体能更好地适应内、外环境的变化。

二、内脏感觉神经

人体各内脏器官除内脏运动神经支配外，也有内脏感觉神经分布。内感受器接受来自内脏的刺激，**内脏感觉神经** visceral sensory nerve 将其变成神经冲动，并将内脏感觉性冲动传到中枢，中枢可直接通过内脏运动神经或间接通过体液来调节各内脏器官的活动。

如同躯体感觉神经一样，内脏感觉神经元的胞体亦位于脊神经节和脑神经节内，而且也是假单极神经元。其周围突随交感神经和副交感神经（主要是迷走神经和盆内脏神经）分布；中枢突进入脊髓和脑干，分别止于脊髓后角和脑干孤束核。内脏感觉纤维一方面借中间神经元与内脏运动神经元联系，形成内脏 – 内脏反射，或与躯体运动神经元联系，形成内脏 – 躯体反射；另一方面经过较复杂的传导途径将冲动传至大脑皮质，产生多种内脏感觉。

由于内脏感觉纤维数量较少，纤维较细，痛阈较高，故一般强度的刺激不引起主观感觉。又因内脏感觉的传入途径比较分散，故内脏痛往往是弥散的，定位也不准确。

当某些内脏器官发生病变时，常在体表的一定区域产生疼痛或痛觉过敏，这种现象称**牵涉性痛** referred pain。牵涉性痛有时发生在患病内脏邻近的皮肤区，有时发生在距患病内脏较远的皮肤区。例如，心绞痛时，胸前区及左臂内侧皮肤感到疼痛（图 21-5）；肝胆疾患时，右肩部感到疼痛等。关于牵涉性痛的发生机制，目前尚未完全清楚。一般认为，发生牵涉性痛的体表部位与病变器官往往受同一节段脊神经的管理，体表部位和病变器官的感觉神经进入同一脊髓节段，并在后角内密切联系。因此，从患病内脏传来的冲动可以扩散或影响邻近的躯体感觉神经元，从而产生牵涉性痛（图 21-6）。近年来，神经解剖学研究表明，一个脊神经节神经元的周围突分叉到躯体部和内脏器官，并认为这是牵涉性痛机制的形态学基础。了解器官病变时牵涉性痛的发生部位，对诊断内脏器官的疾病有一定意义。

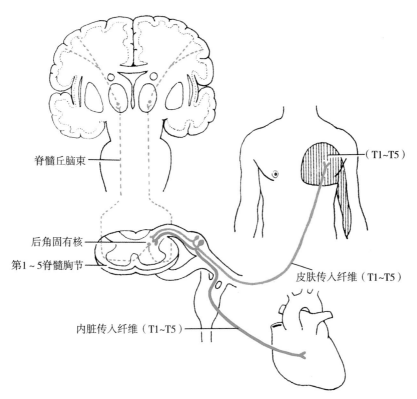

图 21-5 心传入神经与皮肤传入神经的中枢投影关系

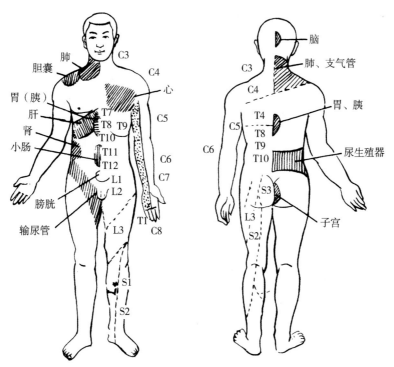

图 21-6 内脏疾病时的牵涉痛区

第二十二章 脑和脊髓的传导通路

人体在进行各种活动过程中，感受器感受机体内、外环境的刺激，并将刺激转变为神经冲动，经周围神经传入中枢神经系统，最后到达大脑皮质，产生感觉。大脑皮质将这些信息整合后发出指令，传递到脑干或脊髓的运动神经元，经传出神经到达躯体或内脏效应器，做出相应的反应。高级中枢与感受器或效应器之间通过神经元构成传导神经冲动的通路，称**传导通路**。不经过大脑皮质的传导通路称**反射通路**。

神经系统内存在两类传导通路：由感受器将神经冲动经过传入神经、皮质下各级中枢传至大脑皮质的神经通路，称为**感觉传导通路**（也称**上行传导通路**）；由大脑皮质发出的神经冲动经过皮质下各级中枢、传出神经传至效应器的神经通路，称**运动传导通路**（也称**下行传导通路**）。

第一节 感觉传导通路

躯体感觉分为两类：一般躯体感觉，包括深感觉（本体觉）和浅感觉；特殊躯体感觉，包括视觉、听觉和平衡觉等。

一、本体觉传导通路

本体觉又称深感觉，是指来自肌、腱、关节等运动器官的位置觉、运动觉和震动觉。躯干和四肢本体觉传导通路分为意识性和非意识性两条。

1. 躯干和四肢意识性本体觉传导通路 将躯干和四肢的本体觉冲动传至大脑皮质，产生意识性感觉；此传导通路还传导躯干和四肢皮肤的精细触觉。该传导通路由三级神经元组成（图22-1、图22-2）。

第一级神经元的胞体在**脊神经节**内，其周围突随脊神经分布到躯干和四肢的肌、腱、关节等处的本体觉感受器和皮肤精细触觉感受器，中枢突经脊神经后根进入脊髓同侧的后索上行。其中，来自第5胸髓节段以下的纤维走在后索的内侧部，形成薄束；来自第4胸髓节段以上的纤维走在后索的外侧部，形成楔束；薄束和楔束在脊髓后索内上行，至延髓分别止于薄束核和楔束核。

第二级神经元的胞体在**薄束核**和**楔束核**内，两核发出的纤维呈弓形前行至延髓中央管腹侧，在中线与对侧纤维交叉，称为内侧丘系交叉。交叉后的纤维在中线两侧上行，称为内侧丘系，经过脑桥和中脑，止于背侧丘脑的腹后外侧核。

第三级神经元的胞体在**背侧丘脑的腹后外侧核**内，该核发出纤维参与组成丘脑皮质束，经内囊后肢投射到中央后回的上 2/3 和中央旁小叶的后部。

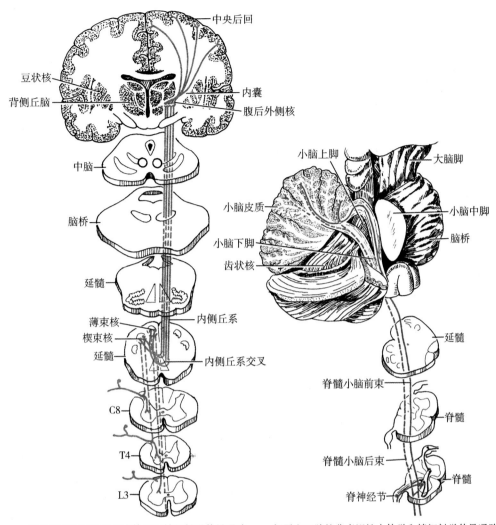

躯干和四肢的意识性本体觉和精细触觉传导通路　　躯干和四肢的非意识性本体觉和精细触觉传导通路

图 22-1　本体觉和精细触觉传导通路

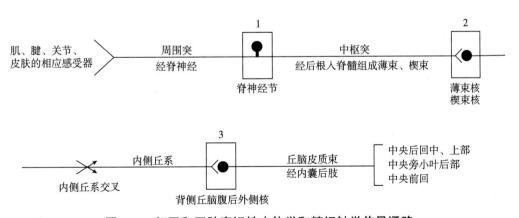

图 22-2　躯干和四肢意识性本体觉和精细触觉传导通路

　　此传导通路若在内侧丘系交叉的下方或上方损伤时，则患者闭目时不能确定损伤同侧（内侧丘系交叉下方的损伤）或损伤对侧（内侧丘系交叉上方的损伤）的位置姿势和运动方向，震动觉消失，精细触觉也同时丧失。

2. 躯干和四肢非意识性本体觉传导通路　为传入小脑的本体觉通路，不产生意识性感觉，实际上是反射通路的上行部分（图 22-1）。该通路由两级神经元组成。

第一级神经元的胞体在**脊神经节**内，其周围突分布于肌、腱、关节等处的感受器；中枢突经脊神经后根进入脊髓，止于脊髓后角的胸核及腰骶节段Ⅴ～Ⅶ层。

第二级神经元的胞体在**脊髓胸核**及**腰骶节段Ⅴ～Ⅶ层**，胸核发出二级纤维组成脊髓小脑后束，腰骶节段Ⅴ～Ⅶ层发出的二级纤维组成脊髓小脑前束。脊髓小脑后束经小脑下脚入小脑，脊髓小脑前束经小脑上脚入小脑，均止于小脑皮质。

本体觉冲动到达小脑皮质不产生意识性感觉，而是反射性调节躯干和四肢的肌张力和协调运动，维持身体的平衡和姿势。

二、浅感觉传导通路

所谓浅感觉，是指来自皮肤和黏膜的痛觉、温度觉、触觉和压觉，其传导通路由三级神经元组成（图 22-3）。

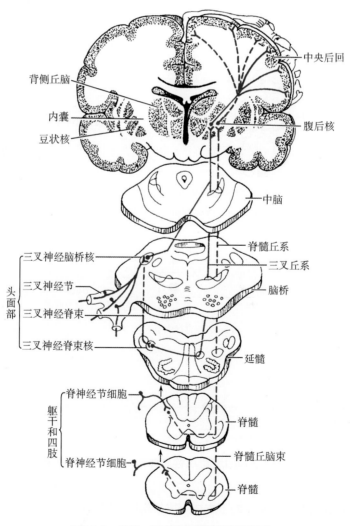

图 22-3　痛觉、温度觉和粗触觉传导通路

1. 躯干和四肢浅感觉传导通路　将躯干和四肢的痛觉、温度觉、粗触觉和压觉冲动传至大脑皮质，产生意识性感觉（图 22-4）。

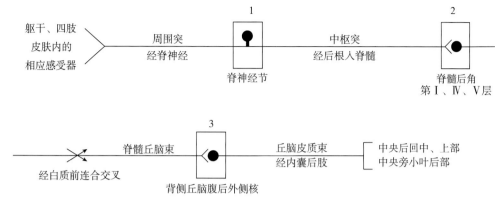

图 22-4　躯干和四肢的浅感觉传导通路

第一级神经元的胞体在**脊神经节**内，其周围突随脊神经分布到躯干和四肢皮肤内的感受器；中枢突经脊神经后根进入脊髓，止于后角。

第二级神经元的胞体主要在**脊髓后角**内，其发出的纤维在同侧上升 1～2 个脊髓节段后，经白质前连合交叉到对侧的外侧索和前索上行，组成脊髓丘脑侧束和脊髓丘脑前束，进入脑干后两束在上行过程中合并成脊髓丘脑束，居于内侧丘系的外侧，向上经延髓、脑桥和中脑，止于背侧丘脑的腹后外侧核。

第三级神经元的胞体在**背侧丘脑的腹后外侧核**，该核发出的纤维参与组成丘脑皮质束，经内囊后肢投射到中央后回的上 2/3 和中央旁小叶的后部。

一侧脊髓丘脑侧束和脊髓丘脑前束受损时，受伤平面下 1～2 个节段以下的对侧皮肤痛、温觉减弱或丧失，但触觉缺失不显著，因后索亦传导触觉。

2. 头面部浅感觉传导通路　将头面部的痛觉、温度觉、触觉和压觉冲动传至大脑皮质，产生意识性感觉。

第一级神经元的胞体在**三叉神经节**内，其周围突经三叉神经分布于头面部皮肤和口、鼻腔黏膜的相关感受器；中枢突经三叉神经感觉根入脑桥，其中传导痛觉、温度觉的纤维下降，形成三叉神经脊束，止于三叉神经脊束核；传导触觉、压觉的纤维终止于三叉神经脑桥核。

第二级神经元的胞体在**三叉神经脊束核**和**脑桥核**内，两核发出的纤维交叉至对侧上行，组成三叉丘系，止于背侧丘脑的腹后内侧核。

第三级神经元的胞体在**背侧丘脑的腹后内侧核**，该核发出的纤维参与组成丘脑皮质束，经内囊后肢，投射到中央后回的下 1/3。

此通路在交叉部位以上损伤，对侧头面部出现浅感觉障碍；若在交叉部位以下损伤，同侧头面部浅感觉障碍。

三、视觉传导通路和瞳孔对光反射通路

1. 视觉传导通路　视网膜视部最外层的视杆细胞和视锥细胞为光感受器细胞，其感受光刺激后，将冲动传至视网膜视部中层的双极细胞。**双极细胞**为第一级神经元，将神经冲动传至视网膜视部最内层的神经节细胞。**神经节细胞**为第二级神经元，其轴突在视神经盘处集中，穿出

眼球壁组成视神经，经视神经管入颅腔，形成视交叉，继而延为左、右视束。在视交叉处，来自两眼视网膜鼻侧半的纤维左右交叉，交叉后加入对侧视束；来自两眼视网膜颞侧半的纤维不交叉，进入同侧视束。因此，左、右视束均含有同侧眼球视网膜颞侧半纤维和对侧眼球视网膜鼻侧半纤维。视束绕过大脑脚后，主要止于外侧膝状体。第三级神经元的胞体位于**外侧膝状体**，其轴突组成视辐射，经内囊后肢投射到枕叶距状沟上、下皮质的视觉中枢，产生视觉（图22-5、图22-6）。

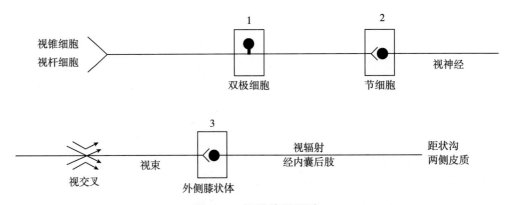

图22-5 视觉传导通路

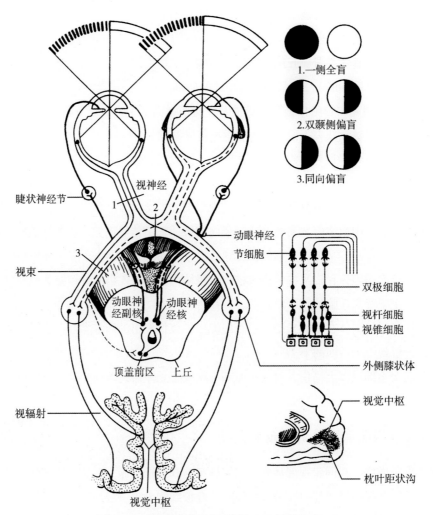

图22-6 视觉传导通路和瞳孔对光反射通路

当眼球固定向前平视时，所能看到的空间范围称为视野。由于眼球屈光装置对光线的折射作用，鼻侧半视野的物像投射到颞侧半视网膜，颞侧半视野的物像投射到鼻侧半视网膜，上半视野的物像投射到下半视网膜，下半视野的物像投射到上半视网膜。

视觉传导通路不同部位损伤时，可引起不同的视野缺损（图 22-6）：①一侧视神经损伤，引起患侧眼全盲；②视交叉中央部交叉纤维损伤，引起双眼视野颞侧偏盲；③一侧视束、外侧膝状体、视辐射或视觉中枢损伤，引起双眼对侧视野同向性偏盲。例如，左侧视束损伤时，可引起双眼视野右侧半偏盲（即左眼鼻侧视野和右眼颞侧视野偏盲）。

2. 瞳孔对光反射通路　光照一侧瞳孔，引起两侧瞳孔均缩小的反应，称为瞳孔对光反射。被照侧瞳孔缩小，为直接对光反射；另一侧瞳孔缩小，为间接对光反射（图 22-6）。

瞳孔对光反射通路：视网膜→视神经→视交叉→两侧视束→上丘臂→顶盖前区→双侧动眼神经副核→动眼神经→睫状神经节→节后纤维→瞳孔括约肌收缩→两侧瞳孔缩小。

瞳孔对光反射在临床上有重要意义，反射消失表示在反射通路上存在病变。一侧视神经损伤，光照患侧眼球，两侧瞳孔均无反应；光照健侧眼球，则两侧瞳孔都缩小。此即患眼直接对光反射消失，间接对光反射存在。一侧动眼神经损伤，分别光照两侧眼球，患眼瞳孔均无反应，此即患眼直接对光反射和间接对光反射均消失，但健侧眼直接对光反射和间接对光反射均存在。

第二节　运动传导通路

运动传导通路是指从大脑皮质至躯体运动效应器的神经联系，管理骨骼肌的运动。运动传导通路包括锥体系和锥体外系，两者在功能上互相协调，互相配合，共同完成各项复杂的随意运动。

一、锥体系

锥体系 pyramidal system 是管理骨骼肌随意运动的传导通路，主要由**上运动神经元** upper motor neuron 和**下运动神经元** lower motor neuron 组成。上运动神经元的胞体为位于大脑皮质中央前回和中央旁小叶前部的锥体细胞，其轴突聚集形成**锥体束**，其中下行至脊髓的纤维束称为**皮质脊髓束**，止于脑干躯体运动核的纤维束称**皮质核束**。下运动神经元的胞体位于脑干躯体运动核和脊髓前角，其轴突分别组成脑神经和脊神经，支配全身骨骼肌的随意运动。

1. 皮质脊髓束　管理躯干和四肢骨骼肌的随意运动。主要由中央前回上 2/3 和中央旁小叶前部的锥体细胞轴突聚集而成，下行经内囊后肢、中脑大脑脚和脑桥基底部至延髓形成锥体。在锥体下部，大部分纤维（75% ～ 90%）交叉至对侧，形成**锥体交叉**。交叉后的纤维在对侧脊髓外侧索内下行，称**皮质脊髓侧束**，此束陆续发出侧支止于同侧脊髓各节段的前角运动细胞，主要支配四肢肌。少部分未交叉纤维在同侧脊髓前索内下行，称**皮质脊髓前束**，一般只达脊髓上胸节段，陆续发出侧支经白质前连合交叉至对侧，终止于对侧前角运动细胞，支配躯干和四肢骨骼肌；也有部分纤维不交叉，终止于同侧的前角运动细胞，主要支配躯干肌（图 22-7）。脊髓前角运动细胞发出的轴突组成脊神经的躯体运动纤维，分布于躯干和四肢骨骼肌，管理其随意运动。由于躯干肌接受双侧大脑半球皮质的支配，因此一侧上运动神经元损伤后，对侧上、下肢骨骼肌瘫痪比较显著，而躯干肌瘫痪并不明显（图 22-10）。

2. 皮质核束　管理头面部骨骼肌的随意运动。主要由中央前回下 1/3 的锥体细胞轴突聚集而成，下行经内囊膝至脑干。在脑干下行过程中陆续分出纤维，大部分终止于双侧脑干躯体运动核（动眼神经核、滑车神经核、三叉神经运动核、展神经核、面神经核上部、疑核和副神经核），小部分完全交叉至对侧终止于对侧面神经核下部和舌下神经核（图 22-8、图 22-9）。这些脑干躯体运动核细胞发出的轴突组成脑神经的躯体运动纤维，随相应的脑神经分布于眼球外肌、面肌、咀嚼肌、咽喉肌、舌肌及胸锁乳突肌和斜方肌。因此，一侧皮质核束损伤后，表现为对侧面下部表情肌和舌肌瘫痪，其余脑干躯体运动核支配的骨骼肌则无功能障碍（图 22-10）。

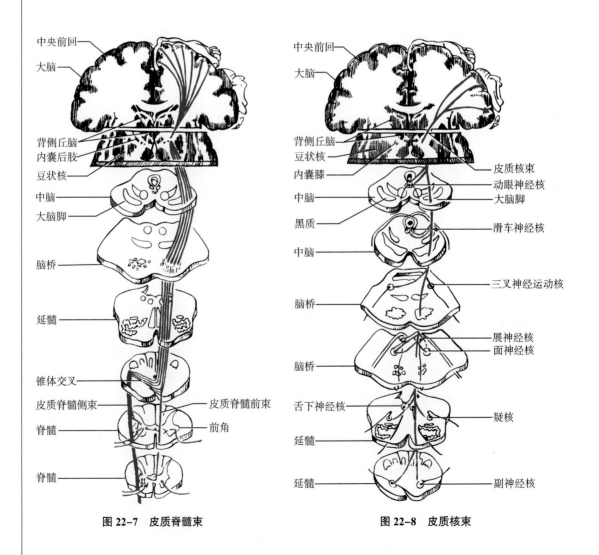

图 22-7　皮质脊髓束　　　　　　　图 22-8　皮质核束

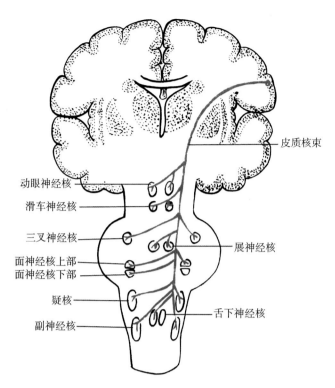

图 22-9 皮质核束与脑干躯体运动核联系示意图

动眼神经核
滑车神经核
三叉神经核
面神经核上部
面神经核下部
疑核
副神经核
皮质核束
展神经核
舌下神经核

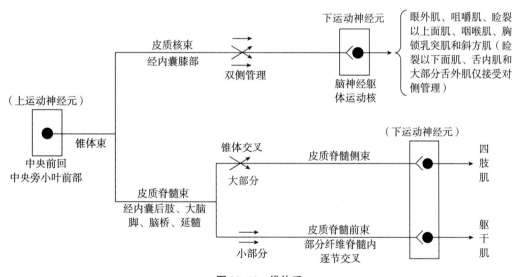

图 22-10 锥体系

锥体系的任何部位损伤都可引起其支配区的随意运动障碍，即瘫痪。但上运动神经元损伤和下运动神经元损伤的临床表现有所不同（表 22-1）。

表 22-1 上、下运动神经元损伤后临床表现比较

症状和体征	上运动神经元损伤	下运动神经元损伤
肌张力	增高	降低
深反射	亢进	减弱或消失
浅反射	减弱或消失	减弱或消失

NOTE

续表

症状和体征	上运动神经元损伤	下运动神经元损伤
病理反射	出现（阳性）	不出现（阴性）
肌萎缩	不明显	明显
瘫痪	痉挛性瘫痪（硬瘫）	迟缓性瘫痪（软瘫）

　　上运动神经元损伤（如大脑皮质躯体运动中枢或锥体束损伤）时，由于下运动神经元失去了上运动神经元对其的抑制作用，表现出功能释放和活动增强，导致肌张力增高，腱反射亢进，同时出现病理反射（如 Babinski 征阳性），瘫痪的肌呈痉挛状态，故称**中枢性瘫痪**（硬瘫）。

　　下运动神经元损伤（如脊髓前角、脑干躯体运动核、脊神经或脑神经损伤）时，由于骨骼肌失去了神经支配，出现肌张力降低，深、浅反射均消失，肌肉萎缩，松弛变软，无病理反射出现，故称**周围性瘫痪**（软瘫）。

　　一侧大脑皮质中央前回下部或皮质核束损伤时，可引起对侧面下部表情肌和舌肌的瘫痪，临床上称**核上瘫**。面神经核上瘫表现为病灶对侧鼻唇沟变浅或消失，笑时口角向病灶侧歪斜，两侧额纹存在，眼睑闭合正常。舌下神经核上瘫表现为伸舌时舌尖偏向病灶的对侧，舌肌不萎缩（图 22-11）。

　　脑干躯体运动核或脑神经损伤导致的瘫痪称**核下瘫**。面神经核下瘫表现为患侧额纹消失，眼睑不能闭合，鼻唇沟变浅或消失，以及口角偏向病灶对侧。舌下神经核下瘫表现为伸舌时舌尖偏向病灶侧，舌肌萎缩（图 22-11）。

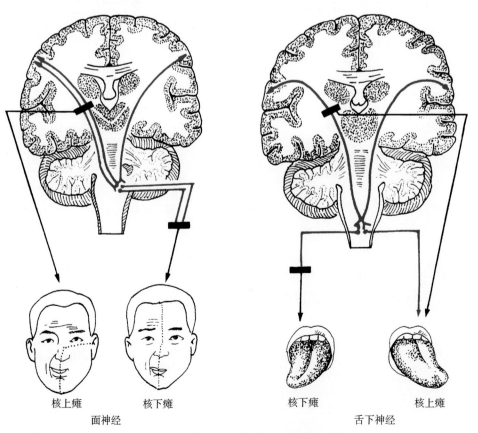

核上瘫　　　　核下瘫　　　　　　核下瘫　　　　核上瘫

面神经　　　　　　　　　　　　　　舌下神经

图 22-11　面神经、舌下神经的核上瘫和核下瘫

二、锥体外系

锥体外系 extrapyramidal system 是指锥体系以外的影响和控制骨骼肌运动的传导路径，其在种系发生上比较古老，结构远较锥体系复杂。主要包括大脑皮质、纹状体、背侧丘脑、红核、黑质、脑桥核、前庭核、脑干网状结构、小脑等结构，以及它们之间的纤维联系。锥体外系纤维通过多种复杂的回路联系，最后经红核脊髓束、网状脊髓束、前庭脊髓束等传导束，止于下运动神经元，协调锥体系发动的随意运动。锥体外系的主要功能是调节肌张力、协调肌肉活动和保持体态姿势等。锥体系和锥体外系在支配骨骼肌运动的功能上互相协调，不可分割。只有锥体外系保持肌张力稳定协调，锥体系才能完成精确的随意运动。

【附】中枢神经系统各部损伤的临床表现

1. 大脑皮质躯体运动中枢损伤　常见于中央前回或中央旁小叶前部某一局部病变，出现对侧上肢或下肢单个瘫痪，临床上称单瘫。

2. 一侧内囊损伤　表现为：①对侧半身偏瘫，包括面下部表情肌、舌肌瘫痪（皮质核束受损）和上、下肢肌痉挛性瘫痪（皮质脊髓束受损）；②对侧偏身感觉障碍（丘脑皮质束受损）；③两眼对侧视野同向性偏盲（视辐射受损）。以上即所谓的"三偏"症状。

3. 中脑一侧大脑脚损伤　如小脑幕切迹疝压迫大脑脚底，可使一侧锥体束及动眼神经根受损。表现为患侧动眼神经麻痹，对侧肢体中枢性瘫痪、面神经核上瘫及舌下神经核上瘫。

4. 脊髓半横断损伤　表现为：①损伤平面以下同侧肢体中枢性瘫痪（一侧皮质脊髓侧束受损）；②损伤平面以下同侧肢体深感觉和精细触觉丧失（一侧薄束、楔束损伤）；③损伤平面下 1～2 个节段以下对侧身体痛觉、温度觉丧失（一侧脊髓丘脑束受损）；④损伤节段同侧的周围性瘫痪和感觉障碍、反射消失（损伤节段灰质受损）；⑤两侧粗触觉仍保存（粗触觉可经两侧脊髓丘脑束及薄束、楔束传导）。

第二十三章　脑和脊髓的被膜、血管及脑脊液循环

第一节　脑和脊髓的被膜

脑和脊髓的表面包有三层被膜，由外向内依次为硬膜、蛛网膜和软膜，对脑和脊髓有支持及保护作用。

一、脊髓的被膜

脊髓的被膜由外向内依次为硬脊膜、脊髓蛛网膜和软脊膜。

1. 硬脊膜 spinal dura mater　由致密结缔组织构成，厚而坚韧，呈囊状包被脊髓（图 23-1、图 23-2）。其上端附于枕骨大孔的周缘，并与硬脑膜相连续。下部从第 2 骶椎水平向下逐渐变细，包裹终丝，末端附于尾骨。硬脊膜在椎间孔处与脊神经的外膜相延续。硬脊膜与椎管内壁之间有一间隙，称**硬膜外隙** epidural space，内含静脉丛、淋巴管、疏松结缔组织和脂肪。此隙略呈负压，有脊神经根通过，且向上不与颅内相通。临床手术麻醉时，将麻醉剂注入此隙，以阻滞脊神经冲动的传导，称硬膜外麻醉。

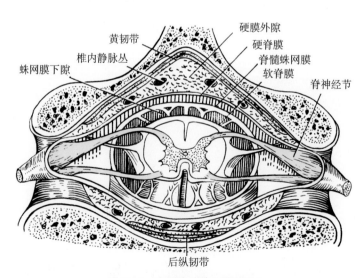

图 23-1　脊髓的被膜（横切面）

2. 脊髓蛛网膜 spinal arachnoid mater　为半透明的薄膜，位于硬脊膜与软脊膜之间，在枕骨大孔处与脑蛛网膜直接延续。脊髓蛛网膜与软脊膜之间有较宽阔的间隙，称**蛛网膜下隙** subarachnoid space，两层膜之间有许多结缔组织小梁相连，间隙内充满脑脊液。某些部位蛛网

膜下隙的隙内小梁消失，腔隙变大，即为**蛛网膜下池** subarachnoid cistern。在脊髓下端至第 2 骶椎水平，蛛网膜下隙特别宽大，称**终池** terminal cistern，内有马尾与终丝通过。临床上常在第 3、4 或 4、5 腰椎间进行蛛网膜下隙穿刺（腰穿），以抽取脑脊液或注入药物或行腰麻而不会伤及脊髓。脊髓蛛网膜下隙与脑蛛网膜下隙相通。

3. 软脊膜 spinal pia mater　薄而富有血管，紧贴脊髓表面，并伸入脊髓的沟裂中，在脊髓下端移行为终丝。

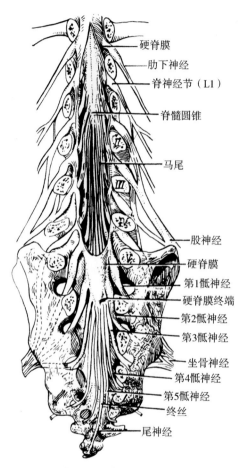

图 23-2　脊髓下段的被膜

二、脑的被膜

脑的被膜自外向内依次为硬脑膜、脑蛛网膜和软脑膜。

1. 硬脑膜 cerebral dura mater　坚韧而有光泽，与硬脊膜不同，它由两层构成，其外层相当于颅骨内面骨膜，内层较外层坚厚。在颅盖，硬脑膜与颅骨结合疏松，当颅盖骨折时，常因硬脑膜血管损伤而在硬脑膜与颅骨之间形成硬膜外血肿。硬脑膜与颅底内面结合紧密，颅底骨折时，易将硬脑膜与脑蛛网膜同时撕裂，致脑脊液外漏，如颅前窝骨折时，脑脊液可流入鼻腔，形成鼻漏。硬脑膜在脑神经出颅处移行为神经外膜，在枕骨大孔的边缘与硬脊膜相延续。

硬脑膜不仅包被脑的外面，而且内层还折叠形成若干板状突起，分别伸入脑的裂隙中以更好地保护脑（图 23-3）。其中伸入大脑纵裂的突起呈矢状位，形似镰刀，称**大脑镰** cerebral falx；伸入大脑横裂的突起呈水平位，形似幕帐，称**小脑幕** tentorium of cerebellum。小脑幕前缘游离形成一切迹，称**幕切迹** tentorial incisure，幕切迹与颅底内面斜坡上缘之间有中脑通过。小脑幕将颅腔不完全地分隔成上、下两部分，当上部颅脑病变引起颅内压力增高时，位于小脑幕切迹上方的海马旁回和钩可能被挤入小脑幕切迹，形成小脑幕切迹疝而压迫大脑脚和动眼神经，出现肢体瘫痪、瞳孔散大等症状。

硬脑膜在某些部位两层分开，形成腔道，内含静脉血，称**硬脑膜窦** sinus of dura mater（图 23-3、图 23-4）。窦壁内面衬有内皮细胞，但窦壁无平滑肌，不能收缩，故硬脑膜窦损伤时出血难止，易形成颅内血肿。主要的硬脑膜窦有：

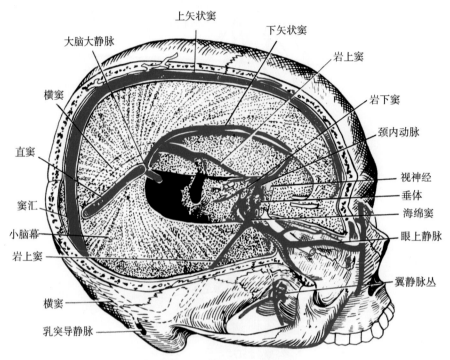

图 23-3 硬脑膜和硬脑膜窦

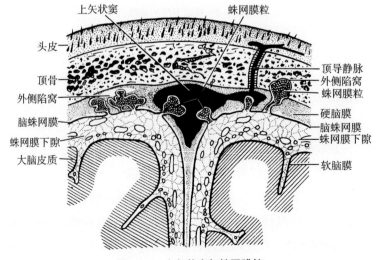

图 23-4 上矢状窦与蛛网膜粒

（1）上矢状窦 superior sagittal sinus　位于大脑镰上缘内，不成对，其后端与直窦及横窦在枕内隆凸处汇合，此汇合处称**窦汇** confluence of sinuses。

（2）直窦 straight sinus　位于大脑镰与小脑幕连接处，向后通窦汇。

（3）横窦 transverse sinus　成对，在小脑幕后缘内，沿颅后窝的横窦沟走行，连于窦汇与乙状窦之间。

（4）乙状窦 sigmoid sinus　成对，位于乙状窦沟内，是横窦的延续，在颈静脉孔处移行为颈内静脉。

（5）海绵窦 cavernous sinus　位于垂体窝及蝶骨体两侧，左、右海绵窦之间以数条横支相连。海绵窦前方接受眼静脉，向后注入横窦或乙状窦。由于面静脉与眼静脉间有交通，眼静脉向后注入海绵窦，所以面部感染时，有可能波及海绵窦，引起海绵窦的炎症和血栓的形成。

2. 脑蛛网膜 cerebral arachnoid mater　薄而透明，无血管和神经，与软脑膜间有**蛛网膜下隙** subarachnoid space，内含脑脊液，此隙向下与脊髓的蛛网膜下隙相通。脑蛛网膜除在大脑纵裂和大脑横裂处外，均跨越脑的沟裂，故蛛网膜下隙大小不一，在小脑与延髓间扩大为**小脑延髓池** cerebellomedullary cistern，临床上可在此进行穿刺，抽取脑脊液进行检查。

脑蛛网膜在上矢状窦两旁形成许多小的颗粒状突起，突入上矢状窦内，称**蛛网膜粒** arachnoid granulations。蛛网膜下隙内的脑脊液经过蛛网膜粒渗入上矢状窦内，最终回流入颈内静脉（图 23-4）。

3. 软脑膜 cerebral pia mater　薄而富有血管，覆盖脑的表面并伸入沟裂内，对脑的营养起重要作用。在脑室的一定部位，软脑膜上的毛细血管形成毛细血管**丛**，与脑室壁上的室管膜上皮一起突入脑室，形成**脉络丛** choroid plexus，是产生脑脊液的主要结构。

第二节　脑室和脑脊液

一、脑室

脑室是脑中的腔隙，包括左、右侧脑室，第三脑室和第四脑室（图 23-5、图 23-6）。脑室壁内衬以室管膜上皮，脑室腔内充满脑脊液，每个脑室内均有脉络丛。

1. 侧脑室 lateral ventricle　左右各一，分别位于左、右大脑半球内。侧脑室分为四部分：①中央部 central part，位于顶叶内；②前角 anterior horn，伸入额叶内；③后角 posterior horn，伸入枕叶内；④下角 inferior horn，伸入颞叶内。左、右侧脑室各自经左、右室间孔与第三脑室相通。

2. 第三脑室 third ventricle　是间脑中线上呈矢状位的裂隙，位于两侧背侧丘脑与下丘脑之间，向上外方经室间孔与侧脑室相通，向后下方借中脑水管与第四脑室相通。

3. 第四脑室 fourth ventricle　位于延髓、脑桥与小脑之间的腔隙。室底即菱形窝，室顶形如帐篷，朝向小脑。在第四脑室顶下部，靠近菱形窝下角处有一孔，称**第四脑室正中孔** median aperture of fourth ventricle；靠近菱形窝两个侧角处各有一孔，称**第四脑室外侧孔** lateral aperture of fourth ventricle（图 23-6）。它们皆与蛛网膜下隙相交通。第四脑室向上通中脑水管，向下通脊髓中央管。

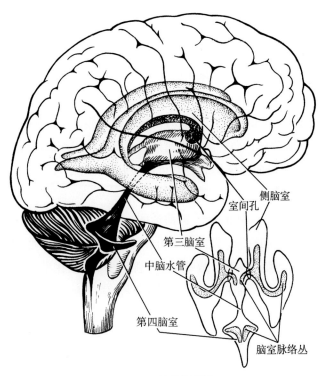

图 23-5 脑室投影图

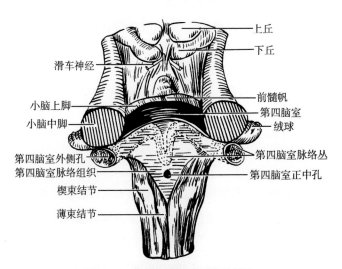

图 23-6 第四脑室正中孔和外侧孔

二、脑脊液

脑脊液（CSF）cerebral spinal fluid 由脉络丛产生。脉络丛可分为侧脑室脉络丛、第三脑室脉络丛、第四脑室脉络丛。一般认为，约 95% 的脑脊液由侧脑室脉络丛产生。脑脊液是无色透明的液体，充满于脑室、脊髓中央管和蛛网膜下隙中，对脑和脊髓起缓冲、保护、营养、运输代谢产物及维持正常颅内压的作用。

　　脑脊液总量在成人约为 150mL，它处于不断产生、循环和回流的平衡状态。其循环途径为：由左、右侧脑室脉络丛产生的脑脊液经左、右室间孔流入第三脑室，与第三脑室脉络丛产生的脑脊液一起经中脑水管流入第四脑室，再与第四脑室脉络丛产生的脑脊液一起经第四脑室正中孔和两个外侧孔流入蛛网膜下隙。然后，脑脊液沿蛛网膜下隙流向大脑背面，经蛛网膜粒渗透到硬脑膜窦（主要是上矢状窦）内，回流入血液（图 23-7）。如果脑脊液循环途径中发生阻塞，可导致脑积水和颅内压升高，使脑组织受压迫发生移位，甚至形成脑疝而危及生命。

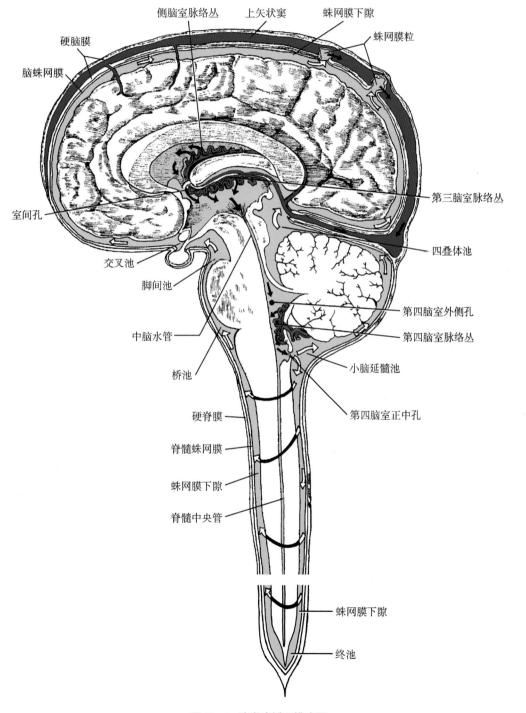

图 23-7   脑脊液循环模式图

第三节　脑和脊髓的血管

一、脑的血管

1. 脑的动脉　脑的动脉来源于颈内动脉和椎动脉（图 23-8、图 23-9）。颈内动脉分支营养大脑半球的前 2/3 和间脑前部。椎动脉营养大脑半球的后 1/3、间脑后部、脑干和小脑。营养大脑半球的动脉分支可分为皮质支和中央支。皮质支主要分布于大脑皮质和其深面的浅层髓质；中央支穿入脑实质内，营养深部的髓质（包括内囊）、间脑和基底核等处（图 23-10）。

（1）颈内动脉 internal carotid artery　起自颈总动脉，经颈部上行至颅底，穿颈动脉管入颅腔。颈内动脉主要分支如下：

①眼动脉 ophthalmic artery：穿视神经管入眶内，分布于眼球及其周围结构。

②大脑前动脉 anterior cerebral artery：自颈内动脉发出后向前内方进入大脑纵裂内，然后沿胼胝体的背侧向后行，途中分出皮质支分布于额、顶叶的内侧面及两叶上外侧面的边缘部，近段发出中央支主要营养尾状核和豆状核前部。两侧大脑前动脉在发出处不远与对侧的同名动脉借**前交通动脉**相连（图 23-8、图 23-9）。

③大脑中动脉 middle cerebral artery：是颈内动脉的直接延续，向外进入外侧沟行向后上，发出数支皮质支，分布于大脑半球上外侧面的大部分和岛叶，其中包括躯体运动、躯体感觉和语言中枢，若该动脉发生阻塞，将产生严重的机能障碍。大脑中动脉的起始部发出数支细小的中央支，垂直向上穿入脑实质深部，分布于尾状核、豆状核及内囊等处。若这些中央支被阻塞或破裂出血，可累及内囊纤维，引起"三偏症"（图 23-9、图 23-10）。

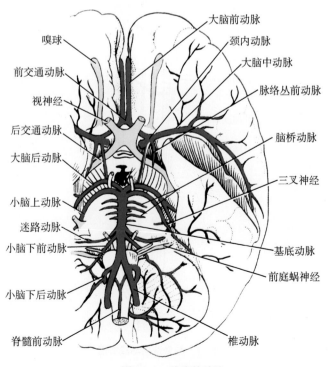

图 23-8　脑底的动脉

④后交通动脉 posterior communicating artery：较小，自颈内动脉发出后于视束下面向后行，与大脑后动脉吻合。

（2）椎动脉 vertebral artery　起自锁骨下动脉，向上穿第 6～1 颈椎横突孔，经枕骨大孔入颅腔行于延髓腹侧。在脑桥下缘，左、右椎动脉合成一条**基底动脉** basilar artery。基底动脉沿脑桥基底沟上行至脑桥上缘，分为两条大脑后动脉。

大脑后动脉 posterior cerebral artery 是基底动脉的终末支，绕大脑脚向后，其皮质支主要分布于颞叶下面和枕叶内侧面，以及两叶上外侧面的边缘部。中央支起自根部，分布于背侧丘脑，内、外侧膝状体及下丘脑等处。此外，椎动脉和基底动脉还发出分支，分布于脊髓、小脑、脑桥和内耳等处（图 23-8）。

（3）大脑动脉环 cerebral arterial circle　又称 Willis 环，由前交通动脉、两侧大脑前动脉起始段、两侧颈内动脉末端、两侧后交通动脉和两侧大脑后动脉起始段共同组成，位于脑底中央的下方，使颈内动脉与椎 - 基底动脉相互沟通。当构成此环的某一动脉血流减少或阻塞时，通过此环可使血液重新分配和代偿，以维持脑的血液供应（图 23-8）。

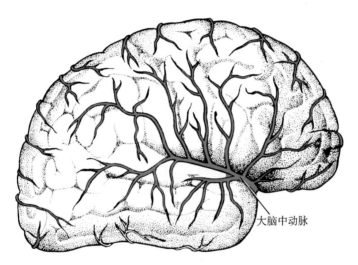

大脑中动脉

外侧面

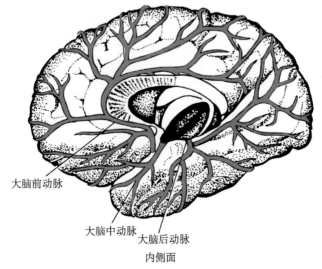

大脑前动脉

大脑中动脉
大脑后动脉
内侧面

图 23-9　大脑半球的动脉

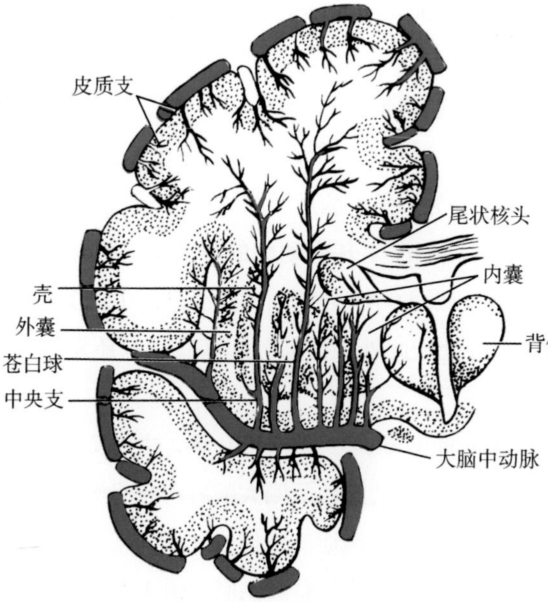

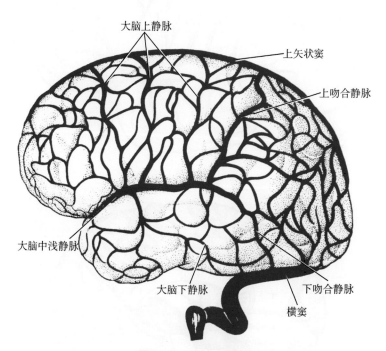

图 23-10　大脑中动脉的皮质支和中央支

2. 脑的静脉　脑的静脉不与动脉伴行，可分为浅、深两组，两组之间互相吻合。浅静脉位于脑的表面，收集皮质及皮质下髓质的静脉血。深静脉收集大脑深部的静脉血。两组静脉均注入附近的硬脑膜窦，最后回流至颈内静脉（图 23-11）。

图 23-11　大脑浅静脉

二、脊髓的血管

1. 脊髓的动脉　脊髓的动脉血液供应有两个来源：一是来自椎动脉发出的脊髓前、后动脉，另一个是来自一些节段性动脉（肋间后动脉和腰动脉等）的脊髓支（图 23-12）。

　　脊髓前动脉 anterior spinal artery 自椎动脉发出后，沿延髓腹侧下降，常在枕骨大孔上方汇成一干，沿脊髓前正中裂下行至脊髓末端。**脊髓后动脉** posterior spinal artery 自椎动脉发出后，向后行，沿两侧脊神经后根内侧平行下降。有的两侧脊髓后动脉下降到颈髓中部合成一条纵干，再下行至脊髓末端。

脊髓前、后动脉在下行过程中有来自肋间后动脉和腰动脉的脊髓支补充。

2. 脊髓的静脉　脊髓的静脉在脊髓表面形成软膜静脉丛和许多纵行的静脉干，最后集中于脊髓前、后静脉，再经前、后根静脉注入硬膜外隙内的椎内静脉丛。

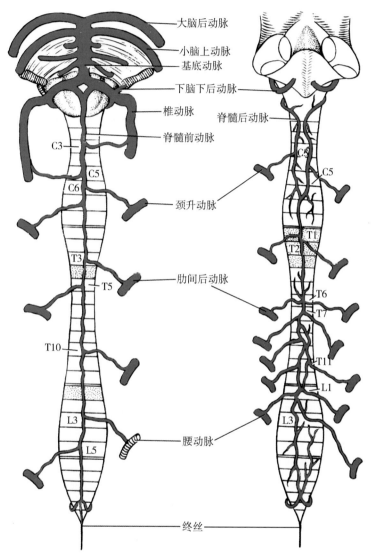

图 23-12　脊髓的动脉

【附】脑屏障

中枢神经系统内，神经细胞的正常活动需要其周围有一个非常稳定的微环境，维持这种微环境稳定性的结构称脑屏障。应用组织化学、同位素示踪、荧光染料及电子显微镜等方法研究脑组织结构，可发现存在脑屏障。它能选择性地允许某些物质通过，而不允许另一些物质通过，从而确保了神经细胞正常活动的基本要求。同时，也可防止有害物质进入脑组织，起保护作用。脑屏障由三部分组成。

1. 血 – 脑屏障   位于血液与脑、脊髓的神经细胞之间。有人用家兔做实验，将少量台盼蓝 Trypan blue 注入静脉内，可见到体内所有组织包括脉络丛都染上蓝色，只有脑和脊髓组织例外，并不着色，从而证明存在血 – 脑屏障。血 – 脑屏障的形态学基础可能与以下三个方面的因素有关：

（1）脑毛细血管内皮细胞的特点   脑毛细血管内皮细胞上没有小孔，内皮细胞间有闭锁小带，即不存在内皮细胞间的间隙，因此血管内的某些成分不易直接进入脑组织内。

（2）脑毛细血管内皮细胞外有完整基膜   基膜连续包裹脑毛细血管内皮细胞，阻碍某些物质出入毛细血管。

（3）脑毛细血管外的胶质膜   胶质膜由神经组织中的星形胶质细胞构成，位于毛细血管基膜外面。星形胶质细胞伸出突起的"脚板"，包绕毛细血管表面积的 85% ～ 99%。毛细血管内血液与神经细胞间的物质交换要通过胶质细胞来完成，故这些"脚板"可能会阻碍某些物质出入毛细血管。

2. 血 – 脑脊液屏障   位于脑室脉络丛的血液与脑脊液之间，血液内的水和其他小分子物质可自由进入脑脊液，但如蛋白质样的大分子物质不能进入脑脊液，说明血与脑脊液之间存在该屏障。血 – 脑脊液屏障的形态学基础有以下三点：

（1）脉络丛毛细血管内皮细胞的特点   脉络丛毛细血管内皮细胞上有小孔，但内皮细胞间有闭锁小带，故它是血与脑脊液之间的屏障，在血 – 脑脊液屏障中起重要作用。

（2）脉络丛毛细血管内皮细胞外有基膜

（3）脉络丛上皮细胞   由室管膜上皮细胞形成。在各脑室处，室管膜包裹脉络丛毛细血管等形成脉络丛。

3. 脑脊液 – 脑屏障   位于脑室和蛛网膜下隙的脑脊液与脑、脊髓的神经细胞之间，其结构基础为室管膜上皮、软脑膜和软膜下胶质膜。但室管膜上皮没有闭锁小带，不能有效地限制大分子物质通过，软脑膜和它下面的胶质膜的屏障作用也很弱。因此，脑脊液的化学成分与脑组织细胞外液的成分大致相同。

由于有脑屏障的存在，特别是血 – 脑屏障和血 – 脑脊液屏障的存在，正常情况下能使脑和脊髓免受内、外环境各种物理化学因素的影响而维持相对稳定的状态。

第二十四章　内分泌系统

　　内分泌系统 endocrine system 是神经系统以外的另一个重要调节系统，包括全身各部的内分泌腺。内分泌腺无排泄管，又称无管腺，其分泌物称**激素** hormone，直接进入血液或淋巴，借循环系统输送至全身，作用于特定的靶器官。

　　内分泌系统按内分泌腺存在的形式，可分为两大类：①内分泌器官：为形态结构上独立存在的、肉眼可见的、以内分泌腺为主组成的器官，包括甲状腺、甲状旁腺、肾上腺、垂体、胸腺和松果体（图 24-1）。②内分泌组织：仅为一些内分泌细胞团块，分散存在于其他器官内，如胰腺内的胰岛、睾丸内的间质细胞、卵巢内的卵泡和黄体，以及胃肠道、肾等处的内分泌细胞和组织等。内分泌腺有丰富的血液供应和内脏神经分布，其结构和功能活动有显著的年龄变化。

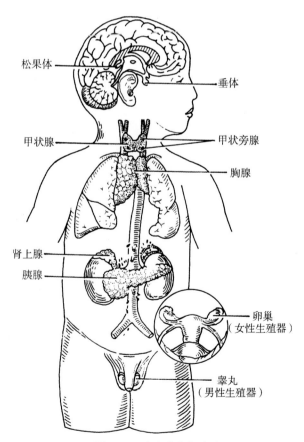

图 24-1　全身内分泌腺

　　内分泌系统对机体的新陈代谢、生长发育、生殖功能和内环境稳定的维持等有重要的调节作用。它与神经系统相辅相成，关系密切。一方面，内分泌系统受神经系统的控制和调节，神经系统通过对内分泌腺的作用，间接地调节人体各器官的功能，这种调节称神经体液调节；另一方面，内分泌系统也可影响神经系统的功能，如甲状腺分泌的甲状腺素可影响脑的发育和正常功能。

一、甲状腺

1. 甲状腺的形态和位置 甲状腺 thyroid gland 呈"H"形，分左、右两叶和中间连接两叶的甲状腺峡。有时自甲状腺峡向上伸出一锥状叶。

甲状腺左、右叶贴于喉下部和气管上部的两侧，甲状腺峡多位于第 2～4 气管软骨前面，临床急救行气管切开术时，应尽量避开甲状腺峡。甲状腺前面有舌骨下肌群等遮盖，后外侧有颈总动脉、迷走神经和颈内静脉等（图 24-2）。甲状腺借结缔组织和韧带连于喉和气管软骨，故吞咽时，甲状腺可随喉上下移动。

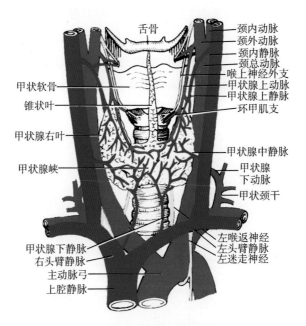

图 24-2　甲状腺（前面观）

2. 甲状腺的组织结构和功能 甲状腺表面包有薄层结缔组织被膜，被膜随血管、神经伸入腺实质，将甲状腺分成许多大小不等的小叶。每个小叶由大量甲状腺滤泡构成，滤泡间有少量的结缔组织和丰富的毛细血管，其中还有一些滤泡旁细胞（图 24-3）。

（1）甲状腺滤泡 thyroid follicle 大小不等，直径 0.02～0.9mm，呈圆形、椭圆形或不规则形。滤泡由单层立方的**滤泡上皮细胞**围成，滤泡腔内充满**胶质**。滤泡上皮细胞通常为立方形，核圆形，位于细胞中央，胞质弱嗜碱性。滤泡上皮细胞的高低可随机能状态而变化，分泌功能旺盛时，细胞增高呈柱状，腔内胶质减少；机能不活跃时，细胞变低，甚至呈扁平状，腔内胶质增多。胶质是滤泡上皮细胞的分泌物，即碘化甲状腺球蛋白，在切片上呈均质状，嗜酸性，染色的深浅与胶质的浓稠程度相关。

甲状腺滤泡可合成和分泌**甲状腺激素** thyroid hormone。甲状腺激素是一种含碘的酪氨酸衍生物，它的形成需经过甲状腺球蛋白的合成、贮存、碘化、重吸收、分解和释放等过程。滤泡上皮细胞从血液中摄取氨基酸，在粗面内质网合成甲状腺球蛋白的前体，继而运至高尔基复合体加糖基，并浓缩形成分泌颗粒，以胞吐方式排入滤泡腔内贮存。滤泡上皮细胞基底部细胞膜上有碘泵，可从血液中摄取碘离子，在过氧化物酶作用下，碘离子被氧化为具有活性的氧化碘，也透过细胞膜进入滤泡腔，与甲状腺球蛋白结合成碘化甲状腺球蛋白，贮存于滤泡腔中。在垂体前叶分泌的促甲状腺激素的作用下，滤泡上皮细胞以胞饮方式将碘化甲状腺球蛋白重吸收入胞质内，成为胶质小泡。胶质小泡与溶酶体融合，由蛋白水解酶将碘化甲状腺球蛋白分解形成甲状腺激素，即四碘甲腺原氨酸（T_4）和少量三碘甲腺原氨酸（T_3），经细胞基底部释放入毛细血管。

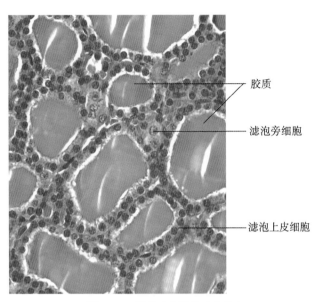

胶质

滤泡旁细胞

滤泡上皮细胞

图 24-3　甲状腺光镜像（高倍）

甲状腺激素的主要功能是调节机体的新陈代谢，维持机体的正常生长发育，尤其对骨骼和神经系统的发育极为重要。甲状腺激素分泌过剩可出现甲亢；分泌不足，在小儿引起呆小症，在成人引起黏液性水肿等。缺碘时可以引起甲状腺组织增生而导致腺体增大。在某些地区，土地或饮水中缺碘，如不能得到适当的补充，可引起地方性甲状腺肿。

（2）滤泡旁细胞 parafollicular cell　也称 C 细胞，位于滤泡之间或滤泡壁上，数量较少，胞体较大，多为卵圆形或多边形，在 HE 染色标本中，胞质着色浅，故又称亮细胞。滤泡旁细胞分泌**降钙素** calcitonin，其主要作用是抑制破骨细胞的活动而增强成骨作用，并抑制肾和胃肠道对钙的直接或间接吸收，使血钙降低。

二、甲状旁腺

甲状旁腺 parathyroid gland 为呈扁椭圆形、绿豆大小的腺体。一般有上、下两对，上对甲状旁腺位置较稳定，一般在甲状腺左、右叶后方上、中 1/3 交界处的结缔组织内；下对甲状旁腺多位于甲状腺左、右叶后下端甲状腺下动脉的附近（图 24-4）。甲状旁腺多附于甲状腺侧叶后面的纤维囊上，有时也可埋于甲状腺组织内，临床手术时寻找困难。

甲状旁腺表面包有薄层结缔组织被膜，被膜下方腺细胞排列成索团状，包括主细胞和嗜酸性细胞（图 24-5）。主细胞数量多，呈多边形，核圆居中，HE 染色胞质着色浅。主细胞分泌**甲状旁腺激素** parathyroid hormone，其主要功能是使骨盐溶解，并促进肠道和肾小管对钙的吸收，使血钙升高。甲状旁腺激素与降钙素共同调节体内钙、磷的代谢，维持血钙平衡。在进行甲状腺切除术时，应注意保留甲状旁腺，若误将甲状旁腺切除，则可引起血钙降低，出现手足抽搐等症状。

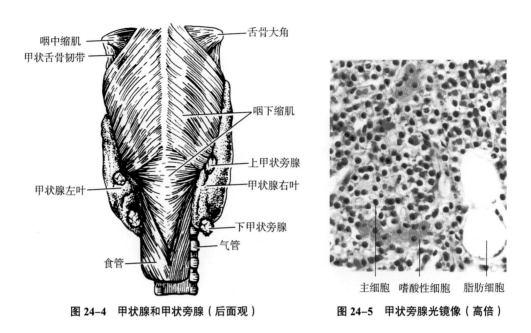

图 24-4　甲状腺和甲状旁腺（后面观）　　**图 24-5　甲状旁腺光镜像（高倍）**

三、肾上腺

肾上腺 suprarenal gland 是人体重要的内分泌腺，左右各一，右侧呈三角形，左侧近似半月形。它们分别位于左、右肾上端的内上方（图 24-6）。

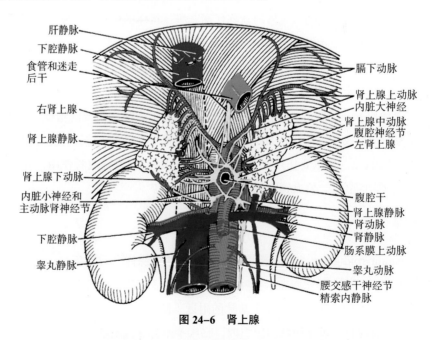

图 24-6　肾上腺

肾上腺表面包有结缔组织被膜，少量结缔组织伴随血管和神经伸入腺实质内，分布在实质细胞团、索之间，构成间质。肾上腺实质由周边的皮质和中央的髓质两部分构成。

1. 皮质　　占肾上腺体积的 80% ～ 90%，根据细胞的形态结构和排列形式不同，由外向内可分为球状带、束状带和网状带（图 24-7）。

（1）球状带 zona glomerulosa　位于被膜下方，较薄，约占皮质的 15%。细胞排列成球状、团状或弓状。细胞较小，呈矮柱状或多边形，核圆，着色深，胞质较少，含少量脂滴。细胞团之间有窦状毛细血管。球状带细胞分泌**盐皮质激素**，如醛固酮，能促进肾远曲小管和集合管重吸收 Na$^+$ 及排出 K$^+$，从而调节水盐代谢，维持体内电解质和体液的动态平衡。

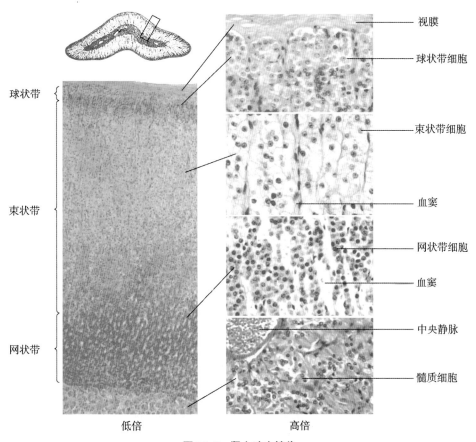

图 24-7　肾上腺光镜像

（2）束状带 zona fasciculata　位于球状带深面，最厚，约占皮质的 78%。细胞较大，呈多边形，排列成单行或双行细胞索，索间有丰富的窦状毛细血管和少量结缔组织。胞核圆形，着色较淡，胞质富含脂滴。束状带细胞分泌**糖皮质激素**，主要为皮质醇和皮质酮，对糖、蛋白质、脂肪的代谢都有调节作用，能促进糖异生、增加肝糖原储备，能促进蛋白质分解，还有抗炎、抑制免疫应答等作用。

（3）网状带 zona reticularis　位于皮质最深层，约占皮质的 7%。细胞排列成索，并互相吻合成网，其间有窦状毛细血管和少量结缔组织。细胞较小，脂滴小而少，胞质着色较深。网状带细胞主要分泌雄激素和少量雌激素。

2. 髓质　占肾上腺的 10% ~ 20%，主要由髓质细胞组成。髓质细胞体积较大，呈卵圆形或多边形，胞质弱嗜碱性，染色淡，如用铬盐处理，胞质内可见黄褐色嗜铬颗粒，故又称**嗜铬细胞 chromaffin cell**。髓质细胞排列成不规则条索状，并相互连接成网，其间有丰富的毛细血管和少量结缔组织，毛细血管最后汇集成中央静脉。髓质内还散在分布有少量交感神经节细胞，胞体较大。

髓质细胞分泌**肾上腺素** adrenalin 和**去甲肾上腺素** noradrenalin。肾上腺素能提高心肌兴奋性，使心率加快；去甲肾上腺素能促使小血管收缩而使血压升高。

四、垂体

垂体 hypophysis 是人体最复杂的内分泌腺，呈椭圆形，一般女性的垂体较男性的大，妊娠期更为明显。垂体位于颅中窝的垂体窝内，上端借漏斗连于下丘脑（图 24-8）。

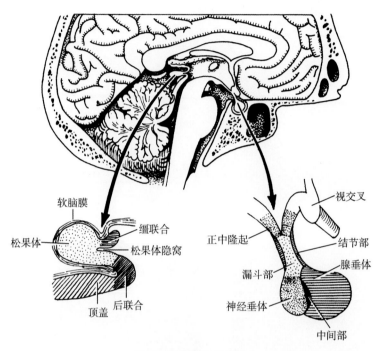

图 24-8   垂体和松果体

依据其发生和结构特点，垂体可分为**腺垂体** adenohypophysis 和**神经垂体** neurohypophysis 两部分。腺垂体可分为远侧部、结节部和中间部，神经垂体可分为神经部和漏斗。远侧部和结节部合称垂体前叶，中间部和神经部合称垂体后叶。

（一）腺垂体

1. 远侧部   是垂体的主要部分，约占垂体的 75%。腺细胞排列成索或团，偶见围成滤泡，其间有丰富的窦状毛细血管和少量结缔组织。在 HE 染色标本上，依据染色特征可将腺细胞分为三种：嗜酸性细胞、嗜碱性细胞和嫌色细胞（图 24-9）。

（1）嗜酸性细胞 acidophilic cell   数量较多，呈圆形或卵圆形，胞质内含粗大的嗜酸性颗粒。根据分泌的激素不同，嗜酸性细胞又分为两种：①生长激素细胞，能分泌**生长激素** growth hormone（GH）。GH 能促进蛋白质的合成，尤其能刺激骺软骨生长，使骨增长。幼年时期，生长激素分泌不足可致垂体侏儒症，分泌亢进可致巨人症。成人则因骨骺已愈合，生长激素分泌亢进时骨不再加长，但其骨质特别是肢端可变粗变厚，称肢端肥大症。②催乳激素细胞，妊娠和授乳期妇女此细胞较多，非妊娠和非授乳期妇女数量较少，男性则更少。该细胞分泌**催乳素** prolactin（PRL），能促进乳腺发育和乳汁分泌。

（2）嗜碱性细胞 basophilic cell   数量较少，体积较大，呈圆形、椭圆形或多角形，胞质含嗜碱性颗粒。嗜碱性细胞可分为三种：①促甲状腺激素细胞，分泌**促甲状腺激素** thyroid stimulating hormone（TSH），能促进甲状腺激素的合成和分泌。②**促肾上腺皮质激素细胞**，分泌**促肾上腺皮质激素** adrenocorticotropic hormone（ACTH），主要是促进肾上腺皮质束状带分泌糖皮质激素。③**促性腺激素细胞**，分泌**卵泡刺激素** follicle stimulating hormone（FSH）和**黄体生成素** luteinizing hormone（LH）。在女性，FSH 促进卵泡的生长发育，LH 促进排卵和黄体的形成；在男性，FSH 刺激生精小管支持细胞合成雄激素结合蛋白，促进生精细胞的分裂及精子的形成，LH 刺激睾丸间质细胞分泌睾酮。

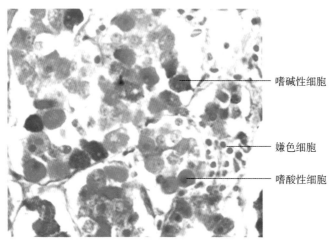

嗜碱性细胞

嫌色细胞

嗜酸性细胞

图 24-9　垂体远侧部光镜像（高倍）

（3）**嫌色细胞** chromophobe cell　数量多，体积小，胞质少，着色浅，细胞界限不清。目前认为它们是嗜酸性或嗜碱性细胞的前体细胞，或为它们的脱颗粒状态。

2. 中间部　是位于远侧部与神经部之间的狭窄部分，仅由一些立方形细胞围成的滤泡及周围的一些嫌色细胞和嗜碱性细胞组成。嗜碱性细胞主要是黑素细胞刺激素细胞，能分泌黑素细胞刺激素 melanocyte stimulating hormone（MSH），可促进表皮内的黑素细胞合成黑色素。

3. 结节部　呈套状包围神经垂体的漏斗，漏斗的前方较厚，后方较薄或缺如。血管丰富，细胞较小，主要是嫌色细胞及少量嗜酸性细胞和嗜碱性细胞。结节部的嗜碱性细胞分泌促性腺激素（FSH 和 LH）。

（二）神经垂体

神经部与下丘脑直接相连，主要由无髓神经纤维和神经胶质细胞构成，含有丰富的毛细血管。神经纤维大部分来自下丘脑视上区的视上核和室旁核，它们的轴突向下会合于正中隆起，形成**下丘脑垂体束**，经漏斗进入神经部，终止于毛细血管附近（图 24-10）。视上核和室旁核主要由神经内分泌细胞组成，其分泌颗粒沿下丘脑垂体束轴突运输至神经部，并沿途聚集成团，贮存于轴突及其终末，使轴突呈串珠状膨大。在 HE 切片上，分泌颗粒被染成大小不等的嗜酸性团块，称为**赫林体** Herring body。

视上核和室旁核的神经内分泌细胞合成**血管加压素** vasopressin（VP）和**催产素** oxytocin（OT）。血管加压素主要是促进肾远曲小管和集合管对水的重吸收，减少尿量，又称**抗利尿激素** antidiuretic hormone（ADH）。当 ADH 分泌超过生理剂量时，能使小血管收缩，血压升高；如果神经元受损，ADH 分泌减少时，将出现尿崩症。催产素能使妊娠子宫平滑肌收缩和促进乳腺分泌。ADH 和 OT 以分泌颗粒形式运输，赫林体是激素的储存形式，当机体需要时直接释放入毛细血管。因此，神经部实际上是储存和释放下丘脑神经内分泌细胞合成激素的场所，神经垂体和下丘脑在结构和功能上是一个整体。

神经部的主要细胞成分是**垂体细胞** pituicyte，它是一种特殊分化的神经胶质细胞，分布于神经纤维之间，除具有一般胶质细胞的营养作用外，还有吞噬和保护作用。

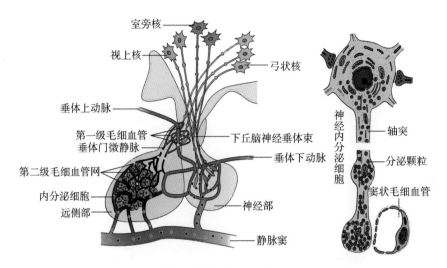

图 24-10　垂体血管分布及其与下丘脑关系示意图

（三）垂体门脉系统

腺垂体的血液主要由大脑动脉环发出的垂体上动脉供应。垂体上动脉从结节部上端进入神经垂体的漏斗，在正中隆起和漏斗柄处形成窦状毛细血管网，称第一级毛细血管网。第一级毛细血管网下行到结节部汇集形成数条垂体门微静脉，下行入远侧部，再度形成窦状毛细血管网，称第二级毛细血管网。垂体门微静脉及其两端的毛细血管网共同构成**垂体门脉系统** hypophyseal portal system。第二级毛细血管网最后汇集成小静脉，注入垂体周围的静脉窦（图24-10）。

下丘脑的弓状核等核团有许多神经内分泌细胞，其轴突伸至垂体漏斗。这些细胞能合成多种肽类激素，胞体内含激素的分泌颗粒沿轴突运至漏斗，将激素释放入漏斗处的第一级毛细血管网，再经垂体门微静脉到远侧部的第二级毛细血管网，从而调节远侧部各种内分泌细胞的分泌活动。这些激素中对腺垂体细胞分泌起促进作用的称**释放激素** releasing hormone（RH），对腺垂体细胞分泌起抑制作用的称**释放抑制激素** release inhibiting hormone（RIH）。目前已知的释放激素有：生长激素释放激素（GRH）、催乳素释放激素（PRH）、促甲状腺激素释放激素（TRH）、促性腺激素释放激素（GnRH）、促肾上腺皮质激素释放激素（CRH）及黑素细胞刺激素释放激素（MSRH）等。释放抑制激素有：生长激素释放抑制激素（简称生长抑素，SOM）、催乳素释放抑制激素（PIH）和黑素细胞刺激素释放抑制激素（MSIH）等。下丘脑神经内分泌细胞分泌的 RH 或 RIH 通过垂体门脉系统运输至腺垂体，因此，下丘脑对腺垂体细胞的调节作用是通过垂体门脉系统实现的。

五、松果体

松果体 pineal body 为一椭圆形小体，位于背侧丘脑的后上方（图 24-8）。在儿童期较发达，至 7 ～ 8 岁后逐渐萎缩退化，成年后可出现部分钙化。钙化的松果体可在 X 线片上见到，临床上可作为颅片定位的一个标志。

松果体分泌的激素有抑制性成熟的作用，在小儿期如发生病变，则可出现性早熟或生殖系统过度发育。

六、胸腺

见第十五章。

第七篇 人体胚胎学

第二十五章 胚胎学概论

人体胚胎学 human embryology 是研究人体出生前发生、发育过程及其规律的科学。受精卵经分裂增殖分化，最终发育为成熟的胎儿，历时约 266 天，这一发生过程称**个体发生**。人体胚胎学主要涉及两性生殖细胞的发生、受精、胚胎发育、胚胎与母体的关系，以及先天性畸形发生的原因及防治措施等。为了便于学习和研究，通常将人体胚胎发育分为三个时期：①胚前期 preembryonic period，由受精卵形成到胚胎发育的第 2 周末。②胚期 embryonic period，胚胎发育的第 3 ~ 8 周末。这两个时期统称为胚 embryo，由受精卵分裂、分化、发育为初具人体雏形的"袖珍人"。③胎期 fetal period，为胚胎发育的第 9 周至胎儿出生。此期内的胎儿 fetus 各器官系统在胚的基础上进一步发育完善，并逐渐出现不同程度的功能活动，体积、重量均明显增加。因此，胚前期和胚期以质变为主，胎期则以量变为主，而胚前期和胚期是胚胎发育的关键时期。

人体自受精卵形成开始，直至出生后衰老死亡，是机体动态发育的过程。当一个受精卵演变成一个由（5 ~ 7）$\times 10^{12}$ 亿个细胞组成的新生儿出生时，机体的发育并没有宣告结束，出生后的婴儿在经历儿童期、少年期、成年期过程中，仍将伴随机体身高、体重及组织器官的发育过程。所以人体胚胎的发生、发育仅是人体发育的起点，标志着生命的开始，而人体的发育则贯穿于出生前和出生后的全过程，研究这一全过程的学科称人体发育学 development of human。

通过对胚胎学的学习，了解并掌握人体发生、出生前发育的演变过程及规律，科学认识人体的由来，为病理学、儿科学、产科学、男性学、生殖工程学和优生学等其他相关医学课程奠定基础。

一、生殖细胞与受精

（一）生殖细胞

生殖细胞 germ cell 包括男性生殖细胞（精子）和女性生殖细胞（卵子）。

1. 精子的发生、成熟和获能 精子由睾丸生精小管（又称精曲小管）的精原细胞发育而来。精原细胞经分裂、生长、发育成为体积较大的初级精母细胞，初级精母细胞通过减数分裂形成次级精母细胞，次级精母细胞再经减数分裂形成精子细胞，精子细胞经形态变化，最终形成精子，其染色体数目减少一半，为单倍体细胞（图 25-1）。生精小管内形成的精子尚需进入到附睾中进一步发育成熟，在附睾分泌物及雄激素构成的微环境中停留约 2 周的时间，使精子具备定向运动能力及使卵子受精的潜力。当精子通过女性生殖管道时，在管道上皮分泌物作用下，精子表面糖蛋白与精子顶体处的质膜脱离，精子获得了释放顶体酶的能力，从而获得使卵子受精的能力，此过程称获能 capacitation。

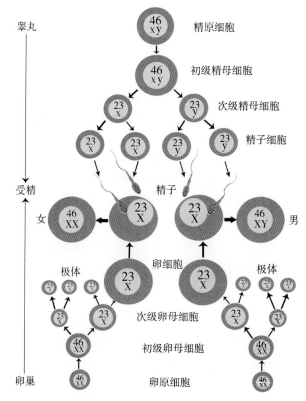

图 25-1　精子与卵子发生示意图

2. 卵子的发生和成熟　女性生殖细胞在胎儿时期开始发育。出生前，卵巢中的卵原细胞已发育成初级卵母细胞并静息在第一次成熟分裂的前期；进入青春期，在促性腺激素作用下，卵泡分期分批开始发育，于排卵前初级卵母细胞完成第一次成熟分裂，形成一个大的次级卵母细胞和一个小的第一极体；次级卵母细胞迅即进行第二次成熟分裂并停滞在分裂中期，一直到受精时才完成第二次成熟分裂，产生一个成熟的卵子和一个小的第二极体（图 25-1）。

（二）受精

精子与卵子相互融合形成受精卵的过程称受精 fertilization，一般发生在输卵管壶腹部。

1. 受精的过程　正常成年男性一次射精 3 亿～ 5 亿个精子，其中只有 300 ～ 500 个精子能到达输卵管壶腹部。而最终只有一个精子能与卵子结合形成受精卵。受精的主要步骤如下：

（1）穿越卵丘及放射冠　获能后的精子到达输卵管壶腹部与卵子相遇，开始释放顶体酶，分解卵泡细胞、放射冠，精子穿过卵泡细胞、放射冠到达透明带（图 25-2）。

（2）穿越透明带　精子表面存在抗原，其与透明带上的精子受体糖蛋白分子 ZP3 相互识别，并特异性结合。在顶体酶透明带中溶蚀出一条通道，精子穿越透明带进入卵周间隙，精子头侧面与卵细胞膜相接触（图 25-2）。

精子穿越、溶蚀卵泡细胞、放射冠和透明带的过程称**顶体反应 acrosome reaction**（图 25-2）。精子穿越卵泡细胞和放射冠时，为自发顶体反应；而精子穿越透明带引起的顶体反应，是由透明带 ZP3 上的多肽链参与而引发的，为诱导顶体反应。

（3）受精卵形成　精子头部细胞膜与卵细胞膜紧贴并相互融合，精子核及胞质旋即进入卵细胞胞质内（图 25-2），精子的细胞膜融入卵子的细胞膜中，两者合二为一（图 25-3）。在精子穿入的激发下，次级卵母细胞完成了第二次成熟分裂，形成一个成熟的卵细胞（卵子）和一个第二极体，后者则进入卵周隙。进入卵细胞胞质中的精子核膨大，形成雄原核；成熟卵细胞核膨大，形成了雌原核（图 25-3、图 25-4）。雌雄原核同步发育，逐渐靠拢，核膜消失，染色体融合，形成二倍体细胞即**受精卵** fertilized ovum，又称**合子** zygote（图 25-4）。

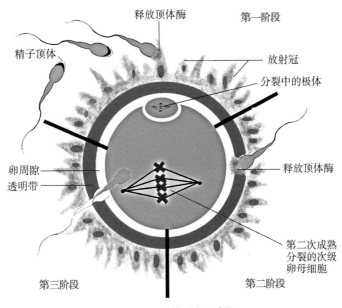

图 25-2　顶体反应示意图

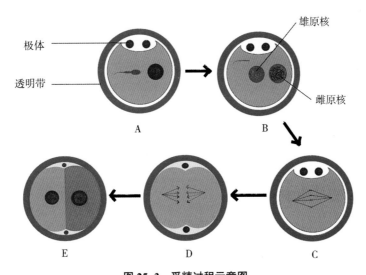

图 25-3　受精过程示意图

A. 精子入卵，进行第二次成熟分裂　B. 雄原核、雌原核形成
C. 核膜消失，形成受精卵　D. 第一次卵裂　E. 二细胞时期

人类受精过程中遵循单精受精 monospermy 的特性，通过皮质反应和透明带反应实现。精、卵细胞膜的融合可激发受精卵细胞膜下方胞质中的皮质颗粒释放其内容物（蛋白水解酶等）入卵周间隙。释入卵周间隙的酶水解透明带上的糖蛋白分子 ZP3，使其结构发生改变，致

透明带不再接受其余精子穿越，此过程称透明带反应 zona reaction。该反应防止了多精入卵和多精受精 polyspermy 的发生，保证了正常的单精受精。

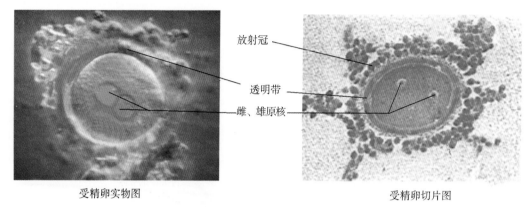

受精卵实物图　　　　　　　　　　　　　受精卵切片图

放射冠
透明带
雌、雄原核

图 25-4　受精过程的原核期

2. 受精的意义　受精的意义在于：①形成新个体。受精是新生命的开端，受精卵不断分裂、分化最终形成新个体。②恢复二倍体核型。受精卵恢复二倍体核型的同时，将双亲的遗传基因重新组合，使新个体既具有双亲的遗传特性，又具有与亲代不同的特性，保证了种族的延续。③决定性别。精子的性染色体决定了新个体的遗传性别。当带有 Y 染色体的精子与卵子结合，发育形成的新个体为男性，核型为（46，XY）。带有 X 染色体的精子与卵子结合，发育形成的新个体则为女性，核型为（46，XX）。

3. 受精的条件　影响受精的因素主要为：①精液的质量。精液呈乳白色，正常成年男性每次射出的精液量为 2 ～ 6mL，平均每毫升约含 1 亿个精子。若每毫升精液精子量少于 2000 万个，可造成不育；少于 500 万个，几乎不可能受精；若精子质量差，如活动力差的精子超过 30%，小头、大头、双尾、双头等畸形精子的数量超过 20%，均可影响受精，甚至导致不育或畸形。②卵细胞的质量。卵细胞发育不正常或不排卵等，可影响受精。③受精的时限。精子在女性生殖道内的受精能力可维持 24 小时，而卵细胞与精子结合的最佳时限为排卵后 12 小时内。④生殖管道的畅通。若生殖管道受阻（输卵管炎、输卵管粘连等），即使有高质量的两性生殖细胞，也不可能实现受精。⑤激素水平。性激素不但对生殖细胞的发生、发育起重要作用，而且对生殖细胞在生殖管道中的运输起到重要的调节和维持作用。

二、卵裂和胚泡形成与植入

（一）卵裂

受精卵沿输卵管向子宫方向运行的同时迅速进行有丝分裂（图 25-5）。受精卵早期的这种有丝分裂称为**卵裂** cleavage，卵裂形成的子细胞为球形，称**卵裂球** blastomere。受精第 3 天，卵裂球数目达 12 ～ 16 个，其外观似桑葚果，故称**桑葚胚** morula，并运行到子宫与输卵管交界处的子宫腔侧。此时的桑葚胚为实心胚（图 25-5、图 25-6）。

（二）胚泡形成

受精后第 4 ～ 5 天，卵裂球数目已增至 100 个左右，细胞间出现一些间隙，且渐汇合为一个大腔，称**胚泡腔** blastocyst cavity，腔内充满液体，此期的胚外观呈囊泡状，称**胚泡**

blastocyst（图 25-6、图 25-7）。胚泡腔一侧有一群大而不规则的细胞称**内细胞群 inner cell mass**，属于胚胎干细胞。胚泡壁由单层细胞构成，称**滋养层 trophoblast**，覆盖在内细胞群外表面的滋养层称**胚端滋养层 polar trophoblast**。此时胚泡已运行到子宫腔中（图 25-5～图 25-7）。

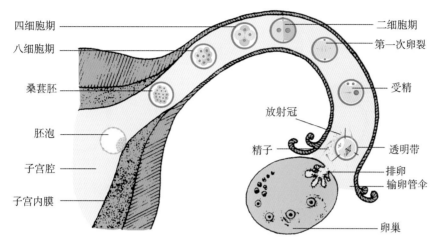

图 25-5　排卵、受精及卵裂过程示意图

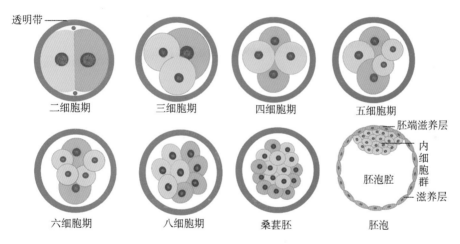

图 25-6　卵裂及胚泡形成示意图

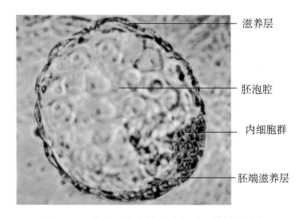

图 25-7　人的胚泡实物图（相差显微镜观察）

（三）植入

胚泡侵入子宫内膜的过程称**植入** implantation，又称**着床** nidation（图 25-8）。植入开始于受精后第 5～6 天，完成于第 11～12 天。

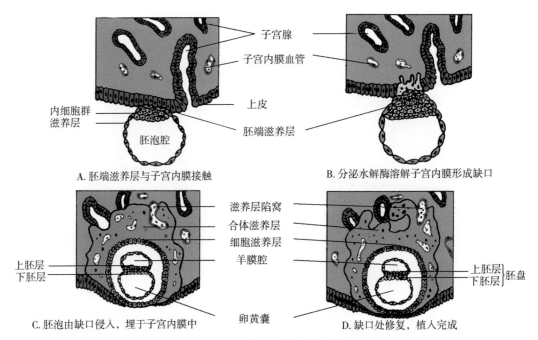

A. 胚端滋养层与子宫内膜接触

B. 分泌水解酶溶解子宫内膜形成缺口

C. 胚泡由缺口侵入，埋于子宫内膜中

D. 缺口处修复，植入完成

图 25-8 胚泡植入的过程示意图

1. 植入过程   随着胚泡体积增大，植入时透明带已完全溶解消失。胚端滋养层首先与子宫内膜接触（图 25-8A），滋养层细胞分泌蛋白水解酶，溶蚀子宫内膜上皮，形成缺口，胚泡由此侵入子宫内膜（图 25-8B）；胚泡陷入缺口，至第 9 天末，胚泡已全部包埋于子宫内膜功能层内（图 25-8C）；随后，周围的子宫内膜组织增生，修复缺口（图 25-8D）。植入的同时伴随着滋养层分化。最初是胚端滋养层细胞迅速增生、分化，并形成两层细胞。外层为**合体滋养层** syncytiotrophoblast，较厚，其细胞界限消失，细胞质相互融合在一起；内层为**细胞滋养层** cytotrophoblast，细胞界限清晰，分裂增殖旺盛，并不断有细胞融入。随后，合体滋养层内出现一些小腔隙，称**滋养层陷窝** trophoblastic lacuna，内含母体血液（图 25-8D）。

植入时的子宫内膜正处于分泌期。植入后，子宫腺体分泌更旺盛，血液供应更丰富，子宫内膜进一步增厚，其内的基质细胞体积更大，胞质内富含糖原和脂滴，子宫内膜的这一系列变化称**蜕膜反应** decidual reaction，此时的子宫内膜改称**蜕膜** decidua。基质细胞改称**蜕膜细胞** decidual cell。蜕膜细胞可营养早期胚胎，并可阻止滋养层细胞对子宫内膜的过度溶蚀。依据蜕膜与胚泡的位置关系，通常将蜕膜分为三部分（图 25-9）：①**包蜕膜** decidua capsularis 指覆盖在胚泡表面的蜕膜；②**底蜕膜** decidua basalis 又称基蜕膜，指胚泡植入处底部的蜕膜，将来发育为胎盘的母体部分；③**壁蜕膜** decidua parietalis 指子宫其余部分的蜕膜。随着胚胎体积的增大，子宫腔渐消失，包蜕膜与壁蜕膜逐渐融合为一层。

2. 植入的条件   植入受多种因素的影响和调控，胚泡与子宫内膜的同步发育、子宫腔正常内环境的维持等是植入的必备条件。

（1）母体方面   如母体雌激素与孕激素水平是否正常，子宫内膜受体蛋白的状况，子宫内膜是否处于分泌期，宫腔内是否有异物等，均可影响胚泡的植入。

（2）胚胎方面　桑葚胚是否及时进入子宫腔，胚泡发育情况，透明带能否及时消失，蛋白水解酶的分泌及活性等因素，均可影响胚泡的植入。

3. 异常植入　植入部位常发生在子宫体部或底部，最常见于子宫后壁中上部（图25-9）。若胚泡植入发生在近子宫颈内口处，并在此形成胎盘，称**前置胎盘** placenta praevia，分娩时因胎盘堵塞产道可致难产；若胎盘早期部分剥离可致母体大出血。若胚泡植入在子宫以外的部位称**异位妊娠** ectopic pregnancy（图25-10），异位妊娠的发生率为 1/500 ～ 1/300。异位妊娠常见于输卵管，又称输卵管妊娠；也可发生于子宫阔韧带、肠系膜、卵巢表面等处。

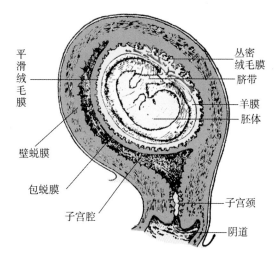

图 25-9　胚胎与子宫蜕膜的关系

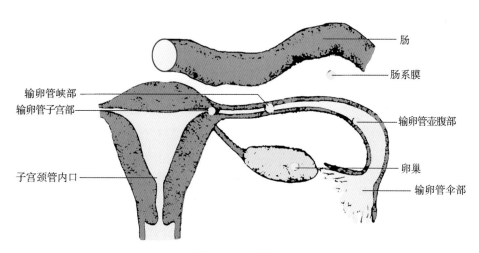

图 25-10　异位植入

三、胚层的形成及三胚层的分化

二胚层胚盘形成于胚胎发育的第2周，由下胚层（初级内胚层）和上胚层（初级外胚层）构成；三胚层胚盘形成于胚胎发育的第3周，由内胚层、中胚层和外胚层共同构成。

（一）二胚层胚盘及相关结构的形成

1. 二胚层胚盘　在第2周初，靠近胚泡腔一侧的内细胞群细胞形成一层较小的立方形细胞，称**下胚层** hypoblast，又称**初级内胚层** primary endoderm；位于胚端滋养层一侧的内细胞群细胞则演变成一层较大的柱状细胞，称**上胚层** epiblast，又称**初级外胚层** primary ectoderm。到第 2 周末，由上胚层、下胚层紧密相贴连同两者间的基膜一起共同形成的圆形胚盘称**二胚层胚盘** bilaminar germ disc（图 25-11），构成了胚胎发育的原基，且决定了胚胎的背、腹面。

2. 羊膜囊 受精后第 8 天，上胚层细胞增殖，细胞之间形成了一个充满液体的腔隙，并渐扩大形成**羊膜腔** amniotic cavity，腔内的液体称**羊水** amniotic fluid；羊膜腔顶部的一层上胚层细胞紧贴胚端细胞滋养层，形成一层膜结构称羊膜；由羊膜环绕羊膜腔形成的囊，称**羊膜囊** amnion。羊膜腔的底部由上胚层构成（图 25-8、图 25-11）。

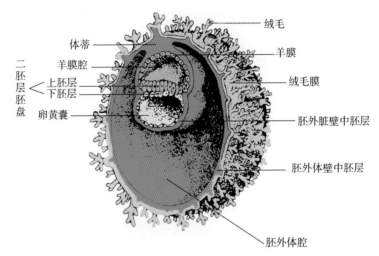

图 25-11　第 2 周胚的立体模式图

3. 卵黄囊 受精后第 9 天，下胚层细胞分裂增殖，其周边部分的细胞分化形成一层扁平状细胞，并向腹侧延伸围绕成一封闭的囊，称**卵黄囊** yolk sac，其顶部由下胚层构成（图 25-8、图 25-11）。

4. 胚外中胚层 在受精后第 10～11 天，随着细胞滋养层的增生增厚，在羊膜囊、卵黄囊与细胞滋养层之间的胚泡腔内，填充了一些星形细胞，称**胚外中胚层**。受精后第 12～13 天，胚外中胚层内出现一些腔隙，并渐融合形成一个大腔，称**胚外体腔** extraembryonic cavity。胚外体腔的出现，将胚外中胚层分成两部分，覆盖于卵黄囊表面的称**胚外脏壁中胚层**；贴附于羊膜囊外表面和细胞滋养层内表面的称**胚外体壁中胚层**（图 25-11）。

5. 体蒂 由于胚外体腔的扩大，第 2 周末，羊膜与滋养层连接处的胚外中胚层逐渐缩窄至胚盘尾侧，形成**体蒂** body stalk（图 25-11）。体蒂将二胚层胚盘及其卵黄囊和羊膜囊悬吊于胚外体腔内，以后构成脐带的主要成分。

（二）三胚层胚盘及相关结构的形成

1. 原条 胚胎第 3 周初，二胚层胚盘一端中线处的上胚层细胞增殖，形成一条纵行的细胞索，称**原条** primitive streak，原条的头端增生膨大称**原结** primitive node；继而原条背面中线形成一纵行浅沟，称**原沟** primitive groove，原结中央凹陷称**原凹** primitive pit（图 25-12、图 25-13）。

原条的出现不仅对内胚层、中胚层的形成有重要意义，而且决定了胚盘的头、尾端和左、右侧，原条形成的一端即胚盘（胚体）的尾端。随着胚体的生长发育，原条可向尾侧退缩，至第 26 天时，原条全部退化、消失。若原条残留，在人体的骶尾部，其细胞可增殖分化形成由多种组织构成的**畸胎瘤** teratoma。

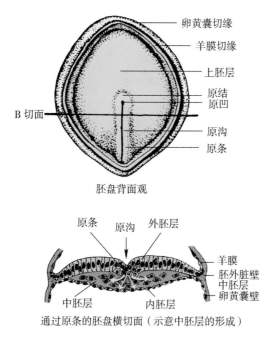

图 25-12　原条及中胚层形成示意图

　　2. 三胚层胚盘　上胚层细胞增殖并向原沟方向迁移，一部分迁移到上、下胚层之间，形成一层新的细胞层称**胚内中胚层** intraembryonic mesoderm，即**中胚层** mesoderm；另一部分细胞迁移到下胚层并逐渐替换其全部细胞，形成一层新的细胞称**内胚层**（endoderm）（图 25-12、图 25-13）。

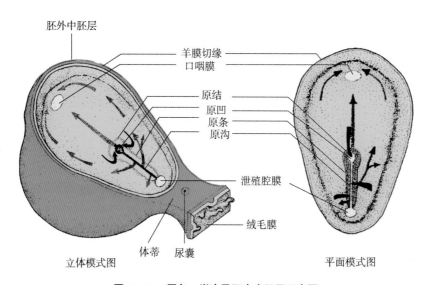

图 25-13　原条、脊索及胚内中胚层示意图

　　中胚层向周边延伸、扩展到胚盘边缘，与胚外中胚层相延续。内胚层和中胚层形成后，上胚层改称外胚层 ectoderm（图 25-14）。至第 3 周末，胚盘由起源于上胚层的内胚层、中胚层、外胚层三个胚层构成，称三胚层胚盘 trilaminar germ disc。因三胚层胚盘头尾生长速度比左右

两翼快，且头端又快于尾端，故三胚层胚盘外形呈前宽后窄的鞋底形（图25–13）。

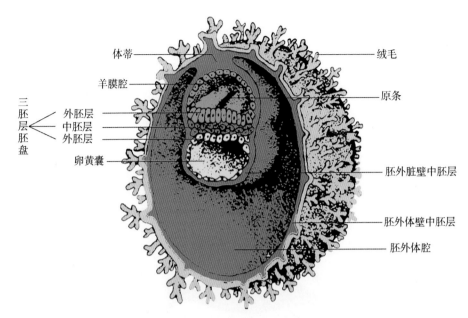

图 25–14　第 3 周初胚的立体模式图

3. 脊索　原结细胞经原凹向头端增生，在内、外胚层间增生形成一纵行细胞索，称**脊索** notochord（图 25–8、图 25–12、图 25–13、图 25–15）。脊索生长迅速，逐渐占据胚盘中轴的大部分，而原条相对缩短。脊索为暂时性中轴器官，以后退化为髓核，但它对神经管和椎体的发生起着重要的诱导作用。

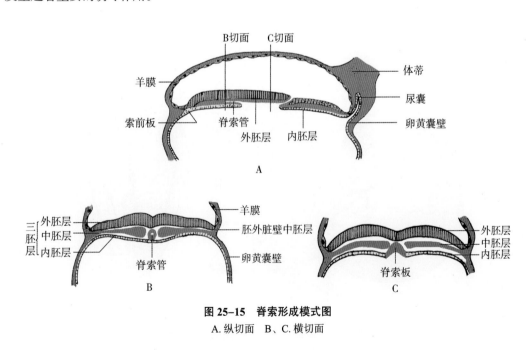

图 25–15　脊索形成模式图
A.纵切面　B、C.横切面

4. 口咽膜、泄殖腔膜　在脊索头侧和原条尾侧端各留下一无中胚层的圆形区域，位于脊索头侧的称**口咽膜** buccopharyngeal membrane，早期称**索前板** prochordal plate；位于原条尾侧的称**泄殖腔膜** cloacal membrane（图 25–13）。

（三）胚层的分化

胚胎发育第 4～8 周，三胚层的分化形成各组织和器官的原基，初建人体雏形。

1. 外胚层分化　外胚层的分化包括神经管、神经嵴和表面外胚层的分化。

（1）神经管　胚胎第 3 周，脊索诱导其背侧中线处的外胚层增生呈板状，称**神经板** neural plate。构成神经板的外胚层细胞称**神经外胚层** neural ectoderm，其余部分称表面外胚层。神经板向脊索方向凹陷形成**神经沟** neural groove（图 25-16、图 25-17），沟两侧隆起处称**神经褶** neural fold。两侧神经褶在中段首先闭合，再向头、尾两段延伸，逐渐形成了**神经管** neural tube（图 25-18）。神经管头、尾两端未闭合处，分别称**前神经孔** anterior neuropore 和**后神经孔** posterior neuropore，至胚胎第 4 周末，前、后神经孔封闭。神经管是中枢神经系统的原基，形成脑和脊髓的原基及松果体、神经垂体和视网膜等。若前、后神经孔未愈合，将导致无脑儿和脊髓裂等先天性畸形。

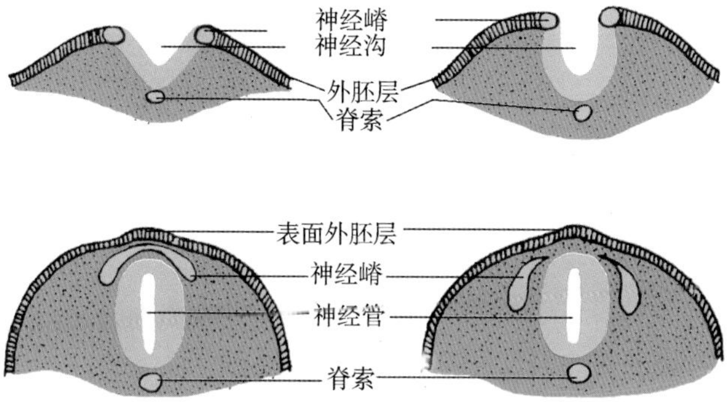

图 25-16　三胚层分化

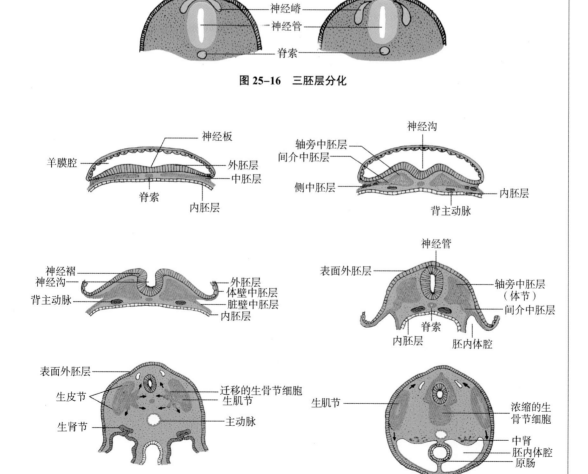

图 25-17　三胚层的分化及胚体外形变化模式图（胚体横切面）

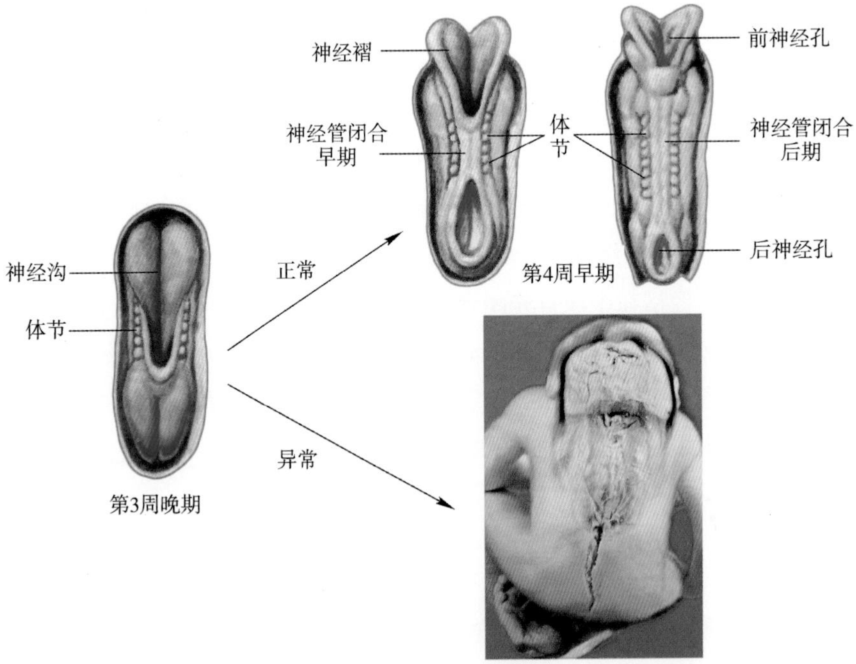

神经褶

神经管闭合早期

体节

神经沟

体节

正常

第4周早期

前神经孔

神经管闭合后期

后神经孔

异常

第3周晚期

无脑畸形伴脊柱裂、脊髓裂

图 25-18 神经管发育示意图

（2）神经嵴　在神经管形成过程中，神经板外侧缘的部分细胞迁移到神经管的背侧，形成一纵行细胞索，并很快分为左右两条，位于神经管的背外侧，称**神经嵴** neural crest（图 25-19），是周围神经系统的原基，将分化为脑神经节、脊神经节、内脏神经节和外周神经。神经嵴细胞还能远距离迁徙，形成肾上腺髓质等。

（3）表面外胚层　表面外胚层进一步分化为表皮、皮肤附属器，口腔、肛门、鼻腔、乳腺等处的上皮，以及牙釉质、晶状体、内耳等（表 25-1）。

2. 中胚层分化　中胚层部分细胞增殖较快，在中轴线两侧由内向外依次分化成轴旁中胚层、间介中胚层、侧中胚层和间充质。

（1）轴旁中胚层　邻近脊索两侧的中胚层细胞形成两条增厚的细胞索，称**轴旁中胚层** paraxial mesoderm。随后，轴旁中胚层断裂呈左右对称的细胞团块，称**体节** somite（图 25-16～图 25-21）。体节从胚的颈部向尾部依次出现，约每天出现 3 对，在胚的表面形成隆起，至第 5 周，体节全部形成，共42～44 对。故早期胚龄可依体节数量推测。体节进一步分化为生骨节、生皮节、生肌节三部分（图 25-18）。

（2）间介中胚层　**间介中胚层** intermediate mesoderm 位于轴旁中胚层外侧，呈条索状，分化为泌尿系统和生殖系统的大部分器官和结构（图 25-16、图 25-17）。

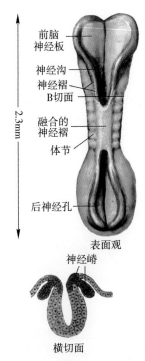

前脑神经板

神经沟

神经褶

B切面

融合的神经褶

体节

后神经孔

表面观

神经嵴

横切面

图 25-19　神经嵴发生示意图

2.3mm

（3）侧中胚层　**侧中胚层** lateral mesoderm 位于间介中胚层外侧，呈板状。侧中胚层内先出现许多小的腔隙，后融合为一个大腔，称**胚内体腔** intraembryonic coelomic cavity，与胚外体腔相通。胚内体腔由头端至尾端依次分化为心包腔、胸膜腔和腹膜腔。胚内体腔将侧中胚层分隔成背侧的**体壁中胚层** somatic mesoderm 和腹侧的**脏壁中胚层** splanchnic mesoderm（图 25-17、图 25-21）。前者与外胚层相贴，参与体壁的形成；后者与内胚层相贴，参与消化、呼吸系统的形成。

（4）间充质　其他散在分布的中胚层细胞形成间充质，分化为部分结缔组织、心、血管、淋巴管等。

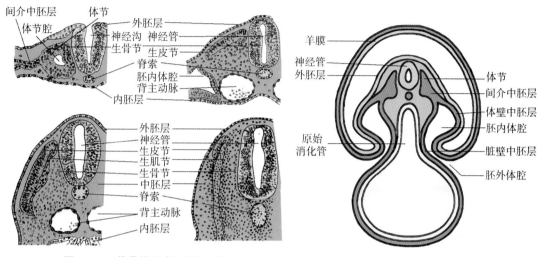

图 25-20　体节的形成和分化过程　　　　　图 25-21　中胚层分化模式图（胚体横切面）

3. 内胚层分化　内胚层分化为原始消化管、咽囊、尿囊和泄殖腔膜。

随着三胚层的发育，胚盘由扁平状逐渐向腹侧卷折成圆柱状胚体，内胚层随之被卷入胚体内，呈长管状结构，称**原始消化管** primitive gut。原始消化管分为前肠、中肠、后肠，将分化为咽到直肠的消化管上皮、肝和胰的上皮及喉以下呼吸道和肺的上皮（图 25-22）。

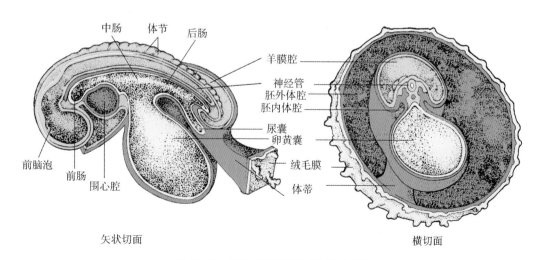

图 25-22　胚体外形及胚体内变化模式图

表 25-1   三胚层分化的各种组织和器官一览表

胚层	分化的组织器官
外胚层	表皮、毛发、指甲、皮脂腺、汗腺上皮
	口腔黏膜、鼻腔和鼻旁窦黏膜上皮、牙釉质、味蕾、唾液腺、肛门上皮
	外耳道、鼓膜外层上皮、内耳膜迷路上皮、结膜上皮、角膜、视网膜、晶状体、瞳孔括约肌与开大肌、肌上皮细胞
	腺垂体、神经垂体、肾上腺髓质
	男性尿道末端上皮
	神经系统
中胚层	结缔组织、真皮、软骨、骨、骨膜、关节囊、肌腱
	骨骼肌、心肌、平滑肌
	血液、心脏、血管骨髓、脾、淋巴结、胸膜、腹膜、心包膜
	眼球纤维膜、血管膜、脑脊髓膜
	肾单位、集合小管、输尿管与膀胱三角区上皮
	睾丸、附睾、输精管、精囊腺的上皮
	卵巢、输卵管、子宫
	肾上腺皮质
内胚层	咽至直肠消化管各段的上皮、肝、胰、胆囊的上皮
	喉至肺各段的上皮
	中耳鼓室与咽鼓管的上皮、鼓膜内层上皮
	甲状腺、甲状旁腺、胸腺、扁桃体上皮
	女性尿道、男性尿道近端与膀胱的上皮
	前列腺与尿道球腺上皮
	阴道前庭及阴道上皮

四、胚体外形的建立

在三胚层的形成和分化过程中，由于胚盘各部分器官系统组建的生长速度不同，胚体外形也随之发生显著变化。由于三胚层生长速度不一致，外胚层生长速度最快，内胚层最慢，胚盘中轴部位生长迅速，向背侧隆起，而边缘向腹侧包卷，形成了左右侧褶。同时，胚盘头尾方向的生长较左右两侧快，使胚盘的头尾端向腹侧方向弯曲，形成头褶、尾褶，而且头端的脑和颜面部的形成速度又快于尾端，故形成头大尾小的"C"字形圆柱体。至第 8 周末的胚体，颜面部眼、耳、鼻原基已形成，眼睑张开，四肢明显，手指、足趾呈分节状，外生殖器出现，但不能辨性别，胚体初具人形（图 25-23、图 25-24）。

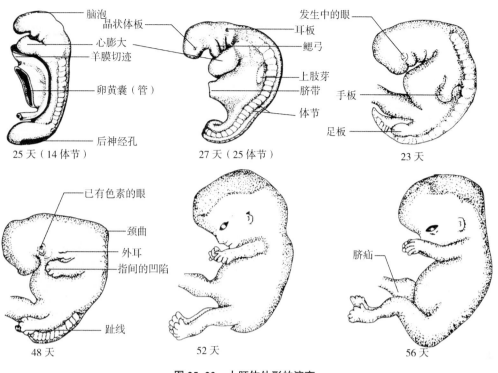

图 25-23　人胚体外形的演变

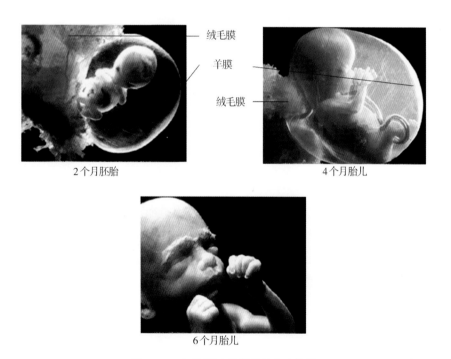

图 25-24　不同发育阶段的胎儿实物图

五、胎膜和胎盘

胎膜和胎盘不参与胚体的形成，对胚胎的发育起到保护、营养及与母体进行物质交换等作用。胎儿娩出后，胎膜、胎盘即与子体和母体子宫分离，并与子宫的底蜕膜一起被排出母体外，总称为**胞衣** afterbirth。

（一）胎膜

胎膜 fetal membrane 是来自胚泡的部分附属结构，包括绒毛膜、羊膜囊、卵黄囊、尿囊和脐带（图 25-25）。

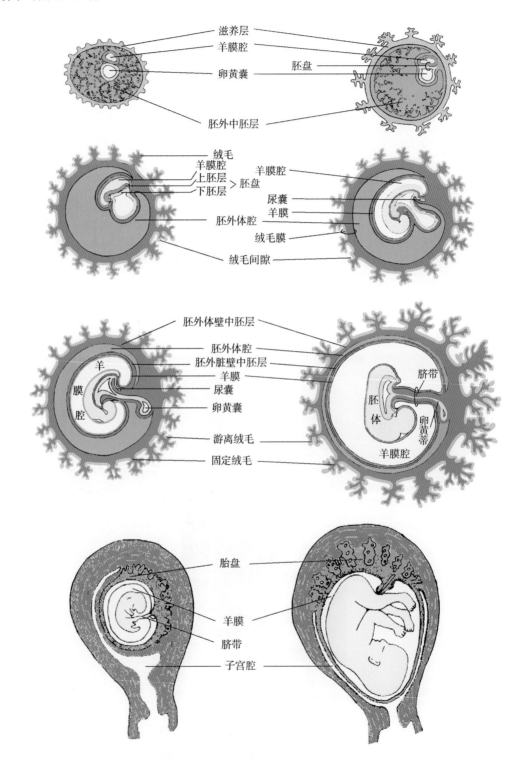

图 25-25　胎膜的形成及演变过程示意图

1. 绒毛膜　侵入子宫蜕膜的滋养层和胚外中胚层的壁层共同构成**绒毛膜** chorion（图 25-25、图 25-26）。植入后的滋养层增生分化为内层的细胞滋养层和外层的合体滋养层，随后，细胞滋养层局部增生突入合体滋养层，两者共同突向胚泡表面形成许多绒毛状突起，称为**初级绒毛干** primary stem villus。胚外中胚层壁层与其外面的滋养层紧密相贴构成**绒毛膜板** chorionic plate，胚外中胚层伸入初级绒毛干中改称**次级绒毛干** secondary stem villus。胚胎第 3 周末，次级绒毛干内的胚外中胚层进一步分化为血管网和结缔组织并与胚体内的血管相通，改称为**三级绒毛干** tertiary stem villus。绒毛之间的腔隙称**绒毛间隙** intervillous space，内含母体血液，由三级绒毛干发出的一些游离绒毛浸润于绒毛间隙内的母血中。三级绒毛干的主干直接与子宫蜕膜相连接，称**固定绒毛** anchoring villus。固定绒毛末端的细胞滋养层增生，穿过合体滋养层，连接子宫底蜕膜，再延伸形成一层完整的细胞滋养层，称**细胞滋养层壳** cytotrophoblastic shell，使绒毛膜与子宫蜕膜牢固结合。

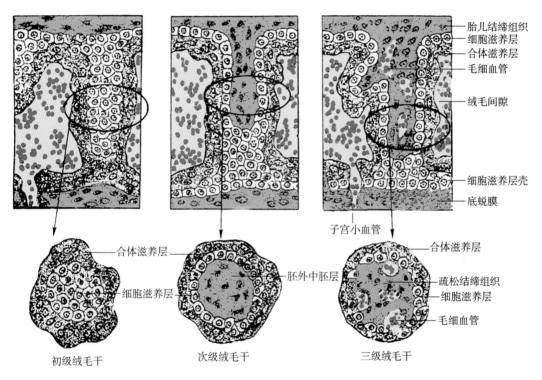

初级绒毛干　　　　次级绒毛干　　　　三级绒毛干

图 25-26　绒毛发育过程示意图

早期的绒毛生长发育均衡，随着包蜕膜侧的血供不足，绒毛逐渐退化消失，形成无绒毛的**平滑绒毛膜** chorion laeve；底蜕膜侧的绒毛因有充足的血液供给而生长茂密，称**丛密绒毛膜** chorion frondosum，其内血管经脐带与胚体血管相通（图 25-25、图 25-27）。胚胎通过绒毛与母体进行物质交换。绒毛膜还有内分泌及屏障作用。胚胎发育过程中，绒毛膜的血管若发育不佳或与胚体血管连接受阻，可因营养缺乏导致胚胎发育不良或死亡。若绒毛内结缔组

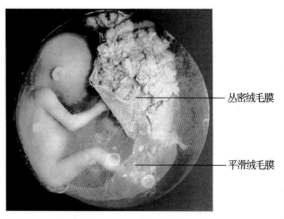

图 25-27　胎儿与绒毛膜实物图

NOTE

织变性水肿，绒毛呈水泡状或葡萄状，称**葡萄胎** hydatidiform mole。若滋养层细胞发生癌变，称**绒毛膜上皮癌** chorion carcinoma。

2. 卵黄囊　位于胚盘腹侧，由内胚层和胚外中胚层共同构成。胚第4周，卵黄囊顶部内胚层向腹侧卷折，形成原始消化道，卵黄囊被包入脐带，仅以卵黄蒂与原始消化道相连；在第5～6周，卵黄蒂闭锁，卵黄囊退化（图25-25）。若卵黄蒂未闭锁，可致脐粪瘘。若卵黄蒂根部未退化，则在成人回肠壁遗留形成梅克尔憩室。人胚第16天，卵黄囊壁上的胚外中胚层细胞增殖，形成许多细胞团，称**血岛** blood island，其中央的细胞分化为造血干细胞，而周围的细胞分化为内皮细胞，形成原始血管（图25-28）。此外，由卵黄囊顶部尾侧的内胚层迁移的部分细胞进入生殖嵴后，则分化发育成原始生殖细胞，并诱导生殖腺的发生。

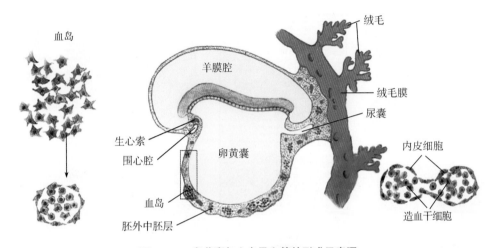

图 25-28　卵黄囊与血岛及血管的形成示意图

3. 羊膜囊　位于胚盘背侧，由羊膜、羊膜腔、羊水共同构成（图25-25、图25-29）。**羊膜** amniotic membrane 薄而透明，由一层羊膜上皮和薄层胚外中胚层构成。随着胚胎发育，羊膜向胚胎的腹侧包绕至体蒂，形成原始脐带；随着羊膜腔的增大，羊膜与绒毛膜相贴，胚外体腔消失（图25-25）。

羊水主要由羊膜上皮分泌。妊娠早期的羊水澄清透明；妊娠中期后，胎儿开始吞咽羊水，其消化、泌尿系统的排泄物及脱落的上皮进入羊水，羊水混浊。足月时，羊水含量可达1000～1500mL。若少于500mL，称羊水过少，常见于胎儿无肾或尿道闭锁；若羊水多于2000mL，称羊水过多，常因消化道闭锁或神经管封闭不全所致。羊水为胚胎提供了舒适的生长环境，临产时，羊水还具有扩张宫颈、冲洗产道的作用。穿刺抽取羊水，可做细胞培养和核型分析、DNA分析、检测羊水中某些物质的含量等，可以早期诊断某些先天性异常。

4. 尿囊 allantois　是由卵黄囊尾侧的内胚层向体蒂内伸出的一个盲管，发生于第3周（图25-28）。随着尿囊大部分退

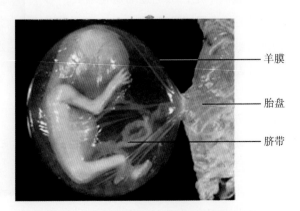

图 25-29　胎儿羊膜囊、脐带与胎盘实物图

化，其根部演化为膀胱的一部分；其余成为由膀胱顶部伸到脐内的一条细管，称脐尿管，以后完全闭锁；出生时，若脐尿管未闭，称脐尿瘘。尿囊壁上的胚外中胚层形成一对尿囊动脉和一对尿囊静脉，随后演变成一对脐动脉和一条脐静脉（右侧的退化）。

5. 脐带 umbilical cord 是连接胚胎脐部与胎盘胎儿面中心处的圆索状结构（图 25-29）。脐带外覆羊膜，内有黏液性结缔组织、一对脐动脉、一条脐静脉及卵黄囊和尿囊的遗迹。脐带是胎儿与胎盘之间物质运输的唯一通路。足月胎儿的脐带长 40～60cm，直径 1.5～2.0cm。脐带过长（120cm 以上），易缠绕胎儿肢体、颈部等，影响胎儿发育，甚至导致胎儿死亡；脐带过短（30cm 以下），易造成胎盘早期剥离等异常情况的发生。

（二）胎盘

1. 胎盘的形态结构 胎盘 placenta 是由胎儿的丛密绒毛膜与母体的底蜕膜共同构成的圆盘状结构，是胎儿与母体进行物质交换的重要结构，同时具有重要的屏障和内分泌作用。足月胎盘重约 500 克，呈圆盘状，直径 15～20cm，平均厚度 2.5cm，中央厚、边缘薄，由胎儿面和母体面两部分构成。胎盘胎儿面光滑，覆盖有羊膜，脐带附着于中央或稍旁；母体面较粗糙，为剥离后的底蜕膜，由 15～30 个胎盘小叶构成（图 25-30）。

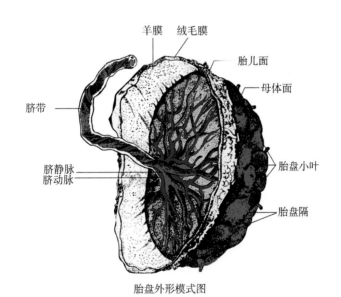

胎盘外形模式图

足月胎盘实物图（胎儿面）　　足月胎盘实物图（母体面）

图 25-30 胎盘

胎儿面的羊膜深层为绒毛膜板，绒毛膜板上发出 40～60 个绒毛干，脐血管的分支经绒毛干到达游离绒毛内形成毛细血管。绒毛间隙内有来自底蜕膜螺旋动脉及静脉的开口，游离绒毛浸泡在含有母体血液的绒毛间隙中，与母体血液进行物质交换。底蜕膜发出若干楔形小隔伸入到绒毛间隙内，称**胎盘隔** placental septum，将胎盘分隔为 15～30 个小区，称**胎盘小叶** cotyledon。每个胎盘小叶内有 1～4 个绒毛干及其分支。因胎盘隔远端呈游离状态，故绒毛间隙相互连通（图 25-31）。

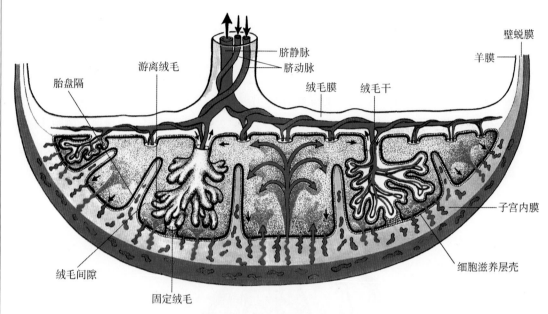

图 25-31　胎盘的结构与血液循环示意图

2. 胎盘的血液循环　胎儿血液循环和母体血液循环为各自封闭的循环通道，两套循环可通过胎盘屏障进行物质交换。母体动脉血经子宫螺旋动脉到达绒毛间隙，经胎盘屏障与绒毛毛细血管中的胎儿血进行物质交换，经底蜕膜小静脉返回子宫静脉；脐动脉所含的静脉血进入绒毛毛细血管，与绒毛间隙内的母体血进行物质交换，然后汇集形成脐静脉（含动脉血）返回到胎儿体内。

胎盘内胎儿血与母体血之间进行物质交换所经过的结构称**胎盘屏障** placental barrier，又称**胎盘膜** placental membrane。早期的胎盘屏障由绒毛合体滋养层、细胞滋养层上皮、细胞滋养层上皮的基膜、绒毛内薄层结缔组织、绒毛毛细血管的基膜和绒毛毛细血管的内皮组成。妊娠晚期，胎盘屏障逐渐变薄，仅有绒毛毛细血管内皮、基膜和薄层合体滋养层结构，更有利于物质交换的进行。

3. 胎盘的功能　胎盘是胎儿与母体进行物质交换的重要结构，并具有重要的屏障和内分泌作用。

（1）物质交换　胎盘是胎儿与母体间进行物质交换的唯一途径，胎儿发育所需的氧气、营养物质等经胎盘从母体血中摄取，胎儿代谢废物、二氧化碳等经胎盘排入母体血中。

（2）保护作用　胎盘屏障可有效阻止母体血液内的某些大分子物质、多数致病微生物、有害物质等进入胎儿体内。但某些药物、病毒，甚至细菌、螺旋体等也可通过胎盘屏障进入胚胎体内，影响胚胎的正常发育，甚至导致畸形。

（3）内分泌功能 胎盘可合成释放多种类固醇激素、肽类或蛋白类激素，还能合成多种神经递质和细胞因子，对妊娠及胚胎生长起重要作用。胎盘分泌的激素主要为：①**人绒毛膜促性腺激素** human chorionic gonadotropin（HCG），能促进卵巢内黄体的生长发育，维持妊娠。受精后第2周末即可从孕妇尿中测出HCG，常作为早孕诊断的指标之一，第9～11周达高峰，以后逐渐下降。②**人绒毛膜催乳素** human chorionic somatomammotropin（HCS）即**人胎盘催乳素** human placental lactogen（HPL），在妊娠2个月开始出现，第8个月达高峰，一直维持到分娩。HCS可促进母体乳腺的生长发育，又可促进胎儿的生长发育。③**人胎盘孕激素** human placental progesterone（HPP）和**人胎盘雌激素** human placental estrogen（HPE）于妊娠第4个月开始分泌，以后分泌量逐渐增多，母体妊娠黄体退化后，替代母体卵巢分泌孕激素和雌激素，维持妊娠的功能。

六、双胎、多胎和联胎

（一）双胎

双胎 twins 是指一次妊娠有两个胎儿同时发育成熟。双胎的发生率约占新生儿的1%。双胎可分为单卵双胎和双卵双胎两种。

1. 单卵双胎 monozygotic twins 指由一个受精卵分化发育形成两个胎儿。单卵双胎的发生率约占双胎总数的33%。单卵双胎的胎儿性别相同，相貌酷似，组织相容性抗原、血型、细胞酶类、血清蛋白等均相同，相互进行器官移植不会发生排斥反应。

单卵双胎的形成机制：①受精卵经卵裂发育成两个胚泡，各自植入，形成两个拥有各自独立胎膜及胎盘的胎儿；②一个胚泡内形成两个内细胞群，由此发育形成两个分别位于各自的羊膜囊内的胚胎，但共享一个绒毛膜和胎盘；③一个胚盘上形成两个原条与脊索，每一个原条各自诱导形成一个独立的新个体，两个胚胎共享一个羊膜囊、绒毛膜和胎盘，但有两条脐带（图25-32）。

2. 双卵双胎 dizygotic twins 卵巢一次排出两个或者多个卵子，其中两个卵子同时形成受精卵，并发育形成两个胎儿。两个胎儿拥有各自的羊膜囊、绒毛膜和胎盘，他们的性别、相貌及生理特性等方面如同普通亲兄弟姐妹。

（二）多胎

多胎 multiple birth 指一次娩出两个以上新生儿者。三胎发生率约为万分之一,四胎的发生率约为百万分之一,五胎的发生率约亿万分之一,五胎以上极为罕见且不易存活。多胎的成因为：①单卵多胎；②多卵多胎；③混合性多胎，即多胎中既有单卵性的，又有多卵性的。

（三）联胎

联胎即**联体双胎** conjoined twins，是指两个未能完全分离的单卵双胎（图25-33）。联胎常见的类型有：①对称性联体双胎，指两个胚胎的分化发育程度相近，大小相仿，联结部位相同。分为头联双胎、胸联双胎、腹联双胎、胸腹联双胎、臀联双胎等。②不对称联体双胎，指两胚胎分化发育不同步，大小悬殊。若发育不完全的小胚胎附着在发育正常的主胎体上，则称为寄生胎；若大胎体内包裹有一个小而发育不全的胚胎，则称为胎内胎。

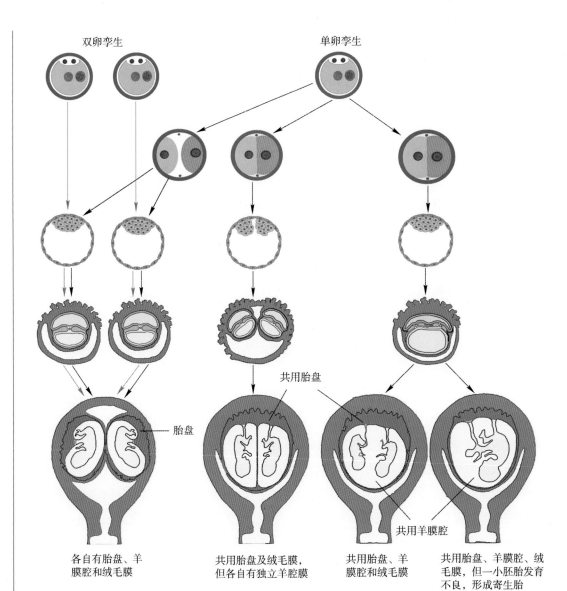

双卵孪生

单卵孪生

胎盘

共用胎盘

共用羊膜腔

各自有胎盘、羊
膜腔和绒毛膜

共用胎盘及绒毛膜，
但各自有独立羊腔膜

共用胎盘、羊
膜腔和绒毛膜

共用胎盘、羊膜腔、绒
毛膜，但一小胚胎发育
不良，形成寄生胎

图 25-32　孪生形成示意图

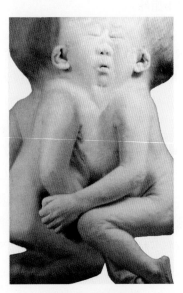

图 25-33　联体双胎

七、先天性畸形与致畸因素

先天性畸形 congenital malformation 是由于胚胎发育紊乱而导致出生时就存在的形态结构异常，属于一类最常见的出生缺陷（图 25-34）。**出生缺陷** birth defect 还包括功能、代谢、精神、行为及遗传等方面的异常。目前，我国先天性畸形的发生率为 1% ～ 2%，出生缺陷的发生率在 4% 以上。

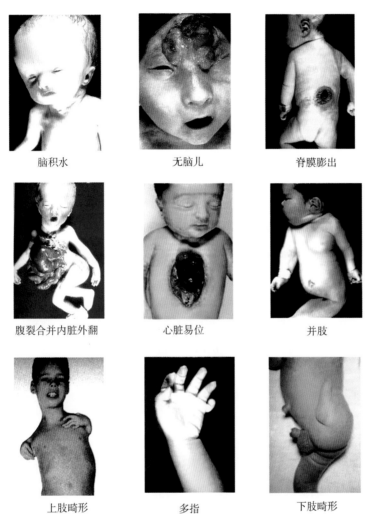

脑积水	无脑儿	脊膜膨出
腹裂合并内脏外翻	心脏易位	并肢
上肢畸形	多指	下肢畸形

图 25-34　先天性畸形

（一）先天性畸形的发生原因

导致先天性畸形的因素主要包括遗传因素、环境因素和两者相互作用的综合因素。其中遗传因素引起的先天畸形约占 25%，环境因素导致者约占 10%，遗传因素与环境因素相互作用和原因不明者约占 65%。

1. 遗传因素　可分为染色体畸变及基因突变两类。

（1）染色体畸变 chromosome aberration　包括染色体数目与染色体结构的异常。这类畸变可由亲代遗传，也可因生殖细胞发育异常而致。

染色体数目异常：多由于减数分裂中同源染色体不分离而致，可发生在常染色体或性染色体，表现为染色体数目的增加或减少，前者常见于三体型，后者常见于单体型。如先天性愚型

（Down 综合征），为第 21 号染色体三体，患儿 50% 伴有先天性心脏病；Klinefelter 综合征即先天性睾丸发育不全综合征，为性染色体三体（47，XXY）。单体型中，常染色体单体型的胚胎几乎不能存活；性染色体单体型胚胎的成活率仅为 3%，且有畸形。如先天性卵巢发育不全，即 Turner 综合征，为性染色体单体畸形（45，XO），患者乳房不发育，卵巢萎缩，子宫小，无月经。

染色体结构异常：多由染色体断裂后，其断片发生缺失、易位、倒置、重复等所致。如第 5 号染色体短臂末端断裂缺失可导致猫叫综合征，患儿喉软骨发育不全，哭声似猫叫，小头、小下颌、眼裂外斜、眼距增宽、智力低下并伴有心脏病。

（2）基因突变 gene mutation　指染色体组型不变，而染色体上基因的碱基组成或排列顺序发生异常改变。可表现为单基因突变或多基因突变。基因突变发生率虽高于染色体畸变，但致畸率远低于染色体畸变，主要有软骨发育不全、小头畸形、多囊肾、肾上腺肥大、雄激素不敏感综合征等。

2. 环境因素　能引起先天畸形的环境因素统称为致畸因子 teratogen，主要包括以下几大类。

（1）生物性致畸因子　目前已经明确风疹病毒、巨细胞病毒、单纯疱疹病毒、弓形体、梅毒螺旋体等对人类胚胎有致畸作用。这些微生物可经胎盘屏障直接侵犯胚体，也可以通过影响母体正常代谢而间接干扰胚胎正常发育。流感病毒、流行性腮腺炎病毒对动物有明显的致畸作用，但对人类有无致畸作用尚未确定。

（2）物理性致畸因子　目前已确认的对人类有致畸作用的物理因子包括各种射线、机械性压迫和损伤等。高温、严寒、微波等在动物确有致畸作用，但对人类的致畸作用尚证据不足。

（3）致畸性药物　包括部分抗肿瘤、抗惊厥、抗凝血药物及抗生素、激素等，均有不同程度的致畸作用。

（4）致畸性化学物质　工业"三废"、重金属（如汞、铅、镉）和砷、农药、油漆、某些食品添加剂、防腐剂等，均有许多致畸因子存在。

（5）其他致畸因子　父母年龄过高，孕妇自身的一些因素如疾病、酗酒、大量吸烟、缺氧、维生素及微量元素缺乏、严重营养不良等，均可影响胎儿发育而致畸形。

3. 环境因素与遗传因素共同作用　多数先天畸形是环境因素与遗传因素相互作用的结果，同一致畸因子是否引起畸形，取决于与遗传因素的相互作用，此即综合因素。

（二）致畸敏感期

胚胎发育是一个连续的过程，但也有着一定的阶段性，处于不同发育阶段的胚胎对致畸因子的敏感程度也不同。受到致畸因子的作用而最易发生畸形的发育阶段称为**致畸敏感期** sensitive period to teratogenic agent。在胚胎发育的三个时期，即胚前期、胚期、胎期中，以胚期最易受到致畸因素的影响。

胚前期，即受精后的前 2 周，该阶段由于胚胎细胞分化程度极低，如果致畸作用强，胚胎即死亡；如果致畸作用弱，少数细胞受损死亡，多数细胞可以代偿调整；加之此时胚体尚未与母体建立完全密切的联系，母体受到的各种有害刺激，尚不能通过胎盘传递给胎儿，故而此阶段受到致畸因子作用后不易导致先天畸形发生。

胚期，即受精后 3 ～ 8 周，该阶段胚胎细胞增生、分化活跃，多数器官原基从无到有，再到基本成形，因而最易受到致畸因子的干扰而发生器官水平的畸形。所以，胚期是受到致畸因子作用后最易发生畸形的致畸敏感期。由于胚胎各器官的发生时间不完全相同，故各器官的致畸敏感期也不完全相同（图 25-35）。

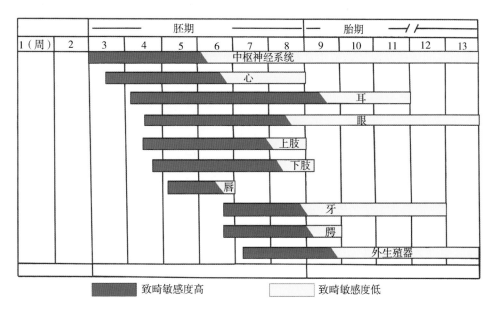

图 25-35　胚胎主要器官致畸敏感期

胎儿期是胚胎发育过程中最长的一个时期，自第 9 周直至出生。此期胎儿主要进行各器官组织、功能的分化和快速生长，受致畸因子的作用后发生的畸形多属组织结构和功能方面的缺陷，一般不出现大的器官水平的畸形。

此外，不同致畸因子对胚胎的致畸敏感期也不同。例如，风疹病毒的致畸敏感期为受精后第 1 个月，其畸形发生率为 50%，第 2 个月便降为 22%，第 3 个月只有 6%～ 8%。

（三）先天性畸形的预防

先天性畸形的预防包括两层含义：第一是防止先天性畸形的发生，此为一级预防；第二是减少严重畸形儿的出生，此为二级预防。一级预防通过控制与先天畸形发生有关的危险因素，将发生畸形的危险降到最低，尽量避免先天畸形的发生。主要措施包括婚前检查、遗传咨询、孕期保健等。

1. 婚前检查　提倡婚前检查，可以发现遗传性疾病和传染性疾病（特别是性传播疾病），避免医学上认为不宜的结婚和生育，从源头上遏制先天畸形，防止遗传性、传染性疾病的传播和蔓延。

2. 遗传咨询　是预防由遗传因素所致畸形发生的有效措施。遗传咨询包括婚前、孕前、孕后咨询。

3. 孕期保健　做好孕期保健是防止环境因素致畸的根本措施，应该从孕前开始，重点是孕早期。主要包括预防感染、谨慎用药、戒烟、戒酒、避免辐射、合理营养、注意避免饮食和生活环境的各种污染等。

4. 产前检查　产前检查的主要对象是有遗传病家族史的夫妇，已有畸形儿分娩史或有多次自然流产、死胎的孕妇，孕期接触多种环境致畸因子的孕妇和 35 岁以上的高龄孕妇等。产前检查可帮助人们做出正确抉择，常用的产前检查方法有：

（1）羊水检查   适用于有异常生育史、异常家族史者及高龄孕妇。穿刺可在妊娠 4 个月左右进行，从羊膜囊中抽取 10 ～ 15mL 羊水，离心沉降后分取上清液和沉淀胎儿细胞，进行生化分析和染色体分析。羊水的化学成分分析可以反映胎儿的代谢状况，有助于判断某些发育异常。如开放性神经管畸形时，羊水中出现乙酰胆碱同工酶，甲胎蛋白含量明显增高。测定 17- 羟孕酮在羊水中的含量，可以检测肾上腺性征综合征。羊水细胞的染色体组型检查和 DNA 分析可反映胎儿的遗传状况，检测出染色体异常引起的先天畸形，如 Down 综合征和 Turner 综合征。

（2）绒毛膜活检   因绒毛膜与胚胎均来自于同一个受精卵，染色体组型相同，通过检测绒毛膜染色体，可诊断胚胎染色体异常，预测胚胎的发育情况。该检查可在妊娠第 8 周进行，因而可进行早期诊断。

（3）胎儿镜检查   胎儿镜是利用光导纤维制成的内窥镜，经母体腹壁和子宫壁进入羊膜腔，用于观察胎儿外形、采取胎儿血样或皮肤活检，以诊断疾病。利用胎儿镜还可以给胎儿注射药物、输血，或进行简单的手术操作，开展宫内治疗。

（4）B 型超声波、磁共振、X 线等影像检查   其中，B 型超声波为一安全、简便的常规产前检查方法，可观察到胎儿外部和某些内脏畸形，如无脑儿、脊柱裂、脑膨出、脑积水、小头、先天性心脏病、唇腭裂等。

（5）孕妇血清学筛查   在孕早、中期检测母血标记物水平可以对胚胎染色体异常、严重畸形如神经管缺陷和先天性心脏病、孕妇病原体感染等情况做出风险评估。例如，利用血清多指标联合检测可使 Down 综合征检出阳性率达到 80% 以上。由于该方法无创伤性、操作简便、筛查范围广且时间早，因而具有极大的推广价值和广阔的发展前景。

主要参考书目

1. 严振国，杨茂有. 正常人体学. 2 版. 北京：中国中医药出版社，2007.

2. 武煜明. 系统解剖学. 北京：中国中医药出版社，2015.

3. 武煜明. 解剖生理学. 北京：中国中医药出版社，2016.

4. 邵水金. 正常人体解剖学. 北京：中国中医药出版社，2012.

5. 刘黎青. 组织学与胚胎学. 北京：中国中医药出版社，2015.

6. 朱大年，王庭槐. 生理学. 北京：人民卫生出版社，2013.

7. 武煜明. 解剖生理学. 北京：中国中医药出版社，2005.

8. 徐达传. 系统解剖学. 北京：高等教育出版社，2007.

9. 张朝佑. 人体解剖学. 2 版. 北京：人民卫生出版社，1998.

10. Netter F H.Atlas of Human Anatomy.4th ed.Philadephia：Saunders Elsevier，2003.

NOTE